Handbuch der inneren Medizin

Begründet von L. Mohr und R. Staehelin
Fortgeführt von H. Schwiegk
Herausgegeben von E. Buchborn

Tumoren der Atmungsorgane und des Mediastinums A

Allgemeiner Teil

Bearbeitet von

M. Austgen · H.-W. Beckenkamp · H.-J. Brandt · U. Dold
H. Dürschmied · E. Dundalek · R. Felix · P. Georgi
H.-J. Herold · P. Hilgard · W. Jacob · H.O. Klein
N. Konietzko · R. Loddenkemper · W. Maaßen
E. Matsui · W. Matthiessen · H. Meents · K.-M. Müller
H. Ostertag · P. Schlimmer · D. Schmähl · R. Schober
O.H. Wegener · W. Wolfart · W.J. Zeller

Herausgegeben von

F. Trendelenburg

Mit 90 Abbildungen, davon einige farbig,
und 74 Tabellen

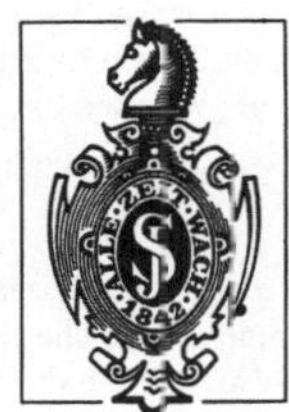

Springer-Verlag
Berlin Heidelberg NewYork Tokyo

Handbuch der inneren Medizin

Band IV: Erkrankungen der Atmungsorgane
Fünfte, völlig neu bearbeitete und erweiterte Auflage
Teil 4 A: Tumoren der Atmungsorgane und des Mediastinums A

ISBN-13: 978-3-642-70148-1   e-ISBN-13: 978-3-642-70147-4
DOI: 10.1007/978-3-642-70147-4

CIP-Kurztitelaufnahme der Deutschen Bibliothek
Handbuch der inneren Medizin / begr. von L. Mohr u. R. Staehelin. Fortgef. von H. Schwiegk.
Hrsg. von E. Buchborn. – Berlin; Heidelberg; New York; Tokyo: Springer
Teilw. hrsg. von H. Schwiegk u. E. Buchborn. – Teilw. mit d. Erscheinungsorten Berlin, Heidelberg, New York
NE: Mohr, Leo [Begr.]; Buchborn, Eberhard [Hrsg.]; Schwiegk, Herbert [Hrsg.]
Bd. 4. Erkrankungen der Atmungsorgane. 4. Tumoren der Atmungsorgane und des Mediastinums. A. Allgemeiner
Teil. – 5., völlig neu bearb. u. erw. Aufl. – 1985

Erkrankungen der Atmungsorgane. – Berlin; Heidelberg; New York; Tokyo: Springer
(Handbuch der inneren Medizin; Bd. 4) Teilw. mit d. Erscheinungsorten Berlin, Heidelberg, New York
4. Tumoren der Atmungsorgane und des Mediastinums. A. Allgemeiner Teil. – 5., völlig neu bearb. u. erw. Aufl.
– 1985
Tumoren der Atmungsorgane und des Mediastinums / bearb. von M. Austgen… Hrsg. von F. Trendelenburg.
– Berlin; Heidelberg; New York; Tokyo: Springer
(Erkrankungen der Atmungsorgane; 4) (Handbuch der inneren Medizin; Bd. 4)
NE: Trendelenburg, Friedrich [Hrsg.]; Austgen, Michael [Mitverf.]
A. Allgemeiner Teil. – 5., völlig neu bearb. u. erw. Aufl. – 1985.
ISBN-13: 978-3-642-70148-1

Gesamtherstellung: Universitätsdruckerei H. Stürtz AG, Würzburg
2122/3130-543210

Mitarbeiterverzeichnis

TRENDELENBURG, FRIEDRICH, Professor Dr., Medizinische Universitätsklinik
und Poliklinik, Abteilung für Pneumonologie, D-6650 Homburg/Saar

AUSTGEN, M., Dr., Medizinische Universitätsklinik und Poliklinik, Abteilung
für Pneumonologie, D-6650 Homburg/Saar

BECKENKAMP, H.-W., Professor Dr., Arbeitsmedizin, Hangweg 6a,
D-6601 Saarbrücken-Schafbrücke

BRANDT, H.-J., Professor Dr., Krankenhaus Zehlendorf, Lungenklinik
Heckeshorn, Diagnostische Abteilung, Am Großen Wannsee 80,
D-1000 Berlin 39

DOLD, U., Professor Dr., Zentralkrankenhaus, Innere Abteilung,
Unterbrunner Str. 85, D-8035 Gauting

DÜRSCHMIED, H., MR Dr., Zentralklinik für Herz- und Lungenkrankheiten,
Röntgenstr. 2, DDR-5302 Bad Berka

DUNDALEK, E., Dr., Krankenhaus Merheim, Medizinische Klinik,
Ostmerheimer Str. 200, D-5000 Köln 91

FELIX, R., Professor Dr., Universitätsklinikum Charlottenburg, Strahlenklinik
und Poliklinik (WE 07), Abteilung Radiologie, Spandauer Damm 130,
D-1000 Berlin 19

GEORGI, P., Professor Dr., Klinikum der Universität, Zentrum Radiologie
(Strahlenklinik), Abteilung Nuklearmedizin, Voßstr. 3, D-6900 Heidelberg 1

HEROLD, H.-J., OMR Dr., Karl-Marx-Str. 9, DDR-1615 Zeuthen bei Berlin

HILGARD, P., Dr., Asta-Werke, Degussa Pharma Gruppe, Abteilung
Experimentelle Tumorforschung, Artur-Ladebeck-Str. 128–152,
D-4800 Bielefeld 14

JACOB, W., Professor Dr., Klinikum der Universität, Abteilung für Arbeits-
und Sozialhygiene und Gesundheitsplanung, Im Neuenheimer Feld 368,
D-6900 Heidelberg

KLEIN, H.O., Professor Dr., Medizinische Universitätsklinik I, Joseph-
Stelzmann-Str. 9, D-5000 Köln 41

KONIETZKO, N., Professor Dr., Ruhrlandklinik, Abteilung für Innere Medizin und Funktionsdiagnostik, Tüschener Weg 40, D-4300 Essen 16

LODDENKEMPER, R., Privatdozent Dr., Krankenhaus Zehlendorf, Lungenklinik Heckeshorn, Innere Abteilung, Am Großen Wannsee 80, D-1000 Berlin 39

MAASSEN, W., Professor Dr., Ruhrlandklinik, Tüschener Weg 40, D-4300 Essen 16

MATSUI, E., Privatdozent Dr., Universität Gifu, Radiologische Abteilung, Tsukasa-Machi 40, Gifu 500, Japan

MATTHIESSEN, W., Dr., Krankenhaus Zehlendorf, Lungenklinik Heckeshorn, Innere Abteilung, Am Großen Wannsee 80, D-1000 Berlin 39

MEENTS, H., Dr., Krankenhaus Siegburg GmbH., Radiologisches Zentralinstitut, Ringstr. 49, D-5200 Siegburg

MÜLLER, K.-M., Professor Dr., Institut für Pathologie, Berufsgenossenschaftliche Krankenanstalten „Bergmannsheil Bochum", Universitätsklinik, Hunscheidtstr. 1, D-4630 Bochum 1

OSTERTAG, H., Dr., Deutsches Krebsforschungszentrum, Institut für Nuklearmedizin, Im Neuenheimer Feld 280, D-6900 Heidelberg 1

SCHLIMMER, P., Dr., Medizinische Universitätsklinik und Poliklinik, Abteilung für Pneumonologie, D-6650 Homburg/Saar

SCHMÄHL, D., Professor Dr., Deutsches Krebsforschungszentrum, Institut für Toxikologie und Chemotherapie, Im Neuenheimer Feld 280, D-6900 Heidelberg 1

SCHOBER, R., Professor Dr., Krankenhaus Siegburg GmbH., Radiologisches Zentralinstitut, Ringstr. 49, D-5200 Siegburg

WEGENER, O.H., Professor Dr., Allgemeines Krankenhaus Altona, Paul-Ehrlich-Str. 1, D-2000 Hamburg 50

WOLFART, W., Professor Dr., Winzerstr. 9, D-7800 Freiburg i.Br.

ZELLER, W.J., Privatdozent Dr., Deutsches Krebsforschungszentrum, Institut für Toxikologie und Chemotherapie, Im Neuenheimer Feld 280, D-6900 Heidelberg 1

Vorwort

Die Mortalität der Tumoren der Atmungsorgane übertrifft heute beim Mann alle anderen Lokalisationen. Wie jetzt schon in den USA, wird dies in absehbarer Zeit auch in Europa bei den Frauen der Fall sein. Bedrohlich sind dabei im Gegensatz zu einer Reihe anderer Tumoren die steilen Zuwachsraten, die sich erst seit kurzem, wenigstens beim Mann, etwas abflachen.

Diese Situation war Anlaß, allgemeine Probleme, Diagnostik und Therapie der Neoplasmen von Bronchien, Lunge, Pleura, Mediastinum und Brustwand ausführlich monographisch darzustellen. Im deutschsprachigen Raum, aber auch international, ist uns aus dem letzten Jahrzehnt kein derartiges, alle Aspekte umfassendes Werk bekannt.

In Fortsetzung der Tradition des Handbuches der inneren Medizin wurde vor allem auf thematische Vollständigkeit und ausreichenden Quellennachweis Wert gelegt, um dem Leser vor allem Einarbeitung, Beantwortung bestimmter Fragen und Hinweise auf Raritäten und weiterführende Spezialarbeiten zu ermöglichen. Dabei ist es heute angesichts der zunehmenden Fülle einschlägiger Arbeiten und der obligaten Internationalisierung unseres Wissens kaum mehr möglich, die früher übliche vollständige Wiedergabe der internationalen Literatur anzubieten. Wie auch andere Teile der Neuauflage des Handbuches, sollte das vorliegende, durch den Umfang des Stoffes notwendigerweise zweibändige Werk auch einen in sich geschlossenen monographischen Charakter bekommen, der eine von den anderen Bänden unabhängige Anschaffung und Nutzung ermöglicht.

Um der von einem Handbuch verlangten Spezialisierung des Wissens heute noch gerecht werden zu können, war die Beteiligung einer Vielzahl von fachkundigen Autoren unumgänglich. Ihnen allen sei neben ihren Beiträgen auch dafür gedankt, daß sie die Einordnung in das Gesamtkonzept auf sich genommen haben.

Dieses Gesamtkonzept sieht in einem Allgemeinen Teil 1. Themen von grundsätzlicher und umfassender Bedeutung für die Neoplasmen der Atmungsorgane und 2. die Darstellung unseres diagnostischen Wissens vor. In einer Synopsis der Diagnostik sollten Ablauf und Koordination diagnostischer Maßnahmen zusammengefaßt werden.

Im Speziellen Teil werden zunächst die Therapieformen des Bronchialkarzinoms behandelt. Besonderer Wert wurde auch auf Möglichkeiten der Rehabilitation und einer (noch immer unzureichenden) Prävention und auf eine synoptische Zusammenführung der therapeutischen Wege gelegt.

Alle weiteren, selteneren Tumoren wurden gesondert dargestellt. Für diese umfassende Arbeit ist den Autoren besonders zu danken.

Besondere Aspekte der Tumoren der Pleura, des Mediastinums, der Zwerchfelle und der Brustwand wurden schließlich wegen ihrer organspezifischen Merkmale in einem eigenen Abschnitt ausgeführt.

Die Tumoren der Atmungsorgane, insbesondere das Bronchialkarzinom, sind heute eine Volkskrankheit, welche die frühere Position der Tuberkulose eingenommen hat. Auch diese Volkskrankheit werden wir einmal besiegen, wenngleich der Weg dahin noch länger und dornenvoller als bei der Tuberkulose scheinen mag. Zur Überwindung dieser „Seuche" soll das vorliegende Werk beitragen und allen Ärzten empfohlen werden, auf deren Mitwirken wir dabei angewiesen sind. Diese Mithilfe nicht nur der Ärzte, sondern auch der Sozialberufe und der Gesundheitspolitiker, der Medien u.a.m. ist vor allem im Hinblick auf die Prävention unerläßlich, denn kaum eine Krankheit verlangt so sehr nach *Prävention* wie das Bronchialkarzinom, nachdem wir seine *Ursachen* so gut kennen, die therapeutischen *Erfolge* aber nur bescheiden sind.

Homburg/Saar   F. TRENDELENBURG

Inhaltsverzeichnis

Inhaltsübersicht Teil 4 B

I. Die Epidemiologie der Lungen-
und Bronchialmalignome

H.W. BECKENKAMP

Mit 4 Abbildungen und 3 Tabellen

A. Der Begriff „Epidemiologie"

„Epidemiologie" ist nach der Definition der Weltgesundheitsbehörde = World Health Organisation (WHO) = Organisation Mondiale de Santé = (OMS) „die Erfassung der Verteilung von Krankheiten und Gesundheitsstörungen in menschlichen Populationen sowie der Faktoren, die deren Verlauf beeinflussen". Die Ausweitung des jahrhundertelang gültigen Begriffsinhalts von der „Seuchenlehre infektiöser Erkrankungen" (Weltseuchenatlas, RODENWALDT u. JUSATZ Hrsg., 1952–1961) auf die „Untersuchung der Verteilung von Determinanten aller beim Menschen vorkommender Erkrankungen, insbesondere auch der multikausalen Leiden (McMAHON u. PUGH 1970) entsprach durchaus der Etymologie: Die Supsumption von Inzidenz, Prävalenz und Mortalität besonders der Lungen- und Bronchialmalignome unter dem Begriff „Krebsepidemiologie" (WAGNER u. BECKER 1981) zeigt im griechischen Wortsinn auf, was (epi-demos) in einer Bevölkerung vorkommt – oder auch das, was auf einem Volke lastet. Die Abgrenzung freilich stößt auf Schwierigkeiten, weil für die meisten Länder keine, keine vollständigen oder keine vergleichbaren Angaben zur Verfügung stehen.

B. Der Begriff „Lungen- und Bronchialmalignom"

Ganz allgemein sind im ärztlichen Bereich zahlreiche Begriffe nicht oder ungenügend vollzogen. Je mehr und je besser aber die statistische Datenverarbeitung zur epidemiologischen Erkenntnisgewinnung eingesetzt werden kann, desto mehr stören mangelhaft vollzogene Begriffsbildungen, weil sie die Sammlung „harter Daten" (PIPBERGER u. FREIS 1960) verhindern. Die Technik der modernen Datenverarbeitung, wie sie in der Epidemiologie allgemein üblich geworden ist, zwingt „zu einer bisher ungeahnten Präzisierung und Quantisierung selbst der im Geisteswissenschaftlichen angesiedelten Bereiche" (PIETSCH 1962; BECKENKAMP u. MARTIN 1963).
Prima facie scheint die Themenabgrenzung nach der Lokalisation der bösartigen Tumoren in Lungen und Bronchien in diesem Sinne eindeutig und plausi-

bel zu sein. Sie entspricht damit zunächst der national und international eingeführten „International Classification of Diseases" (ICD) und deren Adaptation
für die Onkologie (ICD-O).

Die ICD-Code-Nummer 162 in der Fassung der 9. Revision schließt „die
bösartigen Geschwülste der Trachea, der Bronchien und Lungen" zusammen
(Jarc 1982). Störungen und Fehlermöglichkeiten sind teils dadurch begründet,
daß sich Forscher und Kliniker nicht an diese Konventionen halten. Manche
Fragestellungen beziehen sich in Klinik und Forschung nur auf spezielle Lokalisationen in Trachea *oder* Bronchien *oder* Lungen. Oft ist dies aus Publikationen-
Titeln oder -Referaten nicht sofort ersichtlich. Die Einigung auf gleiche oder
vergleichbare Bezeichnung der Tumoren im Sinne des ICD-162 ist weltweit in
der Literatur noch nicht vollzogen.

Der Begriff „Lungen- und Bronchialmalignom" wird im angelsächsischen
Sprachgebrauch weitgehend durch den umfassend, unter Einschluß der Bronchialmalignome verstandenen Begriff „Lung cancer" abgedeckt. In diesem Sinne
sind auch die diesbezüglichen Veröffentlichungen der WHO = OMS, des Council
of Europe und anderer nationaler und internationaler Behörden und Organisa-
tionen zu verstehen. Daneben sind aber, vor allem vor 1979, viele Synonyma
im Gebrauch, wie unter anderem leicht aus den Literaturverzeichnissen der
folgenden Handbuchbeiträge ersehen werden kann, ebenso wie aus den laufen-
den Referateveröffentlichungen der „CANCERGRAM" – Hefte der International Cancer Research Data Bank (ICRDB). Selbst bekannte Autoren wechseln
mitunter die von ihnen verwendeten Begriffs-Synonyma (Doll 1952, resp. Doll
u. Hill 1952, Doll et al. 1965, 1970 und Doll u. Correa 1982 resp. Doll
u. Peto 1982; Mancuso 1970 resp. Mancuso u. Hueper 1951). Unter anderem
finden sich folgende, weitgehend gleichsinnig verwendete Bezeichnungen: „Cancer of the lungs" „Malignant growths of the lungs and bronchi", „Cancers
of the respiratory system". Nicht aus allen Titeln ist klar ersichtlich, ob umfassend die Lungen- *und* Bronchialmalignome angesprochen werden: „Malignant
lung tumors", „Pulmonary neoplasma". Andere Titel wiederum bringen die
Beschränkung auf Lokalisation entweder in den Lungen oder in den Bronchien
eindeutig zum Ausdruck: „Epidermoid carcinoma of the lungs"; „Bronchogenic
carcinoma"; „Bronchial squamous metaplasia".

Wie eine orientierende Literaturdurchsicht ergibt (s. Literaturverzeichnisse
der folgenden Handbuchbeiträge; ferner Benjamin 1977; Peeters 1982) werden
auch im französischen Sprachgebrauch zahlreiche Synonyma verwendet: „Cancer du poumon" ist die von der OMS, wie auch vom Conseil d'Europe, vom
Conseil des Organisations Internationales des Sciences Médicales und von Cen-
tres Internationales pour la Recherche sur le Cancer (CIRC) verwendete Übersetzung des englischen Begriffs Lung cancer (s. Catalogue 1947–1980 des Publications de l'OMS). Daneben finden sich in unzählbaren Publikationen franzö-
sischer Sprache „Cancer pulmonaire", „Cancer broncho-pulmonaire", „Cancer
du poumon et des bronches" etc. Selbstverständlich gibt es auch in Französisch
Publikationen, die sich dediziert mit Lungenkrebsen *oder* mit Bronchialmalignomen auseinandersetzen.

Analog wird in deutschsprachigen epidemiologischen Publikationen von
„Lungenkrebs" (Frentzel-Beyme et al. 1984; Schlipköter u. Pott 1980; Oeser

1982) gesprochen. Andere Autoren verwenden die synonym verstandenen Begriffe „Bronchialkarzinom" (ULMER 1982; TRENDELENBURG et al. 1977), „Lungen- und Bronchialmalignom" (BECKENKAMP et al. 1980) oder „Bronchuskarzinom" (DENCK u. SIGHART 1980). Korrekt gemäß ICD-O 1962 beschreibt NEUMANN 1981 seine Beschäftigung mit den „Bösartigen Neubildungen von Luftröhre, Lungen und Bronchien".

Die Abgrenzung der Lungen- und Bronchialmalignome nach dem Kriterium der Organlokalisation ist nur eines von mehreren denkbaren, konkurrierenden und/oder hierarchischen Ordnungssystemen. Es ist, wie ein Blick in die Lehrbücher der Inneren Medizin zeigt, fehleranfällig: Die Atmungsorgane sind mehr als viele andere Organe bevorzugte Ansiedlungsstellen hämatogener oder lymphogener Fernmetastasen: Hypernephrome, Melano- und andere Sarkome, Chorionepitheliome, Mammakarzinome. Benachbarte Organmalignome können penetrierend einwachsen. Benigne Fibrome, Chondrome u.a. sind nicht selten. Fehlererfassungen in klinischen und flächendeckenden Datensammlungen sind deshalb Störfaktoren für die epidemiologisch-methodische *Richtigkeit* der Parameter im Sinne von ZIELHUIS (1981).

Beispielsweise hat der „Krebsatlas der Bundesrepublik Deutschland" (1. Aufl. 1979) in der Öffentlichkeit zur Interpretation geführt, das Saarland

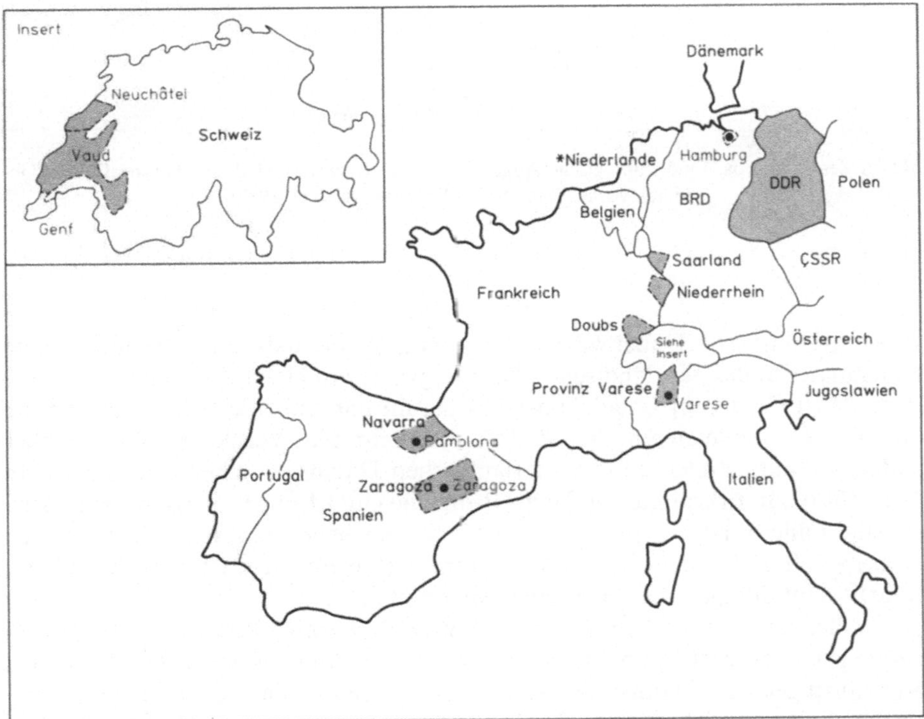

Abb. 1. Westeuropa. Epidemiologische Angaben aus Krebsregistern sind zu den schraffierten Gebieten vorhanden. (Nach WATERHOUSE et al. 1982)

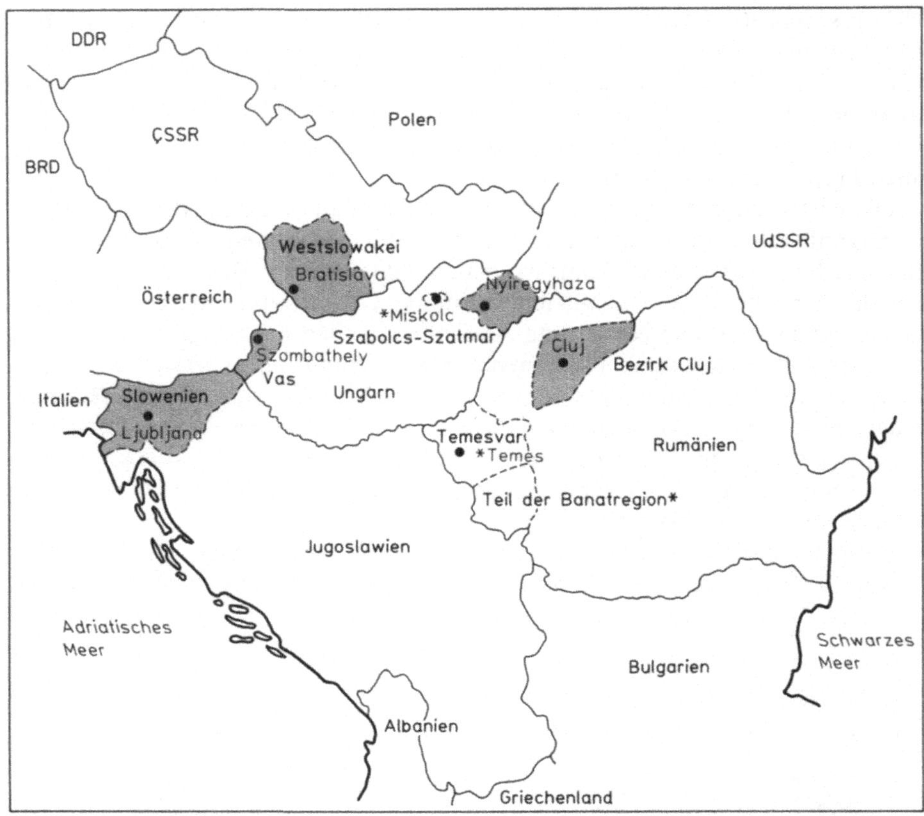

Abb. 2. Zentraleuropa. Epidemiologische Angaben aus Krebsregistern sind zu den schraffierten Gebieten vorhanden. (Nach Waterhouse et al. 1982)

sei ein „Krebsnest". Dabei wird außer Acht gelassen, daß das zugrundeliegende Datenmaterial des Saarländischen Krebsregisters auf einem Formular-Meldesystem aller Erkrankungs- und Todesfälle beruht und außerdem die Totenscheine umfaßt. Nur die letzteren aber sind die Basis für die „Vergleichs"-Zahlen aller anderen Bundesländer. In den saarländischen Datensatz gehen also nicht zum Tode führende Erkrankungsfälle an Bronchial- und Lungenkrebs mit ein: Ausgeheilte Fälle (relativ wenige) ebenso wie Verstorbene (relativ häufiger) werden zwar nach ICD 162 dem Krebsregister gemeldet, waren aber dann an Apoplexie, Infarkt, Unfallfolgen o.a. ums Leben gekommen.

Schließlich wird auch die Intra- und Inter-*Beobachter-Variabilität* durch präzise Begriffsdefinierung und harmonisierte Anwendung – siehe unsere folgenden Ausführungen über Synonyma – vermindert werden können. Entscheidend wichtig ist die Ermöglichung und Verbesserung der statistischen Vergleichbarkeit (Koller 1964) und der Record Linkage (Acheson 1968; Holland 1970; Koller 1971; Lange 1981).

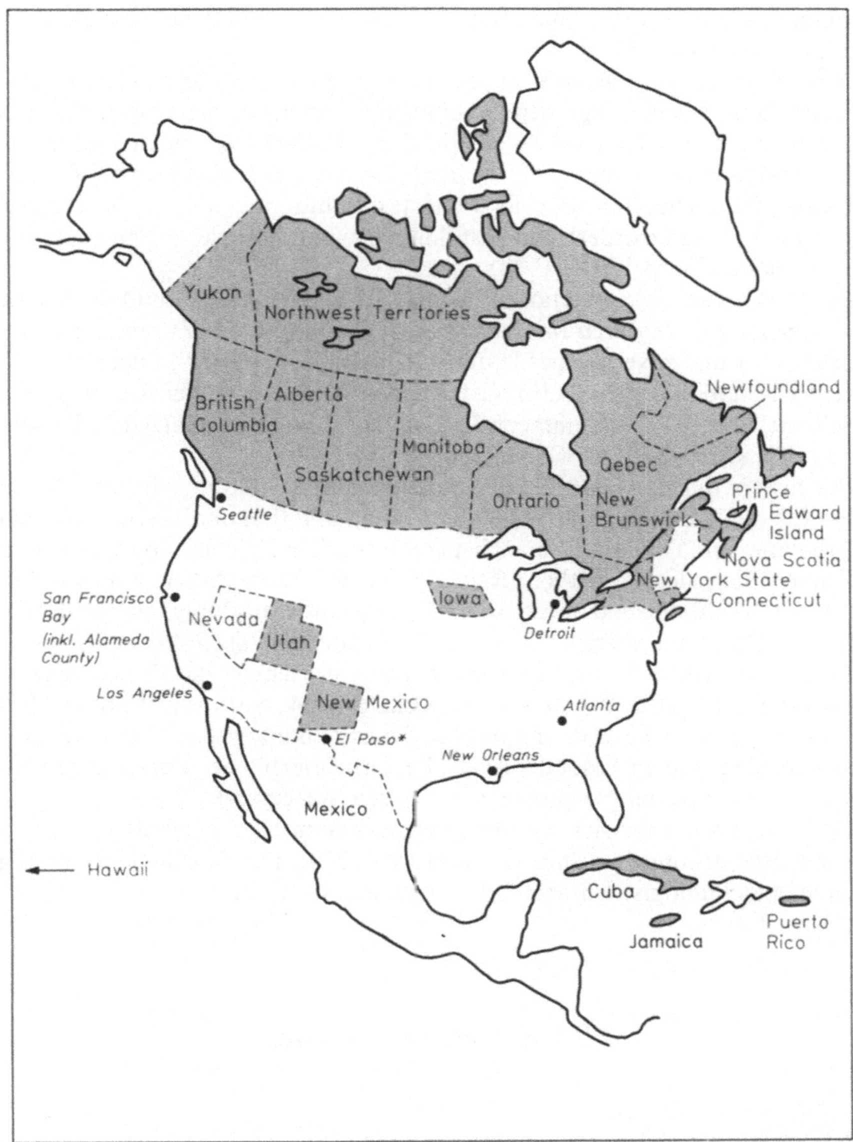

Abb. 3. Nordamerika. Epidemiologische Angaben aus Krebsregistern sind zu den schraffierten Gebieten vorhanden. (Nach WATERHOUSE et al. 1982)

In einem späteren Abschnitt kommen wir auf die „Datenqualität" noch zurück. Wir weisen aber schon hier, im Kontext, auf die Abhängigkeit der Diagnosequalität von den klinischen Voraussetzungen der Diagnosestellung und ihrer röntgenologischen, histologischen und pathologisch-anatomischen Absicherung hin. (TNM-UICC 1979). Auch die Art des Zustandekommens der Diagnose durch Zufallsfeststellung oder aufgrund mehr oder minder lang bestehender pulmonaler oder extrapulmonaler Symptome korreliert mit der Diagnose-Qualität (FEINSTEIN 1964).

Schließlich sei auf gewisse Komplikationsmöglichkeiten hingewiesen, die bei Codierung und Auswertung eintreten können, wenn neben der eindimensionalen Codierung nach dem Tumorsitz – entsprechend ICD-O 162 – noch andere Klassifizierungskriterien mitverwendet werden (SALZER 1980; KREYBERG 1971), z.B. die histologische Qualität oder der Metastasierungsgrad, welcher histologische Diagnosesicherung erfordert und histologisch nicht verifizierte Fälle gesondert aufführen muß (TNM-UICC 1979).

Die International Association of Cancer Registries (IACR) und die International Agency for Research on Cancer (IARC) sind an der Zusammenstellung vergleichbarer und zuverlässiger Daten nachhaltig (= „vitally") interessiert. Der Frage der Reliabilität von Krebsregister-Daten wird sehr breiter Raum gegeben, speziell auch der ICD-O-Nummer 162 (DOLL u. CORREA 1982; IARC, Tabellenwerk in „Cancer Incidence in Five Continents" 1982a).

Die Erkenntnis der mangelhaften Präzisierung der Krankheitsbegriffe ging, ebenso wie die Bemühung um Vereinheitlichung und Standardisierung und auch der Erhebung und Codierung zunächst von britischen Epidemiologen aus (FLETCHER et al. 1964; HOLLAND 1963; REID 1968, 1962). Diese Arbeiten haben insbesondere die deutsche und internationale Bronchitisforschung maßgeblich beeinflußt (s. Forschungsbericht „Chronische Bronchitis" der DFG, 1975).

Saubere Begriffsdefinition und -abgrenzung erleichtert die Fehlersuche und -vermeidung (PROPPE u. WAGNER 1956; KOLLER 1964; NACKE u. WAGNER 1964).

Diese allgemeine Feststellung hat für die epidemiologische Untersuchungen im allgemeinen und insbesondere als „Fehlerproblem" bei Forschungen über Lungen- und Bronchialmalignome einen hohen Stellenwert.

Der Trend zur Präzisierung der Begriffe kommt der Qualität epidemiologischer Untersuchungen zustatten (HOLLAND 1970). Die *Genauigkeit* der angewandten epidemiologischen Methodik (ZIELHUIS 1981) wird verbessert.

C. Die Aufgabenstellung

Die therapeutischen Möglichkeiten sind begrenzt, gesundheitspolitisch liegt das Schwergewicht auf der Prävention (M. Scheel). Diese wiederum hat die Forschung nach Ätiologie und Kausalfaktoren und nach der Interaktion der Kausalfaktoren zur Voraussetzung (MUIR u. WATERHOUSE 1982; ARMITAGE u. DOLL 1954; BURCH 1976; MENCH u. HENDERSON 1976; TOMATIS 1982).

Aber auch der Vergleich therapeutischer Erfolge, die Planung und Auswertung klinischer Verlaufskontrollen, die Versuchsplanung im Labor bietet breite Aufgabengebiete für die Epidemiologie. Die Epidemiologie maligner Tumoren dient nicht, wie vielfach angenommen wird, nur einem für die Klinik uninteressanten Selbstzweck, sondern hat gerade für den Kliniker und Therapeuten mehrere wichtige Aspekte (KARRER 1981).

Die Bemühung um die Evaluierung kanzerogener Risiken richtet sich zunächst auf die am besten abgrenzbaren und der Beforschung am besten zugänglichen inhalativen Noxen am Arbeitsplatz. Deutsche Autoren nehmen in Übereinstimmung mit TOMATIS an, daß etwa 30 verschiedene chemische Einzelsubstanzen bzw. industrielle Verfahren für die Krebsverursachung beim Menschen als gesichert und relevant zu betrachten sind (TOMATIS et al. 1978). Verschiedene nationale und internationale Gremien und Kommissionen kommen demgegenüber zu weit divergierenden Angaben, die zwischen 12 und 269 Stoffen schwanken. Die Suche nach weiteren potentiellen Karzinogenen in der Arbeits-, Wohn- und Freizeitumwelt, in Nahrungs- und Genußmitteln ist eine der wesentlichen Aufgaben der epidemiologischen Krebsforschung, zumal in Bezug auf inhalative Noxen und hinsichtlich des „Frontorgans Lunge" (IARC 1978). Dazu gehört auch die Untermauerung oder Widerlegung des Suspekts auf karzinogene Eigenschaften (IARC 1978, 1979 a, b).

Die Zahl der nach dem jeweils gegenwärtigen Stand wissenschaftlicher Erkenntnisse festgestellten oder verdächtigten Substanzen in der MAK-Werte-Liste ($=M$aximale Arbeitsplatz-Konzentration) der Senatskommission der Deutschen Forschungsgemeinschaft wird von Jahr zu Jahr länger.

Tabelle 1. Angaben verschiedener nationaler und internationaler Gremien und Kommissionen zur Anzahl kanzerogener Arbeitsstoffe für den Menschen. (Nach TRIEBIG u. ZOBER 1982)

Quelle	Anzahl kanzerogener Arbeitsstoffe für den Menschen
MAK-Werte-Liste 1981 der DFG	12
ACGIH, USA	14
MAK-Werte-Liste 1980 der SUWA, Schweiz	23
IARC, Lyon	26
Arbeitsstoffverordnung vom 29. Juli 1980	41
EPA, USA	87
OSHA, USA	269

ACGIH = American Conference of Governmental Industrial Hygienists, Cincinnati
IACR = International Agency for Research of Cancer, London
EPA   = Environmental Protection Agency, Washington
OSHA = Occupational and Safety Health Administration, Washington

Tabelle 2. Kanzerogene Arbeitsstoffe nach der
A 1-Liste-MAK-Werte 1981

Asbest
Steinkohlenteer, Arsenverbindungen
Benzol
Zinkchromat
Arsenverbindungen
4-Aminodiphenyl, Benzidin und seine Salze, 2-Naphthylamin
Vinylchlorid
Nickel
Bis(chlormethyl)ether
Monochlordimethylether

Tabelle 3. (Nach TRIEBIG u. ZOBER 1982)

Respirationssystem (Mundhöhle, Larynx, Nasennebenhöhlen,
  Bronchien, Lunge, Pleura)
Niere und ableitende Harnwege
Haut und Bindegewebe
Haematopoetisches System

In der MAK-Werte-Liste „A 1" sind nur die Stoffe zusammengefaßt, „die beim Menschen erfahrungsgemäß bösartige Geschwülste zu verursachen vermögen".

Luftröhre, Bronchien und Lungen – einschließlich Pleura – gehören zu den Hauptmanifestationsorganen bei Berufskrebsen (Tabelle 3). (MAK-Werte-Liste 1982; TRIEBIG u. ZOBER 1982; VALENTIN 1982).

Die ätiologische Fragestellung und damit die Aufgabenstellung für epidemiologische Studien-Ansätze hat sich im Bereich der Lungen- und Bronchialmalignome erweitert: Welchen qualitativen und quantitativen Einfluß auf Entstehung und Verlauf des berufsbedingten Asbest-Lungenkrebses oder des ebenfalls berufsbedingten Joachimsthaler Lungenkrebses hat das Rauchverhalten der exponierten Arbeiter? Es ist bekannt, daß diese Berufskrebse ganz überwiegend nur bei Zigarettenrauchern auftreten (s. hierzu die folgenden Handbuchbeiträge). Experimentell ist im Tierversuch nachgewiesen, daß auch eine Infektion des Bronchialsystems mit Influenzavirus die Empfindlichkeit für einen Lungenkrebs nach systematischer Applikation eines Carcinogens fördert.

Die überwiegende Mehrzahl der Lungen- und Bronchialmalignome dürfte multikausaler Genese sein (BAUER 1954). Zahl und relative Bedeutung der Teilkausalfaktoren sind variabel (s. Abb. 4). Nach dem Ergebnis umfangreicher epidemiologischer Untersuchungen und nach der Interpretation der daran beteiligten Forscher wirkt sich vor allen anderen Teilursachen das Zigarettenrauchen auf die Morbidität und Mortalität aus (US-DEPT HEW 1968). Nach neueren Ergebnissen sind 80% der Lungenkrebs-Todesfälle durch Zigarettenrauchen veranlaßt (US-DEPT HEW 1979).

Eine wesentliche Aufgabe in der Epidemiologie der Lungen- und Bronchialmalignome besteht darin, die in der allgemeinen Nosologie und Onkologie eingeführten Verfahren auf ihre Anwendbarkeit im speziellen Bereich zu prüfen und sie gegebenenfalls hierfür zu optimieren und zu adaptieren.

Diese methodologischen Überlegungen sind in jedem Fall angebracht. Sie sind also praxisbezogen in Klinik, Labor und Arbeitsumwelt ebenso anzustellen, wie bei wissenschaftlichen Forschungen im Feld. Sie sollen, wie in der Epidemiologie allgemein üblich, alle möglichen Schritte der vorgesehenen Studie umfassen:

– Ausgangssituation
– Hypothesenbildung, z.B. Formulierung der Nullhypothese(n)
– Datenerhebung und -erfassung
– Datenschutz
– prinzipielle Zielsetzung
– statistische Vergleichbarkeit

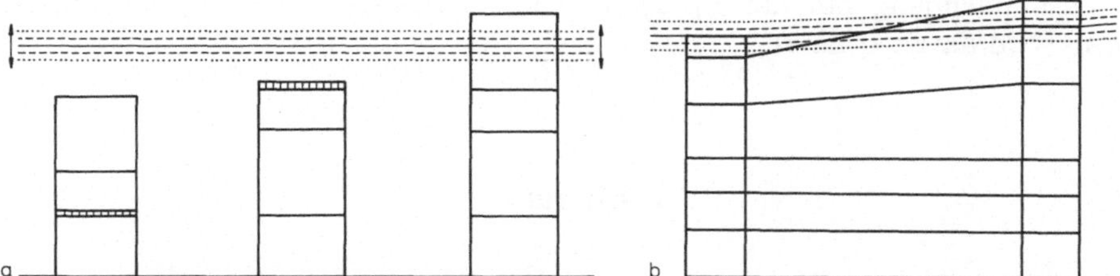

Abb. 4a, b. Multikausale Erkrankungen. **a** Summierung von Noxen mit Toleranzgrenze. Wenn ein gewisser, nicht ganz scharfer und auch durch medikamentöse und andere Einwirkungen etwas verschieblicher Wirkungspegel erreicht wird, kommt es zur Auslösung der betreffenden Erkrankung. Zur Verhinderung des Erkrankungsfalles und zur Ausheilung noch nicht anatomisch fixierter Krankheitserscheinungen genügt es, einen hinreichend großen Einflußfaktor oder Teile von mehreren Einflußfaktoren zu beseitigen. Dies muß nicht unbedingt der größte oder überwiegende Einflußfaktor sein. **b** Zeitfaktor als zusätzlicher Wirkungsmechanismus: Die kritische Grenze wird erst nach einem Intervall, nach einmaliger, wiederholter oder laufender Einwirkung erreicht

– Terminologie der Studientypen, nämlich retrospektive Studie und Querschnittsuntersuchung beziehungsweise prospektive Studie und Kohortenuntersuchung
– Vor- und Nachteile der vorgesehenen Studien

(YERUSHALMI u. PALMER 1959; KOLLER 1963, 1971; ANDERSON 1969; ARMITAGE 1971; SINNECKER 1971; Bayer. Akad. d. Wissensch. 1972; SUSSER 1973; BARKER u. BENNETT 1973; MORRIS 1975; WATERHOUSE 1979; ANDERSON 1976; LANGE 1981; LANGE u. REITER 1975; ROBBINS 1978).

Schon die deskriptiv-epidemiologische Erfassung der Krankheitshäufigkeit kann in der Praxis höchst schwierig sein, zumal bei bevölkerungsbezogenen Studien über Lungen und Bronchialmalignome (FRENTZEL-BEYME et al. 1979; BECKENKAMP et al. 1980; PEETERS 1980; NEUMANN 1982 u.v.a.). In der Bundesrepublik Deutschland komplizieren zunächst die Bestimmungen des Datenschutzgesetzes von 1977 besonders auch die Lungen- und Bronchialkrebsforschung (BLOHMKE u. KNIEP 1981 a, b; WOITOWITZ et al. 1981; SCHEUERLEN 1982). Seine Berücksichtigung, die epidemiologische (Lungen-) Tumorforschung trotz und mit dem reglementierten Datenschutz ist zu einer Aufgabe geworden.

Die Tabellen in „Cancer Incidence in Five Continents" und der Begleittext sind eine wesentliche Hilfe, um die statistische Vergleichbarkeit der Beobachtung und der Struktur zu erkennen (MUIR u. WATERHOUSE 1982).

D. Die Arbeitsmaterialien

Epidemiologie ist eine statistische Disziplin. Die Aussagekraft hängt folglich von der Quantität und von der Qualität der verwendeten Daten ab.

Die Erfassung, Speicherung, Ordnung und das Wiederfinden der Unterlagen ist fundamentale Aufgabe jeder statistischen und epidemiologischen Arbeit –

im Zusammenhang mit der Epidemiologie des Lungen- und Bronchialmalignoms wird daran erinnert.

I. Literatur

Prinzipiell gilt dies schon für die Literatur. Lungen- und Bronchialmalignome sind als weltweites Problem erkannt und in vielerlei Hinsicht beforscht. Es liegt eine Flut von Publikationen aus Klinik, Labor und Felduntersuchungen vor, die für den Forscher nicht zu bewältigen ist. Seit den Anfängen epidemiologischer Studien zur Erforschung der Ätiologie des Lungen- und Bronchialmalignoms (DOLL u. HILL 1952; BAUER 1954; HUEPPER 1956; REID 1958) und der zunächst schnellen Aufnahme epidemiologischer Denkansätze in die allgemeine medizinische Lehrmeinung (u.a. FREY 1955) entstanden deshalb immer wieder zusammenfassende Arbeiten. Sie stellen eine zeitgebundene Momentaufnahme des jeweiligen Wissensstandes, oft nur auf Teilgebieten der Lungen- und Bronchialmalignom-Epidemiologie dar (PEMBERTON 1963; McMAHON u. PUGH 1970; HOLLAND 1970; REID u. FLETCHER 1971; COUNCIL of EUROPE 1972; HEYDEN 1972; FLAMM et al. 1974; WYNDER u. HECHT 1976; SCHNEIDERMAN 1978; TRENDELENBURG u. MALL 1970; TRENDELENBURG et al. 1977; GSELL 1977; HARRIS 1977; MÜLLER 1978; ATTIE 1978; GOLLI 1978; ENSTROM 1979; RENGA 1979; Amer. Cancer Soc. 1979; SCHLIPKÖTER 1980; DENCK u. SIGHART 1980; KARRER 1980; WAGNER u. BECKER 1981; JENSEN 1981; ZIELHUIS 1981; BERNDT 1981; NEUMANN 1981; ULMER 1982; PEETERS 1982).

Wichtige Aufgaben hat neuerdings die IARC übernommen, die zusammenfassend über „Krebsrisiken und Bekämpfungs-Strategien" „Ausgewählte Analysemethoden für Karzinogene in der Umwelt „Krebsregistrierung und ihre Techniken" u.v.a. in Monographien berichtet. IARC arbeitet engstens mit den Deutschen Krebsforschungszentren (DKFZ) in Heidelberg zusammen (IARC, 1978, 1979a, b, 1982a, b). Für die Arbeitsumwelt hat der Hauptverband der gewerblichen Berufsgenossenschaften die „anerkannten Analyseverfahren zur Feststellung der Konzentration krebserzeugender Arbeitsstoffe in der Luft in Arbeitsbereichen" in einer Monographie zusammengestellt (Hauptverband d. gew. Berufsgenossensch. 1981). In diesem Zusammenhang sei auch auf die „Dokumentation der Berufskrankheiten" hingewiesen (Hauptverband d. gew. Berufsgenossensch. 1980).

Die Funktion der Übersichtsarbeiten ist in den letzten Jahren weitgehend an die Literatursammelstellen übergegangen. Seit 1979 erscheint mit weltweiten Referatesammlungen die Serie „Organ Site Carcinogenesis" mit der fachorientierten Spezialreihe „Respiratory Tract" (International Cancer Research Data Bank 1979 – laufend). Weitere Literatursammelstellen arbeiten regional oder fachspezifisch. Zum Beispiel wird im Hinblick auf sozial- und arbeitsmedizinische Fragestellungen periodisch seit 1974 in der BRD ein Referateheft „Dokumentation Arbeitsmedizin/Documentation Occupational Health" als Gemeinschaftsarbeit der Institute Bundesanstalt für Arbeit (Bau) Dortmund, Deutsches

Institut für Medizinische Dokumentation und Information (DIMDI) Köln, und Institut für Dokumentation und Information über *Sozialmedizin* herausgegeben.

Alle zusammenfassenden Arbeiten haben Grenzen in der Tatsache, daß sie schon im Moment der Drucklegung veralten. Alle können auch nur einen – für den Nicht-Dokumentationsfachmann erstaunlich kleinen (NACKE u. WAGNER 1964) – Teil der tatsächlich vorhandenen Arbeiten umfassen. Andererseits sollten Autoren von wesentlichen Arbeiten darauf achten, daß diese ihre Arbeiten von der nun weltweit zentralisierten Literatursammlung erfaßt werden. Bei Abfassung dieses Handbuchbeitrages haben sich durchaus noch Lücken gefunden.

Die Referatehefte stellen ebenfalls eine größere (z.B. Cancergram) oder kleinere Selektion dar. Wichtige Informationen können in der sogenannten „grauen Literatur" enthalten sein, z.B. Dissertationen, Kongreßberichte, Gutachten. Einzelne Literatursammelstellen bemühen sich auch um deren Erfassung, Archivierung und Erschließung, z.B. IDIS.

Literatursammelstellen werden für spezielle Zwecke auch von Firmen unterhalten, hinsichtlich unseres Fragenkomplexes z.B. von chemischen oder pharmazeutischen Großunternehmen. Der Zugang zu diesen Archiven ist nicht öffentlich und bedarf individueller Regelungen.

Auf die wichtigen Prinzipien der *allgemein* gültigen Regeln bei Benutzung von Literatursammelstellen kann nicht eingegangen werden. Kritisch sei nur darauf hingewiesen, daß die Speicherungsdauer der erfaßten Arbeiten meist begrenzt ist; ältere Arbeiten werden gelöscht.

Vor allem aber ist die kritische Bewertung der Arbeiten und der Referate daraus nicht Aufgabe der Literatursammelstellen, sondern des Benutzers.

Epidemiologische Studien sind zeit- und kostenaufwendig. Es ist deshalb ebenso wichtig, sich über im Gang befindlichen Studien zu unterrichten, wie das eigene Forschungsvorhaben anzuzeigen.

Das Directory of On-Going Research in Cancer Epidemiology ist die zentrale Informationsstelle (WHO/DKFZ/IARC 1982b). Jährlich erscheint ein Band. Ebenso wichtig ist das europäische Verzeichnis der Autoren und Institutionen, die sich statistisch mit bestimmten onkologischen Problemen in der Klinik beschäftigen bzw. sich dafür interessieren (European Directory of Cancer Clinical Trial Statisticians 1983).

II. Daten

Luftverunreinigung und Lungenkrebs werden oft im Sinne eines Ursachen-Wirkungsmechanismus miteinander verknüpft. Ganz allgemein-methodisch ist festzuhalten: Epidemiologische Feldstudien zielen auf die Identifizierung und Quantifizierung von Kausalfaktoren. Sie sind vor allem für die Präventivmedizin wichtig, wie bereits ausführlich dargestellt wurde (MORRIS 1975; KNOX 1979; FRENTZEL-BEYME 1978; KARRER 1980; SCHLIPKÖTER u. POTT 1980; WAGNER u. BECKER 1981; TOMATIS 1982; u.a.), die angesichts der ungünstigen therapeutischen Aussichten (Consensus Conference N.Y. 1978 = Hamburger Krebsdokumentation Bd. I–IV 1956–1979) für Lungenkrebs hohen Stellenwert hat. Die Optimierung der Früherkennung, der therapeutischen Erfolgskontrolle und des Therapievergleichs, der Nachsorge und Rehabilitation dient die Anwendung epidemiologischer Methoden in der Klinik (Ochsener u. Debakey 1939; Kutschera 1980a; Denck u. Sighart 1980; Ott 1982, Machin u. Cooper 1983).

Für beide, zunächst unterschiedliche Aufgabenstellungen bestehen gleiche Voraussetzungen: Als statistische Disziplin und Methode hängt jegliche Epidemiologie von Zahl und Qualität der verwendeten Daten ab. Der Record-Linkage = Datenverknüpfung kommt hohe Bedeutung zu, wenn stochastische und letztlich kausale Beziehungen zwischen Lungen- und Bronchialmalignom einerseits, Beruf, Lebensgewohnheiten und Umwelt andererseits aufgedeckt werden sollen (Acheson 1968; Amiel et al. 1976; Trendelenburg et al. 1977; BRITAIN, Official Handbook 1978; Umweltgutachten 1978; US-Dept. Hew 1965–1982; Überla 1982; Peeters 1982). In der Praxis ist der epidemiologische Wahrscheinlichkeitsnachweis für den Kausalzusammenhang Luftverunreinigung–Lungenkrebs oft schwierig (Schlipköter u. Pott 1982). Wesentliche Ursachen sind Mängel an Quantität und Qualität des verfügbaren Datenmaterials.

Basis für eine Beschreibung der Lungenkrebsgefährdung der Bevölkerung sind die flächendeckenden Krebsregister. Sie werden weltweit von der WHO/IARC zusammengefaßt, sofern sie internationalem Standard entsprechen. Im nun vorliegenden 4. Band „Cancer Incidence in Five Continents" (IARC 1982a) sind 77 Krebsregister erfaßt. Die Reliabilität ihrer Datenzusammenstellung, insbesondere der Bronchial- und Trachealmalignome entsprechend der ICD-O-Codenummer 162 ist ebenso ausführlich tabelliert, wie die geographische Verteilung der Krebsregister in den verschiedenen Publikationen der IARC/IACR und der WHO seit 1960. Geographische Kartenskizzen zeigen auf, über welche Flächen der Welt, Europas, einzelner Länder, Daten in Krebsregistern erfaßt und ausgewertet werden (s. Anlagen).

Aus der Bundesrepublik Deutschland sind derzeit nur die Krebsregister von Hamburg und des Saarlandes im Standardwerk der IARC aufgenommen. Es liegt aber auch publiziertes, aufgearbeitetes Material des Krebsregisters Baden Württemberg vor (Krebsverband B./W. 1979; Neumann 1981). Exemplarisch werden an diesen beiden Beispielen, sowie einem dritten aus Frankreich, Grenzen und Möglichkeiten flächendeckender Krebsregister aufgezeigt:

Das Krebsregister Hamburg als Bestandteil des „Nachgehenden Krankenhilfsdienstes" als „Nebenprodukt" der nachgehenden Betreuung von Krebspatienten sammelt seit 1969 statistische Daten in der jetzt vorliegenden Form (Hamburger Krebsdokumentation, Bd. I–IV, 1956–1979). Alle 55 öffentlichen und privaten Krankenhäuser mit 20000 Betten des Stadtstaates, einschließlich der Röntgenabteilungen, sind aufgefordert, mit Meldeformblättern jeden Fall von maligner Erkrankung dem Krebsregister zu melden. Diese Tumormeldeformulare und dazu die Leichenschauscheine werden für statistische Zwecke ausgewertet. Die niedergelassenen Ärzte nehmen an diesem Meldesystem nicht teil, sodaß ein gewisses Meldedefizit dadurch entstanden sein kann (Krasemann u. Weissker 1982).

Das Saarland mit seiner zentralen Lage in Westeuropa eignet sich hervorragend für epidemiologische Untersuchungen: Es verfügt seit 1967 über ein flächendeckendes, personenbezogenes Krebsregister auf der Basis von Meldeformularen; die Motivation der niedergelassenen Ärzte, Kliniken und zunächst nur zwei Prosekturen zur freiwilligen Beteiligung am Meldeverfahren war bis 1978 ausgezeichnet. Die Strukturierung des Landes in einen mehr urbanisierten Südteil und einem mehr rural-landwirtschaftlichen Nordteil läßt entsprechende Regionalvergleiche zu. Bekanntlich wird von der überwiegenden Mehrzahl der Forscher als Voraussetzung bronchopulmonaler Malignome eine jahrzehntelange Einwirkung inhalativ karzinogener Substanzen vermutet. Deshalb ist der Hinweis auf die Bodenständigkeit der Saarländer wesentlich. Infolge der zeitweiligen Abtrennung des Saarlandes von der BRD kam es nicht, wie in der BRD, zur Aufnahme eines Stroms von Heimatvertriebenen mit – für uns hier allein relevant – nicht erfaßbarer, nicht kalkulierbarer Expositionsanamnese (BECKENKAMP et al. 1980, 1982b). Dieser Hinweis auf die diesbezügliche Datenqualität des Saarländischen Krebsregisters erfolgt, weil die Charakteristica einer geographisch definierten Population durch Ein- oder Auswanderungsbewegungen gestört werden können (SHANMUGARATNAM 1982).

Die erzielte Meldedichte wird für 1970–1977 auf – in diesem Sektor „Meldeformblätter" – über 90% geschätzt (BECKENKAMP et al. 1981). Meldeformblätter werden auch ausgewertet von histologischen Befunden aus diagnostisch, operativ oder post mortem gewonnenen Material. Kopien aller Leichenschauscheine des Saarlandes sind die dritte Quelle dieses Krebsregisters (ZIEGLER). Bis 1976 war es dem epidemiologisch tätigen Arzt möglich, unter Wahrung der selbstverständlichen ethischen Verpflichtungen seines Standes die Urdaten auf ihre Validität und Reliabilität zu prüfen. Doppelmeldungen konnten ebenso wie die Erfassung von Metastasen anderer Organkrebse in den Lungen eliminiert werden. Diagnosekorrekturen durch nachfolgende Meldungen, meist auf der Basis histologischer oder pathologischer Befunde, konnten statistisch berücksichtigt werden. Das Fehlen einer geeigneten Rechtsgrundlage hatte Ende des Jahres 1977 zur Einstellung der Registeraktivitäten geführt. Nach Erlaß eines Saarländischen Krebsregister-Gesetzes wurde die Arbeit im Frühjahr 1979 wieder aufgenommen. Es liegen nun drei Bände der „Saarländischen Krebsdokumentation" für die Erfassungsjahrgänge 1967–1973 vor, der dritte Band wurde auf der spezialgesetzlichen Regelung durch das Saarländische Gesetz über das Krebsregister vom 17.1.1979 (Saarländische Krebsdokumentation 1973, 1976, 1978) aufgebaut. Das Krebsregister des Saarlandes hat sich, im Zusammenhang mit Datensätzen über Luftverunreinigungen, Windrichtung, industrielle und sonstige Emittenten als hervorragende Datensammlung konfirmatorisch-epidemiologischer Studien zur Kausalverknüpfung Luftverunreinigungs-Lungenkrebs bewährt (BECKENKAMP 1982b; BECKENKAMP et al. 1980, 1981).

Als Beispiel für die Datengrundlage eines Krebsregisters im benachbarten Frankreich sei das Département Bas-Rhin (Unterelsaß) angeführt. Das Register arbeitet seit 1975. Die Fälle werden auf verschiedenen Wegen dem Register angezeigt, die Einzeldaten aber durch Ärzte zusammengetragen, die in der Registratur von Krankenhausabteilungen, Laboratorien und Verwaltungsdienststellen arbeiten. Dieselben Ärzte fassen die Informationen, die sie so erhalten, in epidemiologischen Formblätter-Fragebögen zusammen. Leichenschauscheine werden derzeit nicht verwendet. Die Fall-Zusammenstellung wird dadurch erleichtert, daß es im Département Bas-Rhin keine privaten histologischen Laboratorien gibt und daß 80% der histologischen Untersuchungen sich auf ein einziges Labor des pathologisch-anatomischen Universitätsinstituts Straßburg konzentrieren (IARC-Cancer Incidence in Five Continents, 1982a; Schaffer 1977).

Aus diesen Beispielen aus dem zentraleuropäischen Raum geht hervor, daß schon aufgrund der unterschiedlichen Herkunft die Zusammenführung der Daten verschiedener Krebsregister nur sehr vorsichtig und höchst kritisch erfolgen kann. Auch der Vergleich zwischen der Krankheiten-Inzidenz, zum Beispiel an Lungen- und Bronchialmalignomen, ist zwischen verschiedenen Ländern und zu verschiedener Zeit stets schwierig. Die Zahl und das Verteilungsmuster der flächendeckenden Krebsregister sind weltweit und kontinental noch unbefriedigend. Deshalb wurden seit 1979 die Anstrengungen der WHO/IARC/IACR und der International Cancer Research Data Bank (ICRDB) intensiviert, um Quantität, Validität und Reliabilität der von bestehenden und noch einzurichtenden Krebsregistern erfaßten Daten zu verbessern. Gleichzeitig wird der Informationenaustausch weiter gefördert (Muir u. Waterhouse 1982).

Das Deutsche Krebsforschungszentrum (DKFZ) ist maßgeblich mitbeteiligt (Wagner u. Becker 1981). Kritisch ist anzumerken, daß gerade aus dem deutschen Sprachraum eine Reihe von Forschern und Klinikern, die dem Insider zum Teil namentlich bekannt sind, den Anschluß an die weltweit zentralen Daten- (und teilweise auch Literatur-) Banken noch nicht gefunden haben. Ihre Aktivitäten sind nicht im On-Going Research in Cancer Epidemiology, und nicht – soweit personell und fachlich angesprochen – im European Directory of Cancer Trial Statisticians erfaßt. Im Cancergram sind manche Publikationen nicht oder stark verspätet referiert, zumal wenn sie in Zeitschriften und anderen Orten erscheinen, die vom Medlars-System nicht unmittelbar ausgewertet werden.

Die Qualität der in flächendeckende Krebsregister eingehenden Daten ist zum Teil nicht sehr zuverlässig und zudem von Register zu Register unterschiedlich. Schon unter den relativ günstigen Verhältnissen Mitteleuropas, mit hoher Arztdichte, engem Netz von gut eingerichteten Krankenhäusern und Diagnosezentren ist dies zu belegen – siehe unseren Bericht über die Register in Hamburg, Baden-Württemberg, Saarland und Unterelsaß. Mindestens gleich erheblich sind die, nicht nur auf unterschiedlicher Datenerfassung, sondern auf verschiedener Qualität der Diagnosen beruhenden Unterschiede von Kontinent zu Kontinent. Auf die intensiven Bemühungen der IARC und IACR um Verbesserung der Krebsregister-Compatibilität wurde oben schon hingewiesen.

Die Validität von Diagnosen hängt – statistisch – davon ab, ob sie ante oder post mortem gestellt worden sind (Waldron u. Vickerstaff 1977). Intra vitam ist die Validität der Diagnose von der erfolgten oder unterbliebenen Sicherung durch Röntgen, Histologie und Labor abhängig (Doll u. Hill 1952; Proppe u. Wagner 1956; Nacke u. Wagner 1964; Holland 1970; Reid u. Fletcher 1971; Koller 1971; Doll u. Peto 1982).

Für Lungen- und Bronchialmalignome gilt dies in besonderem Maß (Trendelenburg u. Mall 1970; Wiese 1979; Beckenkamp et al. 1980). Leichenschau-Scheine sind als Basisdokument für Krebsregister nur mit großer Zurückhaltung, kritisch, zu verwenden (Heasman u. Lipworth 1966; Neumann 1981; Oeser

1982). Gelegentlich werden Leichenschau-Diagnosen als „zu oft wertlos" bezeichnet. Es wird im Hinblick auf die bereits erwähnte Häufigkeitsverteilung auf die oft langsam wachsenden Malignome alter Menschen hingewiesen (JÄGER 1982) und auf deren überaus häufige Multimorbidität (FRANKE 1982): Wenn nach der Formulierung des Leichenschau-Vordrucks die „unmittelbare Ursache" und die Krankheit, deren Folge die „unmittelbare Ursache" war nicht mit dem Grundleiden – hier dem Lungen- und Bronchialmalignom – übereinstimmt, entgeht der Leichenschau-Schein der Erfassung im personenbezogenen flächendeckenden Krebsregister. Zudem sind klinisch stumm verlaufene, erst post mortem als Zufallsbefunde aufgedeckte Malignome bei alten Menschen keine Seltenheit. Eine Quantifizierung der dadurch bedingten Dunkelziffer ist, zumal bei rückläufiger Zahl der Sektionen, schwierig (DHOM 1982). Schließlich wurde auf eine weitere Fehlermöglichkeit bereits hingewiesen: die Problematik der Differentialdiagnose „primäres Lungen- oder Bronchialmalignom": „Fernmetastase."

Die Einrichtung von flächendeckenden Krebsregistern wird weltweit empfohlen und ist in einer Reihe von Ländern gesetzlich geregelt. Im deutschen Sprachraum bildet das Krebsstatistikgesetz aus dem Jahre 1969 die Grundlage für die Morbiditätserfassung (JUNKER u. LORANT 1980). Im Saarland wird auf der Grundlage des „Saarländischen Gesetzes über das Krebsregister (SKRGT) vom 17.1.1979 auch weiterhin ein epidemiologisches Krebsregister geführt. Es darf nicht verschwiegen werden, daß die gesetzlichen Bestimmungen zu einschneidenden Maßnahmen gegenüber 1966 (Einrichtung des Registers) bis 1977 (zeitweilige Stillegung) eingeschränkter Arbeitsweise des Registers führten (SCHEUERLEIN 1982). Im überschaubaren Saarland sind die Vergleichsmöglichkeiten mit den dort ebenfalls seit Jahren vorgenommenen Untersuchungen der Umweltbelastungen damit eingeschränkt worden. Die wichtigste Zukunftsaufgabe der Einzelanalyse von Beziehungen zwischen Krebs bzw. Lungenkrebs einerseits und Lebensgewohnheiten, Berufs- und Arbeitsumwelt wird im Spannungsfeld zwischen dem notwendigen Schutz personenbezogener Daten um dem Bedürfnis nach Aklärung potentieller Krebsrisiken stehen (DHOM 1982; SOKOLL 1981; BULL 1980; SCHIMMEL 1979; SEWERING 1982; VILMAR 1983).

Die ethischen, wissenschafts- und standespolitischen Auseinandersetzungen spielen sich in der Bundesrepublik Deutschland mit besonderer Heftigkeit ab. Sie beziehen sich zunächst auf den Datenschutz in der Medizin schlechthin (BEIER 1971; Bundesdatenschutz-Gesetz v. 27.1.1977; KILIAN u. PORTH 1979; KAASA et al. 1980; KRÖGER 1980; VILMAR 1982; u.a.). Bei der Planung von epidemiologischen Studien und deren Durchführung können sich erhebliche Probleme ergeben, wenn flächendeckende Krebsregister errichtet oder herangezogen werden sollen (ROHLEDER u. ULMER 1981; BLOHMKE u. KNIEP 1981 a, b; ÜBERLA 1982). Bezüglich der Stellungnahmen des Bayerischen Ärztetages und des 85. Deutschen Ärztetages 1982 sowie der Resolution des Vorstandes der Deutschen Ärztekammer und der Diskussionen um die Krebsregister-Planungen in Baden-Württemberg und Hessen wird auf die Standespresse (Deutsches Ärzteblatt) mit zahlreichen Berichten verwiesen.

Die klinischen Tumorregister sind von dieser Diskussion über die ärztliche Schweigepflicht und den Datenschutz an Krebsregistern weitgehend unberührt: Sie unterscheiden sich in den Voraussetzungen ebenso wie in den Zielsetzungen besonders dadurch von den flächedeckenden Krebsregistern, als sie von Ärzten erstellt, geführt und ausgewertet werden und daher automatisch Schweigepflicht und Datenschutz unterliegen. Sie hängen, wie jede statistische Aufstellung, wie auch die flächendeckenden Krebsregister, von der Zahl und Qualität der eingehenden Daten ab; die Auswertung erfolgt nach den Gesetzen der Statistik und der Wahrscheinlichkeitsrechnung.

Die Zahl der Daten wird durch Tumorregister-Verbund zwischen mehreren Kliniken zu größeren Einheiten aufaddiert. Die Datenqualität klinischer Krebsregister, aus bereits erwähnten Gründen besonders auch der Register von Lungen- und Bronchialmalignomen, ist per saldo sicher besser als bei flächendeckenden Registern – soweit diese auf Meldescheinbasis ö.ä. basieren. In der Klinik kann zusätzlich die histopathologische Qualität der Tumoren durch Zelltypdifferenzierung und Bestimmung des Reifegrades dokumentiert werden. Bekannt und weit verbreitet ist die Heranziehung der Stadieneinteilung nach der regionalen Lymphknotenmetastasierung (Tumor-Regional Lymph Nodes-Metastasis Classification of the International Union Against Cancer = TNM). Möglich und erwünscht ist in vielen Fällen auch die Aufnahme von Kriterien in klinische Krebsregister, die nicht zur Diagnose zählen, die aber gerade bei Lungen- und Bronchialmalignomen mitunter besonders interessant sein können (IMMICH 1966): Diagnosen mit dem Zusatz „Zustand nach..." beispielsweise; hier denkt man im Hinblick auf Narbenkarzinome eventuell an durchgemachte kavernöse Lungentuberkulose. Im Hinblick auf die bereits beschriebene Zielsetzung sollen in klinische Krebsregister selbstverständlich Angaben über operative, radiologische, cytostatische und adjuvante Therapie aufgenommen werden.

Aus Gründen der Praktibilität und der Reliabilität sollte dabei unbedingt auf eventuell vorhandene Schlüssel von Pathologie, Histologie, Radiologie etc. zurückgegriffen werden, die für viele Fachgebiete entwickelt, geprüft und von den Fachgesellschaften empfohlen worden sind. Weiterentwicklungen sind, so nötig, besser als völlige Neuentwicklungen!

Dringend erwünscht ist der in flächendeckenden Krebsregistern nur unzureichend erfaßbare Ausbau samt Dokumentation der Raucher-, Berufs- und Wohnumweltanamnese.

Im Rahmen der allgemeinen Onkologie sollten für die Epidemiologie der Lungen- und Bronchialmalignome im klinischen Bereich die internationalen Konventionen zur Klassifizierung nach den Richtlinien der WHO/IARC/IACR beachtet werden. Mehr oder minder aufbereitete Protokolle von Therapievergleichen können Risiken von Eigenentwicklungen vermeiden helfen und Reliabilität gewährleisten. Hier wird auf die Publikationen des National Cancer Institute of the USA verwiesen sowie auf die Spezialliteratur (CANCERGRAM 1979 laufend bis jetzt).

In manchen Bundesländern und international sind Cancer Comprehensive Centers eingerichtet. Die vier bisher bestehenden klinischen Schwerpunkt-Tumorzentren in Hamburg, Essen, Köln und München, die onkologischen Arbeitskreise und die 1978 gegründete „Arbeitsgemeinschaft Deutscher Tumorzentren" (ADT) orientieren sich an deren Aufgabenkatalog (ECK et al. 1969; OTT 1982). Die zur Zeit insgesamt etwa 20 Tumorzentren der Deutschen Krebshilfe sind 1982 vom Bund übernommen worden. Damit erscheint der koordinierte Einsatz auch epidemiologischer Forschungsmethoden mit dem Ziel u.a. der Verhütung von Therapieschäden, der Vermeidung sinnloser Therapien und der Optimierung von Rehabilitationsmaßnahmen verbessert werden zu können.

Bundesärztekammer, Bundes- und Regionalärztekammern und die entsprechenden Delegiertenversammlungen haben darauf hingewiesen, daß gegen die Datenübertragung von klinischen Krebsregistern an flächendeckende Register unter Beachtung der Kautelen des Datenschutzes keine grundlegenden Einwände zu machen sind. Es ist also zu hoffen, daß durch und mit dem Ausbau der klinischen Krebsdokumentation auch die für Lungen- und Bronchialmalignome so wichige Arbeit der flächendeckenden Register gefördert wird.

Literatur

Acheson FD (1968) Record linkage in medicine. Williams and Wilkins, Baltimore

American Cancer Soc Inc (1979) Cancer facts and figures, New York

Amiel JL, Rouesse J, Machover D (1976) Abrégé de cancerologie. Masson, Paris

Anderson DO (1969) The social sciences and public health program – an epidemiologist's view. Can J Public Health 60:1

Anderson DO (1976) Epidemiology in the planning process in British Columbia: Description of an experience with a new model. In: White KL, Henderson MM (eds) Epidemiology as a fundamental science. Oxford University Press, New York

Armitage P (1971) Statistical methods in medical research. Blackwell, Oxford

Armitage P, Doll R (1954) The age distribution of cancer and a multi-stage theory of carcinogenesis. Br J Cancer 8:1–2

Attie E (1978) Comment pouvons-nous comprendre le cancer aujourd'hui? Méd Biol Environ 6:31–36

Auerbach O, Hammond EC, Kirman D, Garfinkel L (1970) Pulmonary neoplasms. Arch Environ Health 21:754–768

Barker DJ, Bennett FJ (1973) Practical epidemiology. Longman, New York

Bauer KH (1954) Der Bronchialkrebs – ein Produkt inhalierter Karzinogene. DMW 79:615–619

Bayerische Akademie für Arbeitsmedizin und soziale Medizin (Hrsg) (1972) Epidemiologie und epidemiologische Methodik. München, Schriftenreihe der Bayerischen Ärztekammer, Bd 28

Beckenkamp H (1982a) Nouvelles cartes de la distribution des cancers bronchopulmonaires et du sang en Sarre/RFA. Med Biol Environ 10:18–24

Beckenkamp H (1982b) Quality of environmental and epidemiology of bronchogenic carcinoma. Eur J Respir [Suppl] 125:63

Beckenkamp H (1983) Hypothèse sur la qualite de l'environnement habité dans la prévention contre les maladies dues aux pollutions. Méd Biol Environ 11:61–62

Beckenkamp H, Martin H (1963) Komputer in der ärztlichen Forschung, eigene Erfahrungen. Med Klin 58:1995–1997

Beckenkamp H, Müller P, Schmitt O, Schwang P, Wiese U (1980) Répartition géographique des carcinomes pulmonaires et bronchiques en Sarre: Ètude épidémiologique par l'informatique. Arch Mal Prof 41:153–155

Beckenkamp H, Meier H, Wiese U (1981) Zur Epidemiologie der Lungen- und Bronchialmalignome im Saarland – Auswertung von Daten des Saarländischen Krebsregisters von 1970 bis 1974. Saarl Ärztebl 34:314–317

Beckenkamp H, Müller P, Bresser G, Meier-Liepsch H, Müller C, Müller K, Schmitt O, Schwang P, Schweitzer A, Weise U (1982) Mapping and epidemiological evaluation of data from the Saarland Cancer Registry. Direct On-going Res Canc Epid 109. IARC, Lyon

Beier B (1971) Datenschutz in der Medizin. Intercosmic-System-Verlag, Frankfurt

Benjamin B (1977) Tendences et taux différentiels de la mortalité par cancer du poumon-Rapport de statistiques sanitaires mondiales. WHSR, vol 30, no 2

Berndt H (1981) Epidemiologie des Lungenkrebses. Z Ärztl Fortbild (Jena) 75:380–384

Blohmke M, Kniep K (1981a) Möglichkeiten zur Durchführung epidemiologischer Studien unter dem Aspekt des Datenschutzgesetzes. In: Schäcke G, Stollenz E (Hrsg) Epidemiologische Ansätze im Bereich der Arbeitsmedizin. Gentner, Stuttgart, S 55–62

Blohmke M, Kniep K (1981b) Epidemiologie und Individuum-Aspekte des Datenschutzes. Off Ges Dienst 43:457–459

Blohmke M, Ferber C v, Kisker KP, Schäfer H (1977) Handbuch der Sozialmedizin. Enke, Stuttgart

BRITAIN 1978 (1978) An official handbook. Central Office of Inf (ed), London

Bundesärztekammer wissenschaftlicher Beirat (1981) Empfehlung zur Beachtung der ärztlichen Schweigepflicht bei der Verarbeitung personenbezogener Daten in der medizinischen Forschung DÄ 78:1443–1444

Bundesdatenschutzgesetz (1977) BGBL I, 201, 27.1.1977

Bundesminister für Jugend, Familie und Gesundheit (Hrsg) (1979) Das Gesundheitswesen der Bundesrepublik Deutschland 1978. Kohlhammer

Bull HP (1980) Arztgeheimnis und Datenschutz im Krankenhaus. Vortrag bei der Tagung des Marburger Bundes am 7./8.11.1980. Als Manuskript gedruckt.

Burch PRJ (1976) The biology of cancer – a new approach. University Press, Baltimore

Cancergram ICRDB (International Cancer Research Data Bank) Respiratory Tract (1979–1984) U.S. Dept of Health and Human Services, PHS, NIH, National Cancer Institute (Hrsg) Washington

Centre International de Recherche sur le Cancer CIRC siehe IARC

Ciba Foundation (Hrsg) (1959) Report on Symposion Terminology, Definition and classification of chronic pulmonary emphysema and related conditions. Thorax 14:286–299

Cornelius J, Lengsfeld W (1981) Auswirkungen ausgewählter Todesursachen auf die Lebenserwartung in der Bundesrepublik Deutschland. Lebensversicherungsmedizin 33:41–47

Council of Europe (ed) (1972) Lung cancer in Western Europe. Strasbourg

Demopoulos HB (1980) Summary of conference-Amerc Cancer Soc. J Environ Pathol Toxicol 3:473–481

Demopoulos HB, Gutman EG (1980) Cancer in New Jersey and other complex urban industrial areas. J Environ Pathol Toxicol 3:219–235

Denck H, Sighart H (Hrsg) (1980) Das Bronchuskarzinom heute. Ärztekammer für Wien Holzhausens, Wien

Dennis H (1982) Effizienzkontrolle. Arztl. Praxis 34:1083

Deutsche Forschungsgemeinschaft (1975) Forschungsbericht. Chronische Bronchitis. In: Valentin H (Hrsg) Boldt, Boppard

Dhom G (1982) Geleitwort. In: Saarländische Krebsdokumentation 1975–1978. Einzelschriften zur Statistik des Saarlandes Nr 60. Statistisches Amt des Saarlandes (Hrsg) Saarbrücken

Doll R (1952) Mortality from lung cancer among non-smokers. Br J Cancer 7:303–312

Doll R, Correa P (1982) Preface. In: Cancer Incidence in Five Continents. IARC Scientific Publications, no 42, Lyon

Doll R, Hill AB (1952) The study of the aetiology of carcinoma of the lung. Br Med J 2:1271–1286

Doll R, Hill AB (1964) Mortality in relation to smoking: Ten years of observation of British doctors. Br Med J 1964 I 2:1399–1410

Doll R, Peto R (1982) The causes of cancer: Quantitative estimates of avoidable risks of cancer in the United States today. (Gutachten für den Amerikanischen Kongreß). Oxford University Press, London

Doll R, Fisher REW, Gammon EJ, Gunn W, Hughes GO, Tyrer FH, Wilson W (1965) Mortality of gas workers with special reference to cancers of the lung and bladder, chronic bronchitis and pneumoconiosis. Br J Ind Med 22:1–12

Doll R, Morgan LG, Spizer FE (1970) Cancers of the lung and nasal sinuses in nickel workers. Br J Cancer 24:623–632

Eck H, Haupt R, Rothe G (1969) Die gut- und bösartigen Lungengeschwülste. In: Uehlinger E (Hrsg) Handbuch der spez path Anatomie und Histologie, Bd III/4. Springer, Berlin Heidelberg New York, S 1–401

Eggeling F (1980a) Berufskrankheitenrisiko. Forsch-Bericht Nr 248. Bundesanstalt für Arbeitsschutz und Unfallforschung, Dortmund

Eggeling F (1980b) Zur Epidemiologie der Berufskrankheiten. Forschungsbericht Nr 254. Bundesanstalt für Arbeitsschutz und Unfallforschung, Dortmund

Ensttom JE, Godley FH (1980) Cancer mortality among a representative sample of nonsmokers in the United States during 1966–68. JNCI 65:1175–1183

European Directory of cancer trial statisticians (1983) Machin D, Couper WM (Hrsg) Univ Southampton Commun Med, Southampton

Feinstein AR (1964) Symptomatic patterns, biologic behavior and prognosis in cancer of the lung. Ann Int Med 61:27–29

Flamant R, Sancho-Garnier H (1981) Épidemiologie du cancer. Rev Infirm 31:19–27

Ferber C von (1970) Aufgaben und Möglichkeiten der Epidemiologie. In: Waibel P, Widmer L (Hrsg) Epidemiologie kardiovaskulärer Krankheiten. Huber, Bern, S 11–17

Flamm H, Kunze M, Kunze MJ (1974) Rauchen und Gesundheit in Österreich-Raucherfibel. Review Sonderheft 2/1974. Österreichisches Bundesinstitut für Gesundheitswesen, Wien

Flamm H, Kunze M, Kunze MJ (1976) Lebenserwartung in Österreich. Österreichisches Bundesinstitut für Gesundheitswesen, Wien

Fletcher CM, Oldham PD (1964) Diagnosis in group research. In: LJ Witts (Hrsg) Medical surveys and clinical trials, 2nd edn. Oxford Univ Press, London, pp 25–42

Fletcher CM, Jones WL, Burrows B, Niden AH (1964) American emphysema and British bronchitis. Am Rev Respir Dis 90:1

Franke H (1982) Mit dem Leiden leben – Absolute Lebenserwartung bei 115? In: Platt D (Hrsg) Multimorbidität und Ernährung im Alter. Werk Verlag, München

Franks CM, Wigley CB (1982) Cancer surveys, advances and prospects in clinical, epidemiological and laboratory oncology. Foreword Oxforc Univ Press, London

Frentzel-Beyme R (1978) Geomedizinische Aspekte der Krebsursachenforschung. Geogr Zschr Beiheft Geomedizin in Forschung und Lehre, S 77–85

Frentzel-Beyme R, Leutner R, Wagner G, Wiebelt H (1984) Krebsatlas der Bundesrepublik Deutschland 2. Aufl. Springer, Berlin Heidelberg New York

Frey J (1955) Krankheiten der Atmungsorgane. In: Heilmeyer L (Hrsg) Lehrbuch der Inneren Medizin. Springer, Berlin Göttingen Heidelberg

Gabor M (1982) Glasfaserstaub nur für Raucher gefährlich? Arztl Prax 34:1577–1578

Golli V (1978) Lung cancer kills more and more. Nouv Pr Méd 7:2661–2662. Zit n Cancergram IRCDB CK 15, Nr 1, März 1979

Gsell OR (1971) Epidemiology of bronchial carcinoma in a mountain region. Oncology 25:410

Gsell OR (1977) Tabak: Epidemiologie und sozialmedizinische Bedeutung des Rauchens. In: Blohmke M, Ferber Ch v, Kisker KP, Schäfer H (Hrsg) Handbuch der Sozialmedizin, Bd II. Enke, Stuttgart

Hammond EC (1966) Smoking in relation to death rates of 1 million men and women. In: Haenzel W (ed) Epidemiological approaches to the study of cancer and other chronic diseases. US PHS Nat Cancer Inst Monogr 19

Hammond EC (1972) Smoking habits and air pollution in relation to lung cancer. In: Lee D (ed) Environmental factors in respiratory disease. Academic Press, New York

Hammond EC, Horn D (1958) Smoking and death rates – report on forty-four months of follow-up of 187 783 men. JAMA 166:1294. Zit n Karrer

Hammond EC, Auerbach O, Kirman D, Garfinkel L (1971) Effects of cigarette smoking on dogs; II pulmonary neoplasms. Cancer 21:78–94

Hanson MR, McKay FW, Miller RW (1980) Three-dimensional perspective of U.S. Cancer mortality. Lancet 2 (8188):246–247

Harris CC (1977) Respiratory carcinogenesis. In: Straus HJ (ed) Lung cancer, clinical diagnosis and treatment. Grune and Stratton, New York

Hauptverband der gewerblichen Berufsgenossenschaften (Hrsg) (1980) Dokumentation des Berufskrankheitengeschehens in der Bundesrepublik Deutschland 1978. Schriftenreihe des HV d Gew BGen Westkreuz, Berlin-Bonn

Hauptverband der gewerblichen Berufsgenossenschaften (Hrsg) (1981) Von den Berufsgenossenschaften anerkannte Analysenverfahren zur Feststellung der Konzentration krebserzeugender Arbeitsstoffe in der Luft in Arbeitsbereichen. Zentralstelle für Unfallverhütung und Arbeitsmedizin Bestell-Nummer ZH 1/120, Bonn

Heasman MA, Lipworth L (1966) Accuracy of certification of cause of death. General Register Office, studies on medical and population subjects Nr 20. HMSO (ed) London

Herva A, Partanen T (1981) Computerizing occupational carcinogenic data in Finland. Am Ind Hyg Assoc J 42:529–533

Heyden S (1972) Klinische Epidemiologie des Krebses. Thieme, Stuttgart

Hinson KF, Miller AR, Tall R (1975) An assessment of the WHO classification of the histologic typing of lung tumors applied to biopsy and resected material. Cancer 35:399–405
Holland WW (1963) A respiratory diseases study of industrial groups. Arch Environ Health 6:9–16
Holland WW (1970) Data handling in epidemiology. Oxford Univ Press, London
Hoppe R (1974) Die sozialmedizinische Bedeutung der Lungenerkrankungen. Prax Pneumonol 28:1159–1171
Hueper WC (1956) A quest into the environmental causes of cancer of the lung. US Publ Health Serv (ed) Monograph 36, Washington
Hueper WC (1964) Berufskrebs. Steinkopff, Dresden
Hueper WC (ed) (1966) Occupational and environmental cancers of the respiratory system. In: Recent results in cancer research. vol 3, Springer, New York
Immich H (1966) Klinischer Diagnosenschlüssel – zugleich erweiterte Fassung der 8. Revision der Internationale Klassifikation der Krankheiten, Verletzungen und Todesursachen. Schattauer, Stuttgart
Immich H (1979) Deutsche Fassung der 9. Revision der Internationalen Klassifikation der Krankheiten ICD. Dimdi, Köln
International Agency for Research on Cancer IARC (1978) Cancer registration and its techniques. IARC scientific publications Nr 21, Lyon
International Agency for Research on Cancer IARC (1979a) Carcinogenic risks – strategies for intervention. IARC scientific publications Nr 25, Lyon
International Agency for Research on Cancer IARC (1979b) Environmental carcinogens selected methods of analysis. IARC scientific publications Nr 29, Lyon
International Agency for Research on Cancer IARC (1982a) Cancer incidence in five continents vol IV. In: Waterhouse J, Muir C, Shanmugaratnam K, Powell J (eds) IARC scientific publications Nr 42, Lyon
International Agency for Research on Cancer IARC/Deutsches Krebsforschungszentrum DKFZ (1982b) Directory of on-going research in cancer epidemiology. In: Muir C, Wagner C (eds) IARC scientific publications Nr 46, Lyon
International Classification of Diseases ICD/Internationale Klassifikation der Krankheiten, 9. Revision (1979) Immich H (Dt Bearb) Dimdi, Köln
International Classification of Diseases for Oncology. Deutsche Ausgabe: Tumor-Histologie-Schlüssel. ICD-O-D ICD-O-DA (1978) Jacob W, Scheida D, Wingert F (Hrsg) Springer, Berlin Heidelberg New York
International Union Against Cancer IUAC/Union Internationale Contre le Cancer UICC (1979) TNM Klassifikation der malignen Tumoren. 3. Aufl. Springer, Berlin Heidelberg New York
Jäger H (1982) Leichenschau-Diagnosen sind oft wertlos. Arztl Prax 34:3131
Jensen OM (1981) Environmental carcinogenesis: General aspects and the role of epidemiology. Vortrag beim 13. Symposium on Cancer epidemiology – a part of geographic pathology. Manuskript, Münster
Jensen OM, Tuyns AJ, Ravisse P (1978) Cancer in cameroun. Rev Epidemiol Sante Publique 26:147–159
Jones RN, Weill H (1978) Occupational lung disease. Resp Care 23:989–998
Junker E, Lorant P (1980) Lungenkrebs als Problem der Gesundheitsverwaltung. In: Denck H, Sighardt H (Hrsg) Das Bronchuskarzinom heute. Holzhausens, Wien
Jusatz H (1976) Zielvorstellungen der geomedizinischen Forschung. In: Jusatz (Hrsg) Methoden und Modelle der geomediz. Forschung Geogr Zschr Beiheft
Kaasa M, Rupp HJ, Pflanz M (1980) Datenzugang und Datenschutz. Athenaeum, Königstein
Kärcher KH (Hrsg) (1975) Krebsbehandlung als interdisziplinäre Aufgabe; Beiträge des Wiener Arbeitskreises für Geschwulstbehandlung. Springer, Berlin Heidelberg New York
Karrer K (1980) Epidemiologie. In: Denck H, Sighardt H (Hrsg) Das Bronchuskarzinom heute. Holzhausens, Wien
Karrer K (1981) Epidemiologie maligner Tumoren. Wien Klin Wochenschr 93:403–411
Kilian W, Porth AJ (1979) Juristische Probleme der Datenverarbeitung in der Medizin. Springer, Berlin Heidelberg New York
Knox EG (1979) Epidemiology in health care planning. Oxford Univ Press, Oxford New York Toronto
Koeppe P, Oeser H (1982) Prognose der Krebsmortalität in der Bundesrepublik Deutschland 1976–2070. Lebensversicherungsmedizin 3:50–60

Koller S (1963) Einführung in die Methoden der ätiologischen Forschung. Methods Inf Med 2:1–13

Koller S (1964) Systematik der statistischen Schlußfehler. Methods Inf Med 3:113–117

Koller S (1971) Mögliche Aussagen bei Fragen der statistischen Ursachenforschung. Metrica 17:30–42

Krasemann EO, Weissker J (ed) (1982) Federal Republic of Germany – Hamburg. In: Cancer incidence in five continents. IARC, Lyon

Krebsverband Baden-Württemberg (Hrsg) (1979) Krebsregister Baden-Württemberg 1979, Stuttgart

Kreyberg L (1971) Comments on the histological typing of lung tumors. Acta Pathol Microbiol Immunol Scand [A] 79:409

Kreyberg L (1982) Histological types of lung cancer in nickel plant. In: Directory of on-going research in cancer epidemiology. IARC, Lyon

Kröger K (1980) Bundesdatenschutzgesetz. Becksche Verlagsbuchhandlung, München

Krokowski E (1982) Die Krebsneurose muß abgebaut werden. Arztl Prax 34:2118–2121

Kutschera W (1980a) Symptomatik und Prognose des Bronchuskarzinoms. In: Denck H, Sighardt H (Hrsg) Das Bronchuskarzinom heute. Holzhausens, Wien

Kutschera W (1980b) Risikogruppen. In: Denck H, Sighardt H (Hrsg) Das Bronchuskarzinom heute. Holzhausens, Wien

Lange HJ (1981) Strategien bei der Durchführung epidemiologischer Untersuchungen im Bereich der Arbeitsmedizin. In: Schäcke G, Stollenz E (Hrsg) Epidemiologische Ansätze im Bereich der Arbeitsmedizin; Strategien, Probleme, Lösungsversuche. Verh Dtsch Ges Arb Med. Gentner, Stuttgart

Lange HJ, Reiter R (1975) Statistische Auswertung der epidemiologischen Querschnittsuntersuchung des DFG-Schwerpunktprogramms Chronische Bronchitis. Forschungsbericht. Boldt, Boppard

Lloyd JW (1971) Long-term mortality study of stellworkers. 5. Respiratory cancer in coke plant workers. J Occup Med 13:53–68

Lyon JL, Gardner JW, West DW (1980) Cancer incidence in mormons and non-mormons in Utah during 1967–75. JNCI 65:1055–1071

Machin D, Couper WM (Hrsg) (1983) European Directory of cancer trial statisticians. Univ Southampton Commun Med, Southampton

Mancuso T (1970) Environ Res 3:251–275

Mancuso T, Hueper W (1951) Occupational cancer and other health hazards in chromate plant; medical appraisal: Lung cancer in chromate workers. Ind Med Surg 20:358–363

Manton KG, Stallard E, Burdick D, Tolley ED (1979) A stochastic compartment model of stomach cancer with correlated waiting time contributions. Int J Epidemiol 8:283–291

Mathys H (1976) Epidemiologie und Risikofaktoren des Bronchialmalignoms. Therapiewoche 29:7146–7153

Maximale Arbeitsplatzkonzentrationen (1980) Mitteilung XVI der Senatskommission der DFG zur Prüfung gesundheitsschädlicher Arbeitsstoffe. Boldt, Boppard

McMahon B, Pugh TF (1960) Epidemiology, principles and methods. Little Brown, Boston

Mench HR, Henderson BE (1976) Occupational differences in rates of lung cancer. J Occup Med 18:797–801

Molle M van, Verhasselt Y (1974) Essay d'une géographie du cancer. Méd Biol Environ 7:43–45

Morris IN (1975) Uses of epidemiology, 3rd ed. E and S Livingstone, Edinburgh and Wilkins & Wilkins, Baltimore

Müller KM (1978) Ursachen und Formen des Bronchialkarzinoms. GBK Mitt 19:6–11

Müller P (1973) Beiträge der Biogeographie zur Geomedizin. Geogr Zschr Beiheft: Fortschritte der geomedizinischen Forschung. Steiner, Wiesbaden

Muir CS, Waterhouse JA (1982) Siehe International Agency for Research on Cancer IARC Scintif Public 42

Nacke O, Wagner G (1964) Bibliographie zum Thema: Die Rolle des Fehlers in der Medizin; Fehlerforschung als Aufgabe der medizinischen Dokumentation. Methods Inf Med 3:132–150

Neumann G (1981) Zur Häufigkeit bösartiger Neubildungen in der Bundesrepublik Deutschland. Lebensversicherungsmedizin 33:75–84

Neumann G (1982) Lebensversicherungsmedizin und Epidemiologie. Lebensversicherungsmedizin 34:97–98

Neumann G, Liedermann A (1981) Mortalität und Sozialschicht. BGBl 24:173–181

Ochsener A, Bakey M de (1939) Primary pulmonary malignancy treatment of total pneumonectomy. Surg Gynecol Obstet 68:435–451. Zit n Karrer

Oeser H (1982) Krebs als Zeitproblem betrachtet. Arztl Praxis 3A:1975

Oncology Overview (1984) Selected Abstracts on carcinogenesis from air production by machine exhaust and fuel evaporation. International Cancer Research Data Bank (ICRDB), National Cancer Institute (NCI) (eds) US Dept of Health and Human Services, Publ PHS, NIOH, August 1984, Washington

Ott GH (1982) Krebsnachsorge als Gemeinschaftsaufgabe von niedergelassenen Ärzten und Tumorzentren. Vortrag am 5.11.82 bei der Mediz Fak der Univ Homburg, Manuskript

Ott G, Kuttig H, Drings P (1974) Standardisierte Krebsbehandlung. Springer, Berlin Heidelberg New York

Otto H (1980) Zur Epidemiologie des berufsbedingten Mesothelioms in der Bundesrepublik Deutschland. In: Asbest-Gesundheitsgefahren, Schutzmaßnahmen, Verwendungsbeschränkungen, Ersatzstoffe. Schriftenreihe des Hauptverbandes der Gewerblichen Berufsgenossenschaften. Berlin/Bonn, S 49–55

Peeters EG (1982) Éléments de géocancerologie. Les Presses de l'INEC, Bruxelles

Pell S, O'Berg MT, Karrh BW (1978) Cancer epidemiology surveillance in the DuPont Company. J Occup Med 20:725–740

Pemberton J (ed) (1963) Epidemiology: Report on research and teaching. Oxford Univ Press, London New York

Pietsch, zit n Nacke und Wagner

Pipberger H, Freis HD (1960) Automatische Analyse cardiologischer Analogdaten mittels elektronischer Rechenmaschinen. Med Dok 4:58–62

Proppe A, Wagner G (1956) Über die Zuverlässigkeit medizinischer Dokumente und Befunde. Med Sachverst 2:121–127

Reid DD (1958) Environmental factors in respiratory diseases. Lancet I:1237–1242, 1289–1294

Reid DD (1962) Diagnostic standardisation in geographic comparisions of morbidity. Am Rev Dis 86:850

Reid DD, Fletcher CM (1971) International studies in chronic respiratory diseases. Br Med Bull 27:59

Robbins IC (1978) Evaluation of risk factors in cancer prevention. In: Prevention and detection of cancer, proceedings of the IIIrd Intern Symposium, vol 2, New York, pp 2099–2103

Rodenwaldt E, Jusatz H (Hrsg) (1952) (1952/1956/1961) Weltseuchenatlas, 3Bde. Falk, Hamburg

Rohleder F, Ulmer WT (1981) Erfahrungen mit dem Datenschutzrecht bei der Planung einer arbeitsmedizinischen Studie. Arbmed Sozmed Präventmed 16:268–270

Royal College of Chest Physicians of London (Hrsg) (1962) Smoking and health. Pitman, London

Saarländische Krebsdokumentation (1973/1976/1978) Einzelschriften zur Statistik des Saarlandes, Nr 38 (1967–1971), Nr 51 (1972–1974), Nr 60 (1975–1978), Statistisches Amt des Saarlandes, Saarbrücken

Salzer G (1980) Stadieneinteilung des Bronchuskarzinoms. In: Denck H, Sighart H (Hrsg) Das Bronchuskarzinom heute. Ärztekammer, Wien

Schäfer H, Blohmke M (1972) Sozialmedizinische Einführung in die Ergebnisse und Probleme der Medizin-Soziologie und Sozialmedizin. Thieme, Stuttgart

Schaffer P (1977) Registre Bas – rhinois des tumeurs. Méd Biol Environ 5:94–98

Scheurlen R (1982) Vorwort. In: Saarländische Krebsdokumentation 1975–1978. Einzelschriften zur Statistik des Saarlandes Nr 60. Stat Amt des Saarl, Saarbrücken

Schimmel H (1979) Datenschutz contra Gesundheitsschutz? Soz Fortschr 1979:244

Schlesinger RB, Lippmann M (1978) Selective particle deposition and bronchogenic carcinoma. Envir Rev 15:424–431

Schlipköter HW, Pott F (1980) Zusammenhänge zwischen Lungenkrebs und Luftverunreinigungen. Rhein Westf TÜV-Schr Reihe 10:32–41

Schneidermann MA (1978) Environmental factors and cancer prevention. In: Prevention and detection of cancer. Proceedings IIIrd Intern Symposium, vol 2, New York, pp 1867–1877

Schubert GE (1975) Pathologie des Bronchialkarzinoms – Klassifizierung nach den WHO-Richtlinien. Therapiewoche 25:5080–5084

Schwarzt FW, Robra BP, Kramer P (1983) Zur Entwicklung der Mortalität in der BRD, 1952–1979; 2. Mitteilung: Altersspezifische Mortalität an bösartigen Neubildungen. Off Gesundheitswes 45:145–149

Sewering HJ (1982) Ausführungen beim 35. Bayerischen Ärztetag. Deutsche Arztebl 79 (44):22

Shanmugaratnam K (1982) Foreword. In: Cancer incidence in five continents. IARC Scientific Publications, No 42, Lyon

Sinnecker H (1971) Allgemeine Epidemiologie. Fischer, Jena

Slaga T (1982) Tumor promotion and human cancer. Cancer Surveys 1

Sokoll G (1981) Rechtliche Aspekte der Schweigepflicht und des Datenschutzes bei arbeitsmedizinischen Erhebungen. Die Berufsgenossenschaften 1981:400–403

Statistisches Bundesamt (1978) Fachserie 12 Gesundheitswesen, Reihe 4: Todesursachen. Kohlhammer, Stuttgart, Mainz

Statistisches Landesamt in Verbindung mit der Gesundheitsbehörde der Freien und Hansestadt Hamburg (1983) Hamburger Krebsdokumentation, Bd IV, 1978 und 1979

Susser M (1973) Causal thinking in the health sciences. Oxford University Press, New York

Symanski HH (1955) Über die Bedeutung der exogenen Faktoren bei der Genese des Lungenkrebses. Munch Med Wochenschr 97:2–5

Tokuhata GK, Lilienfeld AM (1963) Familial aggregation of lung cancer in humans. J Natl Cancer Inst 30a:289–312

Tomatis L (1982) Foreword. In: Waterhouse J, Muir C, Shangamutram K, Powell J (eds) Cancer incidence in five continents, vol IV. IARC, Lyon

Tomatis L, Aghte C, Bartsch H, Huff J, Montesano R, Saracci R, Walker E, Wilburn J (1978) Evaluation of the carcinogenity of chemicals: A review of the monograph program of the IARC. Cancer Res 38:877–885

Trendelenburg F, Mall W (1970) Epidemiologie und Entdeckung des Bronchialkarzinoms. Der Internist 11:303–317

Trendelenburg F, Lüdecke H, Mall W (1977) Neoplasmen der Bronchien und der Lungen. In: Hornbostel H, Kaufmann W, Siegenthaler W (Hrsg) Innere Medizin in Praxis und Klinik. Thieme, Stuttgart, S 3146–3168

Triebig G, Zober A (1982) Zur Problematik des neuen berufsgenossenschaftlichen Grundsatzes „Krebserzeugende Stoffe – allgemein". In: Arbmed Kolloquium 1982. Schriftenr des Hauptverb der gew Berufsgenossenschaften, Bonn

TNM – Klassifikation der malignen Tumoren, 3. Aufl (1979) Union Internationale Contre le Cancer UICC. Deutsche Übersetzung. Springer, Berlin Heidelberg New York

Überla K (1982) Verbessern Krebsregister die Qualität der Behandlung? Ärztl Prax 34:1833–1834

Ulmer WT (1982) Das Bronchialkarzinom im Stadt-Landfaktor. Epidemiologische Studie mit Abgrenzung anderer Einflußgrößen. Thieme, Stuttgart New York

Umweltgutachten (Hrsg) (1978) Der Rat von Sachverständigen. Kohlhammer, Stuttgart Mainz

Union Internationale contre le Cancer UICC (1966/1970) Cancer incidence in five continents, vol I, vol II. Springer, Berlin Heidelberg New York

Union Internationale contre le Cancer UICC (1973) Clinical oncology. Springer, Berlin Heidelberg New York

US Atomic Energy Commission (1969) Inhalation carcinogenesis. In: Anna H (ed) Proceedings of a Biologic Division Oak Ridge Nat Lab Conference, Oak Ridge

US Dept of Health, Education and Welfare (1965) Smoking and health. A report of the surgeon general (1979) DHEW publ 79-50066, Washington

US Dept of Health, Education and Welfare, PHS, Office of Research, Statistics and Technology, National Center of Health Statistics (1979) Proceedings of the 1976 workshop on automated cartography and epidemiology March 1976. DHEW Publication No (PHS) 79-1254, Washington

Valentin H (1982) Vorschlag zur Erfassung von Gesundheitsschäden durch die Umwelt. Arbeitsmed Sozmed Prävmed 17:133–135

Valentin H, Bost HP, Essing HG (1977) Sind Glasfaserstäube gesundheitsgefährlich? Die Berufsgenossenschaft 2:60–64

Valentin H, Zober A, Hartung M (1979) Krebsgefährdung am Arbeitsplatz aus gutachterlicher Sicht. Verh Dtsch Ges Arb Med 19:33

Verhasselt Y (1975) Maps on cancer distribution. Geogr Instituut, VUB, Bruxelles

Vilmar K (1982) Bericht zur gesundheits-, sozial- und berufspolitischen Lage. Referat beider Arbeitsgruppen des Plenums des 85. Deutschen Ärztetages in Münster. Deutsch Arztebl 1982:47–66

Wagner G (1966) Geleitwort. In: Immich H (Hrsg) Klinischer Diagnosenschlüssel. Schattauer, Stuttgart

Wagner G, Becker H (1981) Krebsepidemiologie in Mitteleuropa. Vortrag am 29.8.1981 in Münster, Manuskript

Waldron HA, Vickerstaff L (1977) Intimations of quality. Ante-mortem and post-mortem diagnoses. Nuffield Provincial Hospital Trust, London

Waterhouse JA (1979) Occupational carcinogens and their interaction with other occupational factors. In: Proceedings of the IIIrd Intern Symp on Detect and Prevent of Cancer, vol II, part 1. New York, pp 1601–1608

Waterhouse JA, Shanmugaratam K, Muir C, Powell J, Peacham D, Whelan S (eds) (1982) Cancer incidence in five continents, vol IV. IARC Scientific Publications, no 42, Lyon

White KL, Henderson MM (eds) (1976) Epidemiology as a fundamental science in health services planning, administration and evaluation. Oxford Univ Press, New York

Wiese U (1979) Computergezeichnete Verteilungskarten und epidemiologische Auswertung der Daten des Saarländischen Krebsregisters: Lungen- und Bronchialkrebs 1970–1974. Med Dissertation, Med Fak der Univ des Saarlandes, Homburg

Wissenschaftliches Institut der Ortskrankenkassen (1979) Der Verlust an Lebensjahren durch vorzeitigen Tod nach Krankheitsjahren 1952 und 1975. WIdO-Materialien, Bd 5, Bonn

Woitowitz HJ, Beierl L, Rathgeb M, Schmidt K, Greven U, Woitowitz R, Rödelsperger R (1981) Giessener Modell: Arbeitsmedizinische Tumorepidemiologie trotz Datenschutzgesetz. In: Epidemiologische Ansätze im Bereich der Arbeitsmedizin, Strategien-Ansätze – Lösungsversuche. Verh Dtsch Ges Arb Med Gentner, Stuttgart

Wynder EL (1961) Some thoughts on the epidemiology of cancer. Cancer Res 21 b:858–861

Wynder EL, Hecht S (1976) Lung cancer. UICC Techn Reo Ser, vol 25. UICC, Geneva

Yerushalmi J, Palmer CE (1959) On the methodology of investigations of ethiologic factors in chronic diseases. J Chronic Dis 10:27–40

Ziegler H (1974) Stand der Arbeiten des Saarländischen Krebsregisters. Saarl Ärztebl 12:606–609

Ziegler H (1984) Krebsregistrierung in der BRD: Ein Überblick unter besonderer Berücksichtigung rechtlicher und datenschutzrelevanter Aspekte.

Zielhuis RL (1981) Epidemiologie als notwendiger Bestandteil der arbeitsmedizinischen Praxis – Wissenschaftliche Ansätze zur Lösung von Kausalitätsfragen im Betrieb. In: Schäcke G, Stollenz E (Hrsg) Verh Dtsch Ges Arb Med. Gentner, Stuttgart, S 63–84

II. Statistik der primären bösartigen Neubildungen der Bronchien und der Lunge

H.-J. HEROLD

Mit 19 Abbildungen und 4 Tabellen

A. Bedeutung der Organgruppe Bronchien und Lunge innerhalb der primären malignen Neoplasien

Unter den Krebserkrankungen nehmen die bösartigen malignen Neoplasmen der Lunge und der Bronchien eine bedeutende Rolle ein (HEROLD 1980b). Da diese Lokalisation zu jenen unter den Krebsen gehört, bei denen eine echte Einschränkung der Erkrankungshäufigkeit durch Vermeidung exogener Noxen erreicht werden kann (GLÄSER 1980), sind gleichermaßen umfangreiche wie vollständige statistische Angaben besonders notwendig und wertvoll. Nur durch sie können Veränderungen im Vorkommen exakt beurteilt werden. Mit ihrer Hilfe lassen sich Erkenntnisse gewinnen über die Verteilung der bösartigen Neubildungen auf die einzelnen Lokalisationen, die Erkrankungshäufigkeit beim Krebs im Vergleich und in Beziehung zu anderen Erkrankungen, zu Überlebensraten, den Trend der Krebsneuerkrankungen im zeitlichen und räumlichen Vergleich sowie über berufliche und andere Verschiedenheiten mit dem Ziel, umweltbedingte Noxen der Krebsentstehung zu erkennen und erkannte Risikofaktoren einzuschränken. Mögliche Zusammenhänge zwischen veränderten Krebshäufigkeiten und Noxen der verschiedensten Art bedürfen des experimentellen Beweises – wie umgekehrt erst die Ergebnisse des Experiments sich in einer populationsbezogenen, repräsentativen Krebsstatistik widerspiegeln müssen, damit die Relevanz der Zusammenhänge für die Gesellschaft erkannt werden kann. Der geographische Raum, der Lebensraum einer Population – in der Regel der Bevölkerung eines Staates –, ist eine der Grundlagen des Begriffes „Umwelt", die durch solche Faktoren wie Beruf, Ernährungs- und Lebensgewohnheiten weiter konkretisiert werden.

B. Arten der Statistik bei bösartigen Neubildungen

I. Klinikstatistiken

Mit ihr werden die in der Klinik Aufgenommenen und/oder nur die Behandelten registriert. Es fehlen zwangsläufig alle nur ambulant Diagnostizierten und ambulant Behandelten (z.B. Inkurable in häuslicher Pflege, bestimmte Bestrahlungspatienten) und alle erst durch den Obduzenten Bekanntgewordenen. Zudem ist das Krankengut zwangsläufig ausgewählt durch Einzugsgebiet und Charakter (Spezialisierung) des Krankenhauses. Die soziale Zusammensetzung des Patientengutes der Kliniken ist ebenfalls nicht gleich. Zudem publizieren vornehmlich größere Häuser und Universitätskliniken sowie Forschungseinrichtungen und Spezialkliniken. Auch gemeinsames Zusammenfassen und Bearbeiten durch mehrere Kliniken (meist ähnlichen Charakters) egalisiert wenig, eine zu große Zahl von Patienten – darunter alle Unbehandelten – des Einzugsgebietes bleiben unbeachtet.

II. Sektionsstatistiken

Sektionsstatistiken sind hinsichtlich der Exaktheit des Erfaßten vorzüglich, weil ausgeschlossen werden kann, daß Nichtkrebskranke in ihr enthalten sind. Sie widerspiegeln jedoch das Einzugsgebiet und die Zusammensetzung des Patientengutes des Einweisenden. Da die Patienten nicht im Sinne alternierender Reihen dem Pathologen zur Sektion gegeben werden, erfolgt eine zusätzliche, unwillkürliche Selektion der Zusammensetzung der Obduzierten. Der Anteil der Sezierten unter den Verstorbenen ist regional und auch altersmäßig außerordentlich verschieden. Schwererfaßbare wie z.B. eben Bronchialkrebse sind in Sektionsstatistiken häufiger als Leichterdiagnostizierbare wie z.B. Krebse des weiblichen Genitale.

III. Mortalitätsstatistiken

Ihr Ausgangsmaterial sind in der Regel die Totenscheine (gesetzlich verankert oder auch auf freiwilliger Basis, nicht überall ausschließlich von Ärzten erstellt) (SEGI 1972, 1973). Nicht erkannte Krebspatienten entfallen ebenso wie geheilte. Andererseits kommen alle diejenigen Verstorbenen hinzu, bei denen der zu spät konsultierte oder der erstmals zur Leichenschau gerufene Arzt zum irrigen Schluß der Diagnose „Krebs" kommt (s. Abschnitt C. II und D.).

IV. Populationsbezogene Krebsregister (Morbiditätsstatistiken)

Sie basieren auf gesetzlicher Verpflichtung oder auf freiwilliger Basis zur Meldung. Der Vollständigkeitsgrad der Erfassung kann – insbesondere bei ersteren – sehr hoch sein. Die Methoden der Erfassung, der Bearbeitung und Auswertung sind in den einzelnen Registern doch recht unterschiedlich. Sind im System eines Krebsregisters die Korrekturmöglichkeiten irrtümlicher Diagnosen durch Vergleiche der Erkrankungsmeldung mit dem Sektionsergebnis, den Totenscheindiagnosen, den Mitteilungen von Zweitbehandlungen usw. nicht möglich, ist die Aussagekraft (Wahrheitsgehalt) erheblich eingeschränkt. Erstrebenswert ist es, möglichst viele Daten des Erkrankten lückenlos zu sammeln und sie mit anderen Angaben nach zeitlichen und räumlichen Gesichtspunkten in Beziehung zu setzen. Der Vorteil der gesamtstaatlichen Register besteht in der Erfassung auf der Grundlage der gesamten Bevölkerung (Population). Die im Vergleich zu Sektionen doch nicht unbeträchtliche klinische Irrtumsquote wird durch Realisierung der Forderung, jeden einstmals an Krebs Erkrankten dem Obduzenten zuzuführen, vermindert. Auch eine vollständge histologische Absicherung sollte angestrebt werden (HEROLD 1970b, 1976b, 1982).

C. Internationale Vergleiche

I. Inzidenz

In Tabelle 1 sind die Krebsregister, die über Datenmaterial längerer Zeiträume befriedigender Quantität verfügen, mit den Werten für die Männer aufgeführt. Da die Quoten für die Frauen in zu vielen Registern sehr niedrig sind, wurden sie in dieser Darstellung außer acht gelassen.

Sieht man von den Ureinwohnern Neuseelands, den Maori, ab, so sind in der jüngsten Jahrgangsgruppe (Bd. IV Cancer Incidence in Five Continents; DOLL et al. 1966, 1970; WATERHOUSE et al. 1976, 1982; SEGI 1977; HIRAYAMA et al. 1980) die britischen Angaben neben denen der USA und Finnlands beachtenswert hoch. Soweit im deutschsprachigen Raum Angaben vorliegen, hat das Register des Saarlandes die höchsten Werte. Hamburg erreicht trotz seines städtischen Charakters lediglich 64,4, während die DDR insgesamt 59,0 ausweist, die Hauptstadt Berlin jedoch im gleichen Zeitabschnitt 72,7 und Leipzig 63,3 d.h. die städtischen Bereiche haben höhere Erkrankungsraten (siehe auch Abschn. E. IX), wobei in der dichtbesiedelten DDR die Unterschiede zwischen städtischer und ländlicher Bevölkerung nicht so deutlich sowohl in der Struktur (Lebensgewohnheiten, Wohnen, Ernährung usw.) als auch in den Krebsraten zum Ausdruck kommt. In Norwegen mit 25,4 Gesamtanteil erkranken Landbewohner mit 18,6 deutlich seltener als die Städter mit 34,3. Ähnliches trifft auch auf die japanischen Register zu. Schweden hat insbesondere beim Vergleich mit den hohen finnischen Daten bemerkenswert niedrige Lungenkrebs-Erkrankungsquoten. Auch die Zuwachsraten sind niedriger als in den meisten dargestellten Regionen. Trotz der Standardisierung auf eine „Weltbevölkerung" (der geringe Anteil älterer Menschen in Entwicklungsländern wird aufgefüllt, die hohen Anteile junger Menschen deminiert) dürfte sich z.B. in Indien mit seinen niedrigen Werten das Nicht-mehr-Erleben des Lungenkrebses wegen des vorzei-

Tabelle 1. Primäre maligne Neoplasien der Bronchien und der Lunge nach Cancer Incidence in Five Continents Bd. I–IV, standardisiert auf eine „Weltbevölkerung"; Männer ausgewählter Register mit deren Einwohnerzahl; Grad der histologischen Absicherung

	Band I (um 1960)	Band II (um 1965)	Band III (um 1970)	Band IV (um 1975)	Einwohner laut Band III (in Mill.)	Histolog. Sicher. laut Band III (in %)
Amerika						
Sao Paulo (Brasilien)	–	–	25,0	31,1	5,68	48
Quebec (Kanada)	–	28,7	41,7	52,4	6,03	80
Kuba	–	–	44,7	44,4	8,47	19
Connecticut (USA)	43,2	44,0	53,7	60,9	3,03	84
New York State (o.City) (USA)	37,4	–	54,3	65,0	10,41	–
Puerto Rico (USA)	12,5	13,6	15,4	16,3	2,71	65
Asien						
Bombay (Indien)	–	13,3	13,5	14,2	5,54	32
Israel – Juden	} 25,4	26,4	29,3	29,3	} 2,87	67
Israel – Nicht-Juden		24,6	27,5	28,8		47
Europa						
Dänemark	24,4	31,4	48,9	51,8	4,76	73
Finnland	64,7	70,0	76,5	74,4	4,66	70
Norwegen	13,6	16,5	22,2	25,4	3,89	78
Schweden	16,1	19,2	21,3	23,8	7,92	95
DDR	36,3	48,8	56,2	59,0	17,06	74
Hamburg (BRD)	58,7	66,0	63,0	64,4	1,79	39
Saarland (BRD)	–	–	67,7	74,4	1,1	–
Genf (Schweiz)	–	–	60,4	69,4	0,3	70
Neuchatel (Schweiz)	–	–	–	47,9	–	–
Birmingham (Großbrit.)	71,7	73,3	77,1	79,9	5,12	50
Sheffield (Großbrit.)	–	64,1	66,7	–	4,65	40
South Metropol. (Großbrit.)	70,7	78,5	72,1	76,7	8,80	58
Slowenien (Jugoslawien)	29,5	38,5	45,2	55,6	1,73	74
Ozeanien						
Neuseeland – Maori	} 39,3	70,1	67,1	105,7	} 2,81	50
Neuseeland – übrige Bevölk.		45,1	48,8	53,2		51

tigen Todes an anderen Erkrankungen – auch der Lunge – dennoch niederschlagen (s. auch Abschn. E.I).

II. Mortalität

1. Vergleiche zwischen Morbidität und Mortalität

Sehr vereinfacht dargestellt müßte die Differenz zwischen Morbidität (Inzidenz) und Mortalität die Heilungsrate grob wiedergeben. Keine der auf dem Totenschein basierenden Mortalitätsstatistiken ist so exakt, daß solche verglei-

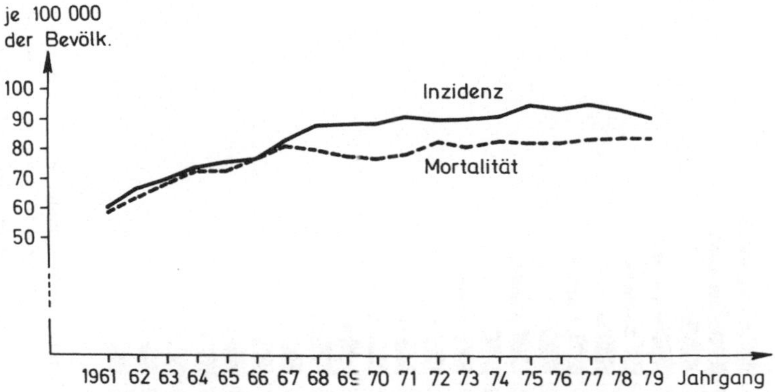

Abb. 1. Inzidenz und Mortalität beim Lungenkrebs der Männer in der DDR, standardisiert auf die männliche Eevölkerung von 1964[1]

chende Schlußfolgerungen zulässig sein könnten. Aus der Vielzahl der möglichen Fehlerquellen sei eine aus der eigenen Arbeit angeführt.

In Abb. 1 sind die Morbidität laut Krebsregister der DDR und die Mortalität laut Totenscheinauswertung durch die Staatliche Zentralverwaltung für Statistik der DDR gegenübergestellt.

Das Auseinanderlaufen der Kurven im Jahre 1968, also das Geringerwerden der Mortalität, ist weniger auf eine verbesserte Heilung als vielmehr auf eine *andere Methodik* der Auswertung (veränderte Ausdeutung von Erst- und Zweiterkrankungen hinsichtlich der Todesursache des Patienten, veränderte Kodierregeln, Einführung der WHO-Nomenklatur) zurückzuführen, ohne deren Kenntnis man zu den verwegensten Spekulationen kommen könnte.

2. Mortalitätsraten

So wenig die Mortalitätsraten – die am häufigsten vorliegenden Angaben (SEGI 1974) – zu Vergleichen mit Neuerkrankungsraten geeignet sind, so können sie doch die Zunahme der an Bronchialkrebs verstorbenen Männer in den verglichenen Zeiträumen grob ausweisen (Abb. 2). Im deutschsprachigen Bereich waren die Werte 1961/1962 doch recht different, während sie sich 1975/76 angenähert haben. Österreich hat eine sehr geringe, die Schweiz eine sehr hohe Rate. Die Länder mit den niedrigsten Raten haben hier in der Regel die höchsten Zuwachsraten. Japan hat mit 100% bei den Männern den höchsten prozentualen Zuwachs. Bei den Frauen (Abb. 3) besteht offenbar ein Nachholebedarf. Auffallend sind bei beiden Geschlechtern die hohen britischen Zahlenangaben. Bei den Zuwachsraten liegen die Frauen der USA mit 179% weit an der Spitze.

---

1 Die Abb. 1, 4–19 wurden entnommen aus HEROLD, Nationales Krebsregister der DDR

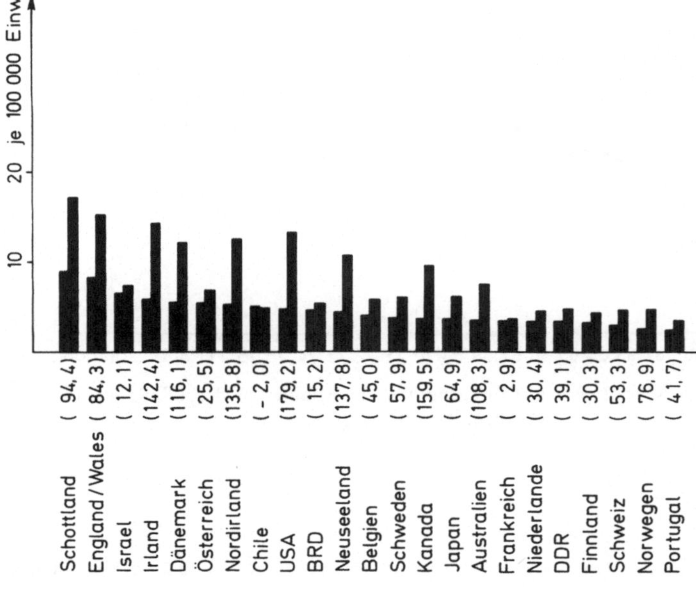

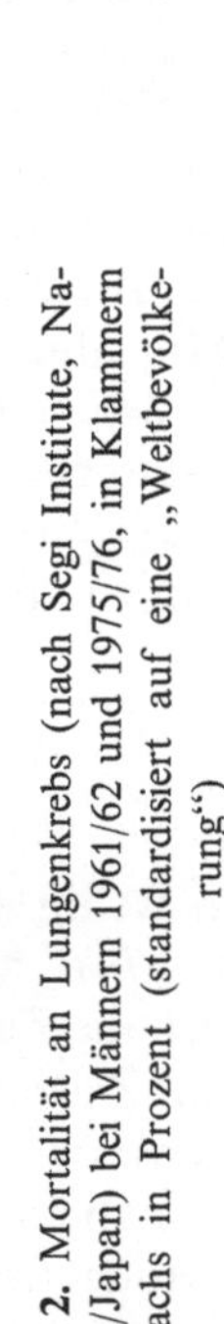

Abb. 3. Mortalität an Lungenkrebs (nach Segi Institute, Nagoya/Japan) bei Frauen 1961/62 und 1975/76, in Klammern Zuwachs in Prozent (standardisiert auf eine „Welt-Bevölkerung")

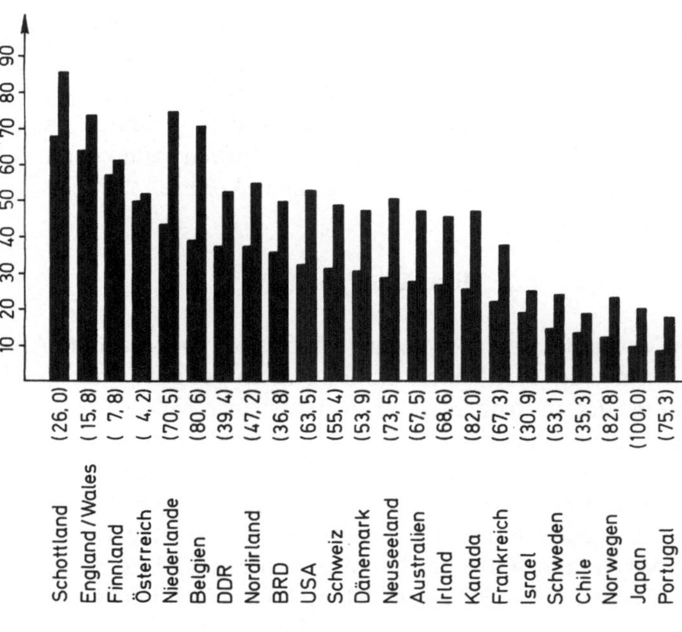

Abb. 2. Mortalität an Lungenkrebs (nach Segi Institute, Nagoya/Japan) bei Männern 1961/62 und 1975/76, in Klammern Zuwachs in Prozent (standardisiert auf eine „Weltbevölkerung")

D. Schlußfolgerungen für die Benutzung krebsstatistischer Angaben zu Vergleichen – Krebsregister im deutschsprachigen Raum

Beim Krebs, über den wir im Gegensatz zu vielen anderen Erkrankungen relativ wenig wissen und der häufig eine so schicksalshafte Einwirkung auf die Betroffenen ausübt, wird jede Kenntnisbereicherung – auch die vermeintliche – bereitwillig aufgenommen und nicht selten zu wenig kritisch verarbeitet, weil die Methodik bei Erfassung und Bearbeitung eben meist nicht hinreichend bekannt ist.

Leider sind die Bestrebungen im deutschsprachigen Raum (Deutschland, Österreich) vor dem 2. Weltkrieg Krebsregistrierungen vorzunehmen durch die Zeitumstände bald wieder fallengelassen worden. Erst nach dem Ende des 2. Weltkrieges wurde in der Deutschen Demokratischen Republik 1952 ein gesamtstaatliches, gesetzlich verankertes Krebsregister aufgebaut. Jetzt bestehen im deutschsprachigen Raum auch in Österreich und in Teilen der Bundesrepublik Deutschland (Hamburg, Saarland, Nordrhein-Westfalen) und der Schweiz Krebsregistrationen, wenn auch unterschiedlichen Charakters.

E. Ergebnisse des Nationalen Krebsregisters der DDR [2]

Wie dargelegt, sind internationale Vergleiche zwischen Morbidität und Mortalität sowie der Letalität mit großer Zurückhaltung insbesondere auch für epidemiologische Analysen zu nutzen. Die Ergebnisse eines Krebsregisters in einem in Mitteleuropa gelegenen, hochindustrialisierten Land mit gesetzlicher Meldepflicht und umfangreichen erfaßten Datenmaterials, exakten Kontrollen und Korrekturmöglichkeiten in den EDV-Programmen und durch die über 200 Betreuungsstellen für Geschwulstkranke der DDR (HEROLD 1970c), deren Mitarbeiter die Meldungen entgegennehmen und zum Nationalen Krebsregister weiterleiten, sind für ähnlich strukturierte Länder nicht nur in der Region durchaus in Maßen repräsentativ und für Schlußfolgerungen nutzbar (HEROLD 1965, 1967, 1968, 1969, 1970a, 1976a, 1977, 1978, 1979, 1980a).

In der DDR erkrankten 1979 bei einer Bevölkerungszahl von 16,7 Millionen Einwohnern (7,8 Mill. Männer, 8,9 Mill. Frauen) 57832 an primären malignen Neoplasien (26486 Männer, 31346 Frauen), davon 6896 an Lungenkrebs (6001 Männer, 895 Frauen). Im Nationalen Krebsregister der DDR liegen jetzt mehr als 1,5 Millionen primäre Krebsneuerkrankungen vor, darunter nahezu 200000 der Lunge und der Bronchien.

---

2 Die mathematische Bearbeitung des Materials der DDR oblag meinem Mitarbeiter Herrn Wolfhart Staneczek, dem ich hierfür zu Dank verbunden bin.

I. Neuerkrankungsraten (Inzidenz)

1. Im Vergleich mit anderen Krebslokalisationen der Jahre 1955–1979

a) Männer

Nachdem der stark rückläufige Magenkrebs 1961 die Spitzenstellung an den Lungenkrebs verlor, klaffen die Scherenblätter bei den Kurven immer stärker auseinander. Eindrucksvoll ist der große Abstand, den der Lungenkrebs gegenüber den 5 häufigsten Krebsformen der Männer jetzt hat (Abb. 4).

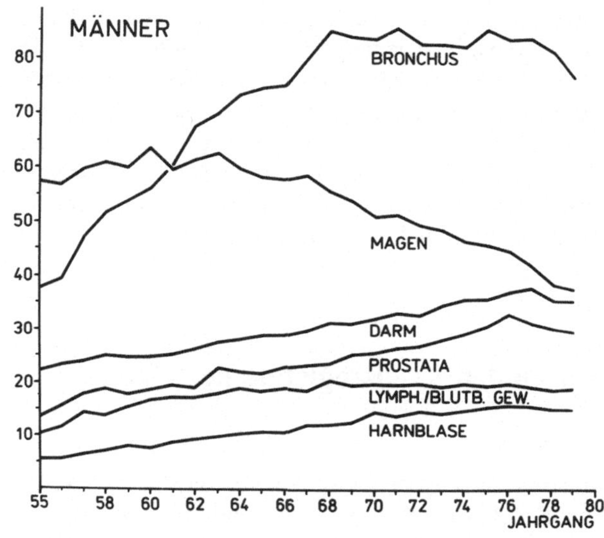

Abb. 4. Neuerkrankungen auf 100 000 der jeweiligen männlichen Bevölkerung, Männer (die 6 häufigsten Krebslokalisationen) 1955–1979 in der DDR

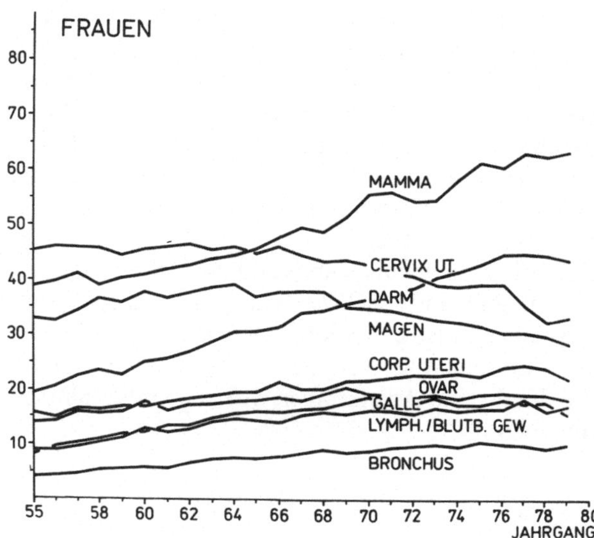

Abb. 5. Neuerkrankungen auf 100 000 der jeweiligen weiblichen Bevölkerung, Frauen (die 9 häufigsten Krebslokalisationen) 1955–1979 in der DDR

b) Frauen

Um den Lungenkrebs der Frau in seiner Reihenfolge unter den übrigen Krebslokalisationen zeigen zu können, mußten 8 weitere Krebslokalisationen mit dargestellt werden. Die geschlechtsspezifischen Malignome stehen weit im Vordergrund. Beim Zervixkarzinom scheinen sich die Vorsorgeuntersuchungen günstig auszuwirken (Abb. 5).

2. Ab 30. Lebensjahr 1961–1979

Bei den unter 30-jährigen erkranken weniger als 1‰ an Bronchialkrebs. Es wurde in Abb. 6 nur Bezug genommen auf die Bevölkerung ab 30. Lebensjahr. So wird eine Verschleierung durch Jahrgänge, bei denen Lungenkrebs so

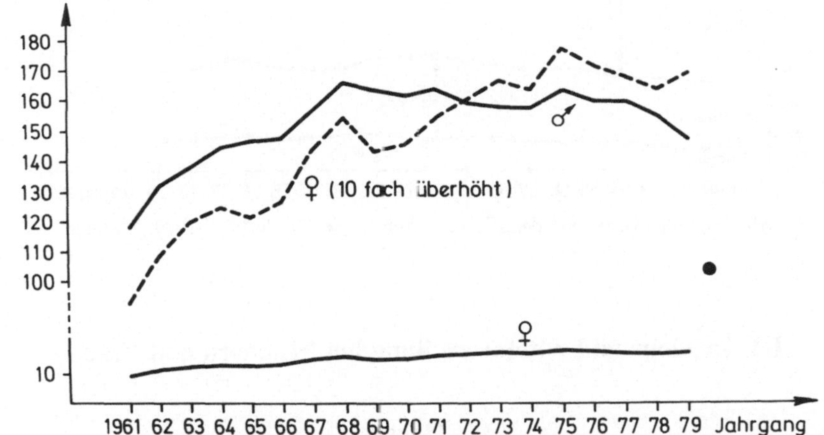

Abb. 6. Inzidenz je 100 000 der Bevölkerung ab 30. Lebensjahr beim Lungenkrebs in der DDR (–––– = Frauen zusätzlich 10-fach überhöht)

gut wie nicht vorkommt, vermieden. Die anfänglich erhebliche Zunahme bei den Männern hat offenbar – wie in Ländern ähnlicher Struktur – seinen Gipfel erreicht und nimmt gering ab. Der Kurvenverlauf bei den Frauen – der besseren Erkennbarkeit wegen zusätzlich zehnfach überhöht dargestellt – hat einen ähnlichen Verlauf, macht aber die Stagnation und den Rückgang nicht (noch nicht?) mit.

II. Stadienverteilung

Die Stadienverteilung in Abb. 7 – hier der Männer, die der Frauen ist ganz ähnlich – verändert sich nur träge zum Positiven, d.h. zur Zunahme der relativ kurablen Stadien I u. II. Der Einfluß von Aufklärung (Rauchen), Prophylaxe (Umwelt) und Vorsorgemaßnahmen (Schirmbilduntersuchungen) ist nicht so deutlich wie man ihn sich erhofft hat. Eine Erkenntnis, die bei anderen Krebslokalisationen (z.B. Mamma) uns ebenfalls bekannt ist.

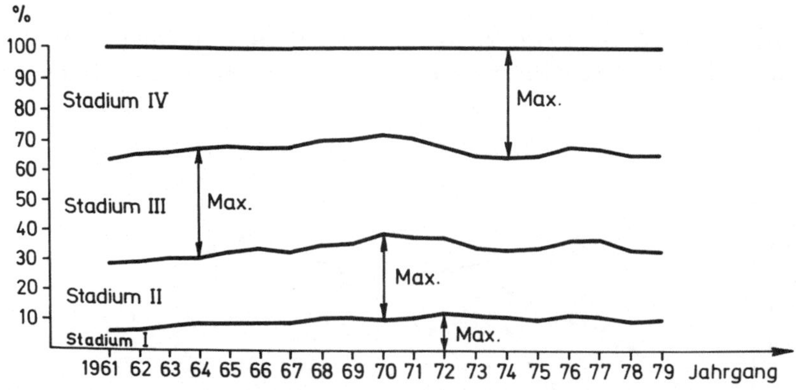

Abb 7. Stadienverteilung beim Lungenkrebs in der DDR 1961–1979 (Männer)

III. Inzidenz und Altersverteilung bei Männern und Frauen

1. Männer

In Abb. 8 ist im oberen Teil die prozentuale Zunahme der männlichen Lungenkrebs-Neuerkrankungen zwischen zwei Jahrgangsgruppen dargestellt. Neben der erheblichen Zunahme in den hohen Altersgruppen zeigt sich auch eine eindrucksvolle Zunahme bei den 40–50jährigen. Der Zuwachs bei den 55–65jährigen ist am geringsten.

Im unteren Anteil von Abb. 8 ist die Inzidenz von drei Jahrgangsgruppen dargestellt.

Neben der Verfrühung ist die Zunahme in höherem Alter ebenso wie die Abnahme – bei gleicher Besetzung der Altersgruppen – im hohen Alter deutlich. Im Zeitraum von 1962–1979 erhöhte sich das Durchschnittsalter der lungenkrebskranken Männer von 64,1 auf 66,9 Jahre.

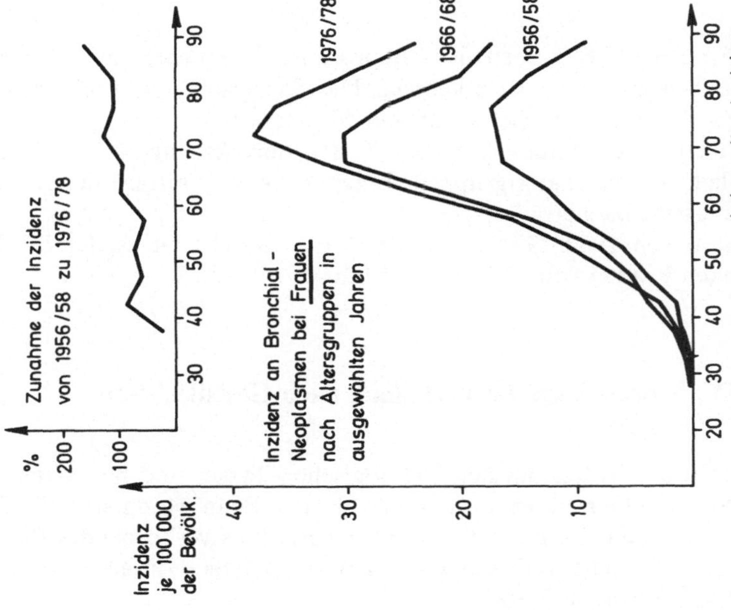

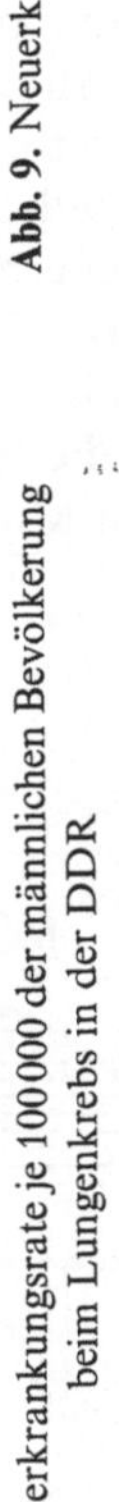

Abb. 9. Neuerkrankungsrate je 100000 der weiblichen Bevölkerung beim Lungenkrebs in der DDR

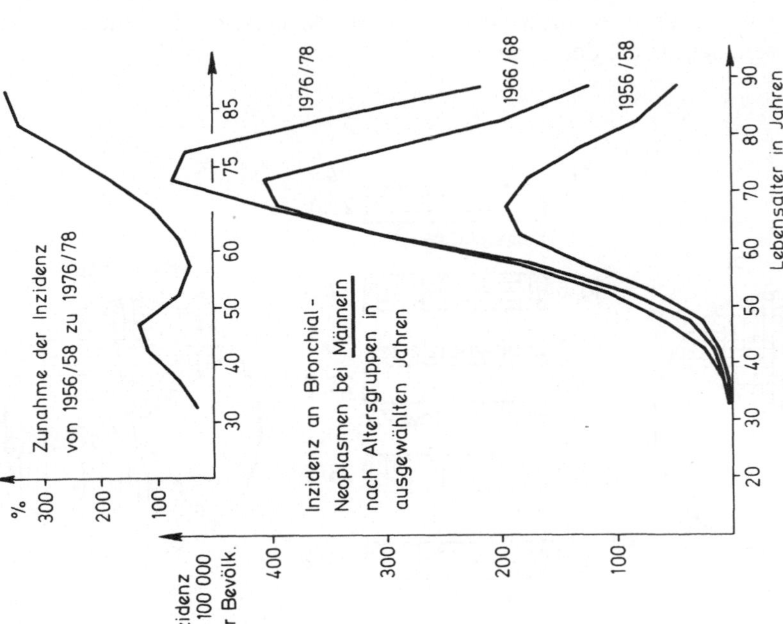

Abb. 8. Neuerkrankungsrate je 100000 der männlichen Bevölkerung beim Lungenkrebs in der DDR

2. Frauen

Bei den Frauen (Abb. 9 oben) ist der prozentuale Zuwachs zwischen dem 40. und 45. Lebensjahr eben zu erkennen. Die Steigerung mit zunehmendem Alter ist sehr viel kontinuierlicher als die der Männerkurve.

Bei der Inzidenzberechnung auf 100000 der Bevölkerung sind die Gipfel der drei verglichenen Jahrgangsgruppen derzeitig (noch ?) infolge der geringen Neuerkrankungsrate flacher.

Im Zeitraum von 1962–1979 erhöhte sich das Durchschnittsalter der lungenkrebskranken Frauen von 63,7 auf 66,4 Jahre.

IV. Morphologische Verteilung nach Geschlechtern

Die prozentualen Anteile an den histologischen Typen sind bei beiden Geschlechtern doch deutlich unterschiedlich (Abb. 10). Beim Mann sind die Plattenepithelkarzinome die häufigste Form. Das Verhältnis verhornendes Plattenepithelkarzinom zu nicht verhornendem Plattenepithelkarzinom beträgt bei Männern 1:1,2, bei Frauen 1:1,8.

Bei der Frau steht das Plattenepithelkarzinom hinter dem Adenokarzinom. Das kleinzellige Karzinom ist bei beiden Geschlechtern ebenso ähnlich verteilt, wie die übrigen sog. undifferenzierten Karzinome. Alveolarzell-Karzinome sind beim Mann seltener als bei der Frau.

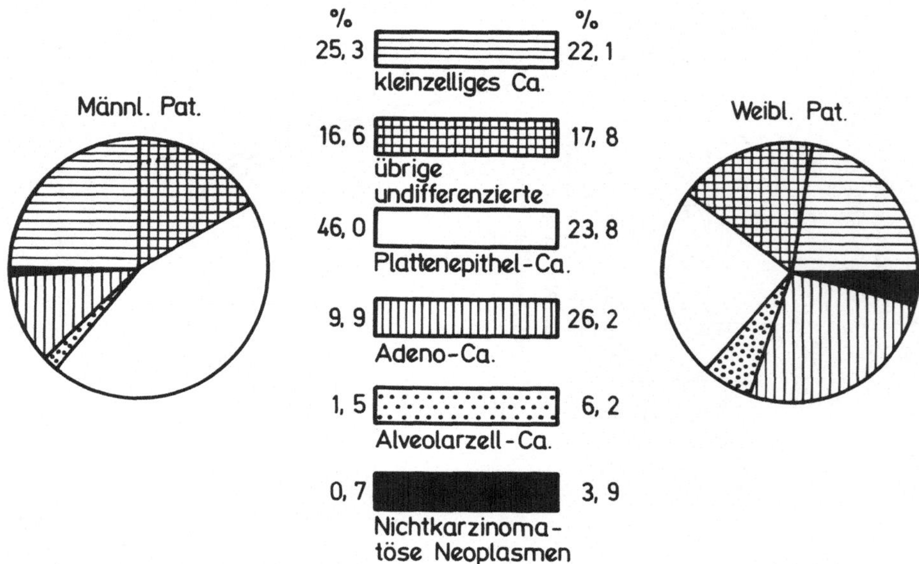

Abb. 10. Histologische Verteilung beim Lungenkrebs in der DDR nach Geschlecht und prozentualer Verteilung

Tabelle 2. Histologische Verteilung nach Altersgruppen und Geschlecht (1973–1979) in der DDR in % beim Lungenkrebs[a]

Morphologie	Altersgruppen (männlich)								Altersgruppen (weiblich)							
	bis 39	40–49	50–59	60–69	70–79	über 80	Ge-samt	auf 100000 der männl. Bevöl-kerung	bis 39	40–49	50–59	60–69	70–79	über 80	Ge-samt	auf 100000 der weibl. Bevöl-kerung
Undifferenzierte Karzinome	46,4	46,2	41,0	40,5	42,9	41,3	41,9	23,7	18,0	38,7	43,1	41,5	40,0	32,7	39,9	3,0
dar.: kleinzellig	25,2	28,4	24,9	24,5	25,7	25,4	25,3	14,3	8,0	20,9	25,0	23,9	21,3	15,5	22,1	1,6
großzellig	8,0	7,2	6,5	5,7	5,5	4,0	5,8	3,3	5,0	7,1	8,0	6,3	6,8	4,8	6,7	0,5
Plattenepithel-Karzinome	26,1	38,7	45,0	48,1	46,6	46,9	46,0	26,1	12,0	14,7	21,7	25,0	26,5	24,5	23,8	1,8
dar.: verhornende	7,1	11,6	13,2	14,8	17,4	20,4	15,3	8,6	1,0	4,0	3,9	6,2	8,6	6,5	6,3	0,5
nicht verhornende	12,5	16,7	18,9	19,3	18,5	18,7	18,7	10,6	7,0	7,1	13,2	11,6	12,1	11,5	11,6	0,9
Adeno-Karzinome	17,9	14,0	13,3	10,9	10,1	10,8	11,4	6,5	38,0	37,0	30,2	31,4	31,4	40,3	32,4	2,4
dar.: Alveolarzell	2,4	2,1	1,6	1,6	1,2	1,5	1,5	0,9	7,0	6,5	4,4	6,4	6,4	7,6	6,2	0,5
Nicht-Karzinome	9,6	1,1	0,7	0,5	0,5	0,9	0,7	0,4	32,0	9,6	5,0	2,1	2,1	2,5	3,9	0,3
dar.: Sarkome	4,2	0,5	0,4	0,4	0,2	0,7	0,4	0,2	11,0	2,8	2,3	0,7	1,0	2,0	1,5	0,1
alle Fälle mit hist. Angaben (absolut)	425	2479	5086	11818	9842	1420	31070	56,7	100	354	812	1641	1424	355	4686	7,4
Anteil der Fälle mit hist. Angaben an der Gesamtzahl der gemeldeten je Alters-gruppe: (in %)	92,0	89,6	83,8	71,9	58,8	55,7	69,0		95,2	92,2	85,2	73,6	62,9	64,3	72,2	
alle Fälle							45029	82,1							6486	10,3

[a] Die Tabellen 2–4 wurden entnommen aus HEROLD, Nationales Krebsregister der DDR

Unter den nichtkarzinomatösen bösartigen Neoplasien sind:

	Männer	Frauen
Sarkome	61%	41%
Karzinosarkome	8%	6%
Karzinoide	21%	45%
übrige Einzelfälle (Zylindrome, Lymphome usw.)	10%	8%

Die Anteile der Plattenepithelkarzinome nehmen mit zunehmendem Alter zu (Tabellen 2 u. 3), die der Adenokarzinome etwas ab.

V. Art der Diagnosestellung

Der Anteil der erstmals über den Totenschein im Register bekanntgewordenen und damit nicht selten sich erst nach Recherchen als sehr fraglich herausstellenden Fälle sind in der DDR sehr gering. Die Rate der klinisch-ambulant oder röntgendiagnostisch Diagnostizierten setzt sich vornehmlich aus Patienten mit fortgeschrittenen Stadien und/oder höheren Alters zusammen, wobei die Anteile der durch Sektion verifizierten Fälle groß sind.

Die erstmals durch Sektion erkannten Fälle liegen mit über 10% doch recht hoch. Bei etwa über einem Drittel der Patienten wurde auch zu Lebzeiten die Diagnose histologisch abgeklärt. Innerhalb des untersuchten Zeitraumes von 15 Jahren sind keine wesentlichen Veränderungen vor sich gegangen (Abb. 11). Die Geschlechtsunterschiede sind außerordentlich gering (Tabellen 2, 3, 4).

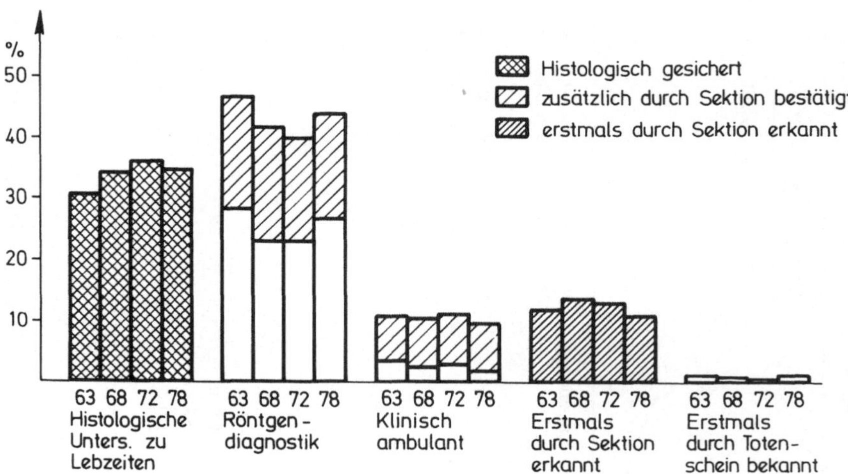

Abb. 11. Prozentuale Verteilung der Art der Diagnosestellung beim Lungenkrebs in der DDR 1963, 1968, 1972, 1978

VI. Therapie

1. Art der Therapie

Innerhalb von 15 Jahren (1963–1978) sind augenfällige Veränderungen in einem so gut wie vollständig erfaßten Lungenkrebskrankengut einer Population nicht erkennbar (Abb. 12), wie man auf Grund von Klinikstatistiken und ähnlichen Publikationen voreilig erwarten könnte. Nach wie vor ist der Anteil der Nichtbehandelten (fortgeschrittenes Stadium, zu hohes Alter, nicht frühzeitig genug erkannt) der in Abstand größte. Die Rate der dem Pathologen unter einer anderen Diagnose übergebenen Verstorbenen ist ebenfalls fast völlig unverändert und läßt auf nicht oder nur schwer korrigierbare diagnostische Irrtümer schließen. Auch der erwartete Anstieg der Chemotherapie (darunter der völlig unbedeutende Anteil der Hormontherapie) stellt sich bis 1978 landesweit nicht dar. Die Strahlentherapie, deren Methode und Art der Strahlen in den untersuchten 15 Jahren selbstverständlich erheblichen Veränderungen unterlagen und an anderer Stelle abgehandelt werden, hat insgesamt abgenommen, allerdings mit einem leichten Anstieg in jüngerer Zeit. Der Anteil der nicht mehr Kurablen, denen aber durch die Bestrahlung der Lebensrest erträglich gestaltet werden kann, macht fast die gesamte Gruppe aus. Die Kombination Operation und Bestrahlung wird selten geübt. Zwischen den Gruppen der Resezierten (Radikaloperierten) und den palliativ Operierten ist eine Trennung für den Kliniker nicht immer leicht. Sie wurden deshalb in einem Block, aber dennoch einzeln erkennbar, dargestellt. Die Veränderungen von 1963 zu 1978 sind außerordentlich gering. Zwischen Männern und Frauen sind die Ergebnisse fast deckungsgleich.

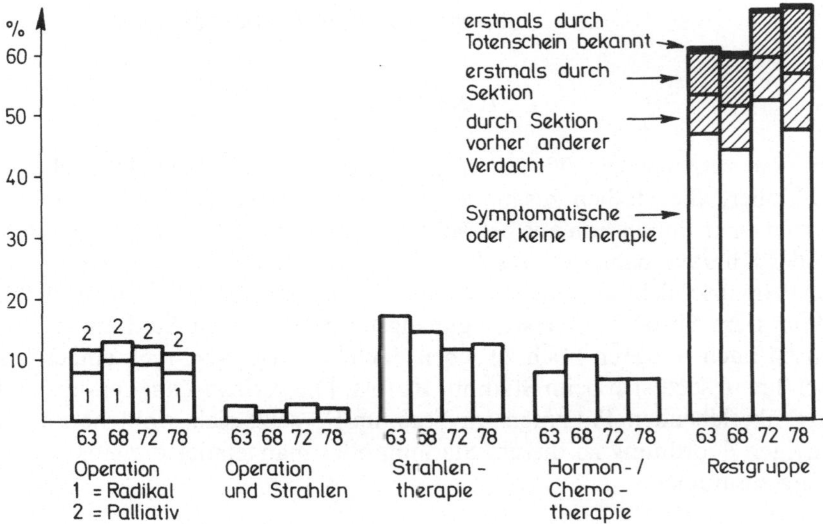

Abb. 12. Prozentuale Verteilung der Therapiegruppen beim Lungenkrebs in der DDR 1963, 1968, 1972, 1978

2. Anteil der Resezierten (Radikaloperierten) nach Altersgruppen

Die Neigung auch älteren Menschen die Chance der Heilung durch eine Resektion zu geben hat sich von 1963 zu 1968 deutlich verbessert. Der Kurvenverlauf 1978 scheint aufzuzeigen, daß die Grenzen dieses Bemühens wohl nahezu erreicht sind; in diese Betrachtung fließt auch der Fakt der Zunahme des Anteils älterer Erkrankter mit ein (Abb. 13).

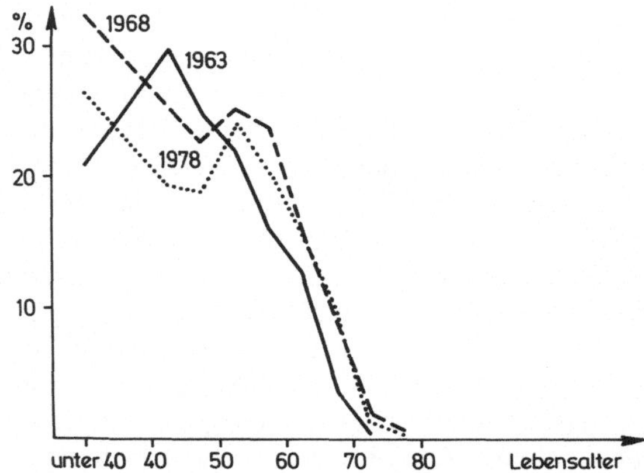

Abb. 13. Anteil der Resezierten (Radikal-Operierten) beim Lungenkrebs in der DDR nach Altersgruppen in den Jahren 1963, 1968 und 1978

VII. 5-Jahre Überlebensraten und Therapiearten

1. Nach Stadien

In dem verglichenen Zeitraum (Abb. 14a) sind die 5-Jahre-Überlebensraten der Männer, alle Stadien zusammen von der Gesamtzahl der Lungenkrebserkrankten einer Population aus betrachtet, nicht günstig. Die Angaben von Kliniken oder Klinikverbänden sind sehr viel günstiger, da viele Patienten mit ungünstiger Prognose nicht auftauchen können (s. Abschn. B, I). Mit über 20% steht Stadium I in Abstand an erster, günstigster Stelle. Beim Stadium II sind die Chancen nach 5 Jahren noch zu leben doch schon beträchtlich eingeschränkt. Dieser Trend setzt sich beim Stadium III fort. Die geringe Zahl der die 5-Jahresgrenze überlebenden Patienten im Stadium IV setzt sich wohl hauptsächlich aus irriger Zuordnung zu diesem Stadium oder mangelnder diagnostischer Abklärung zusammen.

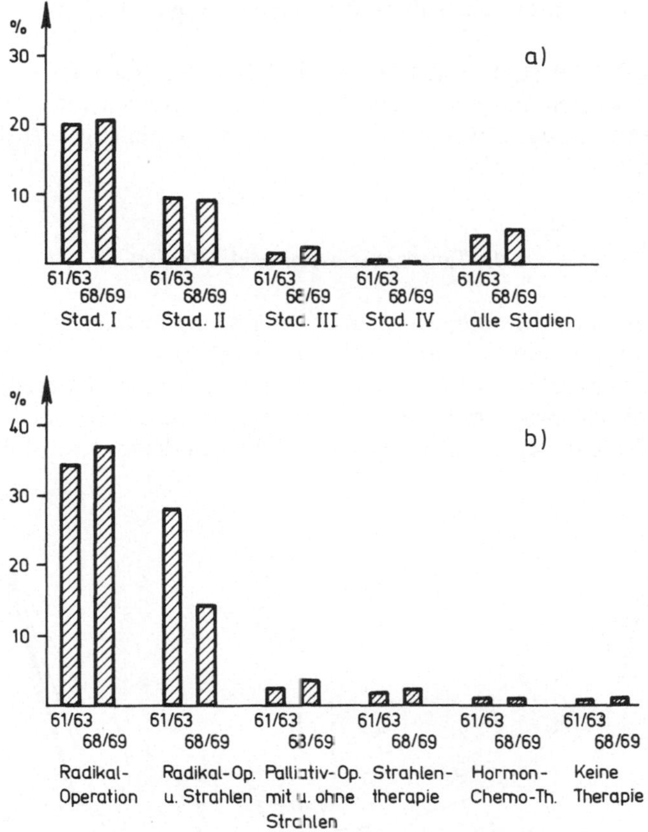

Abb. 14a, b. 5-Jahre-Überlebensraten beim Lungenkrebs in der DDR 1961/63 und 1968/69 **a** nach Stadien, **b** nach Therapiearten

2. Nach Therapiearten

Die Rate der Resezierten (Radikaloperierten), die 5 Jahre überlebten, ist am höchsten und ist auch am Ende des untersuchten 8-Jahres-Zeitraumes weiter günstiger geworden (WIDOW 1976). Bei den kombiniert Behandelten (Resektion und Bestrahlung) hat sich der Anteil der fortgeschrittenen Stadien vergrößert, so daß die jüngeren Ergebnisse schlechter sind. Die Kombination Palliativoperation und Bestrahlung sowie die alleinige Bestrahlung werden vorwiegend bei Inkurablen angewandt und haben ähnlich schlechte Aussichten wie die zu jener Zeit chemotherapeutisch Behandelten. Die ganz geringe Anzahl überlebender Patienten sind Fehldiagnostizierte und nur der Vollständigkeit halber angeführt (Abb. 14b).

3. In Jahresabständen nach Therapiearten

Die Absterberate ist im ersten Jahr nach Behandlungsbeginn bei allen Therapiearten am höchsten und je geringer die 5-Jahre-Überlebensrate bei der jeweiligen Therapieart ist, desto weniger flach und damit ungünstiger ist der Kurvenverlauf (Abb. 15a).

4. In Jahresabständen nach Stadien

Der Verlauf beim Stadium I ist um weniges ungünstiger, nämlich um den Anteil der mit prognostisch ungünstigeren Methoden (z.B. wegen zu hohen Alters oder zusätzlicher Erkrankungen) Behandelten. Der Kurvenverlauf Stadium III entspricht fast dem für alle Stadien zusammen. Die hohe Absterberate im ersten Jahr hat der Lungenkrebs mit vielen anderen Krebslokalisationen gemein (Abb. 15b).

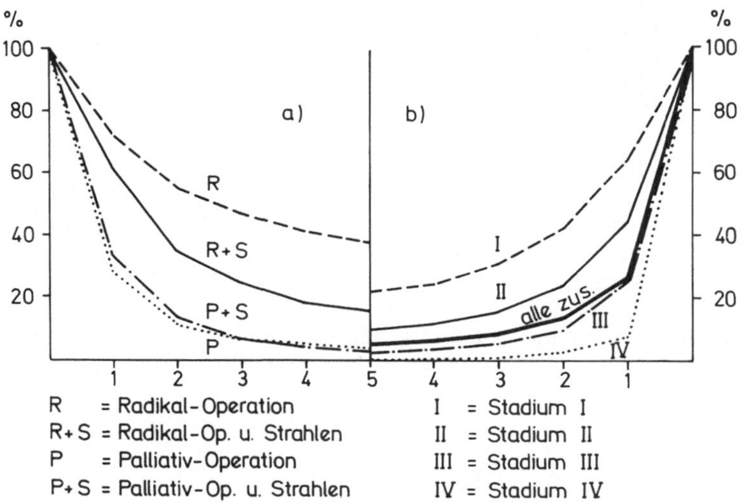

Abb. 15a, b. Prozentualer Anteil der Überlebenden mit Lungenkrebs in der DDR der Jahre 1968/69 in den ersten 5 Jahren nach Therapiebeginn. **a** Nach Therapiegruppen, **b** nach Stadien

VIII. Ergebnisse von Vorsorge (Schirmbild)-Untersuchungen

1. Zielsetzung

Vorsorgemaßnahmen beim Krebs müssen sich – bei echter Prophylaxe – durch Verminderung der Morbidität und bei früherfassenden Maßnahmen durch Verlängerung der Überlebensraten und damit der Letalität und letztlich der Mortalität erkennbar machen (HEROLD 1976c). Prophylaxe und/oder besonders Früherfassung können kostenaufwendig sein. Fragen nach der Effektivität drängen sich auf. Entscheidungen müssen Zuständige treffen. Meine Untersuchungen an einer Population sollen erkennen lassen, inwieweit Schirmbild-Reihenuntersuchungen in der Lage sind, früher zu erfassen und Leben zu erhalten bzw. zu verlängern.

2. Erfassung der Patienten durch Schirmbilduntersuchungen einerseits und übrige medizinische Einrichtungen andererseits

a) Nach Stadien

In den untersuchten 15 Jahren wurden in den ersten drei Jahrgangsgruppen jährliche, obligatorische Röntgen-Reihenuntersuchungen der Lunge (Schirmbilduntersuchungen) durchgeführt, später nur noch in zweijährigen Abständen. Der Anteil, der im Stadium I Erfaßten war in zunehmenden Maße weitaus größer als der durch andere medizinische Einrichtungen Diagnostizierten. 1978 ist ein Rückgang erkennbar. Beim Stadium II werden etwa die Hälfte durch Schirmbilduntersuchungen gefunden. Der Rückgang 1978 ist wegen der gegebenen längeren Wachstumsmöglichkeiten bis zur Ausbildung dieses Stadiums nur gering. Die übrigen Stadien sind für die Bewertung von Vorsorgemaßnahmen nur in soweit relevant, als daß sie noch zu stark besetzt sind (Abb. 16).

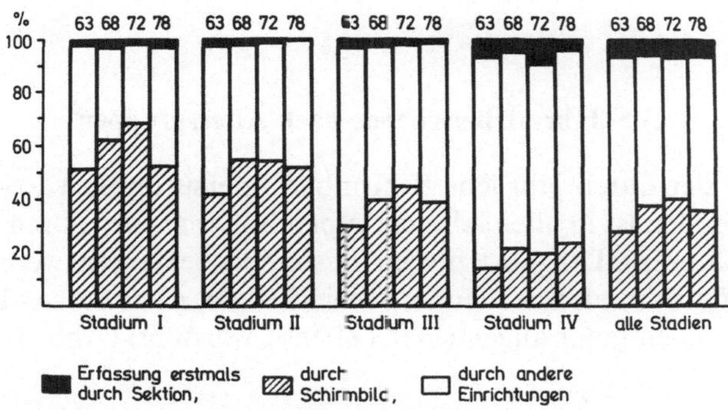

Abb. 16. Art der Erfassung der lungenkrebskranken Männer 1963, 1968, 1972, 1978 nach Stadien (in %) in der DDR

b) Nach Altersgruppen

Der prozentuale Anteil der durch Schirmbilduntersuchungen gefundenen Patienten hat sich in den Jahren der jährlichen Reihenuntersuchung bis zum 65. Lebensjahr erhöht. Bei den älteren ist er etwa gleich geblieben. Hingewiesen sei auch auf den in höherem Alter ansteigenden Prozentsatz der erstmals durch Sektion erfaßten Lungenkrebse; und das, obwohl der prozentuale Anteil älterer Verstorbener bei Sektionsraten niedriger ist als bei den jüngeren Altersgruppen der übrigen Krebskranken (Abb. 17a).

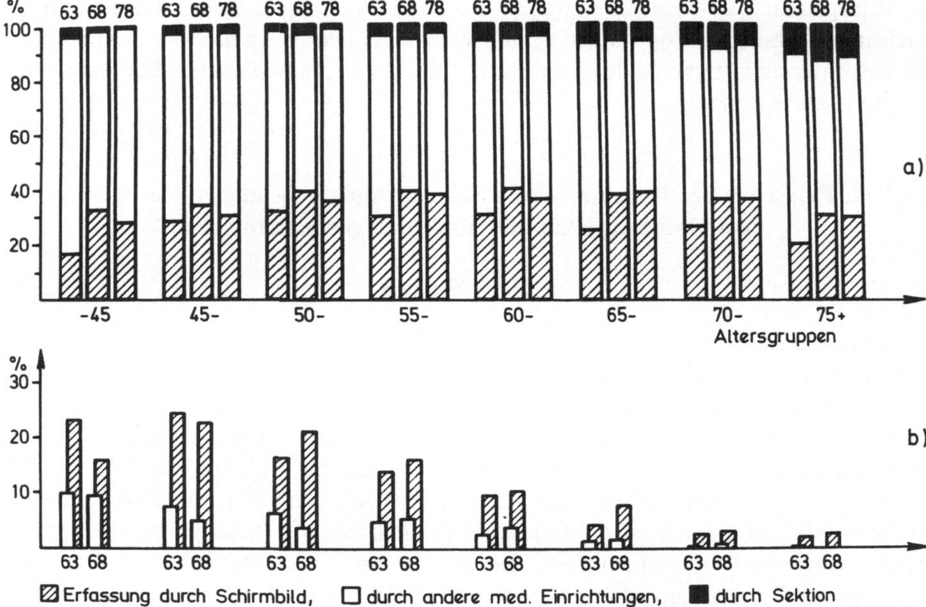

Abb. 17 a, b. Art der Erfassung der lungenkrebskranken Männer in der DDR. **a** Nach Altersgruppen in den Jahren 1963, 1968, 1978; **b** 5-Jahre-Überlebensraten der Jahrgänge 1963 und 1968 nach Altersgruppen

c) 5-Jahre-Überlebende nach Altersgruppen

Der Anteil der durch jährliche Schirmbilduntersuchungen Erfaßten und 5-Jahre-Überlebenden ist in allen Altersgruppen höher als der durch andere medizinische Einrichtungen Diagnostizierten. Besonders bemerkenswert ist der Anteil bei den bis 60jährigen, also bei den im arbeitsfähigen Alter Stehenden (Patienten mit hoher bzw. noch guter allgemeiner Lebenserwartung) (Abb. 17 b).

d) Nach Therapiegruppen

Die Resezierten und die kombiniert Behandelten (Operation und Strahlen) sind weit häufiger anläßlich von jährlichen Schirmbilduntersuchungen diagnostiziert worden als durch übrige medizinische Einrichtungen. Auch bei den im zweijährigen Abstand (1978) durchgeführten Untersuchungen trifft das zu, wenn auch gemindert. Bei den übrigen Therapiegruppen sind mehr Patienten von den übrigen medizinischen Einrichtungen und weniger von den Schirmbildstellen einer Behandlung zugeführt worden (Abb. 18 a).

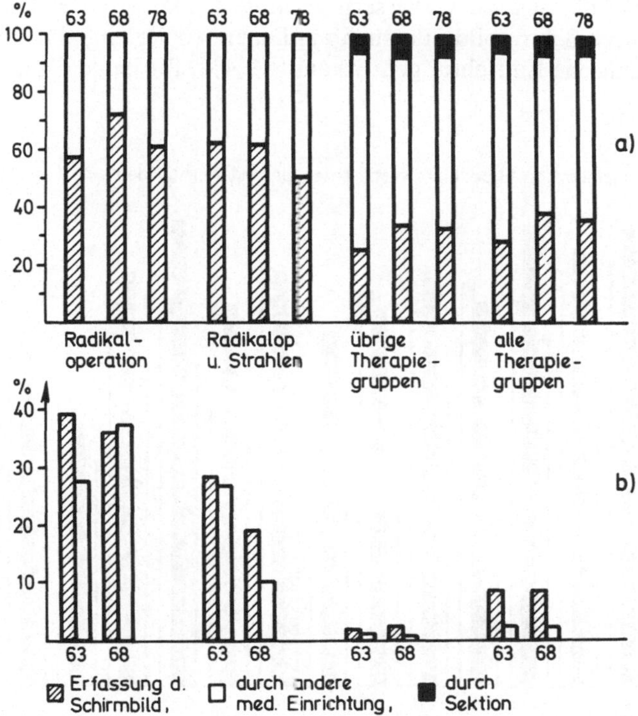

Abb. 18a, b. Art der Erfassung der lungenkrebskranken Männer der DDR. **a** In den Jahren 1963, 1968, 1978 nach Therapiegruppen; **b** nach 5-Jahre-Überlebenden der Jahrgänge 1963 und 1968 nach Therapiegruppen

e) 5-Jahre-Überlebende nach Therapiegruppen

Von den Neuerkrankten des Jahres 1963 überlebten sehr viel mehr durch Schirmbilduntersuchung Diagnostizierte die 5-Jahres-Grenze als in anderen medizinischen Einrichtungen Erkannte. 1968 machte sich die größere Bereitschaft, auch ältere Menschen zu resezieren (s. Abschn. E IV, 2 und Abb. 13), günstig bemerkbar, so daß der Prozentsatz der Überlebenden der durch Schirmbild gefundenen Resezierten etwas rückläufig ist (Abb. 18b). Da aber 1968 von 477 Patienten 172 die 5-Jahres-Grenze überlebten, 1963 jedoch von 244 nur 96, ergibt sich, daß die reale Anzahl der Überlebenden um etwa 80% zunahm. Durch die Säulen der Rubrik „alle Therapiearten" wird deutlich, daß die Überlebensraten der durch Schirmbild diagnostizierten Lungenkrebse durchaus günstiger sind als durch andere Methoden Gefundene.

Schirmbilduntersuchungen sind selbstverständlich nicht im gleichen Maße geeignet wie es z.B. bei der Cervix uteri durch Frauen-Durchuntersuchungen mit Hilfe von Zytologie und Kolposkopie möglich wäre, den Krebstod zurückzudrängen. Sie gehören aber zu den Maßnahmen, die durch Erfassung im früheren Stadium den Patienten einer aussichtsreichen Therapie zuzuführen in der Lage sind und so die relativ niedrige Überlebensrate der Krebse der Bronchien und der Lunge deutlich zu verbessern vermögen. Die 5-Jahres-Überlebensrate beträgt bei durch Schirmbilduntersuchung Diagnostizierten 8,4% und für durch andere medizinische Einrichtungen Erkannte 2,4%, für beide Gruppen 4,8%.

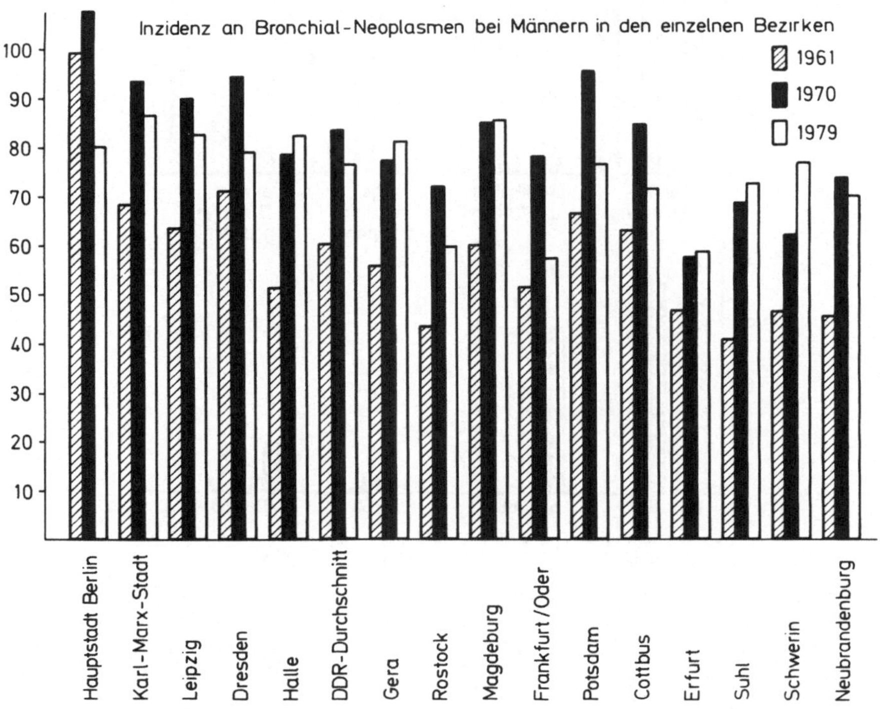

Abb. 19. Neuerkrankungen auf 100 000 der jeweiligen mittleren Bevölkerung in den 15 Bezirken der DDR 1961, 1970, 1979 von links nach rechts nach dem wachsenden Anteil an ländlicher Bevölkerung geordnet

IX. Inzidenz in den 15 Bezirken der DDR 1961, 1970 und 1979

In Abb. 19 sind die Blöcke von links nach rechts entsprechend dem wachsenden Anteil der ländlichen Bevölkerung geordnet. In städtischen Bereichen kommt Lungenkrebs häufiger vor als in ländlichen. Neben der Hauptstadt Berlin, haben die Städte Karl-Marx-Stadt, Leipzig, Dresden jeweils über 300 000 Einwohner, die gleichnamigen Bezirke zählen zu denen mit relativ hohen Raten. Die Zunahme und die Stagnation mit Neigung zur Rückbildung sind auch im nationalen Rahmen chronologisch-konform, die ländlichen hinken zeitverschoben etwas nach. Eine Erscheinung, die auch bei internationalen Vergleichen bei allen Krebsen, nicht nur beim Lungenkrebs, zu erkennen ist, insbesondere bei Vergleichen zwischen hochindustrialisierten und unterentwickelten Ländern.

Tabelle 3. Vergleiche nach Gemeindegröße des Wohnortes männlicher Erkrankter 1978, nach histologischer Absicherung, Stadienverteilung und Therapiegruppen beim Lungenkrebs in der DDR

Einwohner	Histologische Sicherung			Stadienverteilung (in %) (nur aus Meldungen mit Angaben)[a]				Therapie					
	zu Lebzeiten	bei Sektion (in %)	keine	I	II	III	IV	Operation	Operation und Strahlen	Strahlen	Hormon-Chemo-therapie	Restgruppen	darunter durch Obduktion gefunden
unter 500	34,6	33,8	31,6	12,7	21,6	35,6	30,1	9,7	3,0	13,3	5,5	68,1	12,5
500 bis 999	33,5	34,6	31,9	8,5	24,6	32,1	34,8	10,2	1,9	9,7	6,8	71,4	11,8
1000 bis 1999	32,9	33,2	33,9	10,3	24,0	32,4	33,3	10,8	2,3	8,9	8,0	70,1	10,2
2000 bis 2999	33,5	30,6	35,9	9,7	22,7	36,2	31,4	11,0	2,3	12,8	6,4	67,3	9,3
3000 bis 4999	35,2	30,1	34,7	10,0	27,1	30,0	32,9	12,3	2,3	12,5	7,0	65,8	9,6
5000 bis 9999	34,5	36,6	28,9	11,3	24,5	27,6	36,6	10,8	2,0	11,3	6,9	69,1	9,6
10000 bis 19999	32,2	38,0	29,8	9,3	23,9	29,1	37,7	12,6	1,8	11,9	5,2	68,4	12,1
20000 bis 49999	31,4	38,9	29,7	9,4	26,1	28,8	35,7	11,1	2,5	9,9	7,6	68,9	11,1
50000 bis 99999	36,0	41,5	22,5	11,8	23,9	31,5	32,8	10,7	2,6	16,1	4,4	66,3	15,6
100000 und mehr	36,8	40,4	22,8	8,9	22,7	31,3	37,1	11,0	2,0	16,5	7,4	63,1	16,3
DDR – insgesamt	34,2	37,0	28,8	9,8	24,1	31,0	35,1	11,0	2,2	12,6	6,8	67,3	12,5

[a] 13,6% ohne Angaben

Tabelle 4. Vergleiche nach Gemeindegröße des Wohnortes männlicher Erkrankter 1968 und 1978, absolute Zahlen, auf 100000 der mittleren männlichen Bevölkerung und nach Erfassungsstellen (in %) beim Lungenkrebs in der DDR

Wohnortgröße (Einwohner)	1968					1978				
	Neuerkran-kungen	je 100000 Einwohner	Erfaßt durch			Neuerkran-kungen	je 100000 Einwohner	Erfaßt durch		
			Schirmbild (%)	andere Einricht. (%)	Path. Inst. (%)			Schirmbild (%)	andere Einricht. (%)	Path. Inst. (%)
unter 500	473	76,8	40,4	54,8	4,8	361	74,4	35,7	59,3	5,0
500 bis 999	557	71,3	39,3	53,9	6,8	576	81,1	39,6	54,5	5,9
1000 bis 1999	562	74,2	41,1	54,5	4,4	575	79,2	37,2	57,7	5,1
2000 bis 2999	327	75,8	39,5	56,9	3,7	343	84,2	39,1	57,1	3,8
3000 bis 4999	422	84,1	39,1	55,7	5,2	383	74,7	34,0	61,6	4,4
5000 bis 9999	574	84,1	34,2	61,3	4,5	550	87,1	37,3	56,7	6,0
10000 bis 19999	594	80,7	40,2	54,7	5,1	611	90,5	35,4	59,7	4,9
20000 bis 49999	1021	87,3	37,8	55,9	6,3	965	84,5	35,6	58,8	5,6
50000 bis 99999	406	82,5	36,5	54,9	8,6	386	65,9	27,5	64,8	7,8
100000 und mehr	1705	102,3	34,9	55,4	9,7	1558	79,9	33,4	57,1	9,4
DDR – insgesamt	6641	84,8	37,6	55,7	6,6	6308	80,6	35,3	58,3	6,4

X. Vergleiche nach Gemeindegröße des Wohnortes des Erkrankten (Erfassungsart, Therapie, Histologie, Stadienverteilung)

Unter den kleineren Gemeinden der DDR liegt der Anteil mit ländlicherem Charakter bedeutend höher als bei den größeren oder großen. Tabelle 4 zeigt, daß sich auch bei dieser Betrachtung die größere Gefährdung der Stadtbewohner deutlich widerspiegelt. Eine gesundheitliche Benachteiligung der Einwohner bzw. Krebskranker kleinerer Gemeinden tritt in der dichtbesiedelten, hochindustrialisierten DDR mit ihrem engen Netz des Gesundheitswesens nicht auf (Tabellen 3 u. 4).

Literatur

Doll R, Payne P, Waterhouse J (1966) Cancer incidence in five continents, vol I. Springer, Berlin Heidelberg New York

Doll R, Muir CS, Waterhouse JAH (1970) Cancer incidence in five continents, vol II. UICC, Springer, Berlin Heidelberg New York

Gläser A (1980) Onkologie, 2. Aufl. Volk und Gesundheit, Berlin

Herold HJ (1965) Geschwulstkrankheiten. In: Das Gesundheitswesen der DDR, Jg 1, Institut für Planung und Organisation des Gesundheitsschutzes, 1134 Berlin

Herold HJ (1967) Geschwulstkrankheiten. In: Das Gesundheitswesen der DDR, Jg 2, Institut für Planung und Organisation des Gesundheitsschutzes, 1134 Berlin, S 122–131, 352–355

Herold HJ (1968) Krebs. In: Das Gesundheitswesen der DDR, Jg 3, Institut für Planung und Organisation des Gesundheitsschutzes, 1134 Berlin, S 88–96, 326–327

Herold HJ (1969) Krebs. In: Das Gesundheitswesen der DDR, Jg 4, Institut für Planung und Organisation des Gesundheitsschutzes, 1134 Berlin, S 104–119, 396–411

Herold HJ (1970a) Krebs. In: Das Gesundheitswesen der DDR, Jg 5, Akademie für Ärztliche Fortbildung, 1134 Berlin, S 104–124

Herold HJ (1970b) Cancer in GDR. In: Doll R, Muir CS, Waterhouse JAH (eds) Cancer incidence in five continents, vol II. Springer, Berlin Heidelberg New York

Herold HJ (1970c) Die Betreuungsstelle für Geschwulstkranke. In: Paul E (ed) Das Dispensairesystem in der DDR, Bd II. Lehrmaterial des Instituts für medizinische Fachkräfte, Potsdam

Herold HJ (1976a) Bösartige Neubildungen. In: Das Gesundheitswesen der DDR, Jg 11, Institut für Sozialhygiene und Organisation des Gesundheitsschutzes, 1134 Berlin, S 54–67

Herold HJ (1976b) Cancer in GDR. In: Waterhouse JAH, Muir CS, Correa P, Powell J (eds) Cancer Incidence in five continents, vol III. IARC, Lyon

Herold HJ (1976c) Häufigkeit, Behandlung und Überleben beim Bronchialkarzinom unter besonderer Berücksichtigung der Röntgenreihenuntersuchungen. In: Widow W (Hrsg) Symposium über den Lungenkrebs, Akademie-Verlag, Berlin

Herold HJ (1977) Bösartige Neubildungen. In: Das Gesundheitswesen der DDR, Jg 12, Institut für Sozialhygiene und Organisation des Gesundheitsschutzes, 1134 Berlin, S 49–68

Herold HJ (1978) Bösartige Neubildungen. In: Das Gesundheitswesen der DDR, Jg 13, Institut für Sozialhygiene und Organisation des Gesundheitsschutzes, 1134 Berlin, S 50–69

Herold HJ (1979) Bösartige Neubildungen. In: Das Gesundheitswesen der DDR, Jg 14, Institut für Sozialhygiene und Organisation des Gesundheitsschutzes, 1134 Berlin, S 54–67

Herold HJ (1980a) Bösartige Neubildungen. In: Das Gesundheitswesen der DDR, Jg 15, Institut für Sozialhygiene und Organisation des Gesundheitsschutzes, 1134 Berlin, S 52–78

Herold HJ (1980b) Epidemiologie der Geschwülste. In: Gläser A (Hrsg) Onkologie, 2. Aufl. Volk und Gesundheit, Berlin S 35–49, 322–327

Herold HJ (1982) Cancer in GDR. In: Waterhouse JAH, Muir CS, Shanmugaratnam K, Powell J (eds) Cancer incidence in five continents, vol IV. IARC, Lyon

Hirayama T, Waterhouse JAH, Fraumeni JF (1980) Cancer risks by site, IUAC, Genf
Segi M (1972) Age – adjusted death rates for cancer for selected sites (A-Classification) in 42 countries, Segi Institute, Nagoya Japan
Segi M (1973) Age-adjusted death rates for cancer for selected sites (A-Classification) in 52 countries, Segi Institute, Nagoya Japan
Segi M (1974) Age – adjusted death rates for cancer for selected sites (A-Classification) in 51 countries, Segi Institute, Nagoya Japan
Segi M (1977) Graphic presentation of cancer incidence by site and by area and population, Segi Institute, Nagoya Japan
Waterhouse JAH, Muir CS, Correa P, Powell J (1976) Cancer incidence in five continents, vol III. IARC, Lyon
Waterhouse JAH, Muir CS, Shanmugaratnam K, Powell J (1982) Cancer incidence in five continents, vol IV. IARC, Lyon
Widow W (1976) Symposium über den Lungenkrebs 1974, Akademie-Verlag, Berlin

III. Ätiologie des Bronchialkarzinoms

W.J. Zeller und D. Schmähl

Mit 4 Abbildungen und 13 Tabellen

A. Vorbemerkung

Schon bei einer oberflächlichen Durchsicht der Literatur der letzten zwei Jahrzehnte findet sich eine Vielzahl von Arbeiten, die sich mit der Ätiologie des Lungenkrebses[1] beschäftigen. Früher wäre es üblich gewesen, in einem Handbuchartikel eine möglichst vollständige Literaturübersicht zu geben. Dies ist heute wegen der Fülle der Literatur nicht mehr möglich. Man ist also zu einer Auswahl gezwungen, die insoweit subjektiven Gegebenheiten unterliegen mag, als besonders wesentlich erscheinende Schwerpunkte herausgestellt werden. Nicht zitierte Arbeiten mögen deswegen aber nicht weniger wichtig sein als die zitierten.

I. Rauchen und Lungenkarzinom

Im Jahre 1795 führte Soemmering die Entstehung des Lippenkrebses auf das Pfeifenrauchen zurück (zit. nach Lickint 1930). Adler wies 1912 in seiner Monographie über den Lungenkrebs darauf hin, daß dem Tabakrauchen bei der Ätiologie des Lungenkarzinoms möglicherweise eine Bedeutung zukommt. 1930 schrieb Lickint: „Bei der ungeheuren Verbreitung des Tabakkonsums, der zudem noch von Jahr zu Jahr trotz aller sozialen Nöte im Zunehmen begriffen ist, mußte schon lange der Parallelismus zwischen diesem Anstieg und dem

---

1 Besonders in älteren Arbeiten ist sehr häufig der Terminus „Lungenkrebs" synonym für Bronchialkarzinom (= Lungenkarzinom) als Sammelbegriff für die Krebsformen des Atemtraktes gebraucht worden. Auch in der jetzigen Zeit wird bei der Besprechung des „Bronchialkarzinoms" nicht immer zwischen den histologischen Unterformen dieser Tumorart unterschieden, eine Unterlassung, die durch das Wiederaufleben der unitarischen Theorie der Lungenkrebsgenese in ätiologischer Hinsicht partiell wieder kompensiert wird. Diese Theorie, die eine gemeinsame Stammzelle für alle Bronchialkarzinome postuliert (Baylin and Gazdar 1981; Gazdar et al. 1981) wird durch auffallende Parallelen zwischen den 4 Haupttypen (Plattenepithel-, kleinzellige, großzellige und Adenokarzinome) in Bezug auf die in vitro Sekretion verschiedener Peptidhormone gestützt (Luster et al. 1984). Wir gebrauchen in der vorliegenden Übersicht aufgrund der genannten mangelnden Information z.T. den Ausdruck „Lungenkrebs" ebenfalls synonym für das Bronchialkarzinom und dessen Unterformen und sind uns dabei der Unschärfe dieser Ausdrucksweise bewußt. Da im Hinblick auf Unterschiede in Therapie und Prognose eine Differenzierung der einzelnen Typen unerläßlich ist, wird dieser jedoch soweit möglich bei der Besprechung der einzelnen Noxen Rechnung getragen.

Häufigerwerden der Karzinome ins Auge fallen." Und weiter findet sich bei LICKINT, der 1930 bereits auch den Begriff des Passivrauchens prägte „Daß als irritierendes Moment im Tabak und Tabakrauch kein einheitliches in Frage kommt, ist wohl anzunehmen." Auch ein Teil der Karzinome des Magens, der Speiseröhre und der Blase (!) wurde von ihm auf den Genuß von Tabakrauch zurückgeführt. Ende der 30er Jahre wurden dann Beobachtungen publiziert, die das starke Lungenkrebsrisiko bei Zigarettenrauchern dokumentierten (MÜLLER 1939; OCHSNER u. DE BAKEY 1939).

Im Jahre 1951 begannen DOLL und HILL eine prospektive Studie an 59000 britischen Ärzten (DOLL u. HILL 1964), 1953 initiierte DORN eine Studie an mehr als 290000 US-Veteranen (KAHN 1966), und 1959/60 startete HAMMOND in USA eine Studie an mehr als 1 Million Frauen und Männern (HAMMOND 1966, 1972) zur Problematik Rauchen und Lungenkarzinom. Die Ergebnisse lassen sich folgendermaßen zusammenfassen:

1. Zwischen allen Studien läßt sich eine bemerkenswerte Übereinstimmung der Ergebnisse feststellen.
2. Während beim Nichtraucher eine altersstandardisierte jährliche Inzidenz von 5 Fällen pro 100000 angegeben wird (DOLL u. HILL 1964; HAMMOND 1966; KAHN 1966; WYNDER u. HECHT 1976), liegt das Risiko des Rauchers, ein Lungenkarzinom zu entwickeln, ca. 10–20mal höher (Abb. 1).
   Dabei läßt sich eine signifikante Assoziation zwischen Rauchen und dem Auftreten von Plattenepithelkarzinomen, kleinzelligen Bronchialkarzinomen und Adenokarzinomen nachweisen, wobei die beiden erstgenannten Typen offenbar überwiegen (STAYNER und WEGMAN 1982; LUBIN et al. 1984a).
3. Bei Zigarren- und Pfeifenrauchern ist dieses Risiko gegenüber Nichtrauchern etwa verdoppelt.
4. Es läßt sich eine klare Dosis-Wirkungs-Beziehung zwischen der Anzahl der gerauchten Zigaretten und dem Risiko, an einem Lungenkarzinom zu sterben, feststellen, wobei das Risiko auf etwa das 20fache bei starken Rauchern (mehr als 40 Zigaretten täglich) ansteigt.
5. Je früher mit dem Rauchen begonnen wurde, desto höher ist das Risiko.
6. Inhalieren des Tabakrauches steigert das Risiko im Vergleich zum Nichtinhalieren.
7. Wird das Rauchen aufgegeben, so verringert sich das Risiko, ein Lungenkarzinom zu entwickeln, mit Zunahme der Länge des rauchfreien Intervalles.
8. Das Rauchen von Filterzigaretten verringert das Lungenkrebsrisiko auf etwa die Hälfte im Vergleich mit dem Rauchen von Nichtfilterzigaretten.

Zu diesen Ergebnissen sind noch einige Anmerkungen zu machen: Das verminderte Lungenkrebs-Risiko bei Zigarren- und Pfeifenrauchern findet seine Erklärung in der Gewohnheit, daß diese den Rauch aufgrund seiner alkalischen Reaktion, welche zu vermehrter Reizung der Bronchialschleimhaut führt, meist nicht inhalieren; das Nikotin wird bei ihnen über die Mundschleimhaut absorbiert (ARMITAGE u. TURNER 1970).

Der Wert von Untersuchungen zur Beziehung Inhalationstiefe und Lungenkrebsrisiko hängt entscheidend von der Zuverlässigkeit der jeweiligen Befragung ab. Dies wurde durch Vergleich der Befragungsergebnisse mit objektiven Daten,

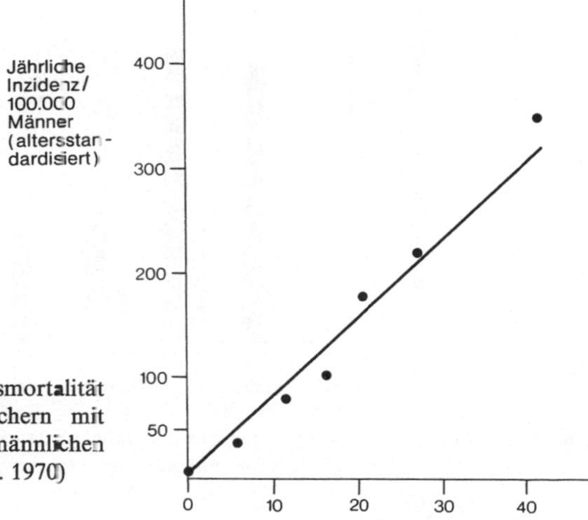

Abb. 1. Altersstandardisierte Lungenkrebsmortalität von Nichtrauchern und Zigarettenrauchern mit unterschiedlichem Zigarettenkonsum bei männlichen Ärzten in Großbritannien (DOLL et al. 1970)

die durch Messung des COHb-Spiegels erhalten wurden, unterstrichen. So gibt es Probanden, die ein Inhalieren verneinen, aber doch hohe COHb-Spiegel aufweisen, während andererseits Probanden, die die Frage nach der Inhalation ausdrücklich bejaht haben, nur niedrige COHb-Spiegel aufwiesen (WALD et al. 1975).

Eigene Versuche (SCHMÄHL 1955; SCHMÄHL et al. 1954), die auf Fluoreszenzuntersuchungen des Tabakrauches beruhen, ergaben, daß bei der Inhalation von Zigarettenrauch im Vergleich zu gewöhnlichem Mundrauchen mehr als 90% der fluoreszierenden Inhaltsstoffe in den Lungen retiniert werden. Die Lunge stellt also ein ausgezeichnetes „Filter" dar; die heute üblichen Filter, die den Zigaretten vorgeschaltet sind, retinieren maximal 45% der fluoreszierenden Bestandteile.

Die Daten der Studie der American Cancer Society zeigen (Abb. 2), daß etwa 10 Jahre nach Aufgabe des Rauchens das Lungenkrebsrisiko des Ex-Rauchers in die Nähe des Lungenkrebsrisikos des gleichaltrigen Nichtrauchers kommt (HAMMOND 1972). Daten von Untersuchungen an britischen Ärzten belegen in ähnlicher Weise den Rückgang des relativen Lungenkrebsrisikos bei Ex-Rauchern im Vergleich zu gleichaltrigen Weiterrauchern, obwohl hier noch eine leichte Erhöhung des absoluten Risikos beim Vergleich mit Nichtrauchern angegeben wird (DOLL u. HILL 1964).

Abbildung 3 zeigt, daß das relative Lungenkrebsrisiko durch Filterzigaretten gesenkt wird; dies gilt für Gruppen mit niedrigem wie für solche mit hohem Zigarettenkonsum. Besonders diese Befunde machen deutlich, daß der Menge des Tabakrauchkondensates bei der Entstehung des Lungenkarzinoms eine wesentliche Bedeutung zukommt und leiten über zu einer Analyse der karzinogenen Inhaltsstoffe des Tabakrauches.

Der Gesamtrauch kann unterteilt werden in die Partikelphase und die Gasphase. Die Tabellen 1 und 2 zeigen eine Zusammenstellung der wesentlichsten

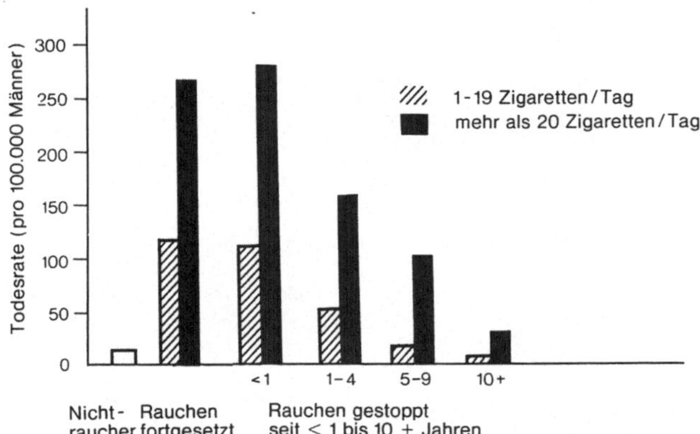

Abb. 2. Altersstandardisierte Lungenkrebsmortalitätsraten bei männlichen Rauchern und Exrauchern (USA), in Beziehung zum Zigarettenkonsum (HAMMOND 1972)

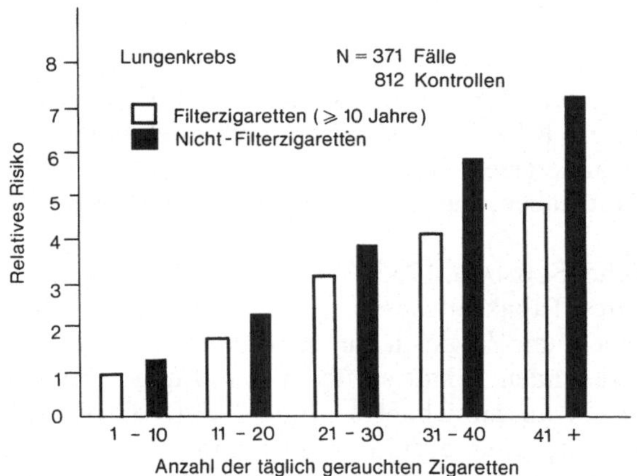

Abb. 3. Relatives Lungenkrebsrisiko für Männer in Abhängigkeit vom täglichen Zigarettenkonsum und vom gerauchten Zigarettentyp (Lebenslanges Rauchen von Nicht-Filter-Zigaretten oder > 10 Jahre Rauchen von Filterzigaretten), bezogen auf das Risiko 1 für Raucher von 1–10 Filterzigaretten täglich für ≥ 10 Jahre (WYNDER u. STELLMAN, aus WYNDER u. HECHT 1976)

Stoffe, die in diesen beiden Phasen zu finden sind. Dabei ist anzumerken, daß die Karzinogenität der lokal wirkenden (Inhalation!) polyzyklischen aromatischen Kohlenwasserstoffe (PAH) (Initiatoren, Tabelle 1, I) beeinflußt werden soll durch die unter II und III (Promotoren, Cokarzinogene) aufgelisteten Verbindungen.

Obwohl Benzo(a)pyren in seiner biologischen Aktivität (Karzinogenese) mit an der Spitze der im Tabakrauchkondensat befindlichen PAH steht, ist dieser Verbindung allein nur ein Teil der karzinogenen Wirkung der Gesamt-PAH zuzuschreiben. So untersuchten AKIN et al. (1975) an der Mäusehaut die tumorinitiierende Aktivität von 10 Fraktionen, die aus der Neutralfraktion des rohen

Tabelle 1. Tumorinduzierende Substanzen in der Partikelphase des Tabakrauchs[a]. Referenzen in WYNDER u. HECHT (eds.) 1976

Substanzen		Biol. Akt.[b]	Konzentration im Rauch einer Zigarette
I. Tumor-Initiatoren	Benzo(a)pyren	(+ + +)	10–50 ng
	5-Methylchrysen	(+ + +)	0,6 ng
	Dibenz(a,h)anthrazen	(+ +)	40 ng
	Benzo(b)fluoranthen	(+ +)	30 ng
	Benzo(j)fluoranthen	(+ +)	60 ng
	Dibenzo(a,h)pyren	(+ +)	vorhanden
	Dibenzo(a,i)pyren	(+ +)	vorhanden
	Dibenz(a,j)acridin	(+ +)	3–10 ng
	Indeno(1,2,3-cd)pyren	(+)	4 ng
	Benz(a)anthrazen	(+)	40–70 ng
	Chrysen	(+)	40–60 ng
	Methylchrysene	(+)	18 ng
	Methylfluoranthene	(+)	50 ng
	Dibenz(a,c)anthrazen	(+)	vorhanden
	Dibenz(a,h)acridin	(+)	0,1 ng
	Dibenzo(c,g)carbazol	(+)	0,7 ng
	Benzo(c)phenanthren	(+)	vorhanden
II. Tumor-Promotoren	Flüchtige Phenole		150–500 µg
III. Cokarzinogene	Pyren		50–200 ng
	Methylpyrene		30–300 ng
	Fluoranthen		100–260 ng
	Methylfluoranthene		180 ng
	Benzo(ghi)perylen		60 ng
	Benzo(e)pyren		30 ng
	Naphthalene		0,3–6,3 µg
	1-Methylindole		0,83 µg
	9-Methylcarbazole		0,14 µg
	4,4′-Dichlorstilben		1,5 µg
	Catechol		200–500 µg
	4-Alkylcatechol		10 µg
IV. Organspezifische Karzinogene	A. Oesophagus		
	N′-Nitrosonornikotin		140 ng
	Nitrosopiperidin		0–9 ng
	Nitrosopyrrolidin		1–110 ng
	B. Lunge		
	Polonium 210		0,03–1,3 pCi
	Nickelverbindungen		0–600 ng
	Cadmiumverbindungen		9–70 ng
	C. Niere und Blase		
	β-Naphthylamin		22 ng
	x-Aminofluoren		vorhanden
	x-Aminostilben		vorhanden
	o-Toluidin		vorhanden
	o-Nitrotoluen		21 µg
	Di-n-butylnitrosamin		0,3 ng

[a] Modifiziert nach UICC Technical Report Ser., Vol. 25

[b] Relative karzinogene Aktivität an der Mäusehaut; (+ + +) sehr aktiv, (+ +) mittelgradig aktiv, (+) schwach aktiv

Tabakrauchkondensates getrennt worden waren. Die Fraktion mit der größten tumorinitiierenden Wirkung enthielt mehr als 90% der im Kondensat enthaltenen bekannten PAH. Der Kombinationseffekt dieser Fraktion und einer weiteren, ebenfalls PAH-enthaltenden und tumorinitiierenden Fraktion war dem einer B(a)P-Lösung mit 40 ppm und damit der etwa 40fachen B(a)P-Konzentration beim Vergleich mit der B(a)P-Konzentration im Kondensat vergleichbar. Antagonistische Wirkungen der verschiedenen karzinogenen und nichtkarzinogenen PAH im Zigarettenrauchkondensat ließen sich im Epikutantest an der Mäusehaut nicht feststellen; vielmehr zeigte sich ein additives Verhalten der einzelnen karzinogenen Substanzen (Schmidt et al. 1976).

Neben den PAH ist in der Partikelphase noch eine Reihe weiterer Karzinogene zu finden. So finden sich neben den Lungenkarzinogenen ^{210}Polonium und Nickelverbindungen (Nickelcarbonyl) verschiedene Nitrosamine, die experimentell zu Tumoren des Ösophagus führten, aber auch solche, die eine ausgesprochene Tropie zum Urogenitalsystem aufweisen. Darüberhinaus finden sich β-Naphthylamin und andere aromatische Amine, die nach metabolischer Aktivierung zu Blasenkarzinomen führen können.

Tabelle 2. Tumorinduzierende und ziliotoxische Substanzen in der Gasphase des Tabakrauchs[a]

	Substanzen	Konzentration im Rauch einer Zigarette
Karzinogene		
H_3C—N—NO / H_3C	Dimethylnitrosamin	5–180 ng
R—N—NO / R'	Dialkylnitrosamine (4 Verbindungen)	2–80 ng
(Pyrrolidin-Ring) N—NO	Nitrosopyrrolidin	1–110 ng
(Piperidin-Ring) N—NO	Nitrosopiperidin	0–9 ng
$H_2N—NH_2$	Hydrazin	24–43 ng
$H_2C=CHCl$	Vinylchlorid	6–16 ng
Ziliotoxische Verbindungen		
HCN	Hydrogencyanid	100–700 µg
HCHO	Formaldehyd	20–90 µg
$H_2C=CH—CHO$	Akrolein	45–140 µg
$H_3C—CHO$	Acetaldehyd	18–1.440 µg

[a] Nach UICC Technical Report Ser., Vol. 25. Referenzen in Wynder u. Hecht (eds.) 1976, modifiziert

Die in der Gasphase für unsere Fragestellung wichtigen Substanzen (Tabelle 2) lassen sich in zwei Hauptgruppen unterteilen: 1. karzinogene und 2. ziliotoxische Verbindungen. Bei den Karzinogenen handelt es sich in der Hauptsache um Nitrosamine, die im Experiment nach systemischer Applikation mit einer ausgeprägten Organspezifität zu hohen Ausbeuten an Tumoren führen sowie um Hydrazin und Vinylchlorid. Welche Bedeutung diese Karzinogene für die Entstehung von Lungentumoren beim Menschen haben, ist derzeit noch offen.

Die ziliotoxischen, selbst nicht kanzerogenen Substanzen in der Gasphase spielen sehr wahrscheinlich für die Karzinogenese über die Hemmung der Bronchial-Clearance eine Rolle. So wurde gezeigt, daß diese Verbindungen (vor allem Aldehyde und Cyanide) durch Lähmung bzw. Zerstörung der Zilienaktivität die Selbstreinigung beeinträchtigen bzw. verhindern und ihnen auf diese Weise gleichsam eine Schrittmacherfunktion für die Einwirkung und Penetration der im Tabakrauch (Partikelphase) enthaltenen kanzerogenen Kohlenwasserstoffe zukommt (BATTISTA u. KENSLER 1970; DALHAMN 1972; DALHAMN u. RYLANDER 1967; SCHMÄHL 1970; WYNDER u. HOFFMANN 1967). Auf diesen wichtigen Schutzmechanismus wird später noch eingegangen werden.

Für die karzinogene Wirkung des Tabakrauches wird also im wesentlichen die Fraktion verantwortlich gemacht, in der sich die polyzyklischen aromatischen Kohlenwasserstoffe (PAH) befinden, während einigen anderen in der Partikel- und Gasphase befindlichen und selbst nicht karzinogenen Verbindungen eine Schrittmacherfunktion bei der Krebsentstehung zukommt. Die PAH werden während des Rauchvorganges über eine C,H-Radikalkombination oder über eine Diels-Alder-Reaktion synthetisiert (Pyrosynthese). Durch eine vollständige Verbrennung läßt sich eine Reduktion der C,H-Radikale und damit eine Verminderung der PAH-Konzentration im Rauch erzielen, wodurch ein Rückgang der karzinogenen Potenz erreicht werden kann (WYNDER u. HOFFMANN 1967, 1968; WYNDER et al. 1972). Reduktion oder Entfernung der PAH in Fraktionierungsexperimenten führte zu einer starken Reduktion der tumorerzeugenden Wirkung (DONTENWILL et al. 1976; HOFFMANN u. WYNDER 1971).

Es kann in diesem Rahmen nicht auf die Vielzahl tierexperimenteller Untersuchungen eingegangen werden. Die Tabellen 3–6 vermitteln einen Überblick über einige wesentlich erscheinende Ergebnisse. Sie wurden zusammengestellt aus Übersichten, in denen auch Referenzen für die einzelnen Untersuchungen zu finden sind (WYNDER u. HECHT 1976; HARRIS 1977; NETTESHEIM u. GRIESEMER 1978; MOHR u. REZNIK 1978; HANNA et al. 1970; KARBE u. PARK 1974; TAKENAKA et al. 1983). Im folgenden soll kurz auf einige experimentelle Ergebnisse zur Tabakrauchkarzinogenese eingegangen werden.

Bereits 1900 beschrieb BROSCH Epithelproliferationen auf der Haut von Meerschweinchen, die mit „Tabaksaft" bepinselt worden waren. ROFFO beobachtete 1930 am Kaninchenohr ein Karzinom sowie Hyperkeratosen nach chronischer Pinselung mit Tabakrauchkondensat. Weiter sind die Experimente von WYNDER et al. zu nennen, die auf der Haut von Mäusen mit Tabakrauchkondensat Papillome und Karzinome induzieren konnten sowie die Arbeiten von DRUCKREY u. Mitarb. und SCHMÄHL u. Mitarb., die bei der Ratte nach subkutaner Injektion von Tabakrauchkondensaten insbesondere die Entwicklung von Sarkomen beschrieben (Tabelle 7) (SCHMÄHL 1967a, 1968; Übersicht bei MOHR u. REZNIK 1978).

Tabelle 3. Induktion von Tumoren im Respirationstrakt nach systemischer Applikation von Karzinogenen im Experiment

	Maus	Ratte	Chin. Hamster	Syr. Goldhamster	Europ. Hamster
Dimethylnitrosamin (DMN)	+	+		+	
Diethylnitrosamin (DEN)	+	+	+	+	+
Di-n-propylnitrosamin (DPN)		+		+	
Di-n-butylnitrosamin (DBN)		+	+	+	+
Diamylnitrosamin (DAN)		+			
Methylpropylnitrosamin (MPN)				+	
2-hydroxypropylpropylnitrosamin (HPPN)		+			
Hydroxybutylbutylnitrosamin (HBBN)				+	
2-oxopropylpropylnitrosamin (OPPN)		+		+	
Dihydroxypropylnitrosamin (DHPN)		+		+	
Nitrosoazetidin (NAZ)				+	
Nitrosopiperidin (NP)		+	+	+	+
Nitrosohexamethylenimin (N-6-Mi)				+	
Nitrosoheptamethylenimin (NHMi)		+			+
Nitrosomorpholin (NM)		+	+	+	+
Nitrosopyrrolin (NPR)		+		+	
Nitrosopiperazin (NPP)		+			
Urethan (UR)	+				+
Methylnitrosourethan (MNUR)		+			
Methylnitrosoharnstoff (MNU)				+	
Ethylnitrosoharnstoff (ENU)	+				
Hydrazin (H)	+				
Monomethylhydrazin (MH)	+				
n-propylhydrazin (PH)	+				
n-butylhydrazin (BH)	+				
1-carbamyl-2-phenylhydrazin (CH)	+				
Nitrit + Amine oder Amide	+				
Nitrit + Heptamethylenimin		+			
Polycyclische aromatische Kohlenwasserstoffe (PAH)	+				
o-Aminoazotoluol	+[a]				

[a] transplazentar

Nachdem vielfach vergeblich versucht worden war, bei der Ratte bronchogene Karzinome durch intratracheale Instillation von Tabakrauchkondensat zu induzieren, beobachtete Borisjuk (1967) nach chronischer intratrachealer Instillation von Tabakrauchkondensat bei 2 von 43 Ratten epidermoide Bronchialkarzinome (Gesamtdosis 500–600 mg/Tier). Blacklock (1961) fand nach Implantation von Tabakrauchkondensat in die Lunge der Ratte (Chester Beatty-Stamm) eine Erhöhung maligner Lungentumoren (11,1%) gegenüber der Lösungsmittelkontrolle (2,3%) und der Spontanrate (1,4%). Nach Implantation von rohem Tabakrauchkondensat in Bienenwachspellets wurden in ca. 30% der Fälle bei der Ratte epidermoide Karzinome gefunden (Stanton et al. 1972).

Nach Inhalation von Zigarettenrauch (auch nach chronischer Exposition) wurden bei der Maus keine invasiven Bronchialkarzinome beobachtet. Bisherige Untersuchungen über die Entwicklung glandulärer Lungentumoren bei der Maus nach Tabakrauchinhalation können nicht auf den direkten Effekt des Tabakrauches zurückgeführt werden. Die Maus hat eine von Stamm zu Stamm wechselnd hohe Inzidenz an alveologenen Adenomen (oder Karzinomen), die in der menschlichen Histopathologie der Lungentumoren kein entsprechendes Korrelat haben. Aus diesem Grund müssen die Befunde an der Maus nach Tabakrauchinhalation mit entsprechender Zurückhaltung interpretiert werden.

Tabelle 4. Induktion von Lungentumoren bzw. Mesotheliomen* nach Implantation bzw. intrapleuraler Inokulation* von Karzinogenen im Experiment

	Maus	Ratte	Syrischer Goldhamster
Benzo(a)pyren (B(a)P)	+	+	+
Dimethylbenz(a)anthrazen (DMBA)	+	+	
3-Methylcholanthren	+	+	+[a]
Dibenz(a,h)anthrazen (DBA)	+	+	
Tabakrauchkondensat		+	
Asbest		+*	+*
Fiberglas		+*	
Calciumchromat		+	

[a] Intratracheale Implantation (Pellets)

Tabelle 5. Induktion von Tumoren im Respirationstrakt nach intratrachealer Instillation von Karzinogenen im Experiment

	Maus	Ratte	Syrischer Goldhamster
Benzo(a)pyren (B(a)P)	+	+	+
Dimethylbenz(a)anthrazen (DMBA)		+	+
3-Methylcholanthren (3-MCA)	+	+	
B(a)P + Fe$_2$O$_3$		+	+
DMBA + Fe$_2$O$_3$		+	
Kohleteer	+		
Tabakrauchkondensat		+	+
Automobilabgaskondensat			+[a]
Methylnitrosoharnstoff (MNU)			+
Arsen (Ca$_3$(ASO$_4$)$_2$ · 3H$_2$O)		+	
Polonium 210 (^{210}Po)			+

[a] multiple Adenome

Tabelle 6. Induktion von Tumoren im Respirationstrakt nach Inhalation verschiedener Noxen im Experiment

	Maus	Ratte	Hamster	Hund
Tabakrauch	+	+	+[a]	+
B(a)P + SO$_2$		+		
Nickelcarbonyl		+		
Kadmiumchlorid		+		
Asbest		+		
Bis(chlormethyl)ether (BCME)		+		
Radon		+		
Ceriumhydroxyd		+		
Uranerzstaub		+		
^{144}Ce, ^{239}Po, ^{90}Y, ^{91}Y				+

[a] Larynx

Tabelle 7. Vergleich der Ausbeute lokaler maligner Tumoren bei Mäusen und Ratten nach Behandlung mit dem gleichen Tabakrauchkondensat (TRK) (Schmähl 1967a)

Tierart	Wochendosis (g TRK/Tier)	Gesamtdosis (g TRK/Tier)	Applikations-art	Lokale Tumoren			
				Gesamttierzahl		1. Tumor	
				n	%	n	%
Maus	0,054	3,7	Hautpinselung	4/120	3	4/70	6
Ratte	0,05	3,8	s.c.	36/154	23	36/104	35

Überdies wiesen Experimente mit ^{14}C-markiertem Zigarettenrauch darauf hin, daß ca. 50% des Rauches bei der Maus bereits im Kopfbereich niedergeschlagen wird (Filtereffekt der Nasoturbinalia), während nur etwa 20% der Aktivität in die Lunge gelangt (Page et al. 1973).

Bei der Ratte (Sprague-Dawley) führte die Berauchung mit Zigarettenrauch bereits nach relativ kurzfristiger Exposition (12 Wochen) zu einer ausgeprägten Plattenepithel-Metaplasie des Larynxepithels, begleitet von einem Zilienverlust (Coggins et al. 1980). An F 344-Ratten konnten Dalbey et al. (1980) nachweisen, daß eine chronische Inhalation von Zigarettenrauch zu einer Steigerung der Tumoren im Respirationstrakt führen kann (9% Tumoren bei den berauchten Tieren gegenüber 1% bei der Kontrolle).

Die Mehrzahl aller Inhalationsexperimente mit Tabakrauch wurde am Syrischen Goldhamster durchgeführt, da diese Spezies neben einer geringeren Infektanfälligkeit im Atemtrakt offenbar auch resistenter gegenüber der toxischen Wirkung des Tabakrauches ist als beispielsweise die Maus oder die Ratte (Reckzeh et al. 1969). Allerdings hat auch dieses Modell „Nachteile". Die Gründe dafür liegen ganz wesentlich in der Anatomie des Respirationstraktes des Hamsters. Wie Chevalier und Dontenwill (1972) durch die Messung der zeitlichen Folge und Intensität des Auftretens von Aerosolniederschlägen im Atemtrakt des Goldhamsters zeigen konnten, ist nach passiver Beatmung ein besonders intensiver Niederschlag auf der Basis der Epiglottis zu beobachten. Dieser Befund korreliert sehr gut mit den Ergebnissen zahlreicher Inhalationsexperimente am Goldhamster: Veränderungen der Kehlkopfschleimhaut nach Inhalation bestimmter Noxen (beispielsweise auch von Tabakrauch) beginnen fast ausnahmslos an der Basis der Epiglottis. Diese Befunde erklären auch, daß die Berauchung Syrischer Goldhamster mit Tabakrauch vorzugsweise zu Larynxtumoren und nicht zu Lungentumoren geführt hat, wie die Untersuchungen der Arbeitsgruppe um Dontenwill ergeben haben (Dontenwill et al. 1973).

Schließlich sei noch auf einige Experimente zur Tabakrauchkarzinogenese im Bronchialsystem des Hundes eingegangen. Die tägliche Instillation von 0,05–0,1 ml Tabakrauchkondensat in den linken Hauptstammbronchus des Hundes über einen Zeitraum von nur acht Tagen führte bereits zu Plattenepithelmetaplasien (Diagnose 3 Tage nach Ende der Instillation), die sich allerdings vollständig zurückbildeten, so daß 18 Wochen nach der letzten Behandlung das Epithel wieder normal war (Tipton u. Crocker 1964). Nach passiver Inhalation von Zigarettenrauch durch ein Tracheostoma beobachteten Auerbach u. Mitarb. bei Hunden nichtinvasive, bronchio-alveoläre Tumoren. Bemerkenswerterweise war die Ausbeute dieser in situ-Tumoren höher nach Inhalation von filterlosen Zigaretten beim Vergleich mit Filterzigaretten (Auerbach et al. 1967a, b, 1970; Hammond et al. 1971).

Für die ursächliche Bedeutung inhalierter kanzerogener Partikel für den Lungenkrebs des Menschen sprechen die Untersuchungen von Schlesinger und Lippmann (1978). Sie untersuchten die Niederschlagsrate radioaktiv markierter Aerosole an einem Modell des menschlichen Bronchialbaums, das sie durch Abgüsse von Leichenlungen angefertigt hatten. In beiden Oberlappenbronchien zusammen schlug sich die doppelte Aerosolmenge nieder (ca. 65%) wie im Mit-

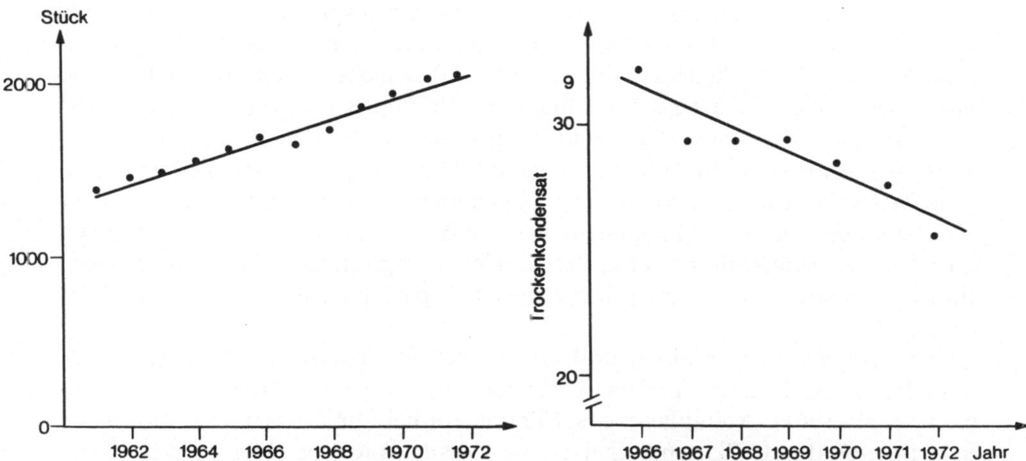

Abb. 4. Zunahme des Pro-Kopf-Verbrauchs an Zigaretten in der Bundesrepublik Deutschland (1961–1972) bei gleichzeitiger Abnahme des Pro-Kopf-Verbrauchs an Rauchkondensat im gleichen Zeitraum (Timm 1976)

tellappenbronchus und den Unterlappenbronchien zusammen (ca. 35%). Diese Ergebnisse sind auch ein wesentliches Argument gegen die These, daß der menschliche Lungenkrebs vornehmlich schicksalsbedingt sei (Oeser 1980), da die Niederschlagsrate eine enge Korrelation zur Karzinomhäufigkeit in den fünf Lappenbronchien zeigt.

Ein wesentlicher Teil der Forschung der letzten Jahre bestand darin, weniger schädliche Zigaretten („less harmful cigarette") zu entwickeln (Schmähl 1970; Wynder u. Hoffmann 1968; Wynder et al. 1972; Gori 1980). So konnte durch Einführung von Filtern der Kondensat- und Nikotingehalt deutlich gesenkt werden (Abb. 4) (Weber 1977). Durch eine zusätzliche Zwischenschaltung von Kohlefiltern kann auch eine Reduktion der in der Gasphase befindlichen ziliotoxischen Komponenten erzielt werden, da Kohlefilter bevorzugt Verbindungen mit niedrigem Siedepunkt (Akrolein, Wasserstoffcyanid, Formaldehyd) herausfiltern (Williamson 1965; Kensler u. Battista 1963).

Wir selbst haben in Rauchinhalationsexperimenten am Syrischen Goldhamster geprüft, ob bei Kombination von passiver Inhalation der Gasphase des Zigarettenrauches und einer B(a)P-Instillation in die Trachea das Herausfiltern von ziliotoxischen Komponenten aus der Gasphase (durch Kohlefilter) einen „protektiven Effekt" gegenüber der karzinogenen Wirkung des intratracheal instillierten B(a)P hat. Dabei hat sich reproduzierbar eine signifikante Senkung der Tumorausbeute im Bronchialsystem durch Wegfiltern dieser ziliotoxischen Komponenten ergeben (Zeller et al. 1985).

Es sei daher im folgenden nochmals auf die Lungenclearance etwas näher eingegangen. Es kann unterschieden werden zwischen einer Kurzzeit-Clearance und einer Langzeit-Clearance. Partikel, die in den Luftwegen niedergeschlagen sind, werden mit Hilfe des mucoziliaren Transportmechanismus innerhalb Stunden bis wenigen Tagen aus dem Bronchialsystem transportiert (Kurzzeit-Clearance). Die Schleimhaut der Atemwege ist bis zu den terminalen Bronchioli mit zylindrischen Zellen bedeckt, die an ihrer Oberfläche Zilien tragen (ca. 200 pro Zelle), welche in einem koordinierten Rhythmus oralwärts schlagen und dabei die sie bedeckende Mucusschicht (produziert von den Becherzellen) vorwärts transportieren. In tieferen Lungenabschnitten (Alveolen) niedergeschlagene Partikel werden z.T. von Makrophagen phagozytiert, und können entweder ebenfalls über das Bronchialsystem nach außen transportiert werden, können aber auch im Interstitium und in den lokalen Lymphknoten abgelagert werden. Ihre Eliminierung dauert erheblich länger (Monate bis Jahre) (Langzeit-Clearance).

Autopsiebefunde ergaben, daß bei starken Rauchern eine fortschreitende Zerstörung der Zilien in Trachea und Bronchien erfolgt (KNUDTSON 1960; AUERBACH et al. 1961). Metaplasie des Flimmerepithels und Ersatz der normalen Schleimhaut durch Plattenepithel müssen demzufolge zu einer Herabsetzung der Selbstreinigungskraft des Bronchialsystems führen. Nach 20–40 Jahren Tabakrauchinhalation sind kaum noch funktionstüchtige Zilien zu finden, sodaß nun die die Bronchial- bzw. Trachealschleimhaut reizenden Partikel durch Hustenstoß herausbefördert werden müssen.

Experimentell konnte in vitro und in vivo gezeigt werden, daß durch eine relativ kurzfristige Exposition gegenüber Zigarettenrauch eine komplette Ziliostase erzielt werden kann (DALHAMN 1970; DALHAMN u. RYLANDER 1967). Nach längerer Exposition von Goldhamstern gegenüber Zigarettenrauch lassen sich Veränderungen in der Ultrastruktur der Zilien nachweisen (REZNIK-SCHÜLLER 1975). Diese Ergebnisse wurden von anderen Untersuchern bestätigt (Übersicht bei MOHR u. REZNIK 1978).

Es kann hier nicht auf die große Zahl der Untersuchungen eingegangen werden, die sich mit der Bestimmung der Clearance im Tierversuch und beim Menschen befaßt haben. Zur Vertiefung sei verwiesen auf YEATES et al. (1975), ALBERT et al. (1973), NEWHOUSE et al. (1976), CAMNER et al. (1971), GREEN (1973), COHEN et al. (1979) und TOOMES (1979). Bemerkenswerterweise liegen insbesondere für die Kurzzeit-Clearance z.T. gegensätzliche Untersuchungsergebnisse vor. So wird von einigen Autoren von einer Beschleunigung der Kurzzeit-Clearance durch Tabakrauchinhalation, von anderen von einer Verlangsamung berichtet. Untersuchungen am Menschen mit direkter bronchoskopischer Messung der mucoziliaren Clearance mit Kunststoffpartikeln ergaben bei Rauchern signifikant langsamere durchschnittliche Schleimtransportgeschwindigkeiten in der Trachea (6,8 mm/min) als bei Nichtrauchern (18,5 mm/min) (TOOMES 1979).

Etwas eindeutiger als bei der Kurzzeit-Clearance sind die Untersuchungsbefunde zur Funktion der Langzeit-Clearance bei Rauchern und Nichtrauchern. Sowohl im Tierexperiment als auch beim Menschen verzögerte die Tabakrauchinhalation die Langzeit-Clearance, welche in der Mehrzahl dieser Untersuchungen durch Verwendung radioaktiver Isotopen bestimmt wurde (Literaturübersicht bei COHEN et al. 1979). Mit Hilfe von magnetisiertem Fe_3O_4-Staub konnte nachgewiesen werden, daß bei Rauchern ein Jahr nach Inhalation des Fe_3O_4-Staubes noch ca. 50% des Staubes gegenüber nur 10% bei Nichtrauchern in der Lunge verblieben waren (COHEN et al. 1979).

Diese Ergebnisse der Funktionsbeeinträchtigung der Langzeit-Clearance durch chronische Tabakrauchinhalation sind von Bedeutung für die Erklärung einiger spektakulärer epidemiologischer Ergebnisse: So hatten SELIKOFF et al. (1968, 1980) bei Asbestarbeitern, die gleichzeitig Raucher waren, über ein bis zu 92fach erhöhtes Lungenkrebsrisiko beim Vergleich mit Männern, die weder mit Asbest arbeiteten noch Zigaretten rauchten, berichtet. Ein ähnlicher Synergismus wurde für das Zusammentreffen von Rauchen und Exposition gegenüber radioaktiven Stäuben (bei Uranminenarbeitern) diskutiert (LUNDIN et al. 1969). Es ist naheliegend, auch bei diesen Ergebnissen zu folgern, daß infolge der chronischen Tabakrauchinhalation eine erhöhte Inkorporation der zweiten Noxe (Asbest, radioaktiver Staub) erfolgte, obwohl auch eine direkt synergistische Wirkung beider Komponenten nicht ausgeschlossen werden kann.

Die bisherigen Ausführungen lassen sich wie folgt zusammenfassen:

Bei der tabakrauchbedingten Ätiologie des Lungenkrebses sprechen sowohl epidemiologische, klinische, toxikologische wie auch tierexperimentelle Daten für einen eindeutigen Zusammenhang zwischen dieser Lebensgewohnheit und dem Auftreten von Lungenkrebs. Wir haben also den seltenen Fall vor uns, daß vier unterschiedlich ausgerichtete Arbeitsrichtungen der Medizin zu den gleichen Befunden kommen und daß sich ihre Ergebnisse gegenseitig zwingend stützen.

Im einzelnen konnte dargelegt werden, daß der biologische Ablauf, der letztlich zum Bronchialkarzinom führt, mehrere Schritte beinhaltet. Um diese noch einmal kurz zu wiederholen:

1. Zerstörung der Zilienfunktion und damit der Selbstreinigungskraft des Bronchus.
2. Einwirkung (spezifisch) karzinogener Substanzen, wie z.B. höherer polyzyklischer aromatischer Kohlenwasserstoffe o.a.
3. Ausbildung der Metaplasie mit Durchbruch durch die Basalmembran.
4. Infiltratives, invasives und metastasierendes Krebswachstum.

Da dieser Tumorform in der Mehrzahl der Fälle ätiologisch eine Lebensgewohnheit (Tabakrauchen) zugrundeliegt und sich zudem Hinweise ergeben haben, daß durch eine „Entschärfung" des Tabakrauches eine Reduktion der Lungenkrebsinzidenz möglich erscheint, muß der Prävention dieser Tumorart in ganz besonderem Maße das Wort geredet werden, sei es durch Einstellen des Tabakrauchens, sei es durch weitere „Entschärfung" des Tabakrauches (LUBIN et al. 1984b).

II. Lungenkarzinom und berufliche Exposition

Im folgenden sollen Noxen, die insbesondere durch Exposition am Arbeitsplatz zu Malignomen der Lunge führten („Berufskrebs"), besprochen werden (Tabelle 8).

Hinweise auf die Entstehung von Bronchialkarzinomen durch *Arsen* finden sich bereits bei HILL und FANING (1948), die bei Arbeitern, die vornehmlich

Tabelle 8. Berufliche Noxen und Bronchialkarzinom (nach WYNDER u. HECHT 1976 sowie HARRIS 1977)

Noxe	Latenzzeit (Jahre)	Approximatives relatives Risiko	Gefährdete Berufsgruppen
Arsen	Durchschnitt: 25 (10–56)	2 – 7	Metallschmelzer, Winzer
Asbest[a, b]	Bronchial-Ca. ca. 20 Mesotheliom ca. 25–30	1,5–12	Isolierungsarbeiter Werftarbeiter
Bis(chlormethyl)äther Chlormethylmethyläther	Durchschnittl. Alter bei Diagnose 45 Jahre (33–55), Expositionsdauer 3–14	7 –24	Beschäftigte in der Chlormethylätherproduktion
Chrom	25 (3–58)	3 –15	Chromverarbeitung Chromfarben-Industrie
Kohleverbrennungsprodukte	15–20	1,8– 3,5	Kokerei- und Gaswerkarbeiter
Senfgas	Durchschnitt 20 (10–27)	2 – 3,6	Senfgasherstellung
Nickel	Durchschnitt 20 (9–27)	5 –10	Nickelhüttenarbeiter
Ionisierende Strahlen[a]	Durchschnitt 25 (10–45)	1,7–29	Urangrubenarbeiter

[a] Bei Asbestarbeitern und Arbeitern in Uranminen Synergismus mit Zigarettenrauchen
[b] Entstehung von Mesotheliomen unabhängig vom Rauchen

gegenüber anorganischen Arsenverbindungen exponiert waren, ein erhöhtes Lungenkrebsrisiko beschrieben. Auch bei Arsen-exponierten Metallschmelzern (Arsentrioxyd) ließ sich eine erhöhte Lungenkrebsinzidenz nachweisen (US Department of Health, Education and Welfare 1973). Eine hohe Lungenkrebssterblichkeit wurde auch bei Winzern beobachtet, die gegenüber Arsen sowohl durch Inhalation arsenhaltiger Insektizide als auch durch Aufnahme von Arsen im sogenannten „Haustrunk" exponiert waren (ROTH 1956; BRAUN 1958; GALAY et al. 1963; DENK et al. 1969). Bei Kupferhüttenarbeitern in den Vereinigten Staaten, die arsenhaltige Erze verarbeiteten, wurde ebenso eine signifikant erhöhte Lungenkrebsinzidenz beobachtet (MILHAM u. STRONG 1974) wie bei Arbeitern, die dem Arsen bei der Produktion arsenhaltiger Pestizide ausgesetzt waren (OTT et al. 1974; s. auch KORALLUS 1979).

Wie die Untersuchungen von AXELSON et al. (1978) sowie WICKS et al. (1981) ergaben, sind alle Zell-Typen des Bronchialkarzinoms nach Arsen-Exposition zu beobachten.

Arsen ist ein ubiquitär vorkommender Stoff, der in kleinsten Mengen in der Umwelt (Luft, Trinkwasser) zu finden ist (SCHERF et al. 1983). Welche Bedeutung die Exposition gegenüber diesen geringen Arsenmengen für die Entstehung des Lungenkrebses hat, ist derzeit unbekannt; man kann davon ausgehen, daß eine generelle Gefährdung durch diesen Schadstoff nicht gegeben ist (Umweltbundesamt 1983).

Experimentell konnte in jüngster Zeit im eigenen Arbeitskreis gezeigt werden, daß Arsen in Form des $Ca_3(ASO_4)_2$ bei der Ratte nach intratrachealer Instillation zu einer hohen Ausbeute an Adenokarzinomen der Lunge führt (IVANKOVIC et al. 1979) (s. Tabelle 5).

Unter der Sammelbezeichnung *Asbest* versteht man eine Klasse silikatischer Minerale der Serpentin- und Amphibolgruppe mit faseriger Struktur. Zur Serpentingruppe gehört Chrysotil, zur Amphibolgruppe gehören Krokydolith, Amosit, Anthophyllit, Tremolit und Aktinolith. Die chemische Zusammensetzung der verschiedenen Asbestsorten schwankt zum Teil ganz beträchtlich (z.B. MgO, 0–42%; SiO_2, 38–60%) (SPEIL u. LEINEWEBER 1969; SELIKOFF u. LEE 1978).

Die Weltproduktion von Asbest beträgt ca. 4,2 Millionen Tonnen, von denen mehr als 90% auf Chrysotil (Weißasbest) und ca. 5% auf Krokydolith (Blau-Asbest), Amosit und seltenere Formen, wie das nur in Finnland gewonnene Anthophyllit, entfallen.

Asbest kann auf verschiedenen Wegen in die Umwelt gelangen: durch Produktion (Gewinnung in der Mine, Aufbereitung im Faserwerk), durch Bearbeitung (Zersägen von Asbest-Zement-Produkten, Schleifen von Bremsbelägen, Spritzisolierung von Bauwerken), Verbrauch (Erosion und Korrosion von Asbest-Zement-Fassaden und Isolierstoffen, Abrieb von Bremsbelägen, asbesthaltige Farben), Erosion asbesthaltiger Böden sowie Abriß von Bauwerken (Umweltbundesamt-Berichte 7/1980). Die Asbestkonzentration in der Luft schwankt ganz erheblich. In der Außenluft von Reinluftgebieten der Bundesrepublik wurden Asbestkonzentrationen von 0,03–0,90 ng/m^3 gemessen, in der Umgebung von kanadischen Asbestminen bis 78000 ng/m^3 (Tabelle 9) (SPURNY et al. 1978, 1979).

Obwohl derzeit noch keine Beweise dafür vorliegen, daß eine nicht arbeitsplatzbedingte Asbestexposition das Bronchialkarzinomrisiko erhöht, wird man auch niedrigen Asbestkonzentrationen in der Atemluft, besonders im Hinblick auf die Potenzierung des karzinogenen Effektes im Zusammenhang mit Tabakrauchexposition eine entsprechende Beachtung schenken müssen. Für die Entstehung von Mesotheliomen dürften dagegen möglicherweise geringere Expositionen ausreichen. Darauf weisen Erhebungen an Bewohnern in der Nachbarschaft von Asbestfabriken, welche dort selbst nicht arbeiteten, sowie an Verwandten von Asbestarbeitern, die über die nicht gewechselte Arbeitskleidung mit Asbestspuren in Kontakt gekommen sein müssen, hin (NEWHOUSE u. TOMPSON 1965; LIEBEN u. PISTAWKA 1967; ANDERSON et al. 1976).

Nach beruflicher Asbestexposition wurden beim Menschen sowohl Bronchialkarzinome als auch Mesotheliome der Pleura und des Peritoneums beobachtet. Erste Berichte über eine Beziehung von Lungenkarzinom und Asbestexposition stammen aus dem Jahre 1935 (LYNCH u. SMITH 1935; GLOYNE 1935). Ergebnisse von DOLL aus dem Jahre 1955 erhärteten diesen Befund, der schon damals nachwies, daß Asbestarbeiter eine gegenüber der erwarteten Rate 10fach erhöhte Lungenkrebsmortalität hatten (DOLL 1955a, b).

Nach Asbest-Exposition wurden alle histologischen Typen des Bronchialkarzinoms beobachtet (KANNERSTEIN u. CHURG 1972; WHITWELL et al. 1974).

Der Wirkungsmechanismus der Asbestkarzinogenese ist noch nicht vollständig geklärt. Als wesentliches Wirkungsprinzip gilt die Faser- oder Nadelform der Asbestpartikel. So hängt die kanzerogene Potenz von der Faserlänge und

Tabelle 9. Beispiele der Außenluftkonzentration von Asbest (SPURNY et al. 1979)

Land u. Meßstelle	Asbestkonzentration		Bemerkung[a]
	(ng/m^3)	Fasern/Liter	
USA			
Stadtzentrum	25–60	–	
	67	0,01–13	Stadt mit Asbestindustrie ($L_F \leq 55$ µm; $D_F \leq 5{,}5$ µm)
Industriegebiet	45–100	–	
Provinz	20	–	
Reinluft-Gebiet	0,01–0,1	–	
Autobahn	35	0–12	
Kanada			
Umgebung von Asbestminen	2 500–78 000	–	
Bundesrepublik			
Städte	0,5–7,7	0,3–31	
Provinz	–	0,2–0,3	
Reinluft-Gebiete			
Kahler Asten (Sauerland) 841 m	0,03–0,07	0,03–0,07	
Grafschaft (Sauerland) 490 m	0,11–0,13	0,11–0,23	
Münster (NRW) 61 m	0,05–0,90	0,05–0,90	

[a] L_F = Faserlänge; D_F = Faserdurchmesser

vom Faserdurchmesser ab. Als Mindestlängen für Fasern mit karzinogener Potenz wurden 3 µm–10 µm, als maximale Durchmesser für krebserzeugende Fasern 0,5 µm–2,5 µm angegeben (Literatur in Umweltbundesamtberichte 7, 1980). Es wird angenommen, daß die Asbestnadeln epigenetisch im Sinne der Reiztheorie der Krebsentstehung nach Phagozytose durch ihre Form zu ständigen Mikrotraumen der Zelle führen, die zur Tumorentwicklung führen (SCHMÄHL 1982).

Während bei der Entstehung des Bronchialkarzinoms zwischen Asbest und Zigarettenrauchen ein Synergismus besteht, bleibt die Entwicklung von Mesotheliomen nach Asbestexposition unbeeinflußt von einer Tabakrauchexposition (WAGNER et al. 1971). SELIKOFF u. Mitarb. konnten zeigen, daß das Lungenkrebsrisiko bei Zigaretten rauchenden Asbestarbeitern bis auf das 92fache gegenüber Männern, die nicht mit Asbest arbeiten und Nichtraucher sind, ansteigt (SELIKOFF et al. 1968, 1980). Bei Asbestarbeitern, die das Zigarettenrauchen aufgegeben haben, ist im Vergleich zu weiterrauchenden Asbestarbeitern ein Rückgang des Lungenkrebsrisikos zu beobachten (HAMMOND et al. 1979).

Berichte über ein auch nach geringer Exposition erhöhtes Mesotheliom-Risiko durch Asbest (ANDERSON et al. 1976; NEWHOUSE u. TOMPSON 1965) haben insbesondere vor dem Hintergrund der massiven Produktionsmengen in letzter Zeit eine intensive Diskussion in Gang gesetzt (WAGONER 1976).

Bis(chlormethyl)-äther und Chlormethylmethyläther *(Haloäther)* sind außerordentlich potente Lungenkarzinogene für den Menschen. Erste Beobachtungen über eine Beziehung zwischen diesen Haloäthern und der Entstehung von Lungenkrebs stammen aus dem Jahre 1962 und wurden in der Folge mehrfach bestätigt (FIGUEROA et al. 1973; SAKAEE 1973; THIES et al. 1973). Dabei handelt es sich in der Mehrzahl der beobachteten Karzinome um kleinzellige Karzinome. In einer prospektiven Studie von WEISS (1980) an 51 Männern, die gegenüber Chlormethyläthern exponiert waren, entwickelten 11 einen Lungenkrebs (6 von 13 Nicht- bzw. Exrauchern und von 5 von 38 Rauchern). Diese inverse Beziehung zwischen Lungenkrebsrisiko und Zigarettenrauchen kontrastiert mit den Befunden bei Asbestarbeitern und Uranminenarbeitern; als Erklärung wurde an eine gesteigerte Hydrolyse der Äther im Bronchialsekret der Raucher gedacht.

Im Tierexperiment konnte gezeigt werden, daß bei chronischer Gabe schon kleine Konzentrationen von Bis(chlormethyl)äther ausreichen (0,1 ppm), um bei Ratten Bronchialkarzinome zu induzieren (LASKIN et al. 1971).

Von mehreren Autoren wurde im Zusammenhang mit einer gesteigerten Rate von Aborten, kongenitalen Anomalien sowie einzelnen Fällen von Krebserkrankungen bei Kindern von Operations- und Anästhesieschwestern auf die strukturelle Ähnlichkeit dieser karzinogenen halogenierten Äther mit einigen als Anästhetika im klinischen Gebrauch befindlichen Äthern hingewiesen, allerdings ohne daß bisher zwingende Beweise für eine karzinogene Wirkung der Anästhetika vorliegen (Literatur bei CORBETT 1976).

Erste Berichte über eine kausale Beziehung von *Chrom*exposition und Lungenkrebsentstehung stammen aus den 20er und 30er Jahren (PFEIL 1935). In der Folge wurde von mehreren Arbeitsgruppen bestätigt, daß Personen, die am Arbeitsplatz mit Chromatverbindungen in Berührung kommen (Inhalation) eine hohe Inzidenz von Lungenkarzinomen aufweisen (MACHLE u. GREGORIUS 1948; MANCUSO u. HUEPER 1951; IARC 1973). Ebenso wurde über ein erhöhtes Lungenkrebsrisiko in der Chromfarbenindustrie berichtet (LANGARD u. NORSETH 1975). GROSS und KÖLSCH berichteten 1943 über 8 Bronchialkarzinome nach Exposition gegenüber Bleichromat (Chromgelb, $PbCrO_4$) und Zinkchromat (Zinkgelb, Zn_2CrO_4).

Nach tierexperimentellen Ergebnissen sind von den sechswertigen Chromverbindungen Calcium-, Zink-, Chrom(III)-sowie Strontiumchromat kanzerogen, alles Verbindungen mit geringer Wasserlöslichkeit. Bleichromat hat nach dem derzeitigen Erkenntnisstand nur eine schwache, die Alkalichromate und die Chromsäure, wenn überhaupt, eine allenfalls geringfügige kanzerogene Wirkung (KORALLUS 1979).

Im Tierexperiment erwies sich Nickel und seine anorganischen Salze nach lokaler Applikation oder nach Inhalation als kanzerogen (s. auch KORALLUS 1979).

Bei Arbeitern, die nickelhaltige Stäube (insbesondere von Roherzen) einatmeten, wurde eine stark erhöhte Rate an Nasenhöhlen- und Lungentumoren beobachtet. DOLL u. Mitarb. fanden, daß bei Arbeitern einer englischen Nickelhütte, die vor 1925 beschäftigt waren, das Lungenkrebsrisiko um das 5–10fache über dem erwarteten Wert lag, während bei den nach diesem Zeitpunkt beschäftigten Arbeitern kein erhöhtes Risiko mehr bestand (DOLL et al. 1970). Eine Erklärung für diesen Wandel ist die entscheidende Verbesserung der arbeitshygienischen Verhältnisse durch technische Maßnahmen. Das insbesondere auf den Respirationstrakt beschränkte karzinogene Risiko einer chronischen Nickelexposition wurde auch von anderen Arbeitsgruppen belegt (Pedersen et al. 1973; Sunderman 1968; Hueper 1966).

Arbeiter in der Kadmium-Produktion haben ebenfalls ein erhöhtes Risiko, ein Bronchialkarzinom zu entwickeln (Lemen et al. 1976b). Der Bericht von Cooper (1976) über eine erhöhte Bronchialkarzinominzidenz in der Blei produzierenden und verarbeitenden Industrie bedarf dagegen weiterer Abklärung, da hier eine Exposition gegenüber anderen Karzinogenen wie Arsen und Kadmium nicht ausgeschlossen werden konnte.

Daß *Kohlestaub* und *Kohleteer* karzinogen sind, hatten bereits die Beobachtungen von Pott (1775) (erhöhte Häufigkeit von Skrotalkrebs bei Schornsteinfegern) sowie experimentelle Ergebnisse von Yamagiwa und Ishikawa (1918) gezeigt. Im Jahre 1933 isolierten Cook u. Mitarb. Benzo(a)pyren als potentes Karzinogen aus Kohleteer. Dämpfe mit karzinogenen Kohlenwasserstoffen werden für das erhöhte Lungenkrebsrisiko bei Hochofenarbeitern und Arbeitern in der Kohlevergasungsindustrie verantwortlich gemacht (Doll et al. 1965, 1972; Lloyd 1971; Redmond et al. 1972). Auch für Arbeiter, die mit Teer, Pech und Asphalt umgehen, besteht nach einer prospektiven Studie von Hammond et al. (1976) (5939 Männer, Dachdecker und Fundamentimprägnierer) insbesondere nach länger als 20jähriger Beschäftigung ein statistisch signifikant erhöhtes Lungenkrebsrisiko.

In einer großangelegten Studie an 35000 männlichen Beschäftigten von 8 Raffinerien der britischen Ölindustrie konnte dagegen keine Erhöhung der Lungenkrebsmortalität beobachtet werden (Rushton u. Alderson 1980).

Härting und Hesse (1879) beschrieben erstmals Lungenkarzinome bei Minenarbeitern des Erzgebirges. Später wurden ionisierende Strahlen als eigentliche Ursache dieser Tumoren identifiziert. Auch in den Vereinigten Staaten wurde bei Uranminenarbeitern ein gehäuftes Auftreten von Lungenkrebs nachgewiesen. Es fand sich ein Anstieg an Plattenepithelkarzinomen, kleinzelligen Bronchialkarzinomen und Adenokarzinomen, wobei der Anstieg der kleinzelligen Bronchialkarzinome am ausgeprägtesten war (Archer et al. 1974). Insbesondere die beim Zerfall des radioaktiven Gases Radon und seinen Isotopen freigesetzte α-Strahlung (in Uran-, Flußspat- und Hämatit-Gruben) wird als kausaler Faktor angesehen (Wagoner et al. 1965; DeVilliers u. Windisch 1964). Gestützt wird diese Erkenntnis durch tierexperimentelle Ergebnisse mit der Induktion von Tumoren im Bronchialsystem durch Radon-Zerfallsprodukte (Little et al. 1975). Bei Zigaretten rauchenden Uranarbeitern ist (ähnlich wie bei Asbestarbeitern) mit einem erhöhten Lungenkrebsrisiko (Synergismus) zu rechnen (Lundin et al. 1969; Archer et al. 1976; Band et al. 1980). In einer skandinavischen Studie an Arbeitern einer Zink-Blei-Mine wurde ein insgesamt 16facher Anstieg der Lungenkrebsmortalität bei den Minenarbeitern beobachtet. Überraschenderweise fanden sich aber mehr Nichtraucher als Raucher unter den Lungenkrebsfällen, obwohl die Induktions-(Latenz-)zeit der Lungenkarzinome bei den Rauchern durchschnittlich zehn Jahre kürzer war als bei den Nichtrauchern. Als Erklärung für diesen Befund wurde angeführt, daß durch das Rauchen die Dicke der Schleimschicht zunimmt, und daß hierdurch das Bronchialepithel vor der α-Strahlung geschützter sei. Wenn allerdings erst einmal ein Bronchialkarzinom durch Strahlung induziert sei, dann werde die Krebsentwicklung durch das Rauchen beschleunigt (AXELSON u. SUNDELL 1978; SUNDELL 1980).

Extrakorporale Bestrahlung mit ionisierenden Strahlen steigert nur leicht die Lungenkrebsinzidenz, wie die Untersuchungen an Überlebenden der Atombombenexplosionen ergaben, die vornehmlich gegenüber Gamma- und Neutronenstrahlung exponiert waren (WANEBO et al. 1968). Auch nach gehäufter Exposition gegenüber Röntgenstrahlen ist das Lungenkrebsrisiko offenbar nur leicht gegenüber dem erwarteten Wert gesteigert (COURT BROWN u. DOLL 1965).

Vinylchlorid, das im Tierversuch eine breite Palette maligner Tumoren induzieren kann (Leber, Haut, Lunge, Brust, Knochen) (VIOLA et al. 1971; MALTONI u. LEFEMINE 1975; KEPLINGER et al. 1975), kann beim Menschen neben der Induktion von Angiosarkomen vornehmlich der Leber (CREECH u. JOHNSON 1974) offenbar auch zu einer leichten Erhöhung des Lungenkrebsrisikos führen (MONSON et al. 1974; WAXWEILER et al. 1976), obwohl die Diskussion insbesondere im Hinblick auf die Lungenkrebsverursachung durch Vinylchlorid noch nicht abgeschlossen ist (FRENTZEL-BEYME et al. 1978).

Auch nach Exposition gegenüber *Beryllium,* dessen karzinogene Wirkung im Tierexperiment als gesichert gelten darf (SCHEEPERS 1961), wurde eine leicht erhöhte Inzidenz von Lungenkrebs beobachtet (HASAN u. KAZEMI 1974). Aber auch hier sind weitere Untersuchungen notwendig, um das Risiko für den Menschen endgültig abzuschätzen (MANCUSO 1970; STOECKLE u. MANCUSO 1974; PREUSS 1979).

Weitere Verbindungen, bei deren Herstellung ein erhöhtes Lungenkrebsrisiko beobachtet wurde, sind das bei der Herstellung synthetischen Gummis benutzte *Chloropren* (KHACATRYAN 1972; LLOYD 1976) sowie das *Isopropylöl,* ein Ausgangsprodukt bei der Isopropylalkoholherstellung (HUEPER 1966).

Tabelle 10 zeigt die Häufigkeit der histologischen Bronchialkarzinomtypen nach Exposition gegenüber einigen chemischen Noxen. Es wird deutlich, daß die Mehrzahl der inhalierten Lungenkarzinogene, einschließlich Zigarettenrauch und radioaktive Substanzen (s. oben), mehr oder weniger ausgeprägt mit dem gesamten Spektrum der Lungenkarzinomtypen assoziiert ist, so daß eine Abtrennung der Adenokarzinome als sog. Gruppe II-Tumoren, die entsprechend der Kreyberg'schen Hypothese (KREYBERG 1962) nicht durch inhalierte Karzinogene verursacht sein sollen, nicht gerechtfertigt erscheint (ZELLER u. SCHMÄHL 1985).

Über den *Anteil der berufsbedingten Krebstodesfälle* an der Gesamtzahl der Krebstodesfälle liegen Schätzungen mit erheblicher Variation vor. Während das National Cancer Institute für die Vereinigten Staaten einen (mittlerweile als zu hoch kritisierten) Wert von 30% angab, wurden von der WHO Werte zwischen 1–5%, von SCHMÄHL ein Wert von 0,1% bis 1% angegeben (SCHMÄHL 1975; VERSEN 1979). Wenn wir den Wert von 0,1% bis 1% zugrundelegen, müßten in der Bundesrepublik ca. 150–1500 Versicherte pro Jahr an berufsbedingten Krebserkrankungen sterben. VERSEN gibt die bis 1977 jährlich Verstorbenen mit berufsbedingt anerkanntem Krebs mit 30 an, das sind nur 0,02% der insgesamt etwa 150000 Krebstodesfälle pro Jahr in der Bundesrepublik. Es wird demnach mit einer erheblichen Dunkelziffer zu rechnen sein. Aus einer Analyse laufender Rentenfälle wurde ermittelt, daß das Bronchialkarzinom mit mehr als 40% an der Spitze aller berufsbedingten Krebserkrankungen liegt (VERSEN 1979).

Tabelle 10. Berufliche Noxen und histologische Typen des Bronchialkarzinoms. (Aus Zeller u. Schmähl 1985)

Chemische Noxe	Anzahl der Fälle	Plattenepithelkarzinome		Kleinzellige Karzinome		Adenokarzinome		Großzellige Karzinome oder andere		Literatur
		No.	%	No.	%	No.	%	No.	%	
Vinylchlorid	8	–	–	–	–	3	38	5	63	Waxweiler et al. 1976
Nickel	39	26	67	6	15	7	18	–	–	Pedersen et al. 1973; Kreyberg 1978
Kadmium	8	3	38	2	25	–	–	3	38	Lemen et al. 1976
Arsen	60	21	35	16	27	18	30	5	8	Axelson et al. 1978; Wicks et al. 1981
Chromat	18	13	72	5	28	–	–	–	–	Abe et al. 1982
Acrylnitril	6	4	67	2	33	–	–	–	–	O'Berg 1980
Chloromethyläther	47	2	4	35	74	5	11	5	11	Figueroa et al. 1973; Lemen et al. 1976; Weiss et al. 1979

III. Luftverschmutzung

Unter den Faktoren, die für die Lungenkrebsentstehung verantwortlich zu machen sind, wird die Schadstoffbelastung der Luft seit langem diskutiert. Tierexperimentell läßt sich die tumorerzeugende Wirkung von Extrakten aus Schwebstoffen der Luft an der Subcutis der Maus nachweisen. Hier ergab sich, daß die polyzyklischen aromatischen Kohlenwasserstoffe (PAH) den größten Anteil am karzinogenen Gesamtpotential dieser Schwebstoffextrakte haben (Pott et al. 1980). Grimmer u. Mitarb. erstellten Wirkungsbilanzanalysen von Emissionskondensaten aus Kohlerauchgas und Kraftfahrzeugabgas durch Tropfung auf die Mäusehaut. Die Untersuchung von Kraftfahrzeugabgaskondensat ergab, daß der Anteil der polyzyklischen aromatischen Kohlenwasserstoffe mit mehr als drei Ringen ca. 85% der gesamten krebserzeugenden Wirkung von Kraftfahrzeugabgaskondensat aus Ottomotoren erklärt. 3,5 mg dieser PAH-Fraktion erzeugen die gleiche Tumorhäufigkeit wie 100 mg des gesamten Abgaskondensates, d.h. 96 Massenprozent tragen kaum etwas zur karzinogenen Wirkung bei. Auch beim Kohlerauchgaskondensat hat die Fraktion der PAH mit mehr als drei Ringen den höchsten Anteil an der karzinogenen Wirkung an der Mäusehaut (Grimmer 1977, 1982; Grimmer et al. 1982). Der Wirkungsanteil des Benzo(a)pyrens, das im Abgas von Kraftfahrzeugen enthalten ist, trägt nur zu ca. 10% zur krebserzeugenden Wirkung des Abgaskondensates bei (Grimmer 1982). Es ist also mit einer additiven Wirkung der verschiedenen PAH zu rechnen (Schmidt et al. 1976).

In etwa 250 Städten der USA lagen die Mittelwerte von Benzo(a)pyren (B(a)P), das als Maß für die PAH-Exposition dient, in den Jahren 1966 und 1968 bei 2,7 ng/m^3 Luft. Unter 10 ng/m^3 lagen die B(a)P-Werte in Oslo, Helsinki und Zürich. Auffallend hoch im internationalen Vergleich lagen die zwischen 1970 und 1975 in einigen Großstädten des Ruhrgebietes gemessenen B(a)P-Werte. Untersuchungen von GRIMMER u. Mitarb., die in Zusammenarbeit mit der Landesanstalt für Immissionsschutz in Essen durchgeführt worden waren, ergaben, daß regional erhebliche Konzentrationsunterschiede mit starken zeitlichen Schwankungen der Konzentration der einzelnen PAH zu beobachten sind. So fanden GRIMMER u. Mitarb. in Essen für B(a)P Durchschnittswerte von 31 ng/m^3 Luft mit Schwankungen von 1,1–109,0 ng/m^3 (GRIMMER 1982). Bei diesen Schwankungen wird verständlich, daß international von verschiedenen Arbeitsgruppen mit nicht einheitlichen Probenahme- und Meßverfahren erhobene Befunde nur schwer vergleichbar sind.

Nach Untersuchungen von TOMINGAS (1980) und KÖNIG et al. (1981) (zitiert nach SCHLIPKÖTER u. POTT 1980) sind die Mengenverhältnisse der PAH zueinander – und damit auch des B(a)P zu den übrigen PAH – als Mittelwert über einen längeren Zeitraum sehr ähnlich, d.h. Absinken oder Anstieg des B(a)P hat ein gleichgerichtetes Verhalten der anderen PAH zur Folge.

Die Schwankungen der PAH-Emission weisen auf die Problematik hin, die bei dem Versuch auftritt, die jährliche PAH-Belastung von Einzelpersonen abzuschätzen (GRIMMER 1982), denn für die Belastung der Bevölkerung ist nicht die emittierte Gesamtmenge (z.B. Tabelle 11), sondern die lokale Konzentration im Lebensbereich entscheidend.

Urbanisationsfaktor

Die erheblichen zeitlichen und regionalen Konzentrationsunterschiede der einzelnen PAH in der Atmosphäre sind nicht nur durch unterschiedliche Emissionsraten von Heizungen, Industrie, Haushalten und Kraftfahrzeugen bedingt. Eine wesentliche Rolle spielen auch klimatische Einflüsse. Beim Versuch, das Lungenkrebsrisiko von Bevölkerungsgruppen in industriellen Ballungsgebieten durch epidemiologische Studien zu ermitteln, muß zusätzlich der Mobilität, z.B. Umzug vom Lande in die Stadt und umgekehrt, sowie der nicht seltenen Gewohnheit, in Gegenden mit völlig unterschiedlicher Luftverschmutzung zu arbeiten bzw. zu wohnen, Rechnung getragen werden. Demzufolge ist eine klare Grenzziehung zwischen Gebieten mit größerer und solchen mit geringer Luftverschmutzung, insbesondere vor dem Hintergrund der Länge der für eine Lungenkrebsentwicklung notwendigen Induktionszeit, nur mit dem entsprechenden Vorbehalt zulässig.

Der sog. Urbanisationsfaktor stellt also einen sehr komplexen Faktor dar (TRENDELENBURG u. MALL 1970).

Trotz der angeschnittenen Unsicherheiten weisen epidemiologische Studien in den meisten Ländern auf ein Stadt-Land-Gefälle der Lungenkrebsmortalität hin. Tabelle 12 zeigt am Beispiel der Stadt Liverpool und eines ländlichen Bezirkes, daß die altersstandardisierte Lungenkrebsrate sowohl bei Nichtrauchern

Tabelle 11. Bilanz der Benzo(a)pyren-Emission in den USA. Beiträge einzelner Emittentengruppen (aus 17). [Aus Umweltbundesamt-Berichte 1/79 (1979)]

Kraftfahrzeugverkehr			
Benzin			
Pkw	10		
Lkw	12		
Diesel			
Lkw + Bus	0,4		
	22	=	1,7%
Heizungen			
Kohle			
Haushaltsöfen	420		
große Heizungsanlagen	10		
Kohlekraftwerke	1		
Öl			
Zerstäuberbrenner u.a.	2		
Gas	2		
Holz	40		
	475	=	38%
Abfallverbrennung			
Müllverbrennung	33		
Offene Feuer			
Wald- und Landwirtschaft	140		
Autobeseitigung	50		
Kohleabfall	340		
	563	=	45%
Industrieanlagen			
Crackanlagen	6		
Asphaltblasen	1		
Koksherstellung (1,8 g BaP/t)	192		
	~200	=	16%
Gesamt	1260 t/Jahr		

Tabelle 12. Altersstandardisierte Lungenkrebsmortalitätsrate in Liverpool und ländlichen Bezirken in Nord-Wales (pro 100 000 Männer pro Jahr im Alter von 35–74 Jahren), aufgeschlüsselt nach dem Zigarettenkonsum (STOCKS 1957)

Zigarettenkonsum	Mortalitätsrate	
	ländlicher Bezirk	Liverpool
Nichtraucher	22	50
10/Tag	68	168
20/Tag	147	248
30/Tag	232	389
40/Tag	344	327

Tabelle 13. Beobachtete und erwartete Anzahl von Lungenkrebstodesfällen, aufgeschlüsselt nach Wohngebiet und nach beruflicher Exposition gegenüber Stäuben, Rauch, Fasern, Röntgenstrahlen. Korrigiert nach Alter und Rauchgewohnheiten. Begrenzt auf Männer, die bei Beginn der Studie mindestens 10 Jahre in dem entsprechenden Gebiet gewohnt hatten (Aus HAMMOND 1972)

Wohngebiet	Berufsbedingte Exposition gegenüber Stäuben, Rauch usw.			Keine berufsbedingte Exposition gegenüber Stäuben, Rauch usw.		
	Beobachtet	Erwartet	Verhältnis	Beobachtet	Erwartet	Verhältnis
Gesamtzahl	576	530,5	1,09	934	979,9	0,96
Großstadt (über 1 Mio. Einw.)	165	134,1	1,23	281	285,7	0,98
– Innenstadt	92	69,1	1,33	168	158,3	1,06
– Randbezirke	73	65,0	1,12	113	127,4	0,89
Großstadt (unter 1 Mio. Einw.)	166	145,4	1,14	271	280,5	0,97
– Innenstadt	92	83,3	1,10	170	184,0	0,92
– Randbezirke	74	62,1	1,19	101	96,5	1,05
Ländliche Bereiche	245	251,0	0,98	382	413,5	0,92
– Kleinstädte	102	104,9	0,97	200	199,1	1,00
– Land	143	146,1	0,98	182	214,4	0,85

als auch bei Rauchern (ausgenommen starke Raucher von ca. 40 Zigaretten pro Tag) in der Stadt etwa doppelt so hoch war wie in dem ländlichen Distrikt (STOCKS 1957). Das Stadt-Land-Gefälle wurde in mehreren Ländern, Entwicklungsländer eingeschlossen, beobachtet (DOLL 1955b; LI u. SHIANG 1980; FORD u. BIALIK 1980).

Für den sogenannten „Stadt-Faktor" wurden mehrere Erklärungen angeboten. Es gibt Hinweise auf Unterschiede in der Diagnostik der Lungentumoren zwischen Stadtgebieten und ländlichen Bezirken (CLEMMESEN et al. 1953). Weiterhin wurde versucht, den Urbanisationsfaktor damit zu erklären, daß der Zigarettenkonsum in ländlichen Gebieten bei beiden Geschlechtern deutlich unter dem Konsum von Großstadtbewohnern liegt (TODD 1972). Dieses Argument wird aber nach Einteilung der Raucher entsprechend der konsumierten Zigarettenzahl (Tabelle 12) im wesentlichen entkräftet. Eine weitere Erklärung für den sogenannten Stadtfaktor stützt sich darauf, daß Stadtbewohner insgesamt mehr in solchen Arbeitsbereichen tätig sind, in denen eine Exposition gegenüber karzinogenen Agentien stattfindet als dies bei Landbewohnern der Fall ist (HAMMOND 1972; GOLDSMITH 1980). Diese Annahme wurde erhärtet durch eine prospektive Studie an Männern, die bei Studienbeginn mindestens 10 Jahre lang in der derzeitigen Umgebung gewohnt hatten (Tabelle 13). Die Probanden in dieser Studie wurden aufgeteilt in eine Gruppe, die berufsbedingt eine Exposition gegenüber Rauch, Staub, Motorabgasen etc. hatte und in eine solche, die diese berufliche Exposition nicht hatte. Wie Tabelle 13 zeigt, lag die Rate der Lungenkrebssterblichkeit in allen untersuchten Bezirken in der Gruppe mit beruflicher Exposition in der Vorgeschichte gegenüber den genannten Noxen höher als in der Gruppe ohne diese Exposition. Insgesamt lag der

Unterschied in der Lungenkrebsmortalität zwischen der exponierten und der nichtexponierten Gruppe bei 14%. In Großstädten betrug dieser Unterschied 26%, in mittleren Städten 18% und in mehr ländlichen Bezirken lag er bei 7%. Bei der beruflich nicht exponierten Gruppe zeigte die Rate der Lungenkrebsmortalität eine auffallend geringe Variation (HAMMOND 1972).

Ein weiterer Versuch zur Erklärung des Stadtfaktors kommt von AXELSON u. Mitarb., die bei in Steinhäusern im Vergleich zu in Holzhäusern wohnenden Personen ein erhöhtes Lungenkrebsrisiko fanden und dies auf Spuren von Radon-Zerfallsprodukten in den Steinhäusern zurückführen (AXELSON et al. 1979, 1981).

Eine epidemiologische Studie von ULMER (1982) in der Großstadt Bochum und den Landkreisen Brilon und Meschede kommt zu dem Ergebnis, daß auch in der Bundesrepublik die wesentliche Ursache des Stadtfaktors in berufsbedingten Faktoren liegt. In dieser Untersuchung war die Lungenkrebshäufigkeit in Bochum in dem untersuchten Zeitraum 1,6 bis 1,8mal so hoch wie in den beiden Landkreisen des Sauerlandes. An dieser Stelle sei aber angemerkt, daß berufsbedingte Faktoren auch auf dem Lande zu finden sind, beispielsweise in der Landwirtschaft. BARTHEL (1981) analysierte in einer Kohortenstudie die Häufigkeit maligner Geschwülste bei Pestizid-Exponierten in der Landwirtschaft und wertete die Daten von 1791 Pflanzenschutzwarten und Agronomen aus allen Bezirken der DDR (ohne Berlin) aus. Unter insgesamt 169 ermittelten malignen Geschwülsten fanden sich 59 Bronchialkarzinome und damit doppelt so viel wie in der Durchschnittsbevölkerung, obwohl sich die Rauchgewohnheiten der Exponierten nicht von denen der übrigen Bevölkerung unterschieden.

Abschließend sei nochmals festgehalten, daß sich der Beitrag der Luftverschmutzung durch PAH-Emission für die Ätiologie des Lungenkarzinoms derzeit noch nicht befriedigend festlegen läßt. Er liegt aber in seiner Bedeutung ganz sicher erheblich unter der Bedeutung des Tabakrauchs für die Ätiologie des Bronchialkarzinoms. Wenn 5–10 Lungenkrebstote pro Jahr je 100000 Einwohner auf die allgemeine Luftverschmutzung zurückzuführen wären, würde das für die Bundesrepublik 3000–6000 Lungenkrebstote pro Jahr bedeuten (SCHLIPKÖTER u. POTT 1980). Die Mehrzahl der insgesamt ca. 25000 Lungenkrebstoten pro Jahr in der Bundesrepublik Deutschland sind dagegen Opfer des Rauchens (ca. 20000).

IV. Genetische Faktoren bei der Entstehung des Lungenkrebses

In sogenannten „Krebsfamilien" wurden gehäuft Adenokarzinome bzw. ein Subtyp, das Alveolarzellkarzinom, beobachtet. Auch in Verbindung mit den Lungenveränderungen anderer Erkrankungen (interstitielle pulmonale Fibrose, Skleroderma) werden vorzugsweise Adenokarzinome beobachtet (MULVIHILL 1978).

Die Untersuchungen von TOKUHATA und LILIENFELD (1963a, b) weisen ebenso auf einen „familiären Faktor" für die Entstehung mancher Lungenkrebse hin, obwohl diese Studien nicht der Histologie entsprechend aufgeschlüsselt wurden. Die genannten Autoren fanden sowohl bei den nichtrauchenden als auch bei den rauchenden Verwandten von Lungenkrebspatienten eine signifikant höhere Lungenkrebsrate als bei den entsprechenden nichtrauchenden bzw. rauchenden Verwandten von Kontrollpersonen.

Auch für die Entwicklung des Plattenepithelkarzinoms und des kleinzelligen Bronchialkarzinoms mögen zusätzlich genetische Faktoren eine Rolle spielen, denn nur ein vergleichsweise kleiner Teil der starken Raucher entwickelt ein Lungenkarzinom. Hier wird deutlich, daß offenbar eine unterschiedliche „Empfindlichkeit" gegenüber den im Tabakrauch inhalierten Karzinogenen vorhanden ist. Auch das Argument, daß möglicherweise eine erheblich größere Zahl starker Raucher einen Lungenkrebs entwickeln würde, würden sie nur länger leben, entkräftet die Annahme einer unterschiedlichen Empfindlichkeit nicht, da größere Unterschiede in der Induktionszeit zu der gleichen Schlußfolgerung führen müssen.

In diesem Zusammenhang von Bedeutung sind Untersuchungen über die Aktivität der Arylhydrocarbonhydroxylase (AHH) beim Menschen, denen zufolge es offenbar genetisch verankert drei verschiedene Gruppen gibt: eine Gruppe mit niedriger, eine solche mit mittelgradiger und eine Gruppe mit hoher Induzierbarkeit dieses Enzyms, wobei sich bei starken Rauchern in den beiden letzteren Gruppen eine höhere Lungenkrebsrate abzeichnete beim Vergleich mit der ersten Gruppe (KELLERMANN et al. 1973). Es handelt sich bei diesem Enzym um eine mischfunktionelle Oxydase, die für den Metabolismus von Fremdsubstanzen erforderlich ist. Während der Metabolisierung von polyzyklischen Aromaten entstehen aus einigen vorher inaktiven Verbindungen [wie z.B. B(a)P] proximale Karzinogene, so daß es nicht zu einer Entgiftung, sondern zu einer Giftung der Verbindung kommt. Als Fernziel dieser Untersuchungen könnte sich abzeichnen, aufgrund der Induzierbarkeit der AHH bestimmte Risikogruppen unter den Rauchern herauszufiltern.

V. Ernährung und Lungenkrebs

BJELKE fand in einer prospektiven Studie an mehr als 8000 Männern, daß eine niedrige Vitamin A-Aufnahme mit der Nahrung im Vergleich zu einer hohen Vitamin A-Aufnahme mit einem etwa 3fach höheren Lungenkrebsrisiko verbunden ist (BJELKE 1975). Die Befunde einer weiteren prospektiven Studie bestätigen dieses Ergebnis. So erniedrigte in der Nahrung zugeführtes Beta-Carotin das Lungenkrebsrisiko; dies gilt auch für Raucher (SHEKELLE et al. 1981). In einer anderen Studie konnte gezeigt werden, daß bei Patienten mit Lungenkarzinomen zum Teil erniedrigte Vitamin A-Serumspiegel gefunden werden können (BASU et al. 1976). Diese Daten lassen sich durch experimentelle Ergebnisse untermauern. So kann ein experimentell induzierter Vitamin A-Mangel mit einer gesteigerten Empfindlichkeit des Bronchialsystems gegenüber Karzinogenen einhergehen (NETTESHEIM u. WILLIAMS 1976). Respiratorisches Epithel Vitamin A-defizienter Hamster zeigte beim Vergleich mit Epithel normaler Hamster in vitro eine gesteigerte Bindung von ^{3}H-B(a)P an die DNS (PARADISE et al. 1976). Hinzugabe von β-Retinyl-Acetat zum Medium reduzierte diese Erhöhung der Bindung (KAUFMAN et al. 1974). Weiterhin ergaben autoradiographische Untersuchungen, daß bei Hamstern mit Vitamin A-Mangel intratracheal instilliertes ^{3}H-B(a)P vermehrt in Gewebsarealen mit Plattenepithelmetaplasie gebunden wird (PARADISE et al. 1976); außerdem wurde bei Hamstern mit Vitamin A-Mangel eine Steigerung der Proliferation im Bronchialepithel festgestellt (HARRIS et al. 1973). Vitamin A besitzt also offensichtlich mehrere Funktionen: Beeinflussung der Zelldifferenzierung, der Zellproliferation und des Metabolismus von B(a)P.

Als logische Konsequenz dieser Beobachtungen ergab sich der Gedanke einer Prophylaxe der Karzinogenese im Bronchialsystem durch Gabe von Vitamin A. So konnten SAFFIOTTI u. Mitarb. (1967) zeigen, daß Vitamin A-Fütterung (Retinyl-Palmitat) bei Hamstern die Entstehung von Plattenepithelmetaplasien und Bronchialkarzinomen nach intratrachealer Applikation von B(a)P und Eisenoxyd reduzierte. Auch an der Ratte konnte dieser protektive Effekt des Vitamin A nachgewiesen werden (CONE u. NETTESHEIM 1973; NETTESHEIM et al. 1976). Andererseits liegen aber auch vereinzelte Untersuchungen vor, die nach Applikation von Vitamin A eine leichte Steigerung der Karzinogenese beobachteten (SMITH et al. 1972, 1975). Besonders diese letzteren Befunde zeigen die Notwendigkeit weiterer experimenteller Abklärung.

VI. Das Narbenkarzinom der Lunge

Wenn ein ursächlicher Zusammenhang zwischen der Entstehung eines Lungenkarzinoms mit einer älteren Lungennarbe besteht (lokale Syntropie, Latenzzeit, histologische Verifikation), spricht man vom Narbenkrebs der Lunge. In der Mehrzahl der Fälle handelt es sich um Narben tuberkulöser Ätiologie; aber auch in Silikose-, Infarkt- und traumatischen Narben wurde die Entstehung von Narbenkarzinomen beobachtet. Die Ätiologie der Narbe spielt offenbar eine untergeordnete Rolle. Entscheidend für die Karzinogenese erscheint vielmehr der narbige Einschluß von Alveolar- oder Bronchialepithel mit chronischer Reizung dieser Gewebe zu sein (HAUPT 1973).

Bei den Narbenkarzinomen der Lunge handelt es sich in der Mehrzahl um Adenokarzinome (LÜDERS u. THEMEL 1954). Obwohl bei Patienten mit Narben auch andere histologische Typen beobachtet werden (ECK et al. 1969) spielen Narben bei der Entstehung des kleinzelligen Bronchialkarzinoms offenbar keine entscheidende Rolle (AUERBACH et al. 1979).

VII. Arzneimittel und Lungenkarzinom

Einige der heute in der Krebschemotherapie verwendeten Zytostatika leiten sich vom Schwefel-Lost (Senfgas) ab, ein im ersten Weltkrieg vielfach eingesetztes Kontaktgift mit hoher Diffusionsfähigkeit, das beim Einatmen in einer Konzentration von 0,1–0,2 ppm bereits zu schweren Schädigungen von Bronchialschleimhaut und Alveolen mit Lungenödem führte. Schwefel-Lost und sein Derivat Stickstoff-Lost (Dichloren) erwiesen sich im Tierexperiment als karzinogen (BOYLAND u. HORNING 1949; HESTON 1953). 1955 erschienen erste Hinweise auf die lungenkrebsinduzierende Wirkung von Schwefellost bei britischen Soldaten, die während des ersten Weltkrieges gegenüber dieser Verbindung exponiert waren (CASE u. LEA 1955). Japanische und deutsche Studien mit dem Ergebnis einer stark erhöhten Rate von Lungenkrebs bei Arbeitern in der Lost-Industrie erhärteten diese Befunde (YAMADA 1959; WEISS u. WEISS 1975). SCHMÄHL u. Mitarb. fanden bei anderen Derivaten wie N-Oxyd-Lost (Mitomen) und Cyclophosphamid (Endoxan) experimentell eine vorwiegend systemische Karzinogenese ohne bevorzugte Organotropie (SCHMÄHL 1967b; SCHMÄHL u. OSSWALD 1970; SCHMÄHL et al. 1971). Sie forderten, Lost-Abkömmlinge nur bei vitaler Indikation beim Menschen einzusetzen. Die Erfahrung hat mittlerweile gezeigt, daß diese Präparate nach therapeutischer Dosierung ein ausgeprägtes karzinogenes Risiko auch für den Menschen beinhalten, wobei die Entstehung von Lungenkarzinomen nur vereinzelt beobachtet wurde (Lit. bei HUNSTEIN u. REHN 1975 sowie SCHMÄHL et al. 1977).

Urethan (Äthylcarbamat), dessen kanzerogene Wirkung im Tierversuch seit 1943 bekannt ist und hier, obwohl als multipotentes Karzinogen eingestuft, eine bevorzugte Organotropie zur Lunge hat, wurde als Zytostatikum sowie als Sedativum beim Menschen eingesetzt (Übersicht bei SCHMÄHL 1981). Beim Menschen wurden bisher nur vereinzelte Fälle von primären Bronchialkarzinomen nach Urethanbehandlung beschrieben (Übersicht bei SCHMÄHL et al. 1977).

Ein vieldiskutiertes Problem ist der experimentelle Befund über die kanzerogene Wirkung des Tuberkulostatikums Isonikotinsäurehydrazid (INH). Erste Beobachtungen wurden schon 1957 mitgeteilt. Danach führt eine langdauernde Applikation kleiner Dosen von INH bei Mäusen vermehrt zu Lungenadenomen, Lymphosarkomen und Leukosen. Bei Mäusen wurden diese Befunde wiederholt bestätigt, wobei die Bildung von Lungenadenomen und gelegentlich auch Karzinomen im Vordergrund stand. Die Befunde konnten indessen bei anderen Nagern nicht bestätigt werden. Beim Menschen ist bisher noch kein Hinweis oder Verdachtsmoment für eine kanzerogene Wirkung dieser Verbindung erhärtet worden; allerdings ist auch die Beobachtungszeit der mit INH behandelten Patienten noch zu kurz, denn wir müssen, falls das Präparat auch für den Menschen kanzerogen sein sollte, mit einer Induktionszeit von drei bis vier Jahrzehnten rechnen (Literaturübersicht bei SCHMÄHL 1981).

B. Schlußbemerkung

Der Lungenkrebs ist zu einem ganz erheblichen Prozentsatz das Produkt inhalierter exogener chemischer Karzinogene. Wir haben genügend Gründe zu der Annahme, daß dieser Tumortyp durch entsprechende prophylaktische Maßnahmen weitgehend verhütet werden könnte. Aus ärztlicher Sicht erscheint besonders bemerkenswert, daß alle Staaten durch die Tabaksteuer (Bundesrepublik 1981 ca. 11,5 Mrd. DM) gleichsam Nutznießer der potentiellen Krebsgefährdung eines Teils der Raucher sind. Es müßte aber ganz besonders auch im staatlichen Interesse liegen, den Raucher vor Gesundheitsgefahren soweit als möglich zu schützen. Da es eine Illusion ist, das Rauchen (ähnlich wie Alkoholgenuß → Lebererkrankungen) zu verbieten, bleibt keine andere Wahl als durch Arbeit am gesundheitsgefährdenden Produkt, in diesem Fall den Tabakwaren, diese so ungefährlich wie möglich zu machen. Aufklärung allein hat, wie wir alle wissen, nur relativ wenig genutzt, denn im Jahre 1981 hat allein in der Bundesrepublik die Herstellung von nahezu 130 Milliarden Zigaretten einen bis dahin nie erreichten Höhepunkt erfahren. Um die derzeit ca. 16 Millionen Raucher in der Bundesrepublik soweit als möglich zu schützen, muß daher der weiteren „Entschärfung" der Tabakwaren, insbesondere der Zigaretten, nachdrücklich das Wort geredet werden.

Literatur

Abe S, Ohsaki Y, Kimura K, Tsuneta Y, Mikami H, Murao M (1982) Chromate Lung cancer with special reference to its cell type and relation to the manufacturing process. Cancer 49:783–787

Adler I (1912) Primary malignant growths of the lungs and bronchi, New York

Akin FJ, Chamberlain WJ, Chortyk OT (1975) Mouse skin tumorigenesis and induction of aryl hydrocarbon hydroxylase by tobacco smoke fractions. J Natl Cancer Inst 54:907–912

Albert RE, Lippmann M, Peterson HT Jr, Berger J, Sanborn K, Bohning D (1973) Bronchial deposition and clearance of aerosols. Arch Int Med 131:115–127

Anderson HA, Lilis R, Daum SM, Fischbein AS, Selikoff IJ (1976) Household-contact asbestos neoplastic risk. Ann NY Acad Sci 271:311–323

Archer VE, Saccomanno G, Jones JH (1974) Frequency of different histologic types of bronchogenic carcinoma as related to radiation exposure. Cancer 34:2056–2060

Archer VE, Gillam JD, Wagoner JK (1976) Respiratory disease mortality among uranium miners. Ann NJ Acad Sci 271:280–293

Armitage AK, Turner DM (1970) Absorption of nicotine in cigarette and cigar smoke through the oral mucosa. Nature 226:1231–1232

Armitage P, Doll R (1954) The age distribution of cancer and a multi-stage theory of carcinogenesis. Br J Cancer 8:1–12

Auerbach O, Stout AP, Hammond EC, Garfinkel L (1961) Changes in bronchial epithelium in relation to cigarette smoking and in relation to lung cancer. N Engl J Med 265:253–267

Auerbach O, Hammond EC, Kirman D, Garfinkel L (1967a) Emphysema produced in dogs by cigarette smoking. JAMA 199:241–246

Auerbach O, Hammond EC, Kirman D, Garfinkel L, Stout AP (1967b) Histologic changes in bronchial tubes of cigarette smoking dogs. Cancer 20:2055–2066

Auerbach O, Hammond EC, Kirman D, Garfinkel L (1970) II. Pulmonary neoplasms. Arch Environ Health 21:754–768

Auerbach O, Garfinkel L, Parks VR (1979) Scar cancer of the lung. Cancer 43:636–642

Axelson O, Sundell L (1978) Mining, lung cancer and smoking. Scand J Work Environ Health 4:46–52

Axelson O, Dahlgren E, Jansson CD, Rehnlund SO (1978) Arsenic exposure and mortality: a case-referent study from a Swedish copper smelter. Br J Ind Med 35:8–15

Axelson O, Edling C, Kling H (1979) Lung cancer and residency – A case-referent study on the possible impact of exposure to radon and its daughters in dwelling. Scand J Work Environ Health 5:10–15

Axelson O, Edling C, Kling H, Andersson L (1981) Lung cancer and radon in dwellings. Lancet 2:995–996

Band P, Feldstein M, Saccomanno G, Watson L, King G (1980) Potentiation of cigarette smoking and radiation. Evidence from a sputum cytology survey among uranium miners and controls. Cancer 45:1273–1277

Barthel E (1981) Krebsrisiko bei Pestizid-Exponierten in der Landwirtschaft. Arch Geschwulstforsch 51:579–585

Basu TK, Donaldson D, Jenner M, Williams DC, Sakula A (1976) Plasma vitamin A in patients with bronchial carcinoma. Br J Cancer 33:119–121

Battista SP, Kensler CJ (1970) Mucus production and ciliary transport activity. In vivo studies using the chicken. Arch Environ Health 20:326–338

Baylin SB, Gazdar AF (1981) Endocrine biochemistry in the spectrum of human lung cancer: Implications for the cellular origin of small cell carcinoma. In: Greco FA, Oldham RK, Bunn PA Jr (eds) Small cell lung cancer. Grune and Stratton, New York London Toronto Sydney San Francisco, pp 123–143

Bjelke E (1975) Dietary vitamin A and human lung cancer. Int J Cancer 15:561–565

Blacklock JWS (1961) An experimental study of the pathologic effects of cigarette condensate in the lungs with special reference to carcinogenesis. Br J Cancer 15:745–762

Borisjuk JP (1967) On the carcinogenicity of smoking products, experimental investigation. Diss University of Kiev, UdSSR

Boyland E, Horning ES (1949) The induction of tumors with nitrogen mustards. Br J Cancer 3:118–123

Braun W (1958) Carcinoma of the skin and the internal organs caused by arsenic. Delayed occupational lesions due to arsenic. Ger Med Mon 3:321–324

Brosch A (1900) Theoretische und experimentelle Untersuchungen zur Pathogenesis und Histogenesis der malignen Geschwülste. Virch Arch Pathol Anat Physiol 162:32–84

Camner P, Philipson K, Arvidsson T (1971) Cigarette smoking in man. Short-term effect on mucociliary transport. Arch Environ Health 23:421–426

Case RAM, Lea AJ (1955) Mustard gas poisoning, chronic bronchitis, and lung cancer. Br J Prev Soc Med 9:62–72

Chevalier HJ, Dontenwill W (1972) Experimentelle Untersuchungen über die Ablagerung von inhalierten Partikeln im Kehlkopf von syrischen Goldhamstern. Z Versuchstierkd 14:271–276

Clemmesen J, Bielsen A, Jensen E (1953) Symposium on epidemiology of cancer of the lung. Mortality and incidence of cancer of lung in Denmark and some other countries. Acta Unio Intern Contra Cancrum 9:603–636

Coggins CRE, Fouillet XLM, Lam R, Morgan KT (1980) Cigarette smoke induced pathology of the rat respiratory tract: A comparison of the effects of the particulate and vapour phases. Toxicology 16:83–101

Cohen D, Arai SF, Brain JD (1979) Smoking impairs long-term dust clearance from the lung. Science 204:514–516

Cone MV, Nettesheim P (1973) Effects of vitamin A on 3-methylcholanthrene induced squamous metaplasia and early tumors in the respiratory tract of rats. J Natl Cancer Inst 50:1599–1606

Cook JW, Hewett CL, Hieger I (1933) The isolation of cancerproducing hydrocarbon from coal tar. J Chem Soc: 395–405

Cooper WC (1976) Cancer mortality patterns in the lead industry. Ann NY Acad Sci 271:250–259

Corbett TH (1976) Cancer and congenital anomalies associated with anesthetics. Ann NY Acad Sci 271:58–66

Court Brown WM, Doll R (1965) Mortality from cancer and other causes after radiotherapy for ankylosing spondylitis. Br Med J 2:1327–1332

Creech JL Jr, Johnson MN (1974) Angiosarcoma of liver in the manufacture of polyvinylchloride. J Occup Med 16:150–151

Dalbey WE, Nettesheim P, Griesemer R, Caton JE, Guerin MR (1980) Chronic inhalation of cigarette smoke by F 344 rats. J Natl Cancer Inst 64:383–390

Dalhamn T (1970) In vivo and in vitro ciliotoxic effects of tobacco smoke. Arch Environ Health 21:633–634

Dalhamn T (1972) Some factors influencing the respiratory toxicity of cigarette smoke. J Natl Cancer Inst 48:1821–1824

Dalhamn T, Rylander R (1967) Tar content and ciliatoxicity of cigarette smoke. Acta Pharmacol Toxicol 25:369–372

Denk R, Holzmann H, Lange HJ, Greve D (1969) Über Arsenschäden bei obduzierten Moselwinzern. Med Welt 20:557–567

Doll R (1953) Mortality from lung cancer among non-smokers. Br J Cancer 7:303–312

Doll R (1955a) Mortality from lung cancer in asbestos workers. Br J Ind Med 12:81–86

Doll R (1955b) Etiology of lung cancer: In: Greenstein JP, Haddow A (eds) Advances in cancer research, vol III. Academic Press, New York, p 1–50

Doll R, Hill AB (1952) The study of the aetiology of carcinoma of the lung. Br Med J 2:1271–1286

Doll R, Hill AB (1964) Mortality in relation to smoking: ten years observations of British doctors. Br Med J 1:1399–1410, 1460–1467

Doll R, Fisher REW, Gammon EJ, Gunn W, Hughes GO, Tyrer FH, Wilson W (1965) Mortality of gasworkers with special reference to cancers of the lung and bladder, chronic bronchitis, and pneumoconiosis. Br J Ind Med 22:1–12

Doll R, Morgan LG, Speizer FE (1970) Cancers of the lung and nasal sinuses in nickel workers. Br J Cancer 24:623–632

Doll R, Vessey MP, Beasley RW, Buckley AR, Fear EC, Fisher REW, Gammon EJ, Gunn W, Hughes GO, Lee K, Norman-Smith B (1972) Mortality of gasworkers – final report of prospective study. Br J Ind Med 29:394–406

Dontenwill W, Chevalier HJ, Harke HP, Lafrenz U, Reckzeh G, Schneider B (1973) Investigations on the effects of chronic cigarette-smoke inhalation in Syrian Golden Hamsters. J Natl Cancer Inst 51:1781–1832

Dontenwill W, Chevalier HJ, Harke HP, Klimisch HJ, Brune H, Fleischmann B, Keller W (1976) Experimentelle Untersuchungen über die tumorerzeugende Wirkung von Zigarettenrauch-Kondensaten an der Mäusehaut. VI. Untersuchungen zur Fraktionierung von Zigarettenrauch-Kondensaten. Z Krebsforsch 85:155–167

Duuren van BL, Kato C, Goldschmidt BM (1973) Cocarcinogenic agents in tobacco carcinogenesis. J Natl Cancer Inst 51:703–705

Eck H, Haupt R, Rothe G (1969) Die gut- und bösartigen Lungengeschwülste. In: Uehlinger E (ed) Atmungswege und Lungen (Hdb der spez Path Anat und Hist, 3. Bd, 4. Teil). Springer, Berlin Heidelberg New York

Figueroa WG, Raszkowski R, Weiss W (1973) Lung cancer in chloromethylmethylether workers. N Eng J Med 288:1096–1097

Ford AB, Bialik O (1980) Air pollution and urban factors in relation to cancer mortality. Arch Environ Health 35:350–359

Frentzel-Beyme R, Schmitz T, Thiess AM (1978) Mortalitätsstudie bei VC-/PVC-Arbeitern der BASF Aktiengesellschaft, Ludwigshafen am Rhein. Arbeitsmed Sozialmed Präventivmed 13:218–228

Galay P, Touraine R, Brune J, Rouchier P, Gallois P (1963) Le cancer pulmonaire d'origine arsenicale des vignerons du Beaujolais. J Franc Med Chir Thor 17:303

Gazdar AF, Carney DN, Guccion JG, Baylin SB (1981) Small cell carcinoma of the lung: Cellular origin and relationship to other pulmonary tumors. In: Greco FA, Oldham RK, Bunn PA Jr (eds) Small cell lung cancer. Grune and Stratton, New York London Toronto Sydney San Francisco, pp 145–175

Gloyne SR (1935) Two cases of squamous carcinoma of the lung occuring in asbestosis. Tubercle 17:5

Goldsmith JR (1980) The "urban factor" in cancer: smoking, industrial exposures, and air pollution as possible explanations. J Environ Pathol Toxicol 3:205–217

Gori GB (1980) Observed no-effect thresholds and the definition of less hazardous cigarettes. J Environ Pathol Toxicol 3:193–203

Green GM (1973) Alveolobronchiolar transport mechanisms. Arch Intern Med 131:109–114

Griepentrog F, Haller HE, Laskus L, Moll HG, Uehleke H, Woring-Narr V (1978) BGA-Bericht 2

Grimmer G (1977) Analysis of automobile exhaust condensates. In: Mohr U, Schmähl D, Tomatis L (eds) Air pollution and cancer in man, vol 16. International Agency for Research on Cancer, Lyon, p 29–39

Grimmer G (1982) Bilanzierung der krebserzeugenden Wirkung von Emissionen aus Kraftfahrzeugen und Kohleöfen mit carcinogen-spezifischen Testen. Funkt Biol Med 1:29–38

Grimmer G, Naujack K-W, Dettbarn G, Brune H, Deutsch-Wenzel R, Misfeld J (1982) Analysis of balance of carcinogenic impact from emission condensates of automobile exhaust, coal heating, and used engine oil by mouse-skin-painting as a carcinogenspecific detector. In: Polynuclear aromatic hydrocarbons: physical and biological chemistry, Sixth Int Symp Batelle Press, Columbus/Ohio

Gross E, Kölsch F (1943) Über den Lungenkrebs in der Chromfarbenindustrie. Arch Gewerbepath Gewerbehyg 12:164–170

Härting FH, Hesse W (1879) Der Lungenkrebs, die Bergkrankheit in den Schneeberger Gruben. Vjschr Med Gerich Off Sanit 31:102–132, 313–337

Hammond EC (1966) Smoking in relation to the death rates of one million men and women. Natl Cancer Inst Monogr 19:127–204

Hammond EC (1972) Smoking habits and air pollution in relation to lung cancer. In: Lee, DHK (ed) Environmental Factors in Respiratory Disease. Academic Press, New York

Hammond EC, Auerbach O, Kirman D, Garfinkel L (1971) Effects of cigarette smoking on dogs. I. Design of experiment, mortality and findings in lung parenchyma. II. Pulmonary neoplasms. Ca 21:78–94

Hammond EC, Selikoff IJ, Lawther PL, Seidman H (1976) Inhalation of Benzopyrene and cancer in man. Ann NY Acad Sci 271:116–124

Hammond EC, Selikoff IJ, Seidman H (1979) Asbestos exposure, cigarette smoking and death rates. Ann NY Acad Sci 330:473–490

Hanna MG Jr, Nettesheim P, Gilbert JR (eds) (1970) Inhalation carcinogenesis. US Atomic Energy Commission, Division of Technical Information. AEC Symp, Ser 18

Harris CC (1977) Respiratory Carcinogenesis. In: Straus MJ (ed) Lung cancer, Clinical diagnosis and treatment. Grune and Stratton, New York

Harris CC, Silverman T, Smith JM, Jackson F, Boren HG (1973) Proliferation of tracheal epithelial cells in normal and vitamin-A-deficient Syriar Golden hamsters. J Natl Cancer Inst 51:1059–1062

Hasan FM, Kazemi H (1974) Chronic beryllium disease, a continuing epidemiologic hazard. Chest 65:289–293

Haupt R (1973) Narbenkrebs der Lunge. Barth, Leipzig

Heston WE (1953) Occurrence of tumours in mice injected subcutaneously with sulfur mustard and nitrogen mustard. J Natl Cancer Inst 14:131–140

Hill AB, Faning EL (1948) Studies on the incidence of cancer in a factory handling inorganic compounds of arsenic. I. Mortality experience in the factory. Br J Ind Med 5:1–15

Hoffmann D, Wynder EL (1971) A study of tobacco carcinogenesis. XI Tumor initiators, tumor accelerators, and tumor promoting activity of condensate fractions. Cancer 27:848–864

Hueper WC (ed) (1966) Occupational and environmental cancers of the respiratory system. In: Recent results in cancer research, vol 3. Springer, Berlin Heidelberg New York

Humphrey EW, Ewing SL, Wrigley JV, Northrup WF, Kersten TE, Mayer JE, Varco RL (1981) Production of malignant tumors of the lung and pleura in dogs from intratracheal asbestos instillation and cigarette smoking. Cancer 47:1944–1999

Hunstein W, Rehn K (1975) Tumorinduktion durch Zytostatika beim Menschen. Dtsch Med Wochenschr 100:155–158

IARC Monographs (1977) Vol 14

Ivankovic S, Eisenbrand G, Preussmann R (1979) Lung carcinoma induction in BD rats after a single intratracheal instillation of an arsenic-containing pesticide mixture formerly used in vineyards. Int J Cancer 24:786–788

Kahn HA (1966) The Dorn study of smoking and mortality among US veterans: Report on eight and one half years of observation. Natl Cancer Inst Monogr 19:1–125

Kannerstein M, Churg J (1972) Pathology of carcinoma of the lung associated with asbestos exposure. Cancer 30:14–21

Karbe E, Park JF (1974) Experimental lung cancer. Springer, Berlin Heidelberg New York

Kaufman D, Genta V, Harris C (1974) Studies on carcinogen binding in vitro in isolated hamster trachea. In: Karbe E, Park JF (eds) Experimental lung cancer. Springer, New York, pp 564–574

Kellerman G, Shaw CR, Luyten-Kellerman M (1973) Arylhydrocarbonhydroxylase inducibility and bronchogenic carcinoma. N Engl J Med 289:934–937

Kensler CJ, Battista SP (1963) Components of cigarette smoke with ciliary-depressant activity. Their selective removal by filters containing activated charcoal granules. N Engl J Med 269:1161–1166

Keplinger ML, Goode JW, Gordon DE, Calandra JC (1975) Interim results of exposure of rats, hamsters and mice to vinylchloride. Ann NY Acad Sci 246:219–224

Khacatryan YEA (1972) Lung cancer morbidity among chloroprene workers. Vopr Onkol 28:85–86

Knudtson KP (1960) The pathologic effects of smoking tobacco on the trachea and bronchial mucosa. Am J Clin Pathol 33:310–317

Korallus U (1979) Zur Problematik der Einwirkung von krebserzeugenden Arbeitsstoffen – Arsen, Chrom, Nickel und ihre Verbindungen. In: Norpoth, K (Hrsg) Arbeitsmed Kolloquium. AW Gentner Verlag, Stuttgart, S 67–78

Kreyberg L (1962) Histological lung cancer types: A morphological and biological correlation. Norwegian Universities Press, Oslo

Kreyberg L (1978) Lung cancer in workers in a nickel refinery. Br J Ind Med 35:109–116

Langard S, Norseth T (1975) A cohort study of bronchial carcinomas in workers producing chromate pigments. Br J Ind Med 32:62–65

Laskin S, Kuschner M, Drew RT, Cappiello VP, Nelson N (1971) Tumors of the respiratory tract induced by inhalation of bis(chloromethyl)ether. Arch Environ Health 23:135–136

Lemen RA, Johnson WM, Wagoner JK, Archer VE, Saccomanno G (1976a) Cytologic observations and cancer incidence following exposure to BCME. Ann NY Acad Sci 271:71–80

Lemen RA, Lee JS, Wagoner JK, Blejer HP (1976b) Cancer mortality among Cadmium production workers. Ann NY Acad Sci 271:273–279

Li FP, Shiang EL (1980) Cancer mortality in China. J Natl Cancer Inst 65:217–221

Lickint F (1930) Tabak und Tabakrauch als ätiologischer Faktor des Carcinoms. Z Krebsforsch 30:349–365

Lieben J, Pistawka H (1967) Mesothelioma and asbestos exposure. Arch Environ Health 14:559–563

Little JB, Kennedy AR, McGandy RB (1975) Lung cancer induced in hamsters by low doses of alpha radiation from Polonium-210. Science 188:737–738

Lloyd JW (1971) Long-term mortality study of steelworkers. V. Respiratory cancer in coke plant workers. J Occup Med 13:53–68

Lloyd JW (1976) Cancer risks among workers exposed to chloroprene. Ann NY Acad Sci 271:91–93

Lubin JH, Richter BS, Blot WJ (1984a) Lung cancer risk with cigar and pipe use. J Natl Cancer Inst 73:377–381

Lubin JH, Blot WJ, Berrino F, Flamant R, Gillis CR, Kunze M, Schmähl D, Visco G (1984b) Patterns of lung cancer risk according to type of cigarette smoked. Int J Cancer 33:569–576

Lüders CJ, Themel KG (1954) Die Narbenkrebse der Lungen als Beitrag zur Pathogenese des peripheren Lungenkarzinoms. Virch Arch Pathol Anat 325:499–551

Lundin FE, Lloyd JW, Smith EM, Archer VE, Holaday DA (1969) Mortality of uranium miners in relation to radiation exposure, hard-rock mining and cigarette-smoking – 1950 through September 1967. Health Phys 16:571–578

Luster W, Gropp C, Kern HF, Koop H, Arnold R, Havemann K (1984) Growth characteristics and hormone production of lung tumor cells in vitro. Verh Dtsch Krebs Ges 5:369

Lynch KM, Smith WA (1935) Pulmonary asbestosis. III. Carcinoma of the lung in asbesto-silicosis. Am J Cancer 24:56–64

Machle W, Gregorius F (1948) Cancer of the respiratory system in United States chromate-producing industry. Publ Health Rep 63:1114–1127

Maltoni C, Lefemine G (1975) Carcinogenicity of vinylchloride. Current results. Ann NY Acad Sci 246:195–218

Mancuso T (1970) Relation of duration of employment and prior respiratory illness to respiratory cancer among beryllium workers. Environ Res 3:251–275

Mancuso TE, Hueper WC (1951) Occupational cancer and other health hazards in a chromate plant: A medical appraisal. I. Lung cancers in chromate workers. Ind Med Surg 20:358–363

Milham S Jr, Strong T (1974) Human arsenic exposure in relation to a copper smelter. Environ Res 7:176–182

Mohr U, Reznik G (1978) Tobacco Carcinogenesis. In: Harris CC (ed) Pathogenesis and therapy of lung cancer. Dekker, New York, pp 263–367

Monson RR, Peters JM, Johnson MN (1974) Proportional mortality among vinylchloride workers. Lancet 2:397–398

Müller FH (1939) Tabakmißbrauch und Lungenkarzinom. Z Krebsforsch 49:57–85

Mulvihill JJ (1978) Host factors. In: Harris CC (ed) Pathogenesis and therapy of lung cancer. Dekker, New York, pp 53–71

Nettesheim P, Griesemer RA (1978) Experimental models for studies of respiratory tract carcinogenesis. In: Harris CC (ed) Pathogenesis and therapy of lung cancer. Dekker, New York, pp 75–188

Nettesheim P, Williams ML (1976) The influence of vitamin A on the susceptibility of the rat lung to 3-methylcholanthrene. Int J Cancer 17:351–357

Nettesheim P, Cone V, Snyder C (1976) The influence of retinyl acetate on the postinitiation phase of lung cancer in rats. Cancer Res 36:996–1002

Newhouse ML, Tompson H (1965) Mesothelioma of pleura and peritoneum following exposure to asbestos in the London area. Br J Ind Med 22:261–269

Newhouse M, Sanchis J, Bienenstock J (1976) Lung defense mechanisms. N Engl J Med 295:990–998

O'Berg MT (1980) Epidemiologic study of workers exposed to acrylonitrile. J Occup Med 22:245–252

Ochsner A, De Bakey M (1939) Primary pulmonary malignancy treatment of total pneumonectomy: Analysis of 79 collected cases and presentation of 7 personal cases. Surg Gynecol Obstet 68:435–451

Oeser H (1980) Ist der Lungenkrebs schicksalhaft bedingt? Rhein-Westf TÜV Schriftenreihe 10:26–31

Ott MG, Holder BB, Gordon HL (1974) Respiratory cancer and occupational exposure to arsenicals. Arch Environ Health 29:250–255

Page BFJ, Woolsgrove B, Chasseaud LF, Binns R (1973) Use of radioactive tracer techniques in investigations associated with cigarette smoking. Ann Occup Hyg 16:409–416

Paradise LJ, Boren HG, Wright EC, Harris CC (1976) In vivo localization of ^{3}H-benzo(a)pyrene in treacheal epithelium of vitamin A-sufficient and -deficient hamsters: Quantitative autoradiography. Fed Proc 35:567

Pedersen E, Høgetveit A, Andersen A (1973) Cancer of respiratory organs among workers at a nickel refinery in Norway. Int J Cancer 12:32–41

Pfeil E (1935) Lung tumors and occupational disease in the German chromate-producing industry. Dtsch Med Wochenschr 61:1197–1200

Pott F (1979) Verunreinigungen der Umwelt mit PAH. Luft. In: Umweltbundesamt-Berichte 1/79. Luftqualitätskriterien für ausgewählte polyzyklische aromatische Kohlenwasserstoffe. Schmidt, Berlin, S 77–96

Pott F, Tomingas R, Brockhaus A, Huth F (1980) Untersuchungen zur tumorerzeugenden Wirkung von Extrakten und Extraktfraktionen aus atmosphärischen Schwebstoffen im Subcutantest bei der Maus. Zbl I Abt Orig B 170:17–34

Pott P (1775) Chirurgical observations relative to the cataract, polypus of the nose, the cancer of the scrotum, the different kinds of ruptures, and the mortification of the toes and feet. London

Preuss OP (1979) Beitrag zum Stand der Ermittlungen über die kanzerogene Wirkung von Beryllium. In: Norpoth K (Hrsg) Krebsgefährdung am Arbeitsplatz. Gentner, Stuttgart, S 163–167

Reckzeh G, Rücker K, Harke H-P, Dontenwill W (1969) Untersuchungen zur Bestimmung der akuten und chronischen Toxizität von Zigarettenrauch bei passiver Berauchung von Versuchstieren. Arzneimittelforsch 2:237–241

Redmond CK, Ciocco A, Lloyd JW, Rush HW (1972) Long-term mortality study of steel workers. VI. Mortality from malignant neoplasms among coke-oven workers. J Occup Med 15:621–629

Reznik-Schüller H (1975) Ciliary alterations in hamster respiratory tract epithelium after exposure to carcinogens and cigarette smoke. Cancer Lett 1:7–13

Roffo AH (1930) Durch Tabak beim Kaninchen entwickeltes Karzinom. Z Krebsforsch 33:321–332

Roth F (1956) Über die chronische Arsenvergiftung der Moselwinzer unter besonderer Berücksichtigung des Arsenkrebses. Z Krebsforsch 61:287–319

Rushton L, Alderson M (1980) The influence of occupation on health – some results from a study in the UK oil industry. Carcinogenesis 1:739–743

Saffiotti U, Montesano R, Sellakumar AR, Borg SA (1967) Experimental cancer of the lung. Inhibition by Vitamin A of the induction of treacheobronchial squamous metaplasia and squamous cell tumors. Cancer 20:857–864

Sakabe H (1973) Lung cancer due to exposure to bis(chloromethyl)ether. Ind Health 11:145–148

Scheepers GWH (1961) Neoplasia experimentally induced by beryllium compounds. Prog Exp Tumor Res 2:203–244

Scherf HR, Schmähl D (1983) Possibilities and limits of prevention of cancer induced by environmental carcinogens. J Environ Sci Health (C 1) 233–261

Schlesinger RB, Lippmann M (1978) Selective Particle Deposition and Bronchogenic carcinoma. Environ Res 15:424–431

Schlipköter HW, Pott F (1980) Zusammenhänge zwischen Lungenkrebs und Luftverunreinigungen. Rhein Westf TÜV Schriftenreihe 10:32–41

Schmähl D (1955) Fluoreszenzuntersuchungen an Zigarettenrauch. Z Aerosolforsch Ther 4:1–11
Schmähl D (1967a) Vergleich der Empfindlichkeit zwischen Ratte und Maus gegen die karzinogene Wirkung von Tabakrauchkondensat. Arzneimittelforsch 17:404–405
Schmähl D (1967b) Karzinogene Wirkung von Cyclophosphamid und Triazichon bei Ratten. Dtsch Med Wochenschr 92:1150–1152
Schmähl D (1968) Vergleichende Untersuchungen an Ratten über die karzinogene Wirksamkeit verschiedener Tabakextrakte und Tabakrauchkondensate. Arzneimittelforsch 18:814–817
Schmähl D (1970) Entstehung, Wachstum und Chemotherapie maligner Tumoren, 2. Aufl. Editio Cantor, Aulendorf, S 85
Schmähl D (1975) Probleme des Berufskrebses aus der Sicht der experimentellen Krebsforschung. Arbeitsmed Sozialmed Präventivmed 5:89–91
Schmähl D (1981) Chemische Karzinogenese und ihre Bedeutung für die Krebsentstehung beim Menschen. In: Schmähl D (Hrsg) Maligne Tumoren, Entstehung, Wachstum und Chemotherapie, 3. Aufl. Editio Cantor, Aulendorf
Schmähl D (1982) Carcinogenic aspects of asbestos. Vortrag World Symposium on Asbestos, Montreal
Schmähl D, Osswald H (1970) Experimentelle Untersuchungen über karzinogene Wirkungen von Krebs-Chemotherapeutika und Immunsuppressiva. Arzneimittelforsch 20:1461–1467
Schmähl D, Consbruch U, Druckrey H (1954) Fluoreszenzmessungen an Zigarettenrauch. Arzneimittelforsch 4:71–75
Schmähl D, Osswald H, Immich H (1971) Zur Frage der karzinogenen Wirkung von Krebs-Chemotherapeutika und Immunosuppressiva. Arzneimittelforsch 21:1406–1410
Schmähl D, Thomas C, Auer R (1977) Iatrogenic Carcinogenesis. Springer, Berlin Heidelberg New York
Schmidt KG, Schmähl D, Misfeld J, Timm J (1976) Experimentelle Untersuchungen zur Synkarzinogenese. 7. Mitteilung: Synkarzinogene Wirkung von polyzyklischen aromatischen Kohlenwasserstoffen (PAH) im Epicutantest an der Mäusehaut. Z Krebsforsch 87:93–100
Selikoff IJ, Lee DHK (1978) Asbestos and disease. Academic Press, New York
Selikoff IJ, Hammond EC, Churg J (1968) Asbestos exposure smoking and neoplasia. JAMA 204:106–112
Selikoff IJ, Seidman H, Hammond EC (1980) Mortality Effects of cigarette smoking among Amosite asbestos factory workers. J Natl Cancer Inst 65:507–513
Shekelle RB, Lepper M, Liu S, Maliza C, Raynor WJ Jr, Rossof AH, Paul O, Macmillanshryock A, Stamler J (1981) Dietary vitamin A and risk of cancer in the Western electric study. Lancet 2:1185–1189
Smith DM, Rogers AE, Herndon BJ, Newberne PM (1975) Vitamin A (retinyl acetate) and benzo(a)pyrene induced respiratory tract carcinogenesis in hamsters fed a commercial diet. Cancer Res 35:11–16
Smith W, Yazdi E, Miller L (1972) Carcinogenesis in pulmonary epithelia in mice on different levels of vitamin A. Environ Res 5:152–163
Speil S, Leineweber JP (1969) Asbestos minerals in modern technology. Environ Res 2:166–208
Spurny KR, Gentry JW, Stöber W (1978) Sampling and analysis of fibrous aerosol particles. In: Shaw DT (ed) Fundamentals of aerosol science. Wiley, New York, pp 257–324
Spurny KR, Stöber W, Opela H, Weiss G (1979) On the evaluation of fibrous particles in remote ambient air. The Sci Total Environ 11:1–40
Stanton MF, Miller E, Wrench C, Blackwell R (1972) Experimental induction of epidermoid carcinoma in the lungs of rats by cigarette smoke condensate. J Natl Cancer Inst 49:867–877
Stayner LT, Wegman DH (1982) Smoking, occupation, and histopathology of Lung Cancer: A case-control study with the use of the Third National Cancer survey. J Natl Cancer Inst 70:421–426
Stocks P (1957) Cancer in North Wales and Liverpool regions in relation to habits and environment. Supplement to Part II, British Empire Cancer Campaign, 35th Annual Report, pp 66–95
Stoeckle JD, Mancuso T (1974) Beryllium disease. Science 183:449
Sundell L (1980) Lung cancer in miners in relation to smoking habits. Eur J Respir Dis [Suppl 107] 61:131–132
Sunderman FW Jr (1968) Nickel carcinogenesis. Dis Chest 54:527–534

Takenaka S, Oldiges H, König H, Hochrainer D, Oberdörster G (1983) Carcinogenicity of cadmium chloride aerosols in W Rats. J Natl Cancer Inst 70:367–373

Thaer A (1973) Untersuchungen über den Asbestanteil im Staub der Außenluft. Betelle-Inst eV

Thies AM, Hey W, Zeller H (1973) Zur Toxikologie von Dichlordimethyläther. Verdacht auf kanzerogene Wirkung auch beim Menschen. Zentralbl Arbeitsmed 23:97–102

Timm J (1976) Trendanalysen zum Problem des Verbrauches Nikotin und Rauchkondensat in der Bundesrepublik Deutschland für die Jahre 1961 bis 1975. Beitr Tabakforsch 8:404–414

Tipton DL, Crocker TT (1964) Duration of bronchial squamous metaplasia produced in dogs by cigarette smoke condensate. J Natl Cancer Inst 33:487–495

Todd GF (ed) (1972) Tobacco research council statistics of smoking in the United Kingdom. Research Paper I, 6th edn. Mackay, Chatham

Tokuhata GK, Lilienfeld AM (1963a) Familial aggregation of lung cancer in humans. J Natl Cancer Inst 30:289–312

Tokuhata GK, Lilienfeld AM (1963b) Familial aggregation of lung cancer among hospital patients. Public Health Rep 78:277–283

Toomes H (1979) Untersuchungen zur Mucociliaren Clearance – eine bronchoskopische-videotechnische Methode. Diss Univ Heidelberg

Trendelenburg F (1977) Das Bronchialkarzinom als allgemeines medizinisches Problem. Prax Klin Pneumol 31:486–502

Trendelenburg F, Mall W (1970) Epidemiologie und Entdeckung des Bronchialkarzinoms. Internist 11:303–317

Ulmer WT (1982) Das Bronchialkarzinom im Stadt-/Landfaktor. Epidemiologische Studie mit Abgrenzung anderer Einflußgrößen. Thieme, Stuttgart

Umweltbundesamt-Berichte 1/79 (1979) Luftqualitätskriterien für ausgewählte polyzyklische aromatische Kohlenwasserstoffe. Schmidt, Berlin

Umweltbundesamt-Berichte 7/80 (1980) Luftqualitätskriterien. Umweltbelastung durch Asbest und andere faserige Feinstäube. Schmidt, Berlin

Umweltbundesamt (1983) Luftqualitätskriterien für Arsen. Schmidt, Berlin

US Department of Health, Education and Welfare (1973) Criteria for a Recommended Standard-Occupational Exposure to Inorganic Arsenic. Washington DC, Natl Inst for Occupational Safety and Health 36

Versen P (1979) Berufsbedingte Krebserkrankungen im Bereich der gewerblichen Berufsgenossenschaften. In: Norpoth K (Hrsg) Arbeitsmedizinisches Kolloquium des Hauptverbandes der gewerblichen Berufsgenossenschaften eV. Gentner, Stuttgart, S 11–29

Villiers AJ De, Windisch JP (1974) Lung cancer in a fluorspar mining community. I. Radiation, dust, and mortality experience. Br J Ind Med 21:94–109

Viola PL, Bigotti A, Caputo A (1971) Oncogenic response of rat skin, lungs, and bones to vinylchloride. Cancer Res 31:576–579

Wagner JC, Gilson JC, Berry G, Timbrel V (1971) Epidemiology of asbestos cancers. Br Med Bull 27:71–76

Wagner JC, Berry G, Pooley FD (1980) Carcinogenesis and mineral fibres. Med Bull 36:53–56

Wagoner JK (1976) Occupational carcinogenesis: The two hundred years since Percival Pott. Ann NY Acad Sci 271:1–4

Wagoner JK, Archer VE, Lundin FE, Holaday DA, Lloyd JW (1965) Radiation as the cause of lung cancer among uranium miners. N Engl J Med 273:181–188

Wald N, Howard S, Smith PG, Bailey A (1973) Use of COHb levels to predict the development of diseases associated with cigarette smoking. Thorax 30:133–140

Wanebo CK, Johnson KG, Sato K, Thorslund TW (1968) Lung cancer following atomic radiation. Am Rev Respir Dis 98:778–787

Waxweiler RJ, Stringer W, Wagoner JK, Jones J (1976) Neoplastic risk among workers exposed to vinyl chloride. Ann NY Acad Sci 271:40–48

Weber KH (1977) Die Einführung moderner Tabakerzeugnisse und ihre Annahme durch den Konsumenten. Die Tabakzeitung 87:36–39

Weiß A, Weiß B (1975) Karzinogenese durch Lost-Exposition beim Menschen, ein wichtiger Hinweis für die Alkylantien-Therapie. Dtsch Med Wochenschr 100:919–923

Weiss W (1980) The cigarette factor in lung cancer due to chloromethyl ethers. J Occup Med 22:527–529

Weiss W, Moser RL, Auerbach O (1979) Lung cancer in chloromethyl ether workers. Am Rev Respir Dis 120:1031–1037

Whitwell F, Newhouse ML, Bennett DR (1974) A study of the histological cell types of lung cancer in workers suffering from asbestosis in the United Kingdom. Br J Ind Med 31:298–303

Wicks MJ, Archer VE, Auerbach O, Kuschner M (1981) Arsenic exposure in a copper smelter as related to histological type of lung cancer. Am J Ind Med 2:25–31

Williamson JT, Graham JF, Allman DR (1965) The modification of cigarette smoke by filter tips. Beitr Tabakforsch 3:233–242

Wynder EL, Hecht S (eds) (1976) Lung cancer. UICC Technical Report Series, vol 25, Geneva

Wynder EL, Hoffmann D (1967) Tobacco and tobacco smoke. Studies in experimental carcinogenesis. Academic Press, New York, p 730

Wynder EL, Hoffmann D (eds) (1968) Toward a less harmful cigarette. Natl Cancer Inst Monogr 28

Wynder EL, Hoffmann D, Ashwanden P, Wachsmuth R (eds) (1972) Less harmful ways of smoking. J Natl Cancer Inst 48:1739–1891

Yamada A (1959) Patho-anatomical studies on respiratory cancers developed in workers with occupational exposure to mustard gas. Hiroshima J Med Sci 7:719–761

Yamagiwa K, Ishikawa K (1918) Experimental study of the pathogenesis of carcinoma. J Cancer Res 3:1–29

Yeates DB, Aspin N, Levison H, Jones MT, Bryan AC (1975) Mucociliary tracheal transport rates in man. J Appl Physiol 39:487–495

Zeller WJ, Schmähl D (1985) Etiology of small cell lung carcinoma. In: Seeber S (ed) Small cell lung cancer. Recent results in cancer research, vol 97:1–10

Zeller WJ, Schmähl D, Ivankovic S (1985) Inhalationsexperimente an Syrischen Goldhamstern: Kombination von chronischer Zigarettenrauch-Inhalation und intratrachealer Instillation von Benzo(a)pyren; Detoxifizierung des Zigarettenrauches durch Kohlefilter. Prax Klin Pneumol 39:85–92

IV. Pathologie der Lungentumoren

K.-M. Müller

Mit 15 Abbildungen und 5 Tabellen

A. Epitheliale bösartige Lungentumoren. Morphologie

Bei der Diagnostik der Lungentumoren kommt dem Pathologen eine entscheidende Rolle zu. Der Kliniker erwartet vom Pathologen mit einem gewissen Recht, daß er ein klares, meist auf histologischen Kriterien basierendes Urteil fällt. Therapie, Krankheitsverlauf und Prognose hängen maßgeblich von der histo-pathologischen Diagnose mit Einordnungen zu einer Tumorgruppe ab. Mit modernen Untersuchungsmethoden ist heute fast jeder Lungentumor der Materialgewinnung zugänglich. Das Urteil des Pathologen hängt aber ganz entscheidend ab von Auswahl des Entnahmeortes, Repräsentanz und Größe der Proben sowie Erhaltungszustand und Fixierung des entsprechenden Untersuchungsgutes (s. Kapitel XI. B. IV., Thorakoskopie und Pleurabiopsie, S. 356, dieser Teilband).

Der pathologisch-anatomische Beitrag in diesem Kapitel berücksichtigt makroskopische, mikroskopische und elektronenoptische Befunde der häufigen, überwiegend bösartigen Lungentumoren. Berücksichtigt sind auch Fragen der Histogenese und Probleme der histologischen Klassifikation der Tumoren.

I. Topographische und makroskopische Befunde bösartiger epithelialer Lungentumoren

Lungentumoren werden in der rechten Lunge etwas häufiger als in der linken Lunge gefunden und sind in über 50% in den Oberlappen lokalisiert. Mit 30% ist der linke Oberlappen am häufigsten Sitz eines Lungentumors, gefolgt vom rechten Oberlappen mit 25%, den Unterlappen mit jeweils 15,5% und dem rechten Mittellappen mit 13,5% (Abb. 1).

Die Bevorzugung der rechten Lunge ist aus den verschiedenen Ventilationsvolumina und dem daraus abzuleitenden verschieden langen Kontakt des Lungengewebes mit Carcinogenen und Cocarcinogenen zu erklären (Rink 1965 u.a.).

Die Bevorzugung der Oberlappen wird aus der relativen Häufigkeit apikodorsaler Narbenkarzinome hergeleitet (Übersichten s. Rink 1965; Eck et al. 1969; Schulze 1974; Schönleben et al. 1975; Müller 1983; Böhm et al. 1983).

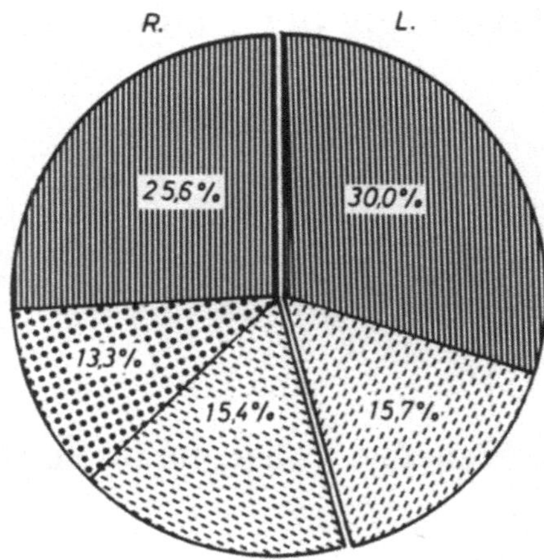

Abb. 1. Relative Häufigkeiten der Verteilung der Bronchialkarzinome auf die verschiedenen Lungenlappen im Obduktionsgut des Pathologischen Instituts der Universität Münster 1955–1975 (N = 393).
(Aus Müller 1978)

Die häufigen bösartigen Lungentumoren lassen sich nach Topographie und
Wachstumsform einteilen in:

1. Zentrale bzw. hilusnahe, intermediäre Tumoren
2. Periphere Tumoren
3. Diffus infiltrierende, pneumonisch wachsende Tumoren.

Gewisse Beziehungen sind zwischen biologischem Charakter der Tumoren und
deren Ausbreitungswegen zu knüpfen. *Niedrig*differenzierte, kleinzellige Karzinome mit einer generell höheren Wachstumstendenz entwickeln sich bevorzugt
infiltrierend manschettenförmig in der Bronchuswand. Sie gewinnen Anschluß
an das Lymphsystem und breiten sich frühzeitig über eine Lymphangiosis carcinomatosa in regionalen bronchomediastinalen Lymphknoten aus oder erreichen
bei hilifugaler Ausbreitung die Pleura. Oft werden die knotigen bronchopulmonalen Lymphknotenmetastasen bereits diagnostiziert, bevor der Primärtumor
als unscharf begrenzter Herd radiologisch oder erst autoptisch nachzuweisen
ist.

Demgegenüber wachsen die höher differenzierten Karzinome wie Plattenepithelkarzinome und Adenokarzinome in frühen Entwicklungsphasen meist als
rundliche weiche oder trockene Tumorknoten. So beschränken sich diese Tumoren zunächst auf eine lokale Infiltration des Lungengewebes mit Ausbreitung
im Lungengerüst, später auch entlang der Alveolarräume. Bei Ausbreitung in
der Bronchuslichtung entstehen intrakanalikuläre hilipetal- und hilifugal wachsende polypöse Tumorzapfen im Bronchuslumen (Abb. 2 B).

Etwa 70% aller Bronchialkarzinome entstehen als intermediäre Karzinome
in der Schleimhaut an den Teilungsstellen von Segment- und Subsegmentbronchien, seltener von Lappen- und Hauptbronchien (Ikeda 1974) (Abb. 2 A, B).

Zentrale und intermediäre Bronchialkarzinome sind im Obduktionsgut mit
70–80% die häufigsten Tumorformen (Hamperl 1950; Giese 1960/1974; Mül-

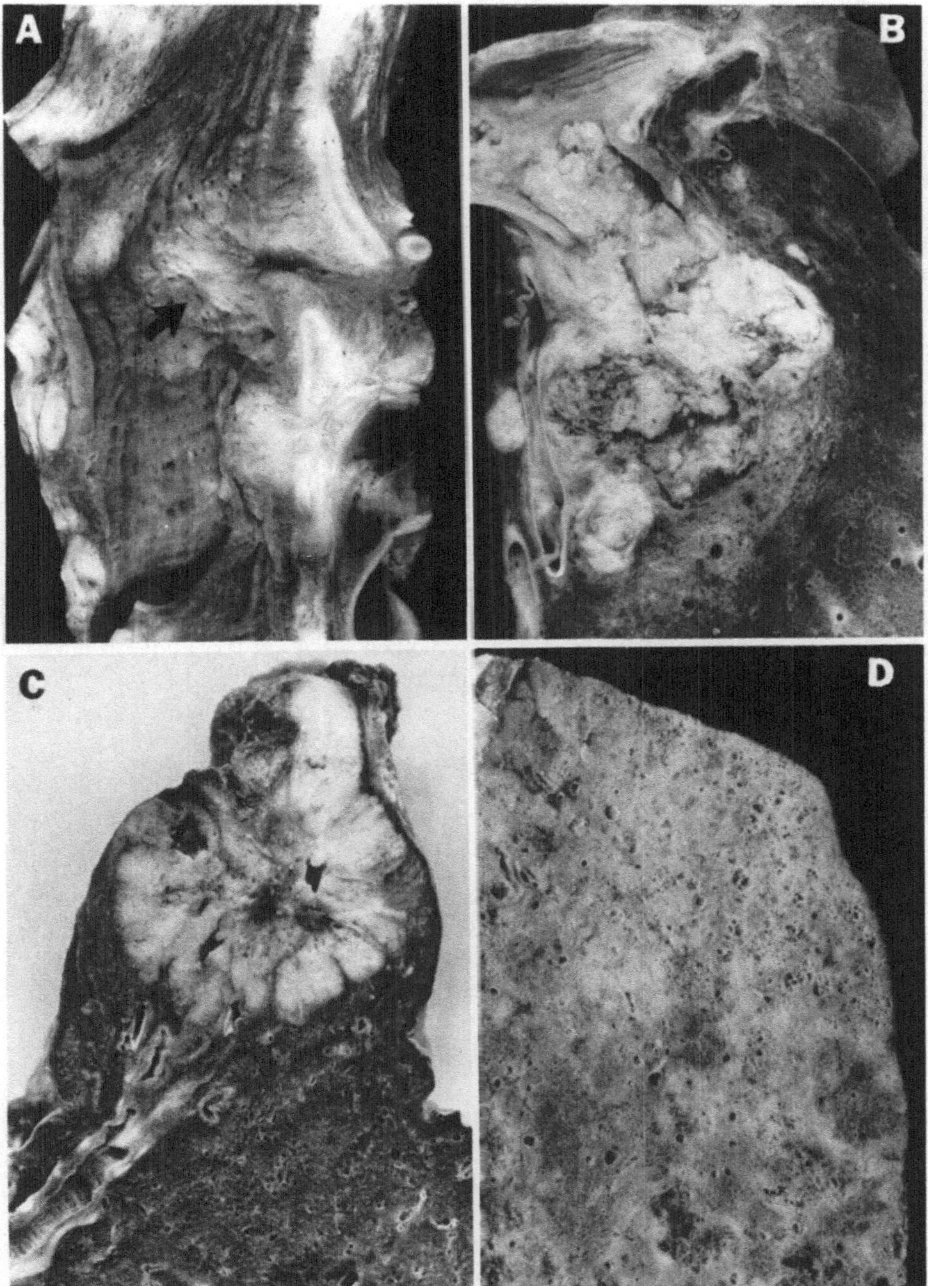

Abb. 2 A–D. Beispiele typischer Wachstumsformen bösartiger epithelialer Lungentumoren. **A** Intramural entwickeltes, intermediäres kleinzelliges Bronchialkarzinom. **B** Zentrales, teils intraluminal-papillär-wachsendes Plattenepithelkarzinom. **C** Adenokarzinom, als peripherer Rundherd wachsend. **D** Diffus, pneumonisch-wachsendes bronchiolo-alveoläres Karzinom

LER 1983 u.a.). Wegen ihrer Lage im Lungenwurzelbereich sind sie radiologisch zunächst schwer zu erfassen. Von den zentralen Karzinomen sind nach dem histologischen Befund bis zu 75% nur niedrig differenzierte, meist kleinzellige Karzinome und 30% Plattenepithelkarzinome.

Periphere Karzinome bilden einen Anteil von 20–30% aller bösartigen Lungentumoren. Im Gegensatz zu den zentralen Karzinomen sind sie klinisch-radiologisch als Rundherde im Lungenmantel gut und relativ früh zu erfassen (Abb. 2C). Sie bilden einen Anteil von 60% des klinischen Resektionsgutes. Periphere Karzinome wachsen eher langsamer und zeigen makroskopisch nicht immer eine sichere Beziehung zum Bronchialsystem. Histologisch finden sich in 50% niedrig differenzierte Karzinome, in 30% Plattenepithelkarzinome und in 13% Adenokarzinome. In diese Gruppe gehört auch das sogenannte Narben-karzinom, das in der Mehrzahl der Fälle histologisch den Typ eines Adenokarzi-noms bildet (s. Abschnitt VI. Narbenkarzinom, S. 120).

Diffus infiltrierende bösartige Lungentumoren finden sich im Obduktionsgut in nur 1,5–2,5% der Fälle (Abb. 2D). Makroskopisch handelt es sich um schlei-mig-glasige Infiltrate, die ganze Lungenlappen oder Segmente ausfüllen können. Diese Tumoren sind häufig mit zystischen Lungenveränderungen kombiniert. Histologisch handelt es sich fast ausschließlich um Adenokarzinome vom Typ des bronchioloalveolären Karzinoms (sog. Alveolarzellkarzinome). Bei dieser karzinomatös-pneumonischen Ausbreitung bleiben die Alveolarwände oft lange erhalten (s. Kapitel II. Seltenere Lungentumoren, S. 457, Teilband IV/4 B).

1. Tumorfolgen

Die klinische Erfahrung zeigt, daß etwa 60% der Bronchialkarzinome erst durch typische Folgeerscheinungen wie Atelektasen, Pneumonien, Pleuritis oder auch Fernmetastasen diagnostiziert werden. Bronchialkarzinome haben je nach Sitz und histologischem Typ charakteristische Folgeerscheinungen. Generali-sierte Tumorfolgen wie Tumorkachexie, thrombotische Komplikationen, para-neoplastische Syndrome etc. werden in anderen Kapiteln behandelt.

a) Lokale Tumorfolgen

Zentrale und intermediäre Bronchialtumoren engen die Bronchuslichtung ein. In den distalen Bronchien entsteht bei weitgehender Stenose eine Ventila-tionsbehinderung mit Sekretstau, sekundärer Infektion und gelegentlich nachfol-genden poststenotischen Bronchiektasen. Bei inkompletter Stenose entwickelt sich selten im zugehörigen Lungenabschnitt eine akute Überblähung, die gele-gentlich bis zum emphysematischen Umbau des Lungengewebes mit der Gefahr eines Spontanpneumothorax führen kann. Bei kompletter Stenose entwickelt sich distal eine Atelektase der zugehörigen Lungeneinheit, z.B. als Segmentate-lektase (Abb. 3).

Greift eine poststenotische Entzündung auf das Alveolargebiet über, entsteht das Bild der chronischen gelben, zur Abszedierung neigenden Retentionspneu-monie (Abb. 4A). Durch kontinuierliches hilipetales Tumorwachstum oder me-tastatische Vergrößerung regionaler Lymphknoten führen zentrale Bronchial-

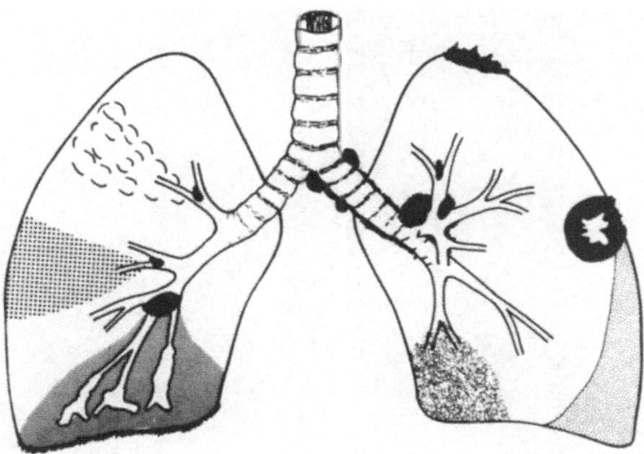

Abb. 3. Schema der verschiedenen Wachstumstypen bösartiger Lungentumoren (rechts) und typischer Komplikationen (links). (Aus MÜLLER 1978)

karzinome zur Kompression und Stenosierung großer Äste der Pulmonalgefäße, die zu einer angiographisch und nuklearmedizinisch meßbaren Perfusionsdrosselung führen. Diffusionsstörungen können Folge von tumorbedingten Ventilations- oder Perfusionssperren sein (OESER 1979).

Perikard, Epikard und Myokard können durch lymphogene oder kontinuierliche Tumorausbreitung befallen werden und durch Herzkreislaufstörungen symptomatisch werden.

Oesophagusstenosen und Fisteln, Lähmungen des Nervus phrenicus, Nervus recurrens und Nervus vagus zählen weiterhin zu den Folgen lokaler Tumorausbreitung oder regionaler Lymphknotenmetastasierung.

Karzinome des rechten Oberlappens oder Stammbronchus sowie Lymphknotenmetastasen können durch Obstruktion der Vena cava superior durch eine obere Einflußstauung imponieren.

Periphere apikale, besonders subpleurale Bronchialkarzinome wachsen über Pleuraschwielen in die Brustwand ein und können alle Wandschichten einschließlich der knöchernen Anteile zerstören (sogenanntes Pancoast-Syndrom). Beim Einwachsen in den Plexus brachialis treten starke, in Schulter, Arm und Hand ausstrahlende Schmerzen auf. Die Kompression und Infiltration des Halssympathicus führt zum Horner-Syndrom mit Miosis, Ptosis des Oberlides und Enophthalmus.

Durch Vorwachsen an die Lungenoberfläche oder in die Pleura verursacht das Tumorgewebe eine zunächst unspezifische serofibrinöse Pleuritis mit Ergußbildung; diese kann auch über eine Retentionspneumonie bei zentralem Bronchialkarzinom entstehen.

Tumorzellen im Pleurapunktat sind in der Regel erst bei einer Pleuritis carcinomatosa mit massiver hämorrhagischer Exsudation nachweisbar.

b) Regressive Tumorveränderungen

In größeren Tumorknoten, insbesondere bei Plattenepithelkarzinomen und kleinzelligen Karzinomen, entwickeln sich nicht selten konfluierende Nekrosen,

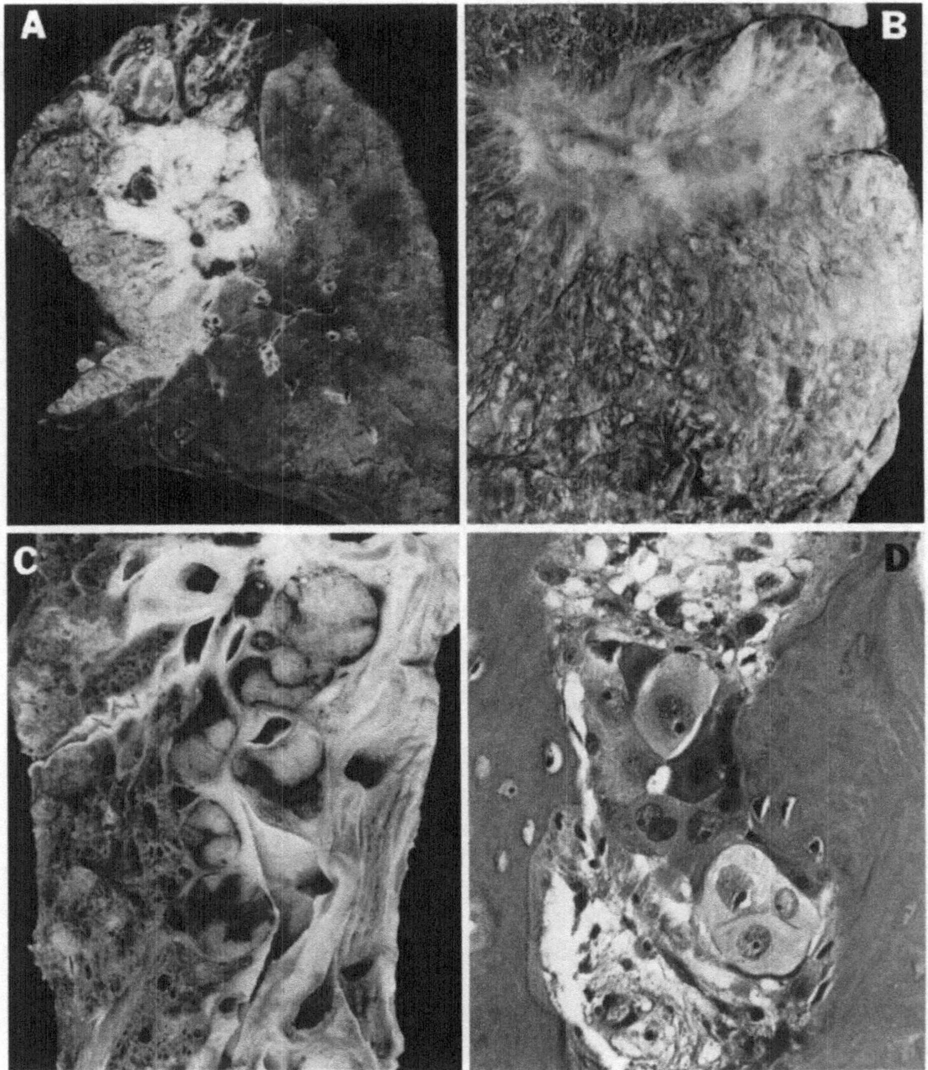

Abb. 4A–D. Häufige Tumorfolgen. **A** Subtotale Retentionspneumonie des linken Lungenoberlappens bei zentralem, ausgedehnten Plattenepithelkarzinom (77 Jahre alter Mann). **B** Reaktive Pleurafibrose mit narbiger Einziehung über einem peripheren Bronchialkarzinom (80 Jahre alter Mann). **C** Hilusnahe Lymphknotenmetastasen eines Alveolarzellkarzinoms (60 Jahre alter Mann). **D** Wirbelkörpermetastase eines Plattenepithelkarzinoms des Bronchus (39 Jahre alter Mann). (290 ×)

die Ursache tödlicher pulmonaler Tumorblutungen werden oder aus denen bei Anschluß an das Bronchialsystem Tumorkavernen entstehen können.

c) Tumorvaskularisation

Die Blutversorgung von Bronchialtumoren erfolgt fast ausschließlich durch neugebildete Äste der Bronchialarterien. Mit zunehmender Tumorgröße werden

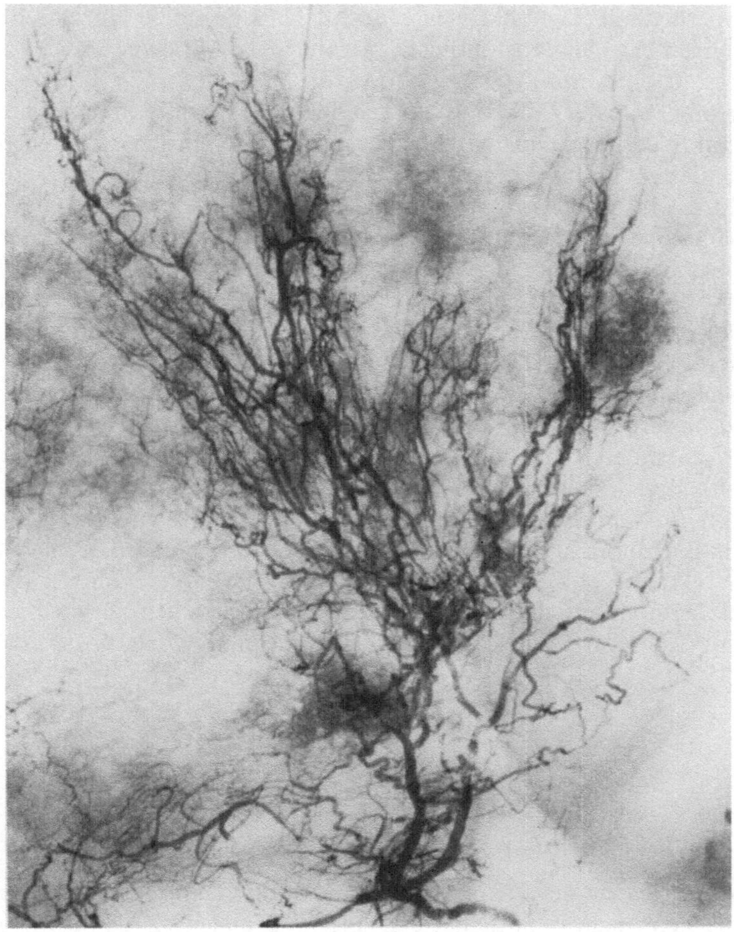

Abb. 5. Stark vermehrter Ausbau der Bronchialarterien im Bereich eines zentralen Bronchialkarzinoms. Bronchialarteriogramm der isolierten Lunge (2 ×). (Aus MÜLLER u. MEYER-SCHWICKERATH 1978)

immer ausgeprägtere Gefäßanomalien im Sinne einer zunehmenden knäuelartigen Anastomosierung und Kapillarisierung nachweisbar. Plattenepithel- und Adenokarzinome haben ein etwas geordneteres und weniger dichtes Gefäßmuster, während die schnellwachsenden klein- und großzelligen Karzinome stark verzweigte Konvolute mit zahlreichen Kapillaren aufweisen (MÜLLER u. MEYER-SCHWICKERATH 1978) (Abb. 5).

d) Metastasen

Metastasen sind in über 50% bei der Erstdiagnose und bei Obduktionen in 2/3 aller Fälle von Bronchialkarzinomen schon vorhanden. Lymphogen werden über regionale bronchopulmonale Lymphknoten die Hiluslymphknoten, obere und untere tracheobronchiale Lymphknoten und schließlich mediastinale und retroperitoneale Lymphknoten erreicht. Dabei können einzelne Stationen „übersprungen" werden (ausführliche Literatur siehe MAASSEN u. GRESCHUCHNA 1975; GRESCHUCHNA u. MAASSEN 1976, 1978).

In der Mehrzahl der Fälle sind aus dem histologischen Befund gewisse Rückschlüsse auf Tumortyp und Differenzierungsgrad der Primärtumoren möglich, bei kombinierten und niedriger differenzierten Karzinomen aber sind solche Rückschlüsse oft problematisch.

Die hämatogenen Metastasierungsmuster bösartiger Lungentumoren zeigen eine gewisse Beziehung zu den histologischen Tumortypen: Das kleinzellige Karzinom wächst frühzeitig in Venen der Lunge ein und metastasiert mit auffallender Häufigkeit neben Leber, Gehirn und Knochen auch in endokrine Organe (Nebenniere 55%, Pankreas 41%, Schilddrüse 18%, Hypophyse 15%, Hoden 7%, Nebenschilddrüse 1%), während das Adenokarzinom besonders oft in das ZNS metastasiert. Plattenepithelkarzinome zeigen deutlich weniger Fernmetastasen als die anderen histologischen Typen; MATTHEWS (1976) fand 46% der Plattenepithelkarzinome und 4% der kleinzelligen Karzinome auf den Thorax beschränkt. Im Knochenmark wurden beim kleinzelligen Karzinom in 46%, beim Adenokarzinom in 18%, beim Plattenepithelkarzinom in 2,6% Metastasen gefunden (HANSEN et al. 1972). Die Metastasierungsquote nimmt also beim Bronchialkarzinom mit steigendem Grad der histologischen Differenzierung ab (Abb. 4D). (Literatur s. auch STOBBE 1952; ECK et al. 1969; WEISS et al. 1970; MÜLLER 1978).

II. Histogenetische Aspekte

Nach unserer heutigen Kenntnis gehen bösartige Tumoren der verschiedenen Organe meistens nicht unmittelbar aus einer „normalen" Zelle hervor, sondern sind als Endstufe einer Reihe von Zell- und Gewebsveränderungen anzusehen (GRUNDMANN 1980). Diese in der Mehrzahl nur mikroskopisch auch an der Bronchialschleimhaut faßbaren Veränderungen reichen vom anomalen Zell- und Gewebsersatz mit Metaplasien und Hyperplasien bei gutartigen Tumoren, über Präkanzerosen wie Dysplasien und Carcinoma in situ als fakultative oder obligate Präkanzerosen bis hin zu manifesten Karzinomen. Der skizzierte Weg der formalen Pathogenese ist heute für Tumoren in zahlreichen Organen belegt und gilt nach umfangreichen Untersuchungen der letzten Jahre sicher auch für eine große Anzahl der bösartigen Lungentumoren (weiterführende Literatur: REZNIK-SCHÜLLER 1983a; SHORS u. BENFIELD 1983).

Das vielfältige histologische Bild bösartiger Lungentumoren und die häufige Heterogenität innerhalb eines Tumors werfen immer wieder die Frage nach der Histogenese der bösartigen Neubildung auf.

Die unterschiedliche histologische Differenzierung manifester bösartiger Lungentumoren läßt sich z.T. aus der bereits normalerweise unterschiedlichen Differenzierung der Zellen der Bronchialschleimhaut mit Kinozilien-tragenden Zylinderepithelien, schleimbildenden Zellen, Basalzellen und Zellen des APUD-

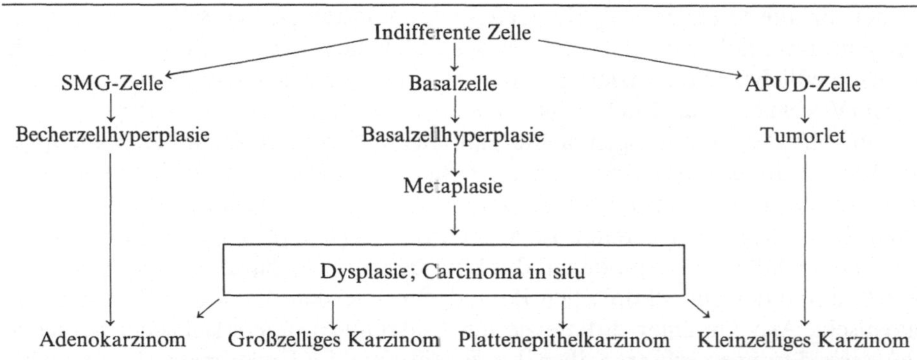

Abb. 6. Mögliche histogenetische Beziehungen zwischen Präneoplasien der Bronchialschleimhaut und verschiedenen histologischen Typen des Bronchialkarzinoms

Systems (amine precursor uptake and/or decarboxylation system, siehe Kapitel Tumorlets) ableiten. Der fast regelmäßige Nachweis präneoplastischer Epithelveränderungen im Bronchialsystem von Patienten mit manifesten Karzinomen ist als wesentliches Indiz für die Annahme von histogenetischen Reihen bei der Tumorentwicklung zu werten (weiterführende Literatur siehe AUERBACH et al. 1978; MᶜDOWELL et al. 1978; MÜLLER 1979a; NASIELL et al. 1982; SACCOMANNO 1982).

Aus den morphologisch faßbaren lokalen aber auch multifokalen verschiedenartigen Präneoplasien der Bronchialschleimhaut lassen sich Karzinome verschiedener histologischer Strukturen und Differenzierungen wie Pattenepithelkarzinome, kleinzellige Karzinome, Adenokarzinome und großzellige Karzinome ableiten (Abb. 6). Andererseits erlauben auch histologische, histochemische und ultrastrukturelle Untersuchungen manifester Karzinome Rückschlüsse auf die Histogenese der einzelnen Tumortypen.

So können Adenokarzinome und kombinierte Adeno-Plattenepithelkarzinome durch eine gleichzeitige neoplastische Proliferation unterschiedlich differenzierter schleimbildender Zellen und atypischer Basalzellen der Bronchialschleimhaut ihren Ausgang nehmen. Daneben unterstreicht aber der gleichzeitige elektronenoptische und histochemische Nachweis von Schleim- oder Keratinprodukten bzw. neurosekretorischen Substanzen innerhalb derselben Zelle eines histologisch als kleinzellig einzuordnenden Bronchialkarzinoms die Schwierigkeit eines schematisierten histogenetischen Konzeptes bösartiger Lungentumoren. Die Untersuchungsbefunde haben zur Annahme einer „indifferenten Zelle" als möglichem Vorläufer eines histologisch kombinierten bösartigen Lungentumors geführt (KAMEYA et al. 1980; MᶜDOWELL u. TRUMP 1981; Übersichtsartikel bei ISRAEL u. CHAHINIAN 1976; HERMANECK u. GALL 1979; BECKER u. GAZDAR 1983; MÜLLER u. MÜLLER 1983).

Ob und in welchem Umfang in manifesten Tumoren neue histogenetisch scheinbar unterschiedliche Tumortypen gebildet werden, ist z.Zt. Gegenstand der Diskussion. Der wiederholte Nachweis einer heterogenen, in verschiedenen

Reihen proliferierenden polyklonalen Zellpopulation in demselben bösartigen Lungentumor läßt sich gut mit der fast täglichen Beobachtung histologisch unterschiedlicher Differenzierungsmuster in verschiedenen Tumorarealen korrelieren (Vindeløv et al. 1980; Höring et al. 1982; Wörmann et al. 1983).

Obwohl dem Pathologen heute zahlreiche stationäre Befunde präneoplastischer Veränderungen des Bronchialsystems bekannt sind, bleiben auf dem Weg von der Präneoplasie bis hin zum manifesten Karzinom noch viele Fragen offen. Schwierigkeiten bereitet auch noch die Übertragung der morphologisch einwandfrei faßbaren Befunde auf das klinisch meist uncharakteristische Krankheitsbild und den endoskopischen Befund. Wert, Bedeutung und differentialdiagnostische Aspekte einer differenzierten Einteilung präneoplastischer Schleimhautveränderungen erfahren aber ihre Bestätigung im Experiment: Durch zahlreiche tierexperimentelle Untersuchungen konnten besonders nach Einwirkung karzinogener Noxen Befunde über Präneoplasien erhoben werden, die den bei Menschen beobachteten Schleimhautveränderungen zwanglos zugeordnet werden können (ausführliche Literatur siehe Reznik-Schüller 1983a). Präneoplasien bis zum Schweregrad einer mittelgradigen Dysplasie (= Metaplasie mit mittelgradigen Zellatypien) sind bei Ausschaltung einer chronischen Noxe rückbildungsfähig. Der zytologische oder histologische Nachweis von Präneoplasien des Schweregrades eines Carcinoma in situ im Bronchialsystem muß aber immer als Indiz für ein bereits an anderer Stelle manifestes oder mit hoher Wahrscheinlichkeit sich entwickelndes Karzinom gewertet werden. Diese Beobachtungen unterstreichen Wert und Notwendigkeit klinischer präventiver Maßnahmen zur Vermeidung von Präneoplasien als möglichen und wahrscheinlichen Vorläufer von Bronchialkarzinomen durch Ausschaltung bekannter chronischer karzinogener Noxen für die Bronchialschleimhaut.

1. Morphologische Zeichen gestörter genetischer Information bei der Tumorentwicklung

Den für die tägliche Diagnose der Präneoplasien maßgeblichen histologischen Charakteristika lassen sich elektronenmikroskopische Strukturanomalien zuordnen:

Wesentlicher Gesichtspunkt bei der Beurteilung anomaler Strukturen der Zellkerne im Verlauf der Karzinogenese ist eine Zunahme von Heterochromatin, die als Einschränkung der genetischen Information bei der Entwicklung von Tumorzellen gedeutet wird, sowie Abweichungen in DNS-Gehalt und Chromosomenbildern. Diese Veränderungen auf dem Weg zur Krebsentstehung sind morphologisch und morphometrisch faßbar. Grad und Ausmaß abnormer und überzähliger Chromosomen in Zellen von Präneoplasien und bösartigen Tumoren sind durch zytophotometrische Analysen zu bestimmen. Bei Ermittlung des DNS-Gehaltes von Zellkernen in Sputumzellen und Gewebsproben aus manifesten Karzinomen sind graduelle und qualitative Unterschiede zwischen Zellen aus Plattenepithelmetaplasien, Dysplasien verschiedener Schweregrade und Carcinoma in situ der Bronchialschleimhaut sowie infiltrierenden Karzinomen nachgewiesen worden (Lit. s. Sandritter et al. 1965; Nasiell et al. 1982; Braemer

1983). Nach zytophotometrischen Untersuchungsergebnissen zeigen 44% der unbehandelten Lungentumoren 2 oder mehr Zellinien unterschiedlichen DNS-Gehaltes (WÖRMANN et al. 1983).

III. Präneoplasien

Die hier zu behandelnden morphologischen, heute eindeutig bestimmbaren Veränderungen der Bronchialschleimhaut stehen zwischen regelrechten Befunden und manifesten infiltrierenden bösartigen Tumoren. Das klinische Bild einschließlich des endoskopischen Befundes kann auch bei histologisch gesicherten präneoplastischen Schleimhautläsionen weitgehend unauffällig und ohne bedeutsamen Krankheitswert sein.

Schwierigkeiten bei der Wertung von Präneoplasien bestehen immer noch für den Morphologen bei der Abgrenzung transitorisch-regeneratorischer Epithelveränderungen wie z.B. bei chronisch rezidivierenden unspezifischen Schleimhautentzündungen von wahrscheinlichen oder sicheren Vorläufern einer späteren bösartigen Neubildung (Literatur s. OTTO 1970; MÜLLER 1979a).

Nach histologischen, histochemischen, zytologischen und zytophotometrischen Kriterien sind in der Bronchialschleimhaut unterschiedliche Formen von Schleimhautanomalien und potentiell präneoplastischen Strukturveränderungen anzutreffen. Die Befunde sind beim Menschen in chronisch karzinogen-exponierten Schleimhautarealen besonders häufig vorhanden und können heute zwanglos tierexperimentellen Untersuchungsbefunden an die Seite gestellt werden (Übersichtsarbeiten s. REZNIK-SCHÜLLER 1983a).

1. Normale Bronchialschleimhaut

Das normale menschliche Bronchialsystem besteht aus einer Mukosa, einer Submukosa, die Drüsen, Gefäße und Nerven führt, aus einem fibrocartilaginären Gerüst und glatter Muskulatur. Die weitaus meisten Bronchialtumoren gehen vom respiratorischen Epithel aus. Im Oberflächenepithel werden unterschieden:

- zilientragende Zylinderepithelzellen,
- Basalzellen, die gewöhnlich nicht die Oberfläche erreichen und der Regenerationszone entsprechen,
- schleimbildende Becherzellen,
- nicht zilientragende „nackte Clara-Zellen", die nur in den terminalen Bronchien zu finden sind und deren physiologische Rolle noch unklar ist,
- endokrine Zellen („helle Zellen"), die dem neurosekretorischen APUD-System (amine precursor uptake and/or decarboxylation system) (Synonym: Kulschitzky-Zellen) zugeordnet werden und Peptidhormone enthalten. Sie sind in allen Lungenteilen, vorwiegend aber peripher zu finden.

– Bürstenzellen mit Mikrovilli-Besatz, die wahrscheinlich den „intermediären" (BARTELS 1983) oder „indifferenten" (McDOWELL et al. 1978) Zellen als mögliche entwicklungsfähige Stammzellen für alle übrigen Zelltypen entsprechen.

Die Epitheldicke der normalen mehrreihigen Schleimhaut nimmt von den großen Bronchien kontinuierlich bis auf eine einzige Zellschicht in den terminalen Bronchiolen ab (HAYEK 1970; HARTUNG 1979). (Weiterführende Literatur: CLARA 1937; CUTZ u. CONEN 1970; BASSET et al. 1971; GREENBERG et al. 1975; WHARTON et al. 1978; BECKER u. GAZDAR 1983; CUTZ et al. 1981).
Nach Art und Form zytologischer Zell- und Kernveränderungen sowie geweblicher Strukturveränderungen ist die Abgrenzung von Epithelhyperplasien, Metaplasien und Dysplasien bis zum Carcinoma in situ möglich.

2. Epithelhyperplasien

1. Die *Basalzellenhyperplasie* ist der häufigste vom regelrechten Schleimhautbild abweichende histologische Befund in Schleimhautbiopsien und im Obduktionsgut. Die normalerweise in einer Zellreihe der Basalmembran anliegenden Basalzellen sind auf 3 bis 10 Zellschichten vermehrt (Abb. 7, 8).
2. Die *Becherzellhyperplasie* resultiert aus einer verstärkten Proliferation schleimbildender Zellen. Das Verhältnis von Flimmerzellen zu Becherzellen ist für diese Schleimhautanomalie stark zugunsten schleimbildender Zellvarianten verschoben. Elektronenoptische und histochemische Befunde weisen auf einen veränderten Zyklus der Sekretbildung in den sekretorisch aktiven Zellen hin (GIESEKING 1968) (Abb. 7, 8).
Unter den ätiologischen Faktoren für eine vermehrte Zellproliferation mit histologischen Befunden von Epithelhyperplasien spielen chronische Entzündungsreize und Noxen mit bekannter karzinogener Potenz eine besondere Rolle. Die Häufigkeit von Basalzellhyperplasien läßt sich mit dem Ausmaß des Zigarettenkonsums korrelieren (Literatur s. AUERBACH et al. 1979; MÜLLER 1979a). Chronische Reizzustände der Bronchialschleimhaut, besonders das Inhalationsrauchen, werden auch für die Becherzellenhyperplasie verantwortlich gemacht (WEHNER 1983). Bei der chemisch induzierten tierexperimentellen Karzinogenese des Bronchialkarzinoms wurden hypothetische Konzepte über den Zusammenhang zwischen gesteigerter Epithelproliferation in Epithelhyperplasien und späteren manifesten Karzinomen unterschiedlicher histologischer Typen entscheidend untermauert (Literatur s. HARRIS et al. 1973; NETTESHEIM 1976; REZNIK-SCHÜLLER 1978, 1983b; BECCI et al. 1978; McDOWELL et al. 1978; KOBAYASHI et al. 1978; MOHR 1979; KLEIN-SZANTO et al. 1982; MÜLLER u. MÜLLER 1983).

3. Metaplasien

Metaplasien der Bronchialschleimhaut unterscheiden sich vom regelrechten Befund durch eine abnorm vermehrte, eher horizontal betonte Zellschichtung sowie das Fehlen typischer ausgereifter Oberflächenepithelien wie besonders Flimmer- und Becherzellen (Abb. 7).

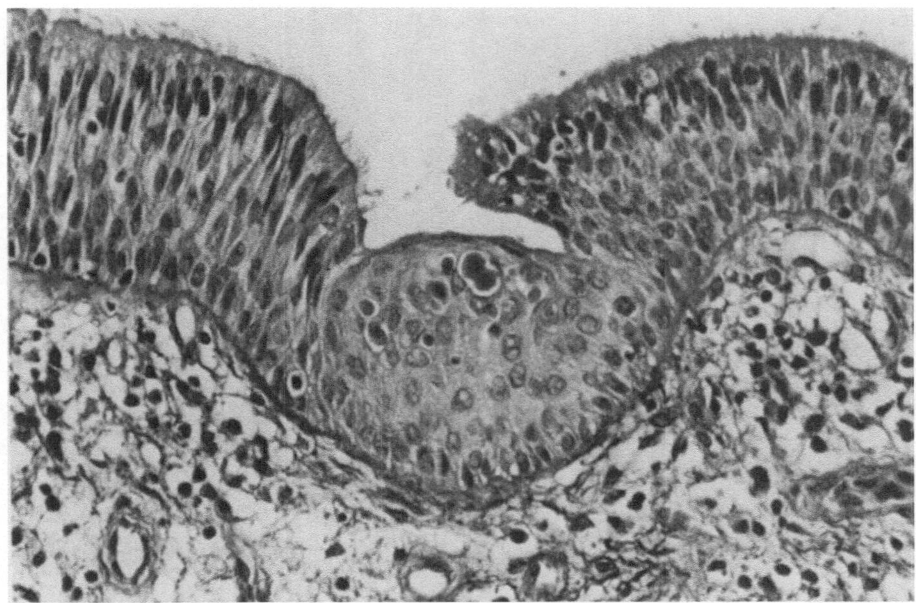

Abb. 7. Umschriebenes Areal einer Plattenepithelmetaplasie zwischen erhaltenem Oberflächenepithel mit leichtgradig gesteigerter Basalzellproliferation. (Plattenepithelkarzinom in einem anderen Segmentbronchus, 66 Jahre alter Mann. (350 ×)

1. Bei der *Plattenepithel-Metaplasie* wird das regelrechte Oberflächenepithel (s.o.) durch ein epidermisähnliches Plattenepithel ersetzt (Abb. 7). Es kommt zu einer wechselnd breiten epidermisähnlichen Zellschichtung mit Interzellularbrücken und evt. zu einer Verhornung der oberen Zellschichten unter Erhaltung scharfer Zellgrenzen. Elektronenmikroskopisch findet man im Bereich metaplastischer Epithelareale erweiterte Interzellularbrücken und vermehrt Desmosomen und Tonofilamente (MÜLLER u. MÜLLER 1983) sowie Mikrovilli und pseudopodienähnliche Zytoplasmaausstülpungen (HAMILTON et al. 1957; CUNNINGHAM u. WINSTANLEY 1959; SPAIN 1959; AUERBACH et al. 1961).

2. Bei der sogenannten *Übergangsmetaplasie* gelingt der Nachweis der Keratinbildung mit herkömmlichen morphologischen Methoden nicht. Submikroskopisch sind nur wenige Desmosomen und Tonofilamente zu belegen.

3. Die *Mikropapillomatose* ist neben mehrschichtigen Anomalien des Oberflächenepithels durch hernienartige Vorwölbungen der Basalmembran mit vaskularisierten Stromapapillen charakterisiert (Abb. 8).

Tierexperimentell konnten im Bronchialsystem wiederholt besonders bei Einwirkung karzinogener Noxen Entwicklungsreihen von Epithelhyperplasien zu Plattenepithelmetaplasien und Mikropapillomatosen aufgezeigt werden. Histogenetische Beziehungen zwischen dem Plattenepithelkarzinom und der Plattenepithelmetaplasie lassen sich durch zahlreiche gemeinsame elektronenmikroskopische Merkmale untermauern. Andererseits konnte aber nach Ausschaltung karzinogener Noxen bzw. unspezifischer Entzündungsreize die Reversibilität me-

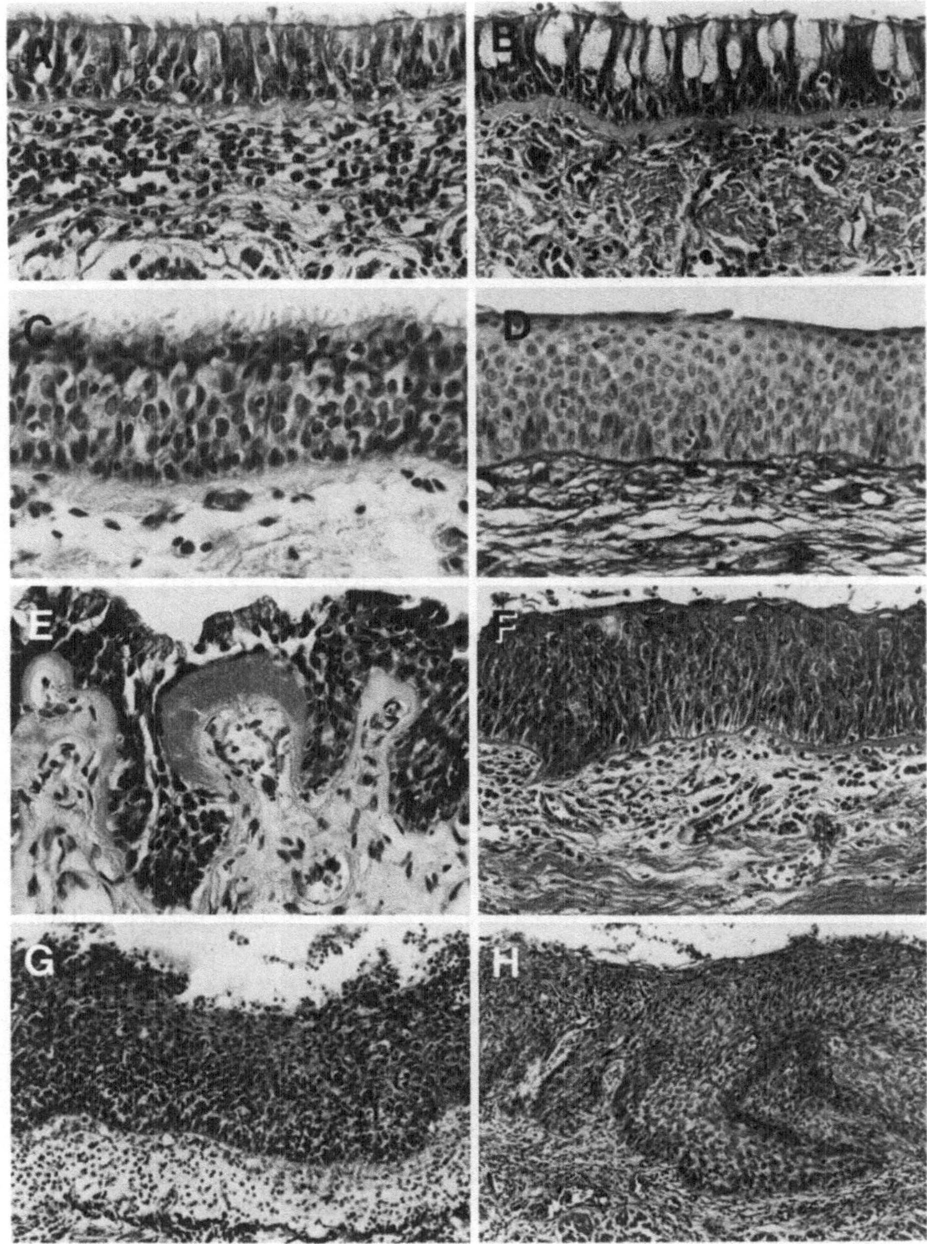

Abb. 8A–H. Beispiele verschiedener Präneoplasien der Bronchialschleimhaut. **A** Normale Bronchialschleimhaut (310 ×). **B** Becherzellenhyperplasie (310 ×). **C** Basalzellenhyperplasie (310 ×). **D** Plattenepithelmetaplasie (310 ×). **E** Mikropapillomatose (310 ×). **F** Dysplasie (125 ×). **G** Carcinoma in situ (125 ×). **H** Beginnendes Plattenepithelkarzinom (75 ×)

taplastischer Epithelanomalien im Bronchialsystem wiederholt belegt werden (NASIELL 1968; OTTO 1970; HARRIS et al. 1973; BECCI et al. 1978; KOBAYASHI et al. 1978; REZNIK-SCHÜLLER 1983 b).

Es ist jedoch bis heute unmöglich, prospektiv reversible und irreversible, möglicherweise präkanzeröse Veränderungen sicher zu unterscheiden.

4. Dysplasien – Carcinoma in situ

In Analogie zu Begriffen von Dysplasien und Carcinoma in situ anderer Organe wie Portio uteri, Kehlkopf oder Magen (GRUNDMANN 1980) sind ähnliche präneoplastische Schleimhautbefunde auch im Bronchialsystem zu beobachten. Dysplastische Epithelveränderungen sind durch zelluläre Atypien in metaplastischen Gewebsarealen charakterisiert. Die Einteilung gradueller Unterschiede dysplastischer Epithelveränderungen (Dysplasie Grad I bis III) basiert auf zytologisch, histologisch, elektronenoptisch und morphometrisch gewonnenen Kriterien (STEINBACH et al. 1981; MÜLLER u. MÜLLER 1983). Die WHO definiert in ihrer 1977 überarbeiteten Klassifikation der Lungentumoren die Dysplasie als „weniger schwere Veränderung des Epithels als beim Carcinoma in situ" (WHO 1981).

Die *histologische Charakterisierung* verschiedener Dysplasiegrade und des Carcinoma in situ orientiert sich an Ausbreitung und Ausmaß der Zell- und Kernatypien in verschiedenen Gewebsabschnitten des metaplastischen Epithels (MÜLLER 1981). Sind lichtoptisch Änderungen der Kern-Plasma-Relation zugunsten der Kerne, Mitosen und verändertes Färbeverhalten der Zellen nur im unteren Drittel des Epithelverbandes vorhanden, so erfolgt die Einordnung bei einem Dysplasiegrad I. Sind Atypien auf die gesamte Epitheldicke verteilt, so entspricht der Befund einer Dysplasie Grad III. Als Carcinoma in situ wird ein Epithelbereich mit Zell- und Kernatypien bis zur Oberfläche des Epithels bei aufgehobener Zellschichtung eingeordnet. Zur Diagnose eines manifesten Karzinoms fehlen hier nur die vollständige Destruktion der Basalmembran und die Infiltration des Stromas (Abb. 8).

Entscheidendes lichtmikroskopisches Kriterium für die Abgrenzung noch präneoplastischer Schleimhautveränderungen von infiltrierenden Karzinomen ist der Befund im Bereich der sogenannten Basalmembran, der Grenzzone zwischen Epithel und Stroma. Die normalerweise wenig gegliederte Kontaktzone zwischen Basalmembran und Basalzellen zeigt bei schweren Dysplasien und beim Carcinoma in situ eine erhebliche Diskontinuität. Die Basalmembran ist aber noch nicht vollständig durchsetzt oder zerstört, wie es beim infiltrierend wachsenden Karzinom der Fall ist.

Wie bei den beschriebenen metaplastischen Veränderungen besteht auch bei den Dysplasien unterschiedlicher Schweregrade und dem Carcinoma in situ eine direkte Proportionalität zwischen dem Ausmaß der Rauchgewohnheiten und der Wahrscheinlichkeit der Entwicklung dieser pathologischen Schleimhautbefunde.

Bei Patienten mit manifesten Bronchialkarzinomen findet man in ca. 30% auch Präneoplasien bis zum Schweregrad eines Carcinoma in situ in der Umgebung des Karzinoms, aber auch in tumorfernen Abschnitten. Das Carcinoma in situ des Bronchialsystems wird heute allgemein als mögliche Vorstufe eines Bronchialkarzinoms mit einer Latenzzeit von 10–15 Jahren angesehen. Umfangreiche zytologische Verlaufstudien bei karzinogen-exponierten Kollektiven haben den Weg der Karzinomentwicklung über die hier aufgezeigten Präneoplasien wiederholt belegt (Literaturübersicht s. AUERBACH et al. 1978; MÜLLER 1979a; NASIELL et al. 1977; SACCOMANNO 1982; KLEIN-SZANTO et al. 1982; SHIMOSATO et al. 1982).

5. Karzinoid-Tumorlets

Im Zusammenhang mit den zunehmend häufiger bei Patienten mit Lungentumoren gefundenen erhöhten Peptidhormonspiegeln, die besonders beim kleinzelligen Bronchialkarzinom klinisch relevant werden (paraneoplastisches Syndrom, s.d.), sind zwei „Präneoplasien" zu erwähnen, die als Vorläufer hormonaktiver Tumoren diskutiert werden.

Im *kleinzelligen* Karzinom vom oat-cell-type werden in unterschiedlicher Konstanz und Menge neurosekretorische Granula ähnlich wie in „Zellen vom Kulschitzky-Typ" gefunden (Abb. 9). Diese „pulmonary endocrine cells" (HAGE 1973) stehen offenbar der Zellform des APUD-Systems (amine precursor uptake and/or decarboxylation system) nahe (PEARSE 1969; PEARSE et al. 1974). Die Zellen enthalten eine Vielzahl von Peptidhormonen (u.a. Serotonin, ACTH, DDC) und werden heute als histogenetische Reihe für bestimmte Subtypen des kleinzelligen Bronchialkarzinoms angesehen. In 50 Krebszellen aus verschiedenen kleinzelligen Bronchialkarzinomen wurden 8 Zellen mit mehr als 10 neurosekretorischen Granula und 10 Zellen mit weniger als 10 neurosekretorischen Granula gefunden. Das anaplastisch wachsende kleinzellige Bronchialkarzinom scheint keine neurosekretorischen Granula zu enthalten (BRAMBILLA 1982).

Als Tumorlets werden mikroskopisch kleine Karzinoidtumoren bezeichnet (WHITWELL 1955), die man gelegentlich in Lungen mit einem kleinzelligen Bronchialkarzinom vom oat-cell-type peripher multipel und multifokal findet (RANCHOD 1977) (Abb. 9). Tumorlets werden als Vorläufer kleinzelliger bösartiger Lungentumoren diskutiert. Der Begriff wird aber im Schrifttum auch noch für atypische Epithelproliferate im Bereich der terminalen bronchioalveolären Endstrecke verwandt (SPENCER 1977).

Die oft hormonaktiven Karzinoidtumoren (Abb. 9) scheinen von den üblicherweise nur in der fetalen Lunge vorkommenden „pulmonary endocrine cells" vom Typ II und III (CUTZ u. CONEN 1970), bzw. P_2- und P_3-Zellen (BECKER 1983) abzustammen. Sie zeigen eine sehr viel geringere Metastasierung (10%) als das kleinzellige Bronchialkarzinom, das eher vom Typ der P I (P_1-Zellen)

Abb. 9A–C. Karzinoid-Tumorlets und Karzinoidtumor. Multiple kleinzellige Tumornester (Karzinoid-Tumorlets) in der Bronchialwand mit umgebender Fibrose (**A**) bei vollentwickeltem Karzinoidtumor (Mikrofotogramm **B**) an anderer Stelle. (43 Jahre alte Frau) (132 ×). **C** Elektronendichte neurosekretorische Granula im Zytoplasma von Zellen eines Karzinoidtumors (27500 ×)

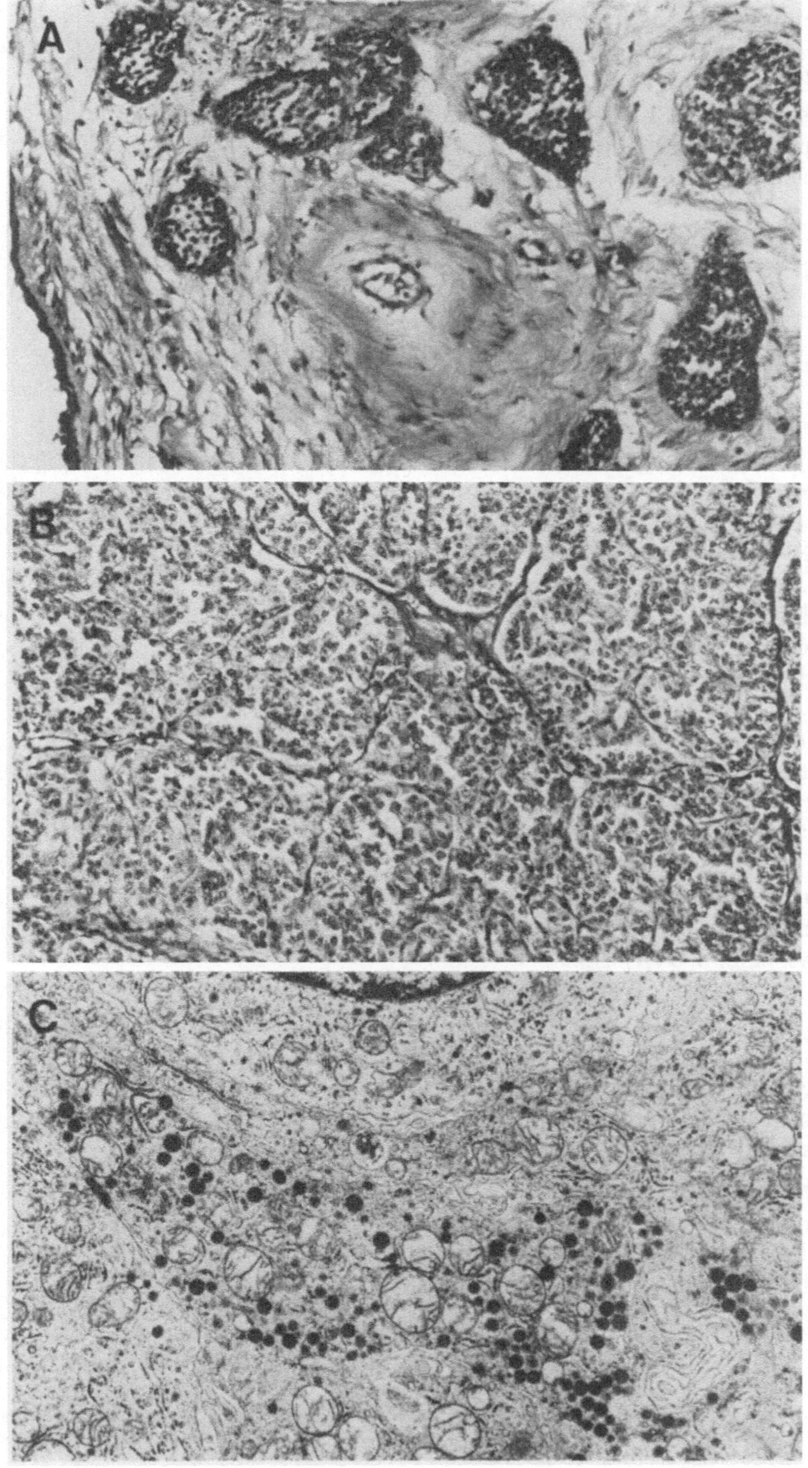

abstammt[1]. Diese argyrophilen Zellen enthalten sekretorische Granula mit Peptidhormonen (z.B. Calcitonin) und wenigstens 2 weitere biologisch aktive Polypeptide (Bombesin und Leuenkephalin) (BECKER u. GAZDAR 1983).

Als „atypische Karzinoidtumoren" entwickeln 10% dieser Karzinoidtumoren ausgeprägtere Malignität und metastasieren in bis zu 70% (BECKER u. GAZDAR 1983).

B. Histologische Klassifikation bösartiger epithelialer Lungentumoren

Zahlreiche klinische und statistische Arbeiten der letzten Jahre haben gezeigt, daß sowohl Prognose als auch Therapie der Krebsleiden der Lunge entscheidend vom histologischen Tumortyp mitbestimmt werden (MOUNTAIN 1976; REYNOLDS et al. 1977; VINCENT et al. 1977; BUCHBERGER et al. 1979; u.a.).

Diese Tatsache unterstreicht die Notwendigkeit einer einheitlichen histopathologischen Nomenklatur des Bronchialkarzinoms bzw. der malignen Lungentumoren. Die zahlreichen heute bekannten Vorschläge zur histologischen Klassifikation der bösartigen Lungentumoren sind Ausdruck der außergewöhnlichen morphologischen Vielfalt dieser Geschwülste (Tabelle 1).

Nur etwa 40 bis 50% der Bronchialkarzinome zeigen ein histologisch nahezu einheitliches Bild (SCHUBERT 1975; u.a.). Es ist lange bekannt, daß in demselben Lungentumor sowohl quantitativ als auch qualitativ unterschiedlich differenzierte Gewebsstrukturen auftreten können (FISCHER 1931; BJÖRK 1947; KAHLAU 1954; ECK et al. 1969; CHANDHOURI et al. 1972; HERMANECK u. GALL 1979).

Eine einheitliche Tumordiagnostik wird aber nicht nur durch die biologische Variabilität der bösartigen Tumoren kompliziert (vgl. Abschnitt II. Histogenetische Aspekte, S. 94ff).

SALZER (1967) hat in einer eindrucksvollen Studie gezeigt, daß das „Fiasko der Klassifizierung" auch durch die individuell unterschiedliche Handhabung vorgeschlagener Klassifikationen durch die Pathologen bedingt sein kann. Das Problem der histologischen Einteilung bösartiger Lungentumoren ist nicht neu. MARCHESANI unterschied bereits 1924 bei der Analyse von 24 Beobachtungen die bis heute in nahezu allen Klassifikationen gültigen 4 Haupttypen:

1. Basalzellkrebse
2. polymorphzellige Krebse
3. verhornende Plattenepithelkarzinome
4. zylinderzellige Adenokarzinome.

Die in den folgenden Jahrzehnten vorgeschlagenen Klassifikationen greifen im wesentlichen auf die genannten 4 Hauptgruppen zurück (Tabelle 2) (LIND-

---

1 Synonyma: Kulschitzky-Zellen, K-Zellen, „neuroepitheliale Strukturen" (LAUWERYNS u. PEUSKANS 1972), ASG-Zellen für: Argyrophilia-fluorescence-granulated Zellen, „helle Zellen" (FRÖHLICH 1949; FEYRIER 1969).

Tabelle 1. Vorschläge verschiedener Autoren und Arbeitsgruppen zur histologischen Klassifikation der Lungentumoren von 1924–1977

1924 MARCHESANI
1931 FISCHER
1935 LINDBERG
1957 BALÓ
1962 KREYBERG
1967 *World Health Organization*
1969 ECK et al.
1973 *Veterans Admin. Lung canc. chem. Group*
1973 *Working Party f. Th. of. Lung cancer*
1977 *World Health Organization*

Tabelle 2. Vorschläge zur histologischen Klassifikation epithelialer bösartiger Lungentumoren verschiedener Arbeitsgruppen von 1924–1977

MARCHESANI (1924)

1. Basalzellkrebse
2. Polymorphzellige Krebse
3. Verhornende Plattenepithelcarcinome
4. Zylinderzellige Adenocarcinome

KREYBERG (1962)

Gruppe I:
  1. Small cell anaplastic carcinomas
  2. Epidermoidcarcinomas
Gruppe II:
  1. Adenocarcinomas
  2. Bronchiolo-alveolarcell-carcinomas
  3. Carcinoids
  4. Mucous-gland-tumours

VALG (1973)

1. Squamous cell carcinoma (10)
   a) With abundant keratin (1 a)
   b) With intercellular bridges:
      epidermoid (1 b)
   c) without keratin or bridges:
      squamoid (1 c)
2. Small cell undifferentiated carcinoma (20)
   a) with oat cell structure (2 a)
3. Adenocarcinoma (30)
   a) Acinar (3 a)
   b) Papillary (3 b)
   c) Poorly differentiated (3 c)
4. Large cell undifferentiated carcinoma (40)

WP-L (1973)

10. Epidermoid carcinoma
    1) Well differentiated
    2) Moderately differentiated
    3) Poorly differentiated
20. Small cell anaplastic carcinoma
    1) Lymphocyte-like (oat cell)
    2) Intermediate cell (fusiform, polygonal, others)
30. Adenocarcinoma
    1) Well differentiated
    2) Moderately differentiated
    3) Poorly differentiated
    4) Bronchio-papillary
40. Large cell carcinoma
    1) With stratification
    2) With mucin production
    3) Giant cell
    4) Clear cell

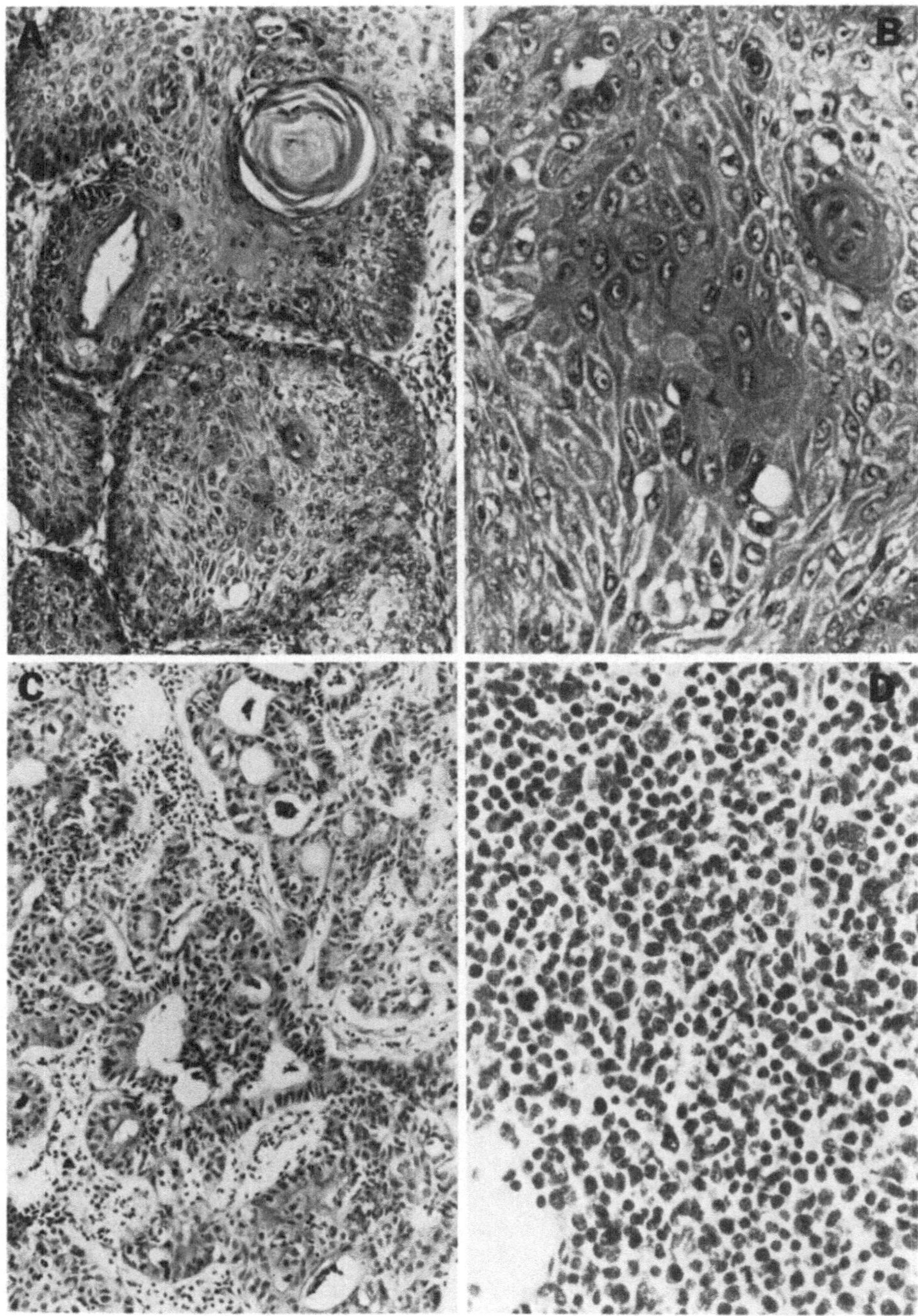

Abb. 10A–D. Mikrofotogramme von häufigen histologischen Tumortypen des Bronchialkarzinoms. **A** Hoch differenziertes Plattenepithelkarzinom mit Hornperlen (122×). **B** Hoch differenziertes Plattenepithelkarzinom mit Interzellularbrücken (300×). **C** Mittelgradig differenziertes Adenokarzinom mit englumigen tubulären Strukturen (122×). **D** Kleinzelliges Bronchialkarzinom vom oat-cell-type (300×)

Tabelle 3. Histologische Klassifikation der Lungentumoren nach der Expertenkommission von Pathologen bei der WHO 1977 (WHO 1981)

I. Epithelial Tumours	II. Soft Tissue Tumours
A. Benign	III. Mesothelial Tumours
1. Papillomas	A. Benign mesothelioma
a) Squamous cell papilloma	B. Malignant mesothelioma
b) "Transitional" papilloma	1. Epithelial
2. Adenomas	2. Fibrous (Spindle-cell)
a) Pleomorphic adenoma	3. Biphasic
("mixed" tumour)	IV. Miscellaneous Tumours
b) Monomorphic adenomas	A. Benign
c) Others	B. Malignant
B. Dysplasia and carcinoma in situ	1. Carcinosarcoma
C. Malignant	2. Pulmonary blastoma
1. Squamous cell carcinoma	3. Malignant melanoma
(epidermoid carcinoma)	4. Malignant lymphomas
Variant:	5. Others
a) Spindle cell (squamous) carcinoma	V. Secondary Tumours
2. Small cell carcinoma	VI. Unclassified Tumours
a) Oat-cell-carcinoma	VII. Tumour-like Lesions
b) Intermediate cell type	A. Hamartoma
c) Combined oat-cell-carcinoma	B. Lymphoproliferative lesions
3. Adenocarcinoma	C. Tumourlet
a) Acinar adenocarcinoma	D. Eosinophilic granuloma
b) Papillary adenocarcinoma	E. "Sclerosing haemangioma"
c) Bronchiolo-alveolar carcinoma	F. Inflammatory pseudotumour
d) Solid carcinoma with mucus	G. Others
formation	
4. Large cell carcinoma	
Variants:	
a) Giant cell carcinoma	
b) Clear cell carcinoma	
5. Adenosquamous carcinoma	
6. Carcinoid tumour	
7. Bronchial gland carcinoma	
a) Adenoid cystic carcinoma	
b) Mucoepidermoid carcinoma	
c) Others	
8. Others	

Tabelle 4. Histologisches Grading der Lungentumoren nach der TNM-Klassifikation der malignen Tumoren (UICC 1979)

G 1 = Hoher Grad der Differenzierung
G 2 = Mittlerer Grad der Differenzierung
G 3 = Geringer Grad der Differenzierung oder Entdifferenzierung
G X = Differenzierungsgrad kann nicht bestimmt werden

BERG 1935a; BALÒ 1957; ECK et al. 1969; MATTHEWS 1973; YESNER 1973; WHO 1981) (s. Zusammenstellung Tabelle 2, Abb. 10).

Während FISCHER (1931) in seiner Einteilung den zytomorphologischen Aspekt hervorhob, stellte LINDBERG (1935a) das Kriterium der Zellreife in den Vordergrund. BJÖRK (1947) und VON ALBERTINI (1957) klassifizierten vorwiegend nach histogenetischen Gesichtspunkten. KREYBERG (1962b) berücksichtigte auch ätiologische Faktoren (Tabelle 2).

Angesichts dieser verwirrenden Vielfalt von Einteilungsvorschlägen haben sich Pathologen verschiedener Länder im Rahmen der WHO bemüht, eine verbindliche und vergleichbare histologische Klassifikation der Lungentumoren zu erarbeiten. Diese Klassifikation ist einerseits sehr umfassend, andererseits dank klar definierbarer Tumorkriterien reproduzierbar und damit international vergleichbar (WHO 1981; Tabelle 3).

Während an den jahrzehntelang bewährten Hauptgruppen festgehalten wurde, ergeben sich bei den Untergruppen im Vergleich zum Vorschlag der WHO von 1967 Ergänzungen und Änderungen. Stärker berücksichtigt wurden u.a. auch die Präneoplasien und die Frage nach der Einteilung der Kombinationstumoren. Die Klassifizierung dieser Tumoren mit unterschiedlich differenzierten Gewebsanteilen wird durch Abgrenzung bisher nicht genannter Tumortypen (z.B. kombiniertes kleinzelliges Bronchialkarzinom) sowie durch präzise Einteilungsvorschriften erleichtert (vgl. Abschnitt V. Kombinationstumoren, S. 118).

Die von Pathologen bei der WHO 1977 erarbeiteten und 1981 erschienenen Definitionen und Erläuterungen für die einzelnen histologischen Tumortypen sind bei der nachfolgenden Besprechung der pathologischen Anatomie der entsprechenden Tumorgruppen berücksichtigt. Neben der Angabe des histologischen Tumortyps kann zusätzlich ein histo-pathologisches Grading mit Angabe des Differenzierungsgrades entsprechend den Empfehlungen der UICC 1979 (G 1 bis G 3 und GX) erfolgen (Tabelle 4).

Bis heute stützt sich die pathologisch-anatomische Diagnose für die tägliche Praxis bei der Untersuchung bösartiger Lungentumoren im wesentlichen auf lichtmikroskopische Befunde. Bei dem abschließenden zusammenfassenden Urteil der histologischen Tumordiagnose sollten neben der Beschreibung des histologischen Wachstumstyps auch Angaben über den Grad der Differenzierung vorgenommen werden.

Bei der gruppenweisen Zuordnung wird sich der Pathologe zunächst vom vorherrschenden Wachstumstyp leiten lassen. Liegen aber gleichzeitig verschiedene histologische Tumortypen und lokal unterschiedliche Differenzierungsgrade vor, so sollte dies auch in der Zusammenfassung und bei der Verschlüsselung von Diagnosen berücksichtigt werden.

I. Plattenepithelkarzinome

Mit 35–45% bilden die Plattenepithelkarzinome den größten Anteil der bösartigen Lungentumoren. Das zu den „Reizkrebsen" gezählte Plattenepithelkarzinom entwickelt sich hauptsächlich im Bereich der Segment- und Subsegmentbronchien (IKEDA 1974; SCHULZE 1974; MARSH et al. 1978). Die Tumoren neigen zu Nekrosen und bilden in fortgeschrittenen Stadien oft kavernenartige Zerfallshöhlen (SCHUBERT 1975).

Als präneoplastische Veränderungen findet man in Lungen mit Plattenepithelkarzinomen gehäuft Basalzellenproliferationen, Plattenepithelmetaplasien und Dysplasien bis hin zum Carcinoma in situ (vgl. Abschnitt III. Präneoplasien, S. 97ff).

Entscheidende Kriterien für histologische Diagnose und Grading eines Plattenepithelkarzinoms sind Nachweise von Verhornungszeichen (evtl. mittels Spezialfärbungen) und/oder Interzellularbrücken (KREYBERG et al. 1967; SCHUBERT 1975; HERMANECK u. GALL 1979; SOBIN 1979; MÜLLER 1980; SHIMOSATO 1980).

Die polygonalen, kubischen bis zylindrischen Tumorzellen haben einen mittleren Durchmesser von $16 \pm 2,5$ µm und sind zu kleinen Nestern oder langgestreckten bandartigen Formationen zusammengelagert, die im Querschnitt als wirbelartige oder zwiebelschuppenähnliche Strukturen erscheinen. Häufig und typisch sind zentrale Nekrosen.

Bei den hochdifferenzierten Plattenepithelkarzinomen ist die Schichtung der epidermisähnlichen Epithelkomplexe noch mehr oder weniger regelmäßig (Abb. 11 A). Im Lichtmikroskop sind die charakteristischen Interzellularbrücken besonders bei Anwendung eines Grünfilters gut erkennbar. Bei ausgeprägter Keratinisierung findet man konzentrisch geschichtete Hornperlen, meist im Zentrum der atypischen Epithelformationen (Abb. 11 A). Die mehr anaplastischen Zellen der niedrigdifferenzierten Plattenepithelkarzinome zeigen einen eher lockeren Verband mit unregelmäßigen Zellformen. Keratinbildung und Interzellularbrücken sind nur in einigen Anteilen des Tumors nachweisbar oder nur noch mit Mühe zu erkennen (HAUPT u. STOLPER 1968; ISRAEL u. CHAHINIAN 1976; MÜLLER 1978; WHO 1981; HERMANECK u. GALL 1979) (Abb. 11 B, C).

Das bindegewebige Stroma ist in wenigdifferenzierten Plattenepithelkarzinomen spärlicher entwickelt als in hochdifferenzierten Tumoren. Mäßiggradig differenzierte Plattenepithelkarzinome zeigen gegenüber den hochgradig differenzierten Karzinomen eine geringere Verhornungstendenz sowie mehr Kernatypien. Als Variante des Plattenepithelkarzinoms ist in der WHO-Klassifikation von 1977 erstmals das spindelzellige Plattenepithelkarzinom aufgenommen (Abb. 11 D). Neben atypischen Plattenepithelkomplexen finden sich bei dieser Karzinomform spindelzellige Tumorareale mit sarkomähnlichem Wachstumsmuster, starker Zellpolymorphie und unterschiedlicher Entwicklung des Fasergewebes. Durch die Einführung der Bezeichnung „spindle-cell squamous cell carcinoma" ist die Frage, ob diese Tumoren als „niedrigdifferenzierte Plattenepithelkarzinome" oder als „kleinzellige Karzinome vom Spindelzelltyp" einzuordnen seien, gegenstandslos geworden (LARSON u. ZETTERGREN 1976).

Bei elektronenoptischer Untersuchung ist die Kombination von Desmosomen, die häufig mit pseudopodienartigen Zytoplasmaausläufern benachbarter Zellen vernetzt sind, und Tonofilamenten ein relativ sicherer Hinweis für das Vorliegen eines Plattenepithelkarzinoms (FASSKE 1970; RAZZUK et al. 1970; INOUE u. DIONNE 1977; McDOWELL et al. 1978; MÜLLER 1979 b).

Die Verhornungstendenz des Tumors zeigt sich ultrastrukturell an den besonders im Bereich der Tonofibrillen entwickelten 170–280 Å großen intrazytoplasmatischen Keratohyalingranula (SASAKI et al. 1964; GREENE et al. 1969).

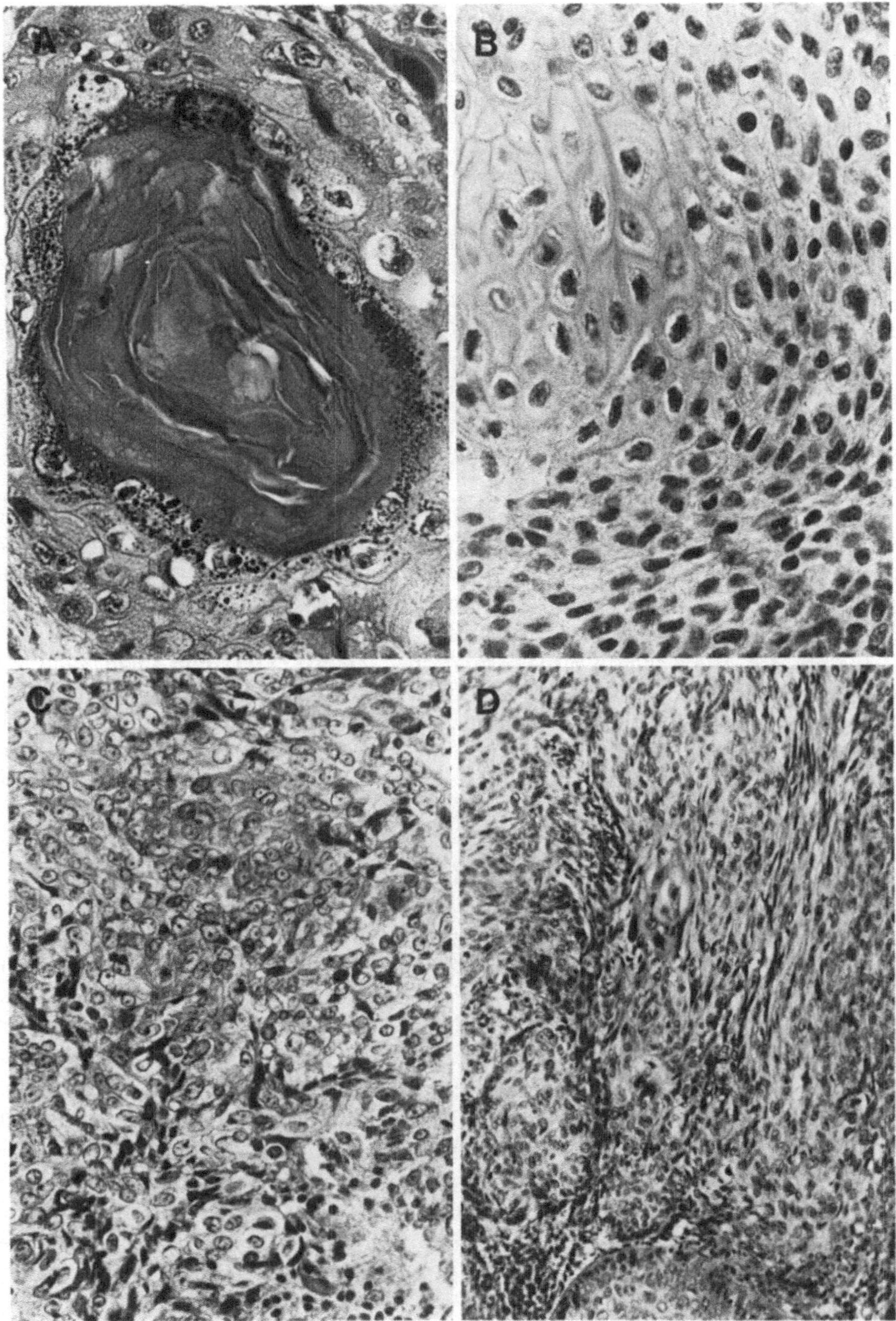

Abb. 11 A–D. Plattenepithelkarzinome. Beispiele unterschiedlicher Differenzierungsgrade. **A** Hochdifferenziertes Plattenepithelkarzinom mit Verhornung (G 1) (200 ×). **B** Teils hoch, teils mittelgradig differenziertes Plattenepithelkarzinom mit Interzellularbrücken (G 1–G 2) (290 ×). **C** Mittelgradig, teils niedrig differenziertes Plattenepithelkarzinom (G 2–G 3) (290 ×). **D** Vorwiegend niedrig differenziertes, teilweise spindelzelliges Plattenepithelkarzinom (G 3) (115 ×)

II. Kleinzelliges Bronchialkarzinom

Die kleinzelligen Bronchialkarzinome (15–25% aller bösartigen Lungentumoren) gehören wegen ihres agressiven destruierenden Wachstums und der sehr frühzeitigen lymphogenen und hämatogenen Ausbreitung zu den bösartigsten Tumoren überhaupt. Metastasen in Leber, Gehirn, Knochen, bronchomediastinale Lymphknoten und endokrinen Organen (Nebenniere in 55%, Pankreas in 41%, Schilddrüse in 18%, Hypophyse in 16%, Hoden in 7%, Nebenschilddrüse 1% nach MATTHEWS 1976) treten häufiger vor dem eigentlichen Primärtumor in Erscheinung (GRUNDMANN 1967; HANSEN et al. 1972; SCHUBERT 1975; MATTHEWS 1976; MÜLLER 1978).

Die ebenso wie Plattenepithelkarzinome zu den sogenannten „Reizkrebsen" zählenden kleinzelligen Bronchialkarzinome sind überwiegend in den zentralen und intermediären Abschnitten des Bronchialsystems lokalisiert und wachsen in der Regel diffus infiltrierend (HAUPT u. STOLPER 1968; ECK et al. 1969; SCHULZE 1974; MATTHEWS 1979).

Im histologischen Bild sind kleinzellige Bronchialkarzinome gekennzeichnet durch kleine nacktkernig erscheinende, cytoplasmaarme, lymphozytenähnliche oder spindelige Tumorzellen, die mit einer Zellgröße von 9 ± 1 µm und einer mittleren Kerngröße von 7 ± 1 µm wesentlich kleiner sind als die Zellen der Plattenepithelkarzinome mit einem Durchmesser von $16 \pm 2,5$ µm oder Tumorzellen der großzelligen Karzinome mit Zellgrößen von $40 \pm 1,4$ µm (BRÄMER 1985).

Die früher zunächst als mediastinale Lymphosarkome gedeuteten Tumoren wurden 1926 von BARNARD als Sonderform des Bronchialkarzinoms erkannt.

In der WHO-Klassifikation von 1977 werden die folgenden 3 Typen des kleinzelligen Bronchialkarzinoms unterschieden (Abb. 12):

1. kleinzelliges Karzinom vom oat-cell-type
2. kleinzelliges Karzinom vom intermediate-cell-type
3. kleinzelliges Karzinom vom combined oat-cell type.

1. Beim kleinzelligen Bronchialkarzinom vom oat-cell-type (lymphozytenähnlich) zeigen die relativ gleichförmigen Tumorzellen einen runden bis ovalen Zellkern. Das Kernchromatin ist fein verteilt und lichtmikroskopisch sind bei relativ sehr großen Kernen nur schmale Zytoplasmasäume abzugrenzen. Die Zellen liegen in lockeren Verbänden, ein Stroma ist nur gering oder gar nicht entwickelt (WATSON u. BERG 1962; HERMANECK u. GALL 1979) und gelegentlich kommt es um kleinere Blutgefäße herum zur Entwicklung von Pseudorosetten (FASSKE 1970; MATTHEWS 1976; SHIMOSATO 1980).

Das Vorkommen einzelner größerer Zellen, tubulärer Strukturen oder geringer Mengen von Muzin sollte gemäß dem Vorschlag der WHO die Klassifikation als Karzinom vom oat-cell-type nicht beeinflussen. Nach Ansicht einiger Autoren sind kleine Gewebsareale mit angedeuteter höherer Differenzierung sogar typisch für Karzinome vom oat-cell-type (AZZOPARDI 1959, WHITWELL 1955). Die Abgrenzung des Karzinoms vom oat-cell-type gegenüber den anderen Tumortypen wird auch durch ultrastrukturelle Befunde gestützt:

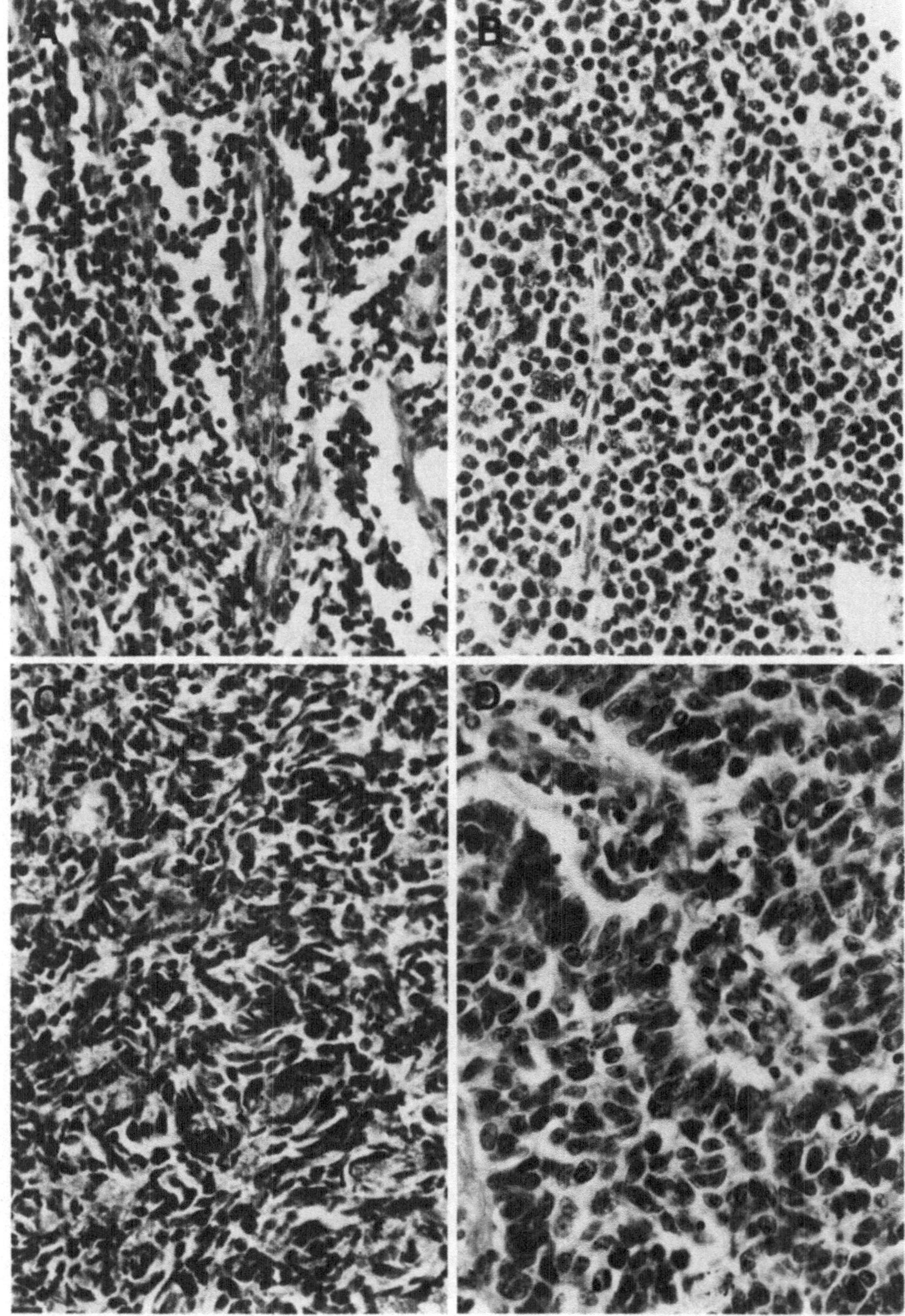

Abb. 12 A–D. Histologische Beispiele kleinzelliger Bronchialkarzinome. **A, B** oat-cell-type (310 ×),
C, D intermediate-cell-type (310 ×)

Hervorstechendes Merkmal sind intrazytoplasmatische, 80 bis 200 nm messende Organellen, die von einer 100 Å-dicken Membran umgeben sind (BECKER u. GAZDAR 1983). Diese Granula haben große morphologische Ähnlichkeit mit neurosekretorischen Granula, die als Speicherorgane für Amine und/oder Peptidhormone dienen, und werden daher mit einer übermäßigen ektopen Hormonproduktion vieler kleinzelliger Bronchialkarzinome in Zusammenhang gebracht (BENSCH et al. 1968; HATTORI et al. 1972; RANCHOD 1977).

Histogenetisch bestehen beim Karzinom vom oat-cell-type Beziehungen zu den Zellen vom Kulschitzky-Typ des APUD-Systems (amin precursor uptake and/or decarboxylation-system). In diesen kleinzelligen Tumoren und Tumorzellkulturen wurden hohe Konzentrationen an DDC (Dopadecarboxylase) gefunden (BAYLIN 1980). Neuere Befunde deuten darauf hin, daß diese neurosekretorischen Zellen auch Ausgangspunkt der Bronchuskarzinoide und der sogenannten Tumorlets sind (s. Kapitel II. Seltenere Lungentumoren, S. 457, Teilband IV/4 B), die als multiple „carcinoid-tumorlets" in Lungen mit kleinzelligem Bronchialkarzinom nachgewiesen wurden und als Vorstufen für das Karzinom vom oat-cell-type diskutiert werden (CHURG u. WARNOCK 1976; RANCHOD 1977).

2. Das kleinzellige Bronchialkarzinom vom Intermediärzelltyp besteht aus polygonalen oder spindeligen Zellen, die in ihrer Struktur insgesamt weniger regelmäßig erscheinen als die des Karzinoms vom oat-cell-type. Die Kernstruktur erinnert an das Karzinom vom oat-cell-type, das Zytoplasma ist dagegen stärker entwickelt, die Zellgrenzen oft besser erkennbar. Treten Intermediärzellen und Haferkornzellen gleichzeitig in einem Tumor auf, wird die Einordnung als Karzinom vom oat-cell-type empfohlen.

Bei einer Kombination aus intermediären und großzelligen Zellformen ist dagegen der Tumor als intermediärzellig zu klassifizieren (WHO 1981).

3. Sind sowohl kleinzellige Karzinomteile als auch deutliche plattenepitheliale Strukturen und/oder Anteile eines Adenokarzinoms vorhanden, so wird die Einordnung beim kombinierten Karzinom vom oat-cell-type empfohlen (Gruppe 2c der WHO-Klassifikation von 1977).

(Übersichtsartikel siehe bei: KROMPECHER 1924; ISRAEL u. CHAHINIAN 1976; SAID u. MUTT 1977; HERMANECK u. GALL 1979; BECKER et al. 1980; GAZDAR et al. 1980; NASIELL 1982; MÜLLER u. MÜLLER 1983).

III. Adenokarzinome

Mit einem Anteil von 13–23% ist das Adenokarzinom fast ebenso häufig wie das kleinzellige Bronchialkarzinom. Für die Entwicklung dieser meist im Lungenmantel lokalisierten Karzinome spielen vorbestehende Lungennarben wahrscheinlich eine wesentliche Rolle, da ca. 40–70% aller Narbenkarzinome Adenokarzinome sind (GELZER 1956; LÜDERS 1954, 1967; HARTUNG 1977; AUERBACH et al. 1979).

Die Tumoren breiten sich meist diffus infiltrierend, oft kontinuierlich intraalveolär unter Erhaltung der Alveolarstrukturen aus und metastasieren frühzeitig mit Bevorzugung des Zentralnervensystems (MÜLLER 1978; WHO 1981).

Histologisch kennzeichnend ist der Aufbau aus atypischen, drüsenähnlichen Strukturen. Die Tumoren bestehen aus kubischen bis zylindrischen, oft schleimproduzierenden Zellen mit basalen Zellkernen, die sich zu tubulären, acinären oder papillären Formationen zusammenlagern (SIEGENTHALER 1955; BALÒ 1957; FASSKE 1970; SCHUBERT 1975; MÜLLER 1980).

Der histochemische Schleimnachweis innerhalb der Drüsenlichtung bzw. in Sekretvakuolen der zytoplasmareichen Tumorzellen ist ein entscheidendes, jedoch nicht beweisendes Kriterium für die Diagnose des Adenokarzinoms (MATTHEWS 1976; HERMANECK u. GALL 1979). Ein kleiner Teil der Adenokarzinome entwickelt sogenannte Psammomkörperchen. Dabei handelt es sich um verkalkte rundliche Gebilde, die aus eingedicktem Schleim, hyalin umgewandelten Stromazellen und zugrundegegangenen Geschwulstzellen bestehen. Die mittlere Größe der einzelnen Tumorzellen liegt ähnlich den Zellen von Plattenepithelkarzinomen bei $14,5 \pm 2,5$ µm bei einem mittleren Kerndurchmesser von $9 \pm 1,5$ µm.

Die WHO-Klassifikation unterscheidet folgende vier Typen des Adenokarzinoms:

1. acinäres Adenokarzinom
2. papilläres Adenokarzinom
3. solide schleimbildendes Adenokarzinom
4. bronchiolo-alveoläres Adenokarzinom.

1. Acinäre Adenokarzinome sind gekennzeichnet durch überwiegend drüsige Strukturen mit Ausbildung von Acini und Tubuli mit oder ohne Papillenbildung (Abb. 13A).

2. Papilläre Adenokarzinome bilden pseudoalveoläre oder glanduläre Komplexe und wachsen zottenartig papillär in das Lumen der „Drüsen" bzw. intraalveolär vor. Bei dieser Form des Adenokarzinoms sind Psammomkörperchen besonders häufig. Papilläre Adenokarzinome werden besonders oft in Verbindung mit vorbestehenden Lungennarben als sogenannte Narbenkarzinome gefunden (Abb. 13B).

Bei den acinären und papillären Adenokarzinomen können je nach der histologischen Ausreifung der drüsigen Strukturen noch hoch-, mittelgradig und niedrig differenzierte Karzinome unterschieden werden.

3. Das solide schleimbildende Adenokarzinom wurde in der WHO-Klassifikation von 1967 noch in der Gruppe der großzelligen Karzinome als „solid tumor with mucin-like substances" geführt. Dieses Adenokarzinom wächst in soliden Zellsträngen aus polymorphen zytoplasmareichen Zellen. Die unregelmäßig geformten großen Kerne enthalten auffallende Nucleoli und ein grobes, unregelmäßig verklumptes Chromatin. Da die kompaktwachsenden Tumoren keine Acini, Tubuli oder Papillen bilden, ist der histochemische Nachweis von zytoplasmatischen Schleimvakuolen (Mucinfärbung!!) zur Abgrenzung gegenüber den großzelligen Karzinomen unerläßlich.

4. Bronchiolo-alveoläre Karzinome (Alveolarzellkarzinome) sind gekennzeichnet durch tapetenartige Auskleidung vorbestehender Alveolarwände mit zylindrischen, relativ einförmigen, oft schleimproduzierenden Tumorzellen[2]. Als

---

2 (s. auch Kapitel II. LIEBIG u. MÜLLER, „Seltenere Lungentumoren", S. 457, Teilband IV/4B).

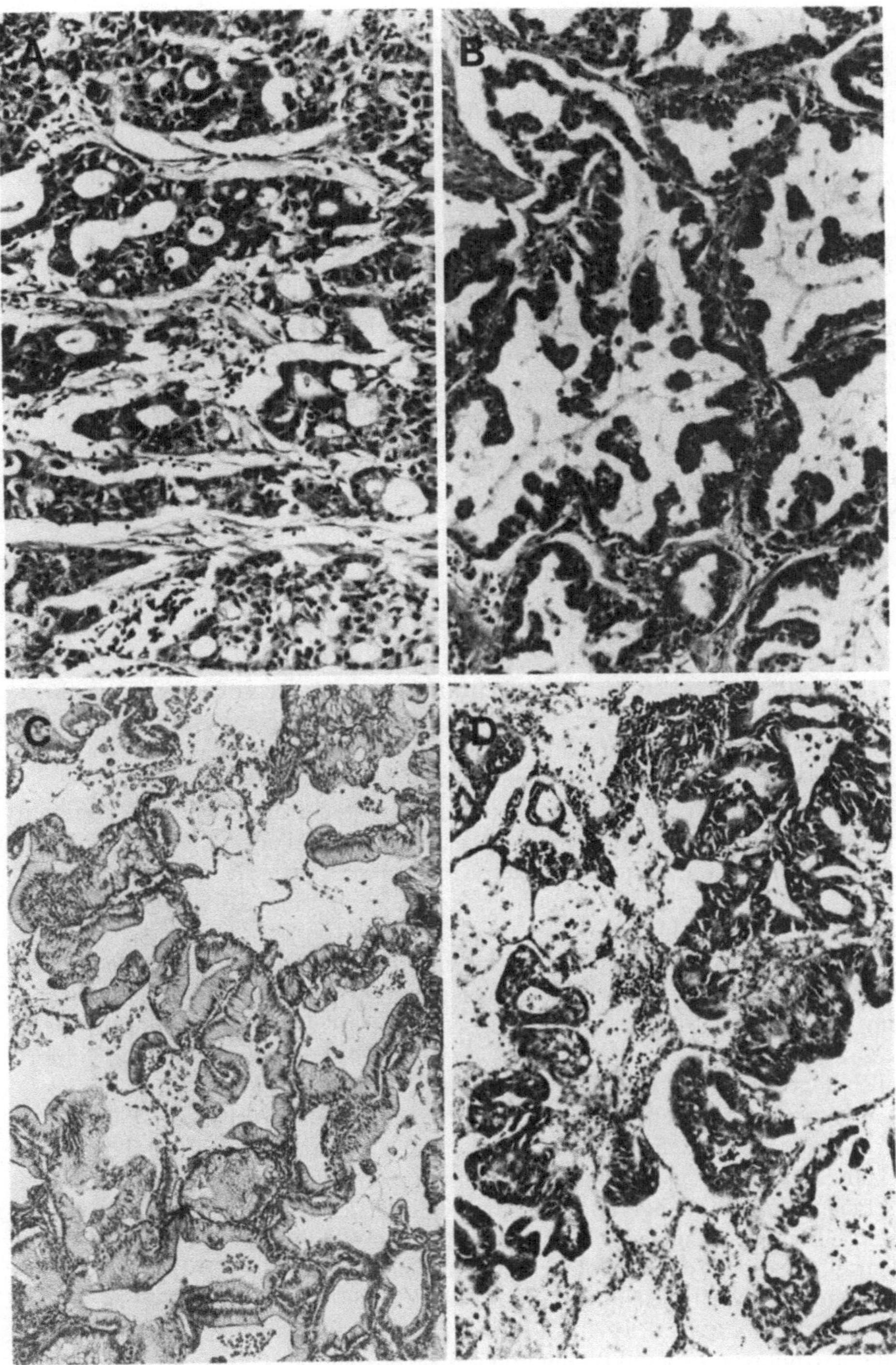

Abb. 13A–D. Histologische Beispiele von Adenokarzinomen. **A** Acinäres Adenokarzinom (125 ×). **B** Papilläres Adenokarzinom (125 ×). **C** Bronchiolo-alveoläres Adenokarzinom (50 ×). **D** Lungenmetastase eines Adenokarzinoms des Corpus uteri (75 ×)

Ausgangspunkt dieses seltenen Tumors (1–2% aller bösartigen Lungentumoren) werden das Epithel der bronchiolären Endstrecke, Clara-Zellen und Pneumozyten II diskutiert (Nash et al. 1972; Kuhn 1972; Mollo et al. 1973; Greenberg et al. 1975) (Abb. 13C). Histologisch kann die Abgrenzung eines bronchiolo-alveolären Karzinoms gegenüber einer Alveolarkarzinose, insbesondere eines extrapulmonalen Mikrokarzinoms schwierig, wenn nicht sogar unmöglich sein (Abb. 13D).

Elektronenmikroskopisch sind Zellen von Adenokarzinomen charakterisiert durch reichlich mukosekretorische Granula, Sekretvakuolen, ein gut entwickeltes rauhes endoplasmatisches Retikulum und Mikrovillibildung der Zytoplasmamembran. Die Anzahl der Mitochondrien und Ribosomen ist erhöht (Hattori et al. 1967; Fasske 1970; Razzuk et al. 1970; Takenaga et al. 1977; McDowell et al. 1978).

Die Tumorzellen haben große Ähnlichkeit mit den schleimbildenden Zellen und deren Vorläufern von Bronchien und Bronchiolen bzw. dem Epithel der Bronchialwanddrüsen (Shimosato 1980; Henderson u. Papadimiztriov 1982; Nash et al. 1972; Krüger-Brederlow u. Fasske 1980).

IV. Großzellige Karzinome

Die stark differierenden Häufigkeitsangaben für das großzellige Bronchialkarzinom sind Ausdruck der unterschiedlichen und teilweise problematischen Abgrenzung dieses Tumortyps („Papierkorbkategorie" nach Matthews 1976) in den verschiedenen zugrundeliegenden histologischen Klassifikationen.

Die Gruppe der großzelligen Bronchialkarzinome umfaßt solide Tumoren aus überwiegend großkernigen, zytoplasmareichen Zellen mit zahlreichen Mitosen und Übergang zu mehrkernigen Riesenzellen. Auch die in einigen Statistiken als polymorphzellige oder undifferenzierte großzellige Karzinome geführten Karzinome gehören hierher.

Histologisch kennzeichnend ist der Aufbau aus atypischen epithelialen Zellen mit großen hyperchromatischen, oft gelappten Kernen und reichlich entwickeltem Zytoplasma (Schubert 1975; Matthews 1976). Zellgrenzen sind meist besser erkennbar als beim Karzinom vom oat-cell-type. Die Größe der Tumorzellen liegt bei 40 ± 14 µm im Durchmesser.

Lichtmikroskopisch sind typische plattenepitheliale, drüsige oder kleinzellige Strukturen nicht nachweisbar. Die in einigen neueren elektronenmikroskopischen Studien bei großzelligen Bronchialkarzinomen beschriebenen drüsigen (Schleimvakuolen, Golgikomplexe) bzw. epithelialen (Tonofilamente, Desmosomen) Differenzierungszeichen sind zwar histologisch interessant, für die tägliche Beurteilungspraxis des Pathologen aber unerheblich, da die histologische Einteilung nach den WHO-Richtlinien ausschließlich auf lichtmikroskopischen Befunden beruht (Wang et al. 1976; Churg 1978). Ist jedoch auch lichtoptisch mittels Mucinfärbungen Schleimbildung erkennbar, erfolgt die Klassifizierung als solides schleimbildendes Adenokarzinom (s.o.). Als Varianten des großzelligen Bronchialkarzinoms werden in der WHO-Klassifikation folgende Tumortypen unterschieden:

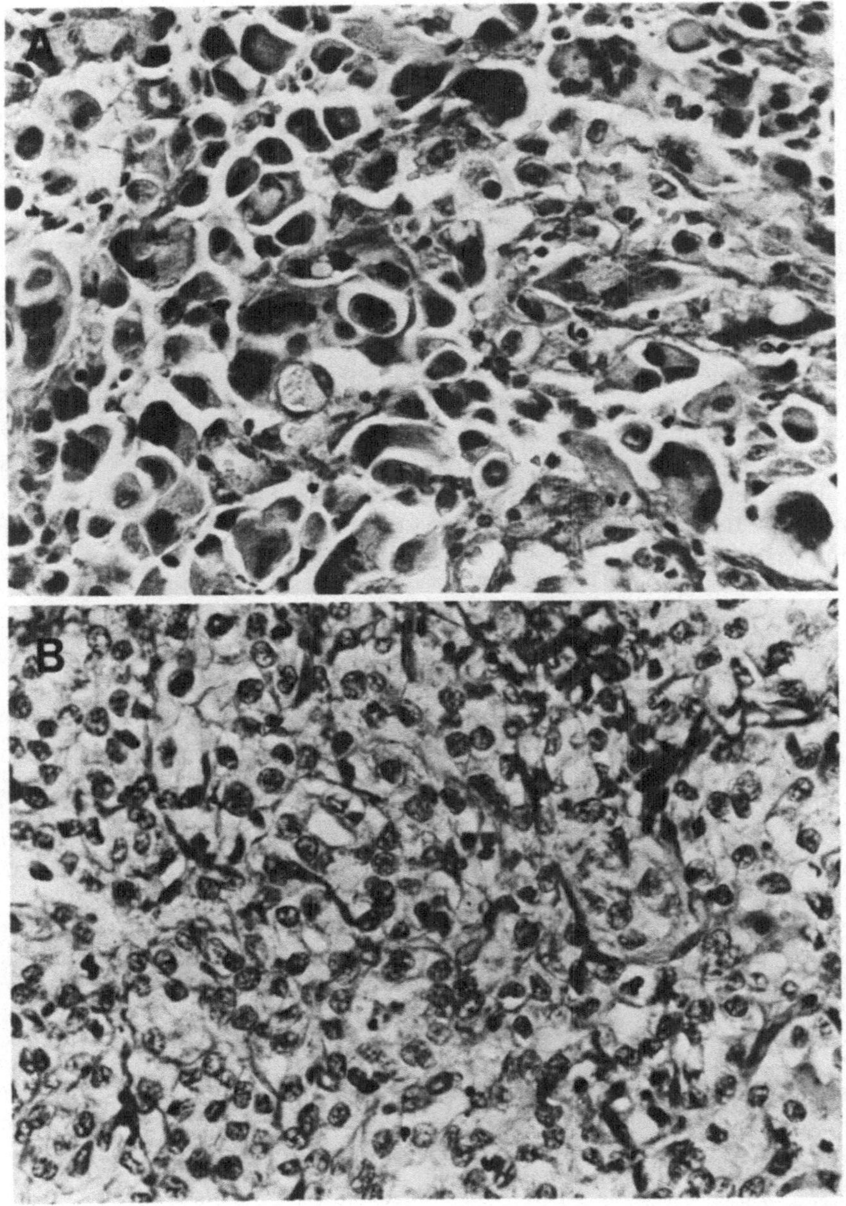

Abb. 14A, B. Histologische Beispiele großzelliger Karzinome. **A** Großzelliges Karzinom mit Riesenzellen (350 ×). **B** Hellzelliges Bronchialkarzinom (350 ×)

1. großzelliges Karzinom mit Riesenzellen
2. hellzelliges Bronchialkarzinom.

1. Das großzellige Karzinom mit Riesenzellen (giant-cell-carcinoma) ist aufgebaut aus großen, bizarr geformten, häufig mehrkernigen Riesenzellen mit ei-

nem Zelldurchmesser von 50–70 µm, die von kleineren anaplastischen Zellen umgeben sind (PATTON et al. 1951; KREYBERG et al. 1967; WHO 1977; MÜLLER 1980) (Abb. 14A).

Kennzeichnend sind die außerordentlich polymorphen Kerne mit unregelmäßigen Chromatinverklumpungen und deutlichen Nucleoli sowie das reichlich entwickelte, häufig stark acidophile Zytoplasma. Die intrazytoplasmatisch nachweisbaren Reste von Granulozyten und Kerntrümmern sind möglicherweise keine echten Phagozytosefolgen, sondern Zeichen einer Tumorzell/Tumorzell- bzw. Leukozyten/Tumorzell-Emperipolesis (WANG et al. 1976).

2. Die sehr seltenen hellzelligen Bronchialkarzinome sind charakterisiert durch große Tumorzellen mit auffallend hellem oder schaumigem Zytoplasma ohne Mucinnachweis. Hellzellige Gewebsareale in malignen Lungentumoren anderer histologischer Karzinomtypen (HACKL 1973) erlauben nicht die Diagnose „clear-cell-carcinoma" (WHO 1977). Differentialdiagnostisch müssen bei Nachweis hellzelliger Lungentumoren mögliche Metastasen eines klinisch unerkannten hypernephroiden Nierenkarzinoms (Gefrierschnittechnik, Sudan-III-Färbung) in Betracht gezogen werden (SCHUBERT 1975; SHIMOSATO 1980) (Abb. 14B).

V. Kombinationstumoren

Das gleichzeitige Vorkommen histologisch unterschiedlich differenzierter Gewebsstrukturen innerhalb desselben bösartigen Lungentumors ist nicht ungewöhnlich. CHAUDHOURI (1972) fand unter 733 Bronchialkarzinomen in 6% derartige Kombinationstumoren (z.B. Adenokarzinom in Kombination mit einem Plattenepithelkarzinom, Plattenepithelkarzinom in Kombination mit kleinzelli-

Tabelle 5. Vorschlag des Expertenkomittees von Pathologen bei der WHO 1977 zur histologischen Klassifikation von bösartigen Lungentumoren mit unterschiedlichen histologischen Komponenten

1. Adenokarzinom u. Plattenepithelkarzinom	→ Adenosquamous carcinoma	(Gruppe 5)
2. Plattenepithelkarzinom u. spindelzellige (kleinzellige) Komponente	→ Spindle cell (squamous) -Karzinom	(Gruppe 1a)
3. Kleinzelliges Karzinom u. geringe Anteile mit Tubuli, Mucin oder größere Zellen	→ Kleinzelliges Karzinom	(Gruppe 2a)
4. Kleinzelliges Karzinom deutliche Plattenepithel und/oder Adenokarzinom-Komponente	→ Kombiniertes oat-cell-Karzinom	(Gruppe 2c)

Abb. 15A–C. Kombinationstumor mit histologisch unterschiedlich differenzierten Arealen aus dem- ▶ selben Tumor. **A** Strukturen eines niedrig differenzierten Plattenepithelkarzinoms (125 ×). **B** Drüsig wachsende Tumoranteile (125 ×). **C** Kleinzellig strukturierte Tumorabschnitte (125 ×)

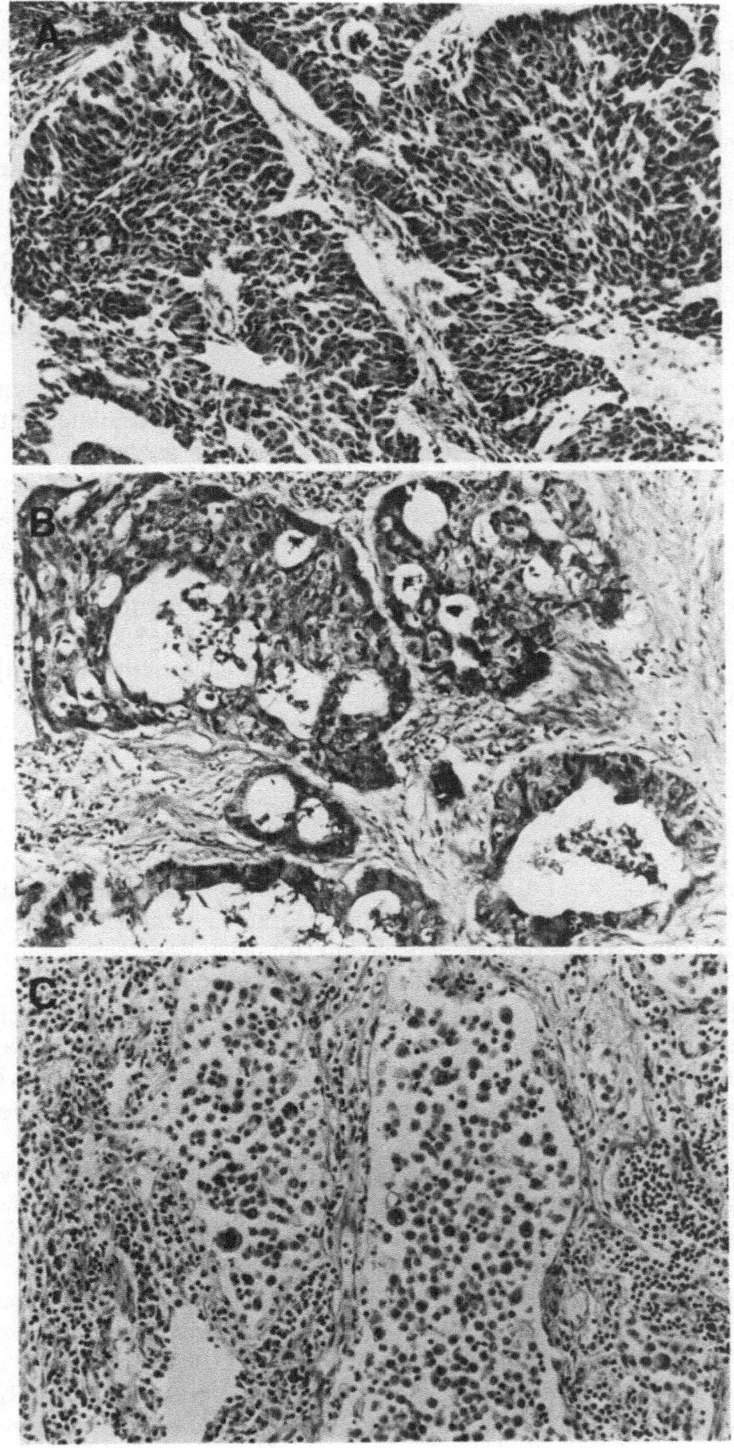

gem Karzinom). Der Anteil der Tumoren mit nicht einheitlichem histologischem Bild dürfte aber noch wesentlich höher liegen (SCHUBERT 1975; MÜLLER 1983). Die Entscheidung, nach welchem der in einem Tumor angetroffenen Gewebstypen sich die histologische Diagnose richten soll, ist abhängig von den Einteilungsvorschriften der zugrundeliegenden Klassifikation, dem führenden Tumortyp bzw. wechselnden Differenzierungsgrad sowie der individuellen Beurteilung des jeweiligen Untersuchers. Während ECK et al. (1969) empfehlen, nach dem vorherrschenden histologischen Bild zu klassifizieren, beruht die WHO-Einteilung von 1967 auf dem Grundsatz, die Einteilung nach den am höchsten differenzierten Strukturen vorzunehmen. In der WHO-Klassifikation von 1977 finden sich darüber hinaus konkrete Einteilungsvorschriften für einige häufiger anzutreffende Kombinationstumoren (Tabelle 5).

Für die Kombination von Strukturen eines Plattenepithelkarzinoms mit spindelzelligen Anteilen ist die Subtypisierung des „spindelzelligen Plattenepithelkarzinoms" bei der Gruppe der Plattenepithelkarzinome vorgesehen.

Liegen in einem kleinzelligen Karzinom nur geringe Anteile tubulärer Strukturen, Mucin-enthaltende oder größere Zellen vor, so sollte die Einordnung entsprechend des vorherrschenden Zelltyps beim (s. Tabelle 5) kleinzelligen Karzinom erfolgen. Sind in einem Tumor schließlich sowohl kleinzellige Karzinomanteile als auch deutliche plattenepitheliale Strukturen und/oder Anteile eines Adenokarzinoms vorhanden, so wird die Einordnung beim 3. Subtyp des kleinzelligen Karzinoms, dem „kombinierten oat-cell-Karzinom" empfohlen (Abb. 15).

VI. Narbenkarzinom der Lunge

Die von FRIEDERICH im Jahre 1939 erstmals unter diesem Begriff eingeführten sog. Narbenkarzinome der Lunge sind definiert als in der Regel peripher lokalisierte Tumoren, die sich im Bereich alter Lungennarben entwickeln (AUERBACH 1979; GRAY u. O'NEAL 1980; MÜLLER 1983).

Die Häufigkeit der Narbenkarzinome wird in der Literatur sehr unterschiedlich angegeben. Die Zahlen schwanken zwischen 5 bis 35% der bösartigen Lungentumoren (HARTUNG 1977). Die Häufigkeitsangaben der sog. Narbenkarzinome unter den peripheren Lungentumoren liegen zwischen 20 und 100% (HAUPT 1973; OCHS 1982).

Histologisch werden grundsätzlich alle häufigen Typen des Bronchialkarzinoms angetroffen. Jedoch ist der Anteil der Adenokarzinome relativ hoch (32 bis 72%). Nach anderen Autoren überwiegen jedoch die Plattenepithelkarzinome (ausführliche Literatur siehe HARTUNG 1977; BÖHM 1978).

Die Klinik der Narbenkarzinome ist wegen ihrer meist peripheren Lage symptomarm. Häufig treten Symptome erst in fortgeschrittenen Stadien oder in Folge hämatogener Metastasierung auf (HAUPT 1973; LUEDERS 1954; R. MÜLLER et al. 1973). Werden Narbenkarzinome, z.B. im Rahmen von Röntgen-Reihen-Untersuchungen, frühzeitig diagnostiziert, ist die Prognose wegen der guten operativen Zugänglichkeit der peripheren Tumoren günstig. So berichten

RIPSTEIN et al. (1968) in ihrer Resektionsserie bei der Hälfte der Operierten eine Tumorüberlebenszeit von mehr als 5 Jahren.

Die Ätiologie der dem Karzinom zugrunde liegenden Narbe ist häufig nicht eindeutig zu klären. Nach Meinung vieler Autoren ist die Tuberkulose die häufigste Ursache für Narben in Verbindung mit einem Narbenkarzinom. Dagegen fand AUERBACH et al. (1979) in 56,1% der Fälle vorhergehende Lungeninfarkte als Ursache der Narbenbildung.

Weitaus seltener wurde ein Narbenkarzinom in Narben anderer Genese wie Silikose, Asbestose, unspezifischen Lungenerkrankungen etc. gefunden (ausführliche Darstellung und Literatur s. LUEDERS 1954; MÜLLER 1983).

Die Ursache für die Entstehung eines Narbenkarzinoms liegt in der Regel nicht in einer primär karzinogenen Wirkung der Narbe selbst. Manche Autoren sehen in der Narbe ein Co-Karzinogen, da durch die örtliche Wirkung der Narbe für eine Karzinomentwicklung günstige Verhältnisse geschaffen werden (HARTUNG 1977).

Gutachtliche Bedeutung des Narbenkarzinoms:
Mit dem steilen Anstieg bösartiger Lungentumoren in den letzten 30 Jahren hat auch die Begutachtung eines fraglichen Narbenkarzinoms, besonders im Zusammenhang mit Pneumokoniosen, wesentlich zugenommen. Grundsätzlich besteht nach unseren heutigen Kenntnissen kein sicherer ätiologischer Zusammenhang zwischen der Silikose und dem Bronchialkarzinom, im Unterschied zu den Verhältnissen bei einer Asbestose. Die versicherungsmedizinische Anerkennung eines sog. silikotischen Narbenkarzinoms ist nur unter folgenden Voraussetzungen möglich (Literatur s. BÖHM et al. 1983):

1. Der Ausgangspunkt des Karzinoms muß genau feststellbar sein.
2. Der Lungenkrebs sollte eine gewisse Größe ($\emptyset$ etwa 4 cm) noch nicht überschritten haben.
3. Der silikotische Herd muß mindestens eine Größe von 1,5 cm im $\emptyset$ erreichen.
4. Der enge räumliche Zusammenhang zwischen silikotischer Narbe und Karzinom muß auch histologisch eindeutig zu belegen sein.

Neben diesen generellen Empfehlungen zur Diagnose eines Narbenkarzinoms bedarf aber jeder Einzelfall einer kritischen individuellen Überprüfung, wobei der klinische Verlauf einschließlich der Röntgenbefunde besonders wichtig ist.

Literatur

Albertini A von (1957) Histologische Geschwulstdiagnostik. Thieme, Stuttgart
Auerbach O, Stout AP, Hammond EC, Garfinkel L (1961) Changes in bronchial epithelium in relation to cigarette smoking and in relation to lung cancer. N Engl J Med 265:253–267
Auerbach O, Saccomanno G, Kuschner M, Brown RD, Garfinkel L (1978) Histologic findings in the tracheobronchial tree of uranium miners and non-miners with lung cancer. Cancer 42:483–489
Auerbach O, Garfinkel L, Parks VR (1979) Scar cancer of the lung. Cancer 43:636–642
Azzopardi JG (1959) Oat cell carcinoma of the bronchus. J Pathol Bact 78:513–520

Balò (1957) Der Alveolarkrebs der Lunge. Frankf Z Path 68:530–551

Barnard WG (1926) The nature of the "oat-celled" sarcoma. J Pathol 29:241–244

Bartels H (1983) The human lungs. In: Reznik-Schüler HM (ed) Comparative respiratory tract carcinogenesis, vol II. CRC-Press, Florida, pp 19–54

Basset F, Porrier J, LeCrom M (1971) Étude ultrastructurelle de l'épithelium bronchiolaire humain. Z Zellforsch Mikroskop Anat 116:425–442

Baylin SB, Abdoff MD, Goodwin G, Carney D, Gazdar AF (1980) Activities of L-DOPA decarboxylase as a marker for small cell (oat) cancer in cell culture. Cancer Res 40:1990–1996

Becci PJ, McDowell EM, Trump BF (1978) The respiratory epithelium. VI. Histogenesis of lung tumors induced by Benzo(a) pyreneferric oxide in the hamster. J Natl Cancer Inst 61:607–618

Becker KL, Gazdar AF (1983) The pulmonary endocrine cell and the tumors to which it gives rise. In: Reznik-Schüller HM (ed) Comparative respiratory tract carcinogenesis, vol II. CRC-Press, Florida, pp 161–188

Becker KL, Nash D, Silva OL, Snider RH, Moore CF (1980) Urine calcitonine levels in patients with bronchogenic carcinoma. JAMA 243:670–672

Bensch KG, Corrin B, Pariente R, Spencer H, Path FC (1968) Oat cell carcinoma of the lung. Cancer 22:1163–1172

Björk VO (1947) Bronchogenic carcinoma. Acta Chir Scand [Suppl 125] 95:1–113

Blaha H, Ungeheuer E, Kahlau G (1965) Kleinzellige Bronchialcarcinome. Thieme, Stuttgart

Böhm E (1978) Zusammentreffen von Bronchialcarcinom und Anthrakosilikose der Lungen – zugleich ein Beitrag zum silikotischen Narbencarcinom in der Lunge. Med Klin 73:659–663

Böhm E, Reitemeyer E, Könn G, Müller KM (1983) Das silikotische Narbenkarzinom. Verhdlg VI. Internat Pneumokoniosekonferenz Bochum 1:237–249

Brämer U (1985) Morphometrische Untersuchungen zur Heterogenität bösartiger Lungentumoren. Inauguraldissertation an der Medizinischen Fakultät der Universität Münster

Brambilla E, Grange C, Brambilla C, Rigaug D, Parent B, Derobert C, Paramelle P (1982) Prognostic value of ultrastructural patterns in small cell lung carcinoma. Preliminary results. Eur J Respir Dis [Suppl 125] 63:37

Buchberger R, Jenny H, Strahberger E (1979) Drei Jahrzehnte Resektionsbehandlung beim Bronchuskarzinom. Wien Klin Wochenschr 91:101–105

Chaudhuri MR, Eastham WN, Frederiksz PA (1972) Pulmonary blastoma with diverse mesenchymal proliferation. Thorax 27:487–491

Churg A (1978) The fine structure of large cell undifferentiated carcinoma of the lung: Evidence for its relation to squamous cell carcinomas and adenocarcinomas. Hum Pathol 9:143–156

Churg A, Warnock ML (1976) Pulmonary tumorlet. A form of peripheral carcinoid. Cancer 37:1469–1477

Clara M (1937) Zur Histobiologie des Bronchialepithels. Z Mikrosk Anat Forsch 41:321–347

Cunningham GJ, Winstanley DP (1959) Hyperplasia and metaplasia in the bronchial epithelium. An interim report on research work. Ann R Coll Surg Engl 24:323–330

Cutz E, Conen PE (1970) Ultrastructure and cytochemistry of Clara cells. Am J Pathol 62:127–141

Cutz E, Chan W, Track NS (1981) Bombesin, Calcitonin and Leu-Enkephalin immunoreactivity in endocrine cells of human lung. Experienta 37:765–778

Eck H, Haupt R, Rothe G (1969) Die gut- und bösartigen Lungengeschwülste. In: Uehlinger E (Hrsg) Atmungswege und Lungen. (Handbuch der speziellen pathologischen Anatomie und Histologie, Bd III/4), Springer, Berlin Heidelberg New York, S 1–401

Fasske E (1970) Histo- und Cytomorphologie der Lungencarcinome. Internist 11:318–327

Feyrter F (1969) Das bronchiale (bronchopulmonale) Helle-Zellen-Organ. In: Kauffmann E, Staemmler H (Hrsg) Die peripheren endokrinen (parakrinen) Drüsen (Lehrbuch der speziellen pathologischen Anatomie). De Gruyter, Berlin, S 673–678

Fischer W (1931) Die Gewächse der Lunge und des Brustfells. In: Henke F, Lubarsch D (Hrsg) Atmungswege und Lungen. (Handbuch der speziellen pathologischen Anatomie und Histologie, Bd III/3). Springer, Berlin, S 509–606

Fröhlich F (1949) Die „helle Zelle" der Bronchialschleimhaut und ihre Beziehungen zum Problem der Chemorezeptoren. Frankf Z Pathol 60:517–557

Gazdar AF, Carney DN, Russell EK, Sims HL, Baylin SB, Dunn PA, Guccion JG, Minna JD (1980) Establishment of continous clonable cultures of small-cell carcinoma of the lung which have amine precursor uptake and decarboxylation cell properties. Cancer Res 40:3502–3511

Gelzer J (1956) Über die peripheren Lungenkrebse im Bereich von Lungennarben. Virchows Arch 329:504–524

Giese W (1960) Lungengeschwülste. In: Kaufmann, Stemmler (Hrsg) Lehrbuch der Speziellen pathologischen Anatomie, Bd III/3. de Gruyter, Berlin, S 1904–1944

Giese W (1974) Atemwege und Lungen. In: Doerr W (Hrsg) Organpathologie, Bd I/3. Thieme, Stuttgart, S 1–108

Gieseking R (1968) Elektronenmikroskopischer Befund bei chronischer Bronchitis. In: Bopp Ph, Hertle FH (Hrsg) Chronische Bronchitis. Schattauer, Stuttgart New York, S 67–78

Gray ER, O'Neal RM (1980) Multiple pulmonary carcinomas in a patient with Hodgkin's disease. Cancer 46:1868–1872

Greenberg SD, Smith MN, Spjut HJ (1975) Bronchiolo-alveolar carcinoma. Cell of origin. Am J Clin Pathol 63:153–167

Greene JG, Brown AL, Divertie MB (1969) Fine structure of squamous cell carcinoma of the lung. Mayo Clin Proc 44:85–95

Greschuchna D, Maassen W (1976) Les voies de propagation lymphatique du cancer bronchique. In: Broncho-Pneumologie, vol XXVI, Nr 5, S 389–396

Greschuchna D, Maassen W (1978) Resultants des resections pulmonaires dans des carcinoms épidermoides en fonction des délais diagnostiques. In: Broncho-Pneumologie, vol XXVIII, Nr 2, S 155–166

Grundmann E (1967) Das Bronchialcarcinom aus der Sicht des Pathologen. Hippokrates 38:1–6

Grundmann E (1980) Precancerous lesions and their clinical consequences. Arch Geschwulstforsch 50:539–548

Hackl H (1973) Das Alveolarzellkarzinom (Bd I–III) Histomorphologie, Metastasen, Kombination mit Lungenveränderungen und Differentialdiagnostik. Zbl Allg Path Pathol Anat 117:152–165

Hage E (1973) Electron microscopic findings of several types of endocrine cells in the bronchial epithelium of human foetuses. Z Zellforsch Mikroskop Anat 141:401–412

Hamilton JD, Sepp A, Brown TC, Mc Donald FM (1957) Morphological changes in smokers' lungs. Can Med Assoc J 77:177–183

Hamperl H (1950) Die pathologische Anatomie der Lungentumoren. Wien Klin Wochenschr 62:109–113

Hansen HH, Muggia FN, Andrews R, Selawry OS (1972) Intensive combined chemotherapy and radiotherapy in patients with nonresectable bronchogenic carcinoma. Cancer 30:315–324

Harris CC, Kaufmann DG, Spoon MB, Safiotti U (1973) Histogenesis of squamous metaplasia and squamous cell carcinoma of the respiratory epithelium in an animal model. Cancer Chemother Rep 3, 14(2):43–54

Hartung W (1977) Gesichtspunkte für die Begutachtung des Narbenkarzinoms der Lunge. Prax Klin Pneumol 31:160–164

Hartung W (1979) Pathologische Anatomie der Bronchitis und Bronchiektasie des Lungenemphysems und der Atelektase. In: Handbuch der inneren Medizin, Bd IV/2. Ulmer WT, Reichel G (Hrsg) Bronchitis, Asthma, Emphysem. Springer, Berlin Heidelberg New York, S 143

Hattori S, Matsuda M, Tateishi R, Terazawa T (1967) Electron microscopic studies on human lung cancer cells. Cann 58:283–290

Haupt R (1973) Narbenkrebs der Lunge. Abhandlg Mod Med, Bd 4. Barth, Leipzig

Haupt R, Stolper H (1968) Lokalisation und Wuchsform des Bronchialkarzinoms. Zbl Pathol 111:192–201

Hayek H von (1970) Die menschliche Lunge. Springer, Berlin Heidelberg New York

Henderson DW, Papadimiztriou JM (1982) Ultrastructural appearances of tumors. A diagnostic atlas. Churchill, Livingstone Edinburgh London Melbourne New York

Hermaneck P, Gall FP (1979) Lungentumoren. Kompendium der klin. Tumorpathologie. Witzstrock, Baden-Baden Köln New York

Histological Typing of Lung Tumors, 2nd edn. WHO, (1981) Geneva

Höring E, Wörmann B, Büchner T, Müller KM (1982) Heterogeneity of tumor cells in human bronchial carcinoma, histological and flow-cytomorphometrical analysis. Verhdlg Deutsch Krebs Ges 4:846–847

Ikeda S (1974) Atlas of flexible bronchofiberscopy. Thieme, Stuttgart

Inoue S, Dionne GP (1977) Tonofilaments in normal bronchial epithelium and in squamous cell carcinoma. Am J Pathol 88:345–349

Israel L, Chahinian AP (1976) Lung cancer. Natural history, prognosis, and therapy. Academic Press, New York San Francisco London

Kahlau G (1954) Der Lungenkrebs. Ergebn Allg Spez Path 37:258–419

Kameya T, Tsumuraya M, Adachi I, Abe K, Ichikizaki K, Toya S, Demura R (1980) Ultrastructure, immunohistochemistry and hormone release of pituitary adenomas in relation to prolactin production. Virchows Arch [A] 387:31–46

Klein-Szanto AJP, Nettesheim P, Saccomanno G (1982) Dark epithelial cells in preneoplastic lesions of the human respiratory tract. Cancer 50:107–113

Kobayashi N, Kanisawa M, Okamoto T, Okita M, Katsuki H (1978) Sequential cytologic study of the development of squamous cell carcinoma induced in subcutaneously implanted bronchial autograft of dog. Acta Cytol 22:99–104

Kreyberg L (1962a) Histological lung cancer types. A morphological and biological correlation. Norwegian University Press, Oslo

Kreyberg L (1962b) Histological lung cancer types. Acta Pathol Microbiol Immunol Scand [Suppl] 157:7–76

Kreyberg L, Liebow AA, Uehlinger E (1967) Histological typing of lung tumors. WHO, Genf

Krompecher E (1924) Basalzellen, Metaplasie und Regeneration. Beitr Pathol 72:163–183

Krüger-Brederlow T, Fasske E (1980) Das ökonomisch resezierte Adenocarcinom der Lunge. Prax Pneumol 34:90–101

Kuhn C (1972) Fine structure of bronchiolo-alveolar cell carcinoma. Cancer 30:1107–1118

Larsson S, Zettergren L (1976) Histological typing of lung cancer. Application of the World Health Organization classification to 479 cases. Acta Pathol Microbiol Immunol Scand [A] 84:529–537

Lauweryns JM, Gooderies P (1975) Neuroepithelial bodies in the human child and adult lung. Am Rev Respir Dis 111:469–476

Lauweryns JM, Peuskans JC (1972) Neuroepithelial bodies in human infant bronchial and bronchiolar epithelium. Anat Rec 172:471

Lindberg K (1935a) Über die Histologie des primären Lungenkrebses. Arbeiten aus dem Path Inst der Universität Helsingfors (Jena) 8:225–473

Lindberg K (1935b) Über die formale Genese des Lungenkrebses. Arbeiten aus dem Path Inst der Universität Helsingfors (Jena) 9:1–400

Lüders CJ (1967) Zur Morphologie und Pathogenese des peripheren Lungenkarzinoms in Lungennarben. Zbl Allg Path Pathol Anat 110:164–165

Lüders CJ (1969) Weitere Beiträge zur Pathologie und Häufigkeit des peripheren Lungenkrebses. Berl Med 10:93–100

Lüders CJ, Themel KG (1954) Der Narbenkrebs der Lungen als Beitrag zur Pathogenese des peripheren Lungencarcinoms. Virchows Archiv 325:499–551

Maassen W, Greschuchna D (1975) Die endoskopische und bioptische Untersuchung des Mediastinums. Atemwegs- und Lungenkrankheiten 3:161–166

Marchesani W (1924) Über den primären Bronchialkrebs. Frankf Z Pathol 30:158–190

Marsh BR, Frost JK, Erozan YS, Carter D (1978) Diagnosis of early bronchogenic carcinoma. Chest 73:716–717

Matthews MJ (1973) Morphologic classification of bronchogenic carcinoma. Cancer Chemotherapy Reports 3:299–302

Matthews MJ (1976) Problems of morphology and behaviour of bronchopulmonary malignant disease. In: Israel L, Chahinian AP (eds) Lung cancer. Natural history, prognosis and therapy. Academic Press, New York San Francisco London, pp 23–63

Matthews MJ (1979) Effects of therapy on the morphology and behaviour of small cell carcinoma of the lung: a clinicopathologic study. In: Muggia F, Rosenzweig M (eds) Lung cancer, progress in therapeutic research. Raven Press, New York, pp 155–186

McDowell EM, Trump BF (1981) Pulmonary small cell carcinoma showing tripartite differentiation in individual cells. Hum Pathol 12:286–29

McDowell EM, McLaughlin JS, Merenyl DK, Kieffer RF, Harris CC, Trump BF (1978) The respiratory epithelium. V. Histogenesis of lung carcinomas in the human. J Natl Cancer Inst 61:587–606

Mohr M (1979) Ätiologie und Pathogenese der frühen neoplastischen Veränderungen an Experimentalbeispielen. Verh Dtsch Krebsges 2:165–174

Mollo F, Canese MG, Campobasso D (1973) Human peripheral lung tumors: light and electron microscopic correlation. Br J Cancer 27:173–182

Mountain CF (1976) The relationship of prognosis to morphology, and the anatomic extent of disease: Studies of a new clinical staging system. In: Israel L, Chahinian AP (eds) Lung cancer. Natural history, prognosis and therapy. Academic Press, New York San Francisco London, pp 107–140

Müller KM (1978) Morphologie und Epidemiologie der Bronchialcarcinome. Verh Dtsch Krebs Ges 1:353–378

Müller KM (1979a) Krebsvorstadien der Bronchialschleimhaut. Verh Dtsch Ges Pathol 63:112–131

Müller KM (1979b) Morphologie und Häufigkeit präinvasiver Neoplasien und früher Carcinome. Verh Dtsch Krebsges 2:175–190

Müller KM (1980) Problematik der histologischen Klassifikation des Bronchialcarcinoms. Onkologie 3(3):127–132

Müller KM (1981) Präneoplasien im Bronchialsystem. Atemw.-Lungenkrkh. 7/6:330–334

Müller KM (1983) Lungentumoren. In: Doerr W, Seifert G (Hrsg) Pathologie der Lunge. (Spez Patholog Anatomie, Bd 16/II) Springer, Berlin Heidelberg New York Tokio, S 1081–1293

Müller KM, Bordt J (1974) Die Vascularisation von Pleuranarben durch Bronchialarterien. Zbl Allg Path Pathol Anat 118:161–178

Müller KM, Müller G (1983) The ultrastructure of preneoplastic changes in the bronchial mucosa. In: Müller KM (ed) Current topics in pathology: Pulmonary diseases, vol 73. Springer, Berlin Heidelberg New York Tokyo, pp 234–263

Müller KM, Meyer-Schwickerath M (1978) Bronchial arteries in various stages of bronchogenic carcinoma. Pathol Res Pract 163:34–36

Müller KM, Menne R, Hüther W, Gröbe H (1979) Fatal pneumopathy after cytostatic treatment for leukemia in children. J Cancer Res Clin Oncol 94:287–294

Müller R, Gedigk P, Lessen H van (1973) Das Narbenkarzinom der Lunge. Med Welt 24:179–182

Nash G, Langlinais PC, Greenwald KA (1972) Alveolar cell carcinoma: does it exist? Cancer 29:322–326

Nasiell M (1968) Comparative histological and sputum cytological studies of the bronchial epithelium in inflammatory and neoplastic disease. Acta Pathol Microbiol Scand 72:501–518

Nasiell M, Carlens E, Auer G, Hayata Y, Kato H, Konaka C, Roger V, Nasiell K, Enstad I (1982) Pathogenesis of bronchial carcinoma, with special reference to morphogenesis and the influence on the bronchial mucosa of 20-Methylcholanthrene and cigarette smoking. In: Band PR (ed) Early detection and localization of lung tumors in high risk group (Recent results of cancer research) Springer, Berlin Heidelberg New York, pp 53–68

Nettesheim P, Schreiber H (1975) Advances in experimental lung cancer research. In: Grundmann E (ed) (Hdb. der Allgemeinen Path, Bd VI/7). Geschwülste. Springer, Berlin Heidelberg New York, S 603–691

Ochs RH, Katz AS, Edmund LH, Millers CL, Epstein DM (1982) Prognosis of pulmonary scar carcinoma. J Thorac Cardiovasc Surg 84:359–366

Oeser H (1979) Radiologische Erkennung der frühen Bronchialtumoren. Verh Dtsch Krebsges 2:193–200

Otto H (1970) Bronchialepithelregeneration. In: Meessen H, Roulet F (Hrsg) Die Organe. (Handbuch der allgemeinen Pathologie, Bd III/4). Springer, Berlin Heidelberg New York, S 114–115

Patton MM, McDonald JR, Moersch HJ (1951) Bronchogenic large cell carcinoma. J Thorac Surg 22:88–93

Pearse AGE (1969) The cytochemistry and ultrastructure of peptide hormone producing cells of the APUD-system and the embryologic, physiologic and pathologic implications of the concept, J Histochem Cytochem 17:303–313

Pearse AGE, Polak JM, Heath CM (1974) Polypeptide hormone production by "carcinoid" apudomas and their relevant cytochemistry. Virchows Arch [Cell Pathol] 16:95–109

Ranchod M (1977) The histogenesis and development of pulmonary tumorlets. Cancer 39:1135–1145

Razzuk MA, Race GJ, Lynn JA, Martin JA, Urschel HC, Paulson DL (1970) Observations on ultrastructural morphology of bronchogenic carcinoma. J Thorac Cardiovasc Surg 59:581–587

Reynolds RD, Greenberg BR, Hill R, Lucas RN, Shirley JH (1977) Survival in lung cancer. West J Med 127:190–194

Reznik-Schüller H (1978) Sequential morphologic alterations in the bronchial epithelium of Syrian golden hamsters during N-nitrogen-morpholine-induced pulmonary tumorigenesis. Am J Pathol 89:59

Reznik-Schüller HM (ed) (1983a) Comparative respiratory tract carcinogenesis, vol I + II. CRC-Press, Florida

Reznik-Schüller HM (1983b) Cancer induced in the respiratory tract of rodents by N-Nitroso-compounds. In: Reznik-Schüller HM (ed) Comparative respiratory tract carcinogenesis, vol II. CRC-Press, Florida, pp 109–134

Rink H (1965) Der Lungenkrebs. Schattauer, Stuttgart

Ripstein ChB, Spain DM, Bluth I (1968) Scar cancer of the lung. J Thorac Cardiovasc Surg 56:362

Saccomanno G (1982) The contribution of uranium miners to lung cancer histogenesis. Early detection and localisation of lung tumors in high risk groups. In: Band PR (ed) Recent results of cancer research. Springer, Berlin, Heidelberg New York, pp 43–53

Said S, Mutt V (1977) Relationship of spasmogenic and smooth muscle relaxant peptides from normal lung to other vasoactive compounds. Nature 265:84–86

Salzer G (1967) Klinische Überlegungen zur Histologie des Bronchuskarzinoms. Das Fiasko der Klassifizierung. Thoraxchirurgie 15:121–124

Sandritter W, Seidel A, Kleinhans D, Paddags I, Dontenwil W (1965) Cytophotometrische Messungen des DNS-Gehalts an menschlichen und tierexperimentellen Bronchialmetaplasien. Z Krebsforsch 67:69–79

Sasaki M, Hayashi N, Yamori T (1964) Electron microscopic studies on human pulmonary carcinoma. Gann 55:109–115

Schulze W (1974) Geschwülste der Bronchien, Lungen und Pleura. In: Diethelm L, Olson O, Strnad F, Vieten H, Zuppinger A (Hrsg) Röntgendiagnostik der oberen Speise- und Atemwege der Atemorgane und des Mediastinums. (Handbuch der medizinischen Radiologie, Bd IX/4a/b). Springer, Berlin Heidelberg New York

Schubert GE (1975) Pathologie des Bronchuskarzinoms, Klassifizierung nach den WHO-Richtlinien. Therapiewoche 37:5080–5086

Schönleben K, Wittrin G, Krebs C (1975) Diagnostik und chirurgische Therapie des Bronchialcarcinoms. Munch Med Wochenschr 117:293–300

Shimosato Y (1980) Pathology of lung cancer. In: Hansen HH, Rørth M (eds) Lung Cancer 1980 (Postgraduate course, II. World Congress of lung cancer, Copenhagen). Excerpta Medica, Amsterdam Oxford Princeton, pp 27–48

Shimosato Y, Melamed MR, Nettesheim P (eds) (1982) Morphogenesis of lung cancer. CRC-Press, Florida

Shors EC, Benfield JR (1983) Experimental pulmonary carcinogenesis in dogs and cats. In: Reznik-Schüller HM (ed) Comparative respiratory tract carcinogenesis, vol II. CRC-Press, Florida, pp 43–73

Siegenthaler W (1955) Das Adenokarzinom der Lunge. Schweiz Med Wochenschr 85:29–34

Sobin LH (1979) The WHO histological classification of lung tumours. In: Muggia FM, Rosenzweig M (eds) Lung cancer – Progress in therapeutic research. Raven Press, New York, pp 93–107

Spain DM (1959) Distinction between regenerative and atypical alterations in bronchial mucosa. Am Rev Tuberc 79:591–596

Spencer H (1977) Pathology of the lung, vol 2, 3rd edn. Pergamon Press, Oxford New York Toronto Sydney Paris Frankfurt

Steinbach Th, Adämmer J, Müller KM (1981) Computergestützte Einteilung präneoplastischer Epithelveränderungen der menschlichen Bronchialschleimhaut. Prax Pneumol 35:667–669

Stobbe H (1952) Beziehungen zwischen histologischem Feinbau und relativer Malignität beim Bronchialcarcinom, Chirurg 23:458–471

Takenaga A, Matsuda M, Horai T, Ikegami H, Hattori S (1977) Scanning electronmicroscopy in the study of lung cancer. New technique of comparative studies on the same lung cancer cells by light microscopy and scanning electronmicroscopy. Acta Cytol 21:90–95

TNM Klassifikation der malignen Tumoren (1979) 3. Aufl (UICC), Springer, Berlin Heidelberg New York

Vincent RG, Pickren JW, Lane WW, Bross I, Takite H, Houten L, Gutierez AC, Rzepka T (1977) The changing histopathology of lung cancer. A review of 1682 cases. Cancer 39:1647–1655

Vindelov L, Hansen HH, Christenson IJ, Span-Thomsen M, Hirsch FR, Hansen M, Nissen NI (1980) Clonal heterogeneity of small cell anaplastic carcinoma of the lung demonstrated by flow-cytometric DNA analysis. Cancer Res 40:4291–4300

Wang NS, Semmayer TA, Ahmed MN, Knaack J (1976) Giant cell carcinoma of the lung. A light and electron microscopic study. Hum Pathol 7:3–16

Watson WL, Berg JW (1962) Oat cell lung cancer. Cancer 16:759–768

Wehner AP (1983) Cigarette smoke-induced alterations in the respiratory tract of man and experimental animals. In: Reznik-Schüller HM (ed) Comparative respiratory tract carcinogenesis, vol II. CRC-Press, Florida, pp 1–43

Weiss W, Boncot RR, Cooper DA (1970) The histopathology of bronchogenic carcinoma and its relation to growth rate, metastases and prognosis. Cancer 26:965–970

Wharton J, Black J, Bloom SR, Will JA, Brown MR, Pearse AGE (1978) Substance p-like immunoreactive nerves in mammalian lung. Invert Cell Pathol 2:3

Whitwell F (1955) Tumourlets of the lung. J Pathol Bact 70:529–541

WHO (1967) Histological typing of lung tumors. 1st edn. WHO, Geneva

WHO (1981) Histological typing of lung tumors, 2nd edn. WHO, Geneva

WHO International Reference centre for the histological definition and classification of Lung Tumours. Histological typing of lung tumours, 2nd edn. World Health Organization, Geneva

Wörmann B, Höring E, Hiddemann W, Büchner Th, Grundmann E, Müller KM (1983) DNS-Analysen in histologisch heteromorphen Bronchialkarzinomen. Verhdlg VI. Internat Pneumokoniosekonferenz, Bochum, Vol 2, pp 837–845

Yesner R (1973) Observer variability and reliability in lung cancer diagnosis. Cancer Chemother Rep 4(3):55–57

V. Zellkinetik

H.O. KLEIN

Mit 5 Abbildungen und 9 Tabellen

Bronchialkarzinome weisen in der westlichen Welt eine ständige Zunahme auf und gehören mit zu den bösartigsten Tumoren. Eine wirkungsvolle Behandlung mit Strahlen- und zytostatischer Chemotherapie ist, mit Ausnahme des kleinzelligen Bronchialkarzinoms, nur in seltenen Fällen bei den nicht-kleinzelligen Karzinomen des Bronchus möglich. Obwohl das Bronchialkarzinom häufig vorkommt, sind Kenntnisse über biologische Charakteristika, u.a. der Zellkinetik, dieser Tumoren sehr spärlich. Dies ist erstaunlich, da die Methoden zur Analyse der Proliferationskinetik vielfältig und seit langem bekannt sind. Bessere Kenntnisse über das Wachstumsverhalten des Bronchialkarzinoms könnten für zukünftige Behandlungskonzepte von Bedeutung sein.

A. Methoden der Proliferationskinetik

I. Tumorvolumenverdopplungszeit

Die Methoden zur Bestimmung des Tumorvolumens und der Tumorvolumenverdopplungszeit anhand von Röntgenaufnahmen der Lunge wurden erstmals von COLLINS et al. (1956) bei Primärtumoren des Bronchus und bei Lungenmetastasen angewandt. Dabei werden an der röntgenologisch nachweisbaren Tumorverschattung der größte und der kleinste Durchmesser, der auf dem ersten senkrecht steht, ausgemessen und ein Mittelwert berechnet. GURLAND und JOHNSON (1966) konnten nachweisen, daß für eine Bestimmung des Volumens die Ausmessung nur eines Durchmessers, nämlich des größten, völlig ausreicht. Dies gilt jedoch nur für Messungen an Röntgenbildern. BREUR (1966) und BRENNER et al. (1967) fanden nur eine geringe Abweichung (7–10%) der gemessenen Durchmesser, wenn diese später erneut vermessen wurden. Das heißt, daß die Röntgenfilmmethode zur Bestimmung des Tumorvolumens einigermaßen sicher ist. Das Tumorvolumen errechnet sich aus folgender Formel:

$$V = 4/3\ \pi \left(\frac{d}{2}\right)^3 \quad (\text{SCHWARTZ 1961}).$$

Zur Bestimmung der Tumorvolumenverdopplungszeit sind Röntgenaufnahmen in Serie notwendig. Auf jeder dieser Aufnahmen wird der Tumordurchmesser ausgemessen. Die Errechnung der Tumorvolumenverdopplungszeit (TD) läßt sich anhand der von MEYER (1972) publizierten Formel durchführen:

$$TD = \frac{t \log 2}{3 \log (D_t/D_0)}$$

Dabei kann für den Logarithmus jedwede Basis genommen werden. t bedeutet die Zeit zwischen den Filmmessungen und D_t bedeutet den Durchmesser der letzten Messung und D_0 den der ersten.

COLLINS et al. (1956) hatten in ihrer Arbeit die Volumenverdopplungszeit graphisch bestimmt.

Die Nachteile der Röntgenfilmmethode liegen darin, daß bei der Bestimmung des Durchmessers eines Tumors Faktoren in die Messung eingehen, die keine Beziehung zur Proliferation aufweisen. Diese Faktoren sind u.a. Nekrosen, interstitielle und intrazelluläre Wassereinlagerung, fibröses Gewebe (Narben), Stroma mit Gefäß.

Trotz dieser Nachteile ist die Methode bei zahlreichen Tumoren (Primärtumor und Metastasen) mit Erfolg angewandt worden.

II. Autoradiographie

Der Lebenszyklus einer Zelle, auch Generationszeit (T_c) genannt, läßt sich nach HOWARD und PELC (1953) in die folgenden 4 Phasen unterteilen (Abb. 1):

- T_M = Mitose
- T_S = DNS-Synthesephase
- T_{G1} = präsynthetische Phase
- T_{G2} = postsynthetische, prämitotische Phase.

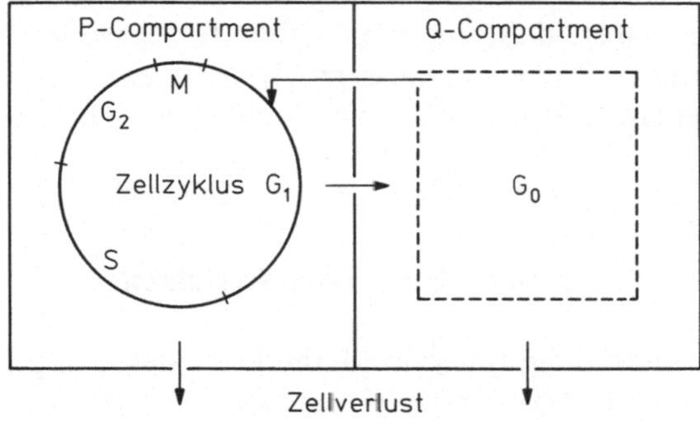

Abb. 1. Schematische Darstellung des Lebenszyklus teilungsfähiger Zellen [P (proliferierend)-Compartment] und der sogenannten G_0-Population [Q (ruhend)-Compartment]. (Nach RAJEWSKY 1972)

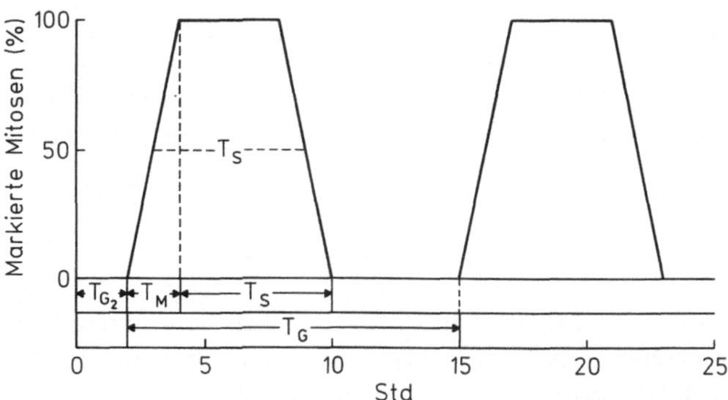

Abb. 2. Prozentmarkiertes Mitoseverfahren zur Bestimmung der Zellzyklusphasen. Der Prozentsatz markierter Mitosen – bezogen auf alle Mitosen – ist als Funktion der Zeit nach einer einmaligen H^3-Thymidin-Injektion (t = 0) wiedergegeben. Darstellung der graphischen Bestimmung der einzelnen Zellzyklusphase

Autoradiographische Untersuchungen zur Kinetik von Tumorzellen werden mit markierten (H^3, C^{14}) Vorläufersubstanzen der Desoxyribonukleinsäure (DNS) durchgeführt. Einzelheiten der Methodik sind von Schultze (1968, 1969) sowie Fischer und Werner (1971) ausführlich dargestellt worden. Im folgenden werden kurz einige Verfahren besprochen.

1. Prozentmarkierte Mitosen-Verfahren

Bei dem prozentmarkierten Mitoseverfahren (Quastler u. Scherman 1959) werden durch eine einmalige Injektion von H^3-Thymidin alle Zellen, die sich zu diesem Zeitpunkt in DNS-Synthese befinden und Thymidin aufnehmen, markiert. Als Funktion der Zeit nach H^3-Thymidin-Injektion werden Proben aus dem Tumor entnommen, Autoradiogramme angefertigt und auf ihnen der Prozentsatz markierter Mitosen – bezogen auf alle Mitosen – bestimmt. Die erhaltenen Werte werden graphisch dargestellt und ergeben, wie die Abb. 2 schematisch zeigt, eine Kurve mit zwei Maxima. Anhand dieser Kurve lassen sich die einzelnen Phasen des Generationszyklus einer proliferierenden Zelle gut ablesen. Es versteht sich von selbst, daß eine wohldefinierte Kurve zahlreiche, in engen Zeitfolgen gewonnene Proben voraussetzt. Dies ist einer der Gründe, warum diese Methode bei Untersuchungen von menschlichen Tumoren nur selten angewandt wurde.

2. Doppelmarkierungsverfahren

Eine weitere autoradiographische Methode ist das Doppelmarkierungsverfahren mit H^3- und C^{14}-Thymidin (Hilscher u. Maurer 1962; Wimber u. Quastler 1963), das schematisch in Abb. 3 wiedergegeben ist. Mit Hilfe dieser Methode können der H^3-Thymidin-Markierungsindex und die Dauer der DNS-

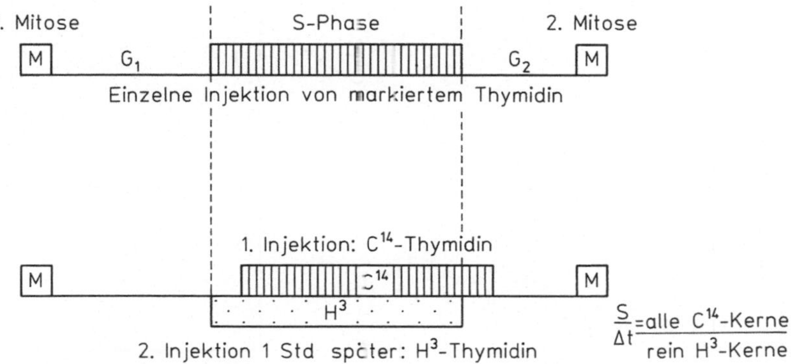

Abb. 3. Schematische Darstellung des Doppelmarkierungsverfahrens mit H^3- und C^{14}-Thymidin zur Berechnung der Dauer der DNS-Synthese (S)-Phase

Synthesephase sowie die minimale Dauer der G_2-Phase direkt bestimmt werden. Die Dauer der mittleren Generationszeit und der G_1-Phase werden nach einem Verfahren von LENNARTZ und MAURER (1968) für „steady state" und exponentielles Wachstum errechnet. Die ermittelte Generationszeit bezieht sich allerdings auf die gesamte Zellpopulation, d.h. es wird kein Unterschied zwischen proliferierenden (Wachstumsfraktion) und nicht proliferierenden (G_0-Population) Zellen gemacht (Abb. 1). Das bedeutet im Falle einer kleinen Wachstumsfraktion, daß die Generationszeit, die berechnet wird, zu lang ist.

3. In vitro-Verfahren

Die Methode der Doppelmarkierung ist auch in vitro anwendbar (Übersicht bei KLEIN et al. 1970). In der Regel werden H^3- und C^{14}-Thymidin von hoher spezifischer Aktivität verwandt. Durch die Goldaktivierungsautoradiographie kann die Expositionszeit der Autoradiogramme bis auf 6 Stunden verkürzt werden (BRAUNSCHWEIGER et al. 1976). Die in vitro-Inkubation von Tumorbiopsien wird von verschiedenen Autoren in unterschiedlicher Weise durchgeführt. Es hat sich jedoch gezeigt, daß ein hoher Sauerstoffpartialdruck (2.2 Atmosphären) die besten Ergebnisse bringt bezüglich des H^3-Thymidin-Markierungsindex und der Zahl der Tumorzellen, die in den tiefen Gewebsschichten markiert werden (Übersicht bei KLEIN et al. 1970; CHAVAUDRA u. MALAISE 1979). Untersuchungen an Tumoren von Laboratoriumstieren ergaben bei einem in vivo- in vitro-Vergleich gut übereinstimmende Werte (JOHNSON u. BOND 1961; RAJEWSKY 1965; LALA et al. 1965; HELPAP u. MAURER 1967; LENNARTZ et al. 1971).

4. Wachstumsfraktion

Der Wachstumsfraktion einer Zellpopulation (MENDELSOHN 1962a, b; VAN PUTTEN 1974) wird die sogenannte non-growth-fraction (G_0-Population), d.h.

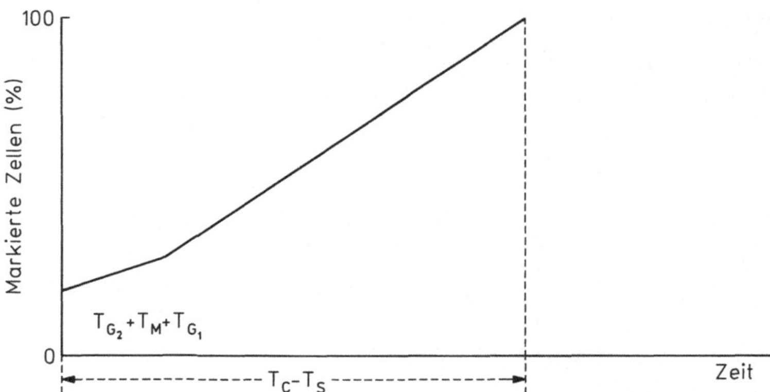

Abb. 4. Schematische Darstellung der Zuwachsrate markierter Interphasezellen bei Dauermarkierung mit H^3-Thymidin zur Bestimmung der Wachstumsfraktion: Der Prozentsatz markierter Zellen zum Zeitpunkt $t=0$ entspricht der relativen Häufigkeit derjenigen Zellen, die sich bei der ersten H^3-Thymidin-Gabe gerade in der S-Phase befinden. Nachdem diese Zellen die Zyklusphase G_2 und M durchlaufen haben, muß der Prozentsatz markierter Zellen um den Faktor 2 zunehmen, da die markierte DNS-Mutterzelle in der Mitose auf die Tochterzellen verteilt wird. Voraussetzung ist ein äqualer Teilungsmodus

eine Teilpopulation von Zellen, die vorübergehend oder für immer nicht mehr an der Zellvermehrung teilnehmen, gegenübergestellt. Zwischen diesen Teilpopulationen kann ein Austausch von Zellen erfolgen, so daß z.B. teilungsfähige Zellen zu „ruhenden", sich nicht teilenden Zellen werden oder umgekehrt (Abb. 1). Die Wachstumsfraktion stellt somit keine konstante Größe dar.

In vivo-Methoden zur Bestimmung der Größe der Wachstumsfraktion wurden vor allem von MENDELSOHN (1962a, b) angegeben. Ein wichtiges Verfahren ist die sogenannte Dauermarkierung mit radioaktivem Thymidin in Zeitintervallen, die kürzer als die DNS-Synthesephase sind. Bei einer Dauermarkierung über die Zeitdauer des gesamten Generationszyklus der teilungsfähigen Zellen sollten bei einer Wachstumsfraktion von 100% und Konstanz der Generationszeit theoretisch alle Zellen markiert sein (Abb. 4). Es zeigt sich jedoch, daß nur in seltenen Fällen dieser Idealfall vorliegt, und zwar sowohl bei normalen als auch bei malignen Zellen. Aus dem Prozentsatz der nach Dauermarkierung nicht markierten Zellen kann auf die relative Größe der G_0-Population geschlossen werden. Die Methode der Bestimmung der Wachstumsfraktion mit radioaktivem Thymidin ist im allgemeinen nur in vivo beim Tier anwendbar, so daß nur in seltenen Fällen beim Menschen Daten über die Größe der Wachstumsfraktion gewonnen werden können.

In jüngster Zeit wurde von NELSON und SCHIFFER (1973) sowie von SCHIFFER et al. (1975, 1976) ein in vitro-Verfahren zur Größenbestimmung der Wachstumsfraktion angegeben. Es beruht darauf, daß die endogene DNS der Zellen als „primer template" benutzt wird, um die DNS-abhängige DNS-Polymerase in den Zellen aufzudecken. Dabei werden dem Inkubationsgemisch zusätzlich noch Vorläufersubstanzen für die DNS und H^3-Thymidin zugesetzt. Nur solche

Zellen, die aktiv proliferieren, besitzen DNS-abhängige Polymerase und können somit die angebotenen Substanzen nutzen. Dabei werden sie markiert. Der Prozentsatz markierter Zellen nach Inkubation in einem solchen Medium entspricht der Größe der Wachstumsfraktion. Ein weiterer wichtiger Aspekt der Proliferationskinetik betrifft den Zellverlust einer Zellpopulation, der durch Nekrose bzw. Exfoliation entstehen kann. STEEL (1968) stellte eine Formel auf, mit Hilfe derer eine Berechnung dieses Faktors erfolgen kann:

$$\phi = 1 - \frac{T_p}{T_{ob}}$$

Dabei bedeutet ϕ Zellverlustfaktor, T_p potentielle Tumorverdopplungszeit und T_{ob} beobachtete Tumorverdopplungszeit.

III. Einzelzellzytophotometrie

Die Zytophotometrie erlaubt die qualitative und quantitative Bestimmung von Nukleinsäuren (DNS und RNS) sowie von Proteinen und anderen intrazellulären Substanzen. Dabei können grundsätzlich zwei Methoden unterschieden werden. Bei der Absorptions-Zytophotometrie wird der zu untersuchende Zellinhaltsstoff durch Messung seiner Absorption in UV-Bereich oder nach Anfärbung im sichtbaren Bereich bestimmt. Das Prinzip der Fluoreszenz-Zytophoto-

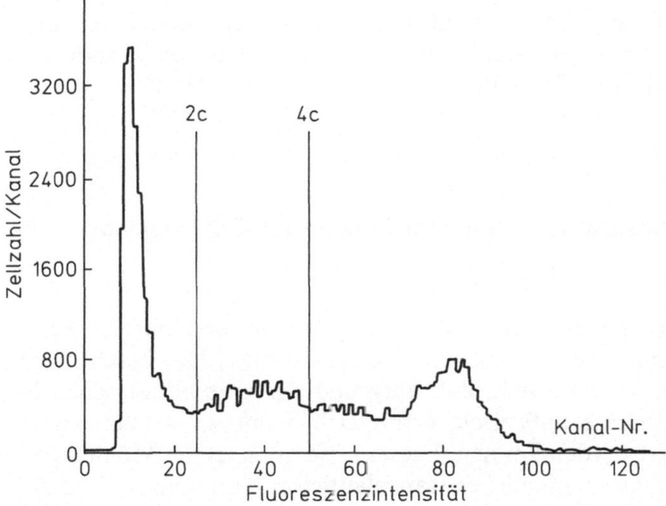

Abb. 5. Durchflußzytophotometrische Messung der DNS-Verteilung bei einem gemischtzelligen Bronchialkarzinom (Anteile von Plattenepithel und adenoide Strukturen). Die Zahl der ausgewerteten Tumorzellen beträgt 19279. Färbung der DNS mit Ethidiumbromid nach KLEIN et al. (1975)

metrie ist, daß Zellinhaltsstoffe mit sogenannten Fluorochromen (Ethidiumbromid, Akriflavin-Feulgen oder Mithramycin) angefärbt werden und dann ihre Sekundärfluoreszenz nach Bestrahlung mit kurzwelligem Licht (z.B. durch eine Quecksilberlampe) gemessen wird. So kann z.B. nach Feulgenanfärbung ein DNS-Histogramm von Tumorzellen bestimmt werden. Die Auswertung derartiger Histogramme gibt Aufschluß über die prozentuale Aufteilung der Tumorzellen auf die verschiedenen Phasen des Zellzyklus (Übersicht bei Böhm u. Sandritter 1975). Die Durchflußfluoreszenz-Zytophotometrie ist eine Weiterentwicklung der Einzelzell-Zytophotometrie und erlaubt die Darstellung von DNS-Histogrammen (Abb. 5) mit hoher Meßgeschwindigkeit (>1000 Zellen/sec.) (Dittrich u. Göhde 1969; van Dilla et al. 1969; Göhde u. Dittrich 1971; Kamentsky 1971). Technische Probleme bei der Zubereitung von Einzelzellsuspensionen solider Tumoren (Beck 1980) und mathematische Verfahren zur Auswertung von DNS-Histogrammen (Jett u. Gurley 1981; Baisch et al. 1982), d.h. der Bestimmung des prozentualen Anteils von Zellen in den einzelnen Zyklusphasen, sind prinzipiell gelöst, bzw. liegen vor.

IV. Tumor-Stammzell-Assay

Eine weitere Methode, die die in vitro Analyse des Zellzyklus von Tumorzellen ermöglicht, ist der Tumor-Stammzell-Assay von Hamburger und Salmon (1977). Mit dieser Methode gelingt es, in ca. 20–30% der Fälle Tumorzellen, die aus Biopsiematerial (Salmon u. von Hoff 1981) oder auch einer Bronchiallavage (von Hoff et al. 1981) stammen, anzuzüchten. Details des technischen Vorgehens finden sich bei Hamburger und Salmon (1977) und Salmon et al. (1978). Umfangreiche zytogenetische, autoradiographische und kinematographische Untersuchungen zum Proliferationsverhalten von Tumorstammzellen lassen sich an diesem Assay durchführen.

V. Heterotransplantation von Tumoren auf die sogenannte Nacktmaus

Die Mutante der Maus, die ohne Thymus und haarlos gezüchtet wurde, wurde erstmals von Isaacson und Cattanach (1962) beschrieben. In den folgenden Jahren zeigte sich, daß aufgrund der immunologischen Schwäche, die diese Nacktmäuse aufweisen, erfolgreich Tumoren – auch vom Menschen – transplantiert werden können. Dieses Modell bietet die Möglichkeit, biologische Charakteristika menschlicher transplantierter Tumoren im Detail zu studieren. In einer neueren Übersicht (Verhandlungsband eines Symposiums) werden die Probleme, die bei Heterotransplantation von menschlichen Tumoren auftreten, detailliert diskutiert (Bastert et al. 1980).

B. Ergebnisse proliferationskinetischer Untersuchungen

I. Nicht-kleinzelliges Bronchialkarzinom

1. Plattenepithelkarzinom

Nach zytophotometrischen Untersuchungen (Einzelzellzytophotometrie der DNS) von BÖHM und SANDRITTER (1975) weisen Zellen von Plattenepithel-Karzinomen des Bronchus sehr unterschiedliche DNS-Histogramme auf. Bei 6 differenzierten Plattenepithel-Karzinomen fanden sie in 2 von 6 Fällen eine triploide DNS-Stammlinie mit bimodaler Verteilung im Histogramm, d.h. einem zweiten Gipfel bei 6c. In 2 von 6 Fällen lag eine hypodiploide Stammlinie (2,5c) mit bimodaler Verteilung (zweiter Gipfel bei 5c) vor. In weiteren 2 Fällen fanden die Autoren eine tetraploide DNS-Stammlinie, wobei in 1 Fall ein bimodaler Verteilungsmodus (zweiter Gipfel bei 8c) und in dem anderen Fall offenbar eine kleine Subpopulation von Tumorzellen mit einer DNS-Stammlinie bei 10c vorlag. Bei einem Fall mit undifferenziertem Plattenepithel-Karzinom des Bronchus zeigte sich ein bimodaler Verteilungsmodus im DNS-Histogramm mit einer DNS-Stammlinie zwischen 5–6c und einem angedeuteten zweiten Gipfel bei 12c.

Die Tumorvolumenverdopplungszeit von Primärtumoren – gemessen mit Hilfe der Röntgenfilm-Methode von COLLINS et al. (1956) – wurde von zahlreichen Autoren bestimmt. In Tabelle 1 sind die Einzelwerte aufgeführt. Auffallend

Tabelle 1. Plattenepithelkarzinom des Bronchus. Tumorvolumenverdopplungszeit – gemessen mit Hilfe der Röntgen-Film-Methode

Zahl der Fälle	Tumorvolumenverdopplungszeit (Tage)	Autor
11	27/73/48/56/58/62/70/70/100/105/200	SCHWARTZ (1961)
23	201/150/51/69/54/330/204/138/81/39/300/ 60/105/84/120/75/240/138/42/45/54/130/84	GARLAND et al. (1963)
8	60/69/84/84/120/120/150/201	WEISS et al. (1968)
5	60/69/84/120/201	WEISS (1971a)
21	60/60/60/60/60/60/60/30/30/90/90/90/120/ 120/120/120/150/150/150/180/180	WEISS (1971b)
21	7/12/20/22/24/26/32/37/50/51/52/74/80/83/ 110/120/158/240/250/270/275	CHAHINIAN (1972)
10	42/47/98/110/123/144/241/381/66/154	MEYER (1973)
Insgesamt 99	x̄ 106,8 Tage (Grenzwerte 7–381) ± 73,9 Tage	
6	x̄ 93	SPRATT et al. (1963)
13	x̄ 70	SPRATT u. SPRATT (1964)

ist der große Grenzwertbereich der Meßergebnisse. Die mittlere Tumorvolumenverdopplungszeit liegt bei 106,8 Tagen, gemessen bei 99 Patienten. Bei weiteren 19 Patienten wurden keine Einzelwerte sondern nur die Mittelwerte mitgeteilt. Sie schwanken zwischen 70 und 93 Tagen (Spratt et al. 1963; Spratt u. Spratt 1964).

Autoradiographische Untersuchungen (Tabelle 2) zeigen, daß PlattenepithelKarzinome des Bronchus z.T. einen hohen Mitose- und H^3-Thymidin-Markierungsindex aufweisen können. Die Mitose Indices schwanken zwischen 0,06 und 5,11%, die H^3-Thymidin-Markierungsindices zwischen 0,9 und 21,5%.

Bei einigen Fällen ließ sich in vitro die Dauer der DNS-Synthesephase bestimmen. Sie schwankt zwischen 5,6 und 16,9 Stunden. Kurze DNS-Synthesezeiten von ca. 10 Stunden wurden auch für Zellen von zwei menschlichen Plattenepithel-Karzinomen des Bronchus gemessen, die als Heterotransplantate in der Nacktmaus wuchsen (Thor et al. 1981). Die Autoren führten ihre Messungen in vivo mit Hilfe des Prozent-markierten-Mitose- und des Doppelmarkierungsverfahrens durch. Beide Methoden erbrachten vergleichbare Ergebnisse.

Grundsätzlich muß jedoch festgestellt werden, daß Heterotransplantate menschlicher Tumoren in der Nacktmaus kürzere Volumenverdopplungszeiten, verbunden mit einem höheren Anteil von Tumorzellen in der DNS-Synthesephase aufweisen können als die Tumoren, die sich beim Menschen entwickeln. Dies zeigte sich zumindest für einige menschliche Plattenepithel-Karzinome und 1 Adenokarzinom des Bronchus (Mattern et al. 1980). Zellinien menschlicher Plattenepithel-Karzinome, die sowohl in Kultur gehalten werden können als auch als Heterotransplantate in der Nacktmaus wachsen, weisen unterschiedliches Wachstumsverhalten auf (Kuga et al. 1975; Takaki 1980).

Die nach in vitro-Doppelmarkierung mit H^3- und C^{14}-Thymidin errechneten Generationszeiten von Plattenepithelkarzinomzellen betragen 25,5–30,4 Stunden je nachdem, ob exponentielles oder „steady state" Wachstum vorausgesetzt wurde (Klein et al. 1971).

Die Wachstumsfraktion von Plattenepithelkarzinomen wurde von Jacob et al. (1978) bei 16 Patienten in vitro mit Hilfe der Methode, die von der Gruppe um Schiffer entwickelt wurde (Nelson u. Schiffer 1973; Schiffer et al. 1975, 1976) bestimmt. Sie ist klein und liegt nur bei ca. 23%. Dies hängt möglicherweise mit der schlechten Blutversorgung zusammen. Thomlinson und Gray (1955) fanden bei menschlichen Plattenepithelkarzinomen des Bronchus, daß nahezu alle Tumorzapfen, die einen größeren Radius als 200 µ aufwiesen, ausgedehnte Nekrosen hatten. Ein Abstand von ca. 160 µ vom ernährenden Gefäß garantiert zytologisch intakte Tumorzellen (Thomlinson u. Gray 1955).

Dies stimmt gut überein mit Untersuchungen an transplantablen Tiertumoren. In der Regel nimmt mit zunehmender Tumorgröße der Anteil an Kapillaren ab (Gunduz 1981). Mit zunehmender Entfernung vom ernährenden Gefäß treten Änderungen im Proliferationsverhalten der Tumorzellen auf: In unmittelbarer Nähe der Gefäße beträgt bei transplantablen Tiertumoren die Wachstumsfraktion ca. 100%. In einem Abstand von mehr als 90 µ vom Gefäß wird dagegen nur noch ein Anteil proliferierender Zellen von weniger als 50% der gesamten Tumorpopulation gefunden. DNS-Synthese- und Generationszeit der proliferierenden Zellen bleiben in der Regel konstant, unabhängig davon, in welchem

Tabelle 2. Plattenepithelkarzinom des Bronchus. Zellkinetische Parameter

Histologische Differenzierung	Zahl d. Fälle	M-I[a] %	H^3-TdR-I[b] %	T_C Std	T_s Std	T_M Std	T_{G1} Std	T_{G2} Std	W-F[c] %	Autor	Methode
Plattenepithel	1	1,0	17							Titus u. Shorter (1965)	In vitro Markierung mit H^3-TdR
Plattenepithel	1									Klein et al. (1971)	In vitro-Doppel-Markierung mit H^3- und C^{14}-TdR
Pleur. Karz.		2.0	21.5	27.9^d–25.5^e	6.0^d–6.4^e	0.6^d–0.7^e	19.3^d–16.4^e	2			
Lymphknoten-Metastasen		1.5	19.0	30.5^d–27.0^e	5.8^d–6.4^e	0.5^d–0.6^e	22.2^d–18.0^e	2			
Undifferenziert	1	1.0	21.0	33.3^d–29.5^e	7.0^d–7.4^e	0.3^d–0.4^e	25.0^d–20.7^e	1			
Undifferenziert	1	0.8	14.6	38.4^d–32.0^e	5.6^d–5.6^e	0.3^d–0.4^e	30.5^d–24.0^e	2			
Undifferenziert	1	1.6	10.0	71.0^d–56.5^e	7.1^d–7.1^e	1.1^d–1.3^e	60.8^d–46.1^e	2			
Verhornend	4	Median 0.83 (0.06–5.11)								Weiss (1971a)	Histologischer Schnitt (Biopsie)
„Prickle Cells" Stachelzelle	4	Median 2.74 (0.43–4.06)									
Undifferenziert	9	Median 1.15 (0.13–3.62)									
Verhornend			12.0							Muggia u. DeVita (1972)	Intratumorale Injektion von H^3-TdR in vivo
Undifferenziert			6.0								
Verhornend	6		Median 2.5 (0.9–9.8)							Muggia (1973)	Intratumorale Injektion von H^3-TdR in vivo
Großzellig,	1		18.2								
Undifferenziert	1		10.4								
	1		12.3								
	1		5.7								
	1		4.0								
Plattenepithel	3		Median 3.4 (3.3–4.0)							Livingston et al. (1974)	In vitro-Markierung mit H^3-TdR
Verhornend			5.1 N=13	16.9 N=12				23.4 N=16		Jacob et al. (1978)	In vitro-Doppelmarkierung mit H^3- und C^{14}-TdR
Großzellig, Undifferenziert			9.1 N=6	17.3 N=5				38.8 N=8			

[a] M-I = Mitoseindex; [b] H^3-TdR-I = H^3-Thymidinmarkierungsindex; [c] W-F = Wachstumsfraktion; [d] berechnet für „steady state"-Wachstum; [e] berechnet für exponentielles Wachstum

Abstand sich die Zelle vom ernährenden Gefäß befindet (Kligermann et al. 1962; Tannock 1968; Hirst u. Denekamp 1979).

Aufgrund der bislang vorliegenden zellkinetischen Befunde, die jedoch an kleiner Fallzahl erhoben wurden, läßt sich ableiten, daß das proliferative Verhalten von Plattenepithel-Karzinomen des Bronchus großen Schwankungen unterliegen kann.

2. Adenokarzinom

Zytophotometrische Untersuchungen (Einzelzellzytophotometrie) von Böhm und Sandritter (1975) an 12 Adenokarzinomen des Bronchus zeigten ein buntes Bild von DNS-Histogrammen. In 2 von 12 Fällen findet sich eine triploide DNS-Stammlinie, jedoch ohne bimodales Verteilungsmuster: Bei 1 Fall lassen sich zusätzliche Gipfel bei 4,5c und 12c nachweisen, beim anderen ein zusätzlicher Gipfel bei 10c. 3 von 12 Fällen weisen eine DNS-Stammlinie bei 3,5c auf. Nur in 1 Fall findet sich ein bimodaler Verteilungstyp im Histogramm (2. Gipfel bei 7c). Die anderen haben jeweils den zweiten angedeuteten Gipfel bei 6c. 2 von 12 Fällen haben eine tetraploide DNS-Stammlinie und jeweils einen angedeuteten zweiten Gipfel im Histogramm bei 7c. 2 von 12 Fällen zeigen eine DNS-Stammlinie bei 5c und einen jeweils nur angedeuteten zweiten Gipfel im Histogramm bei 11c. In 3 von 12 Fällen läßt sich ein bimodaler Verteilungsmodus im Histogramm mit einer DNS-Stammlinie bei 6c nachweisen (zweiter angedeuteter Gipfel bei 12c).

Die Tumorvolumenverdopplungszeit – bei 45 Patienten gemessen mit Hilfe der Röntgenfilm-Methode – beträgt im Mittel 201 Tage (Tabelle 3). Sie ist fast doppelt so lang wie beim Plattenepithel-Karzinom des Bronchus. Auffällig ist

Tabelle 3. Adenokarzinom des Bronchus. Tumorvolumenverdopplungszeit – gemessen mit Hilfe der Röntgen-Film-Methode

Zahl der Fälle	Tumorvolumenverdopplungszeit (Tage)	Autor
2	17/126	Schwartz (1961)
7	27/270/180/204/156/960/480	Garland et al. (1963)
5	144/207/240/270/300	Weiss et al. (1968)
6	60/186/207/240/270/300	Weiss (1971a)
17	60/90/120/120/150/150/150/180/210/ 210/240/240/270/270/300/300/420	Weiss (1971b)
3	46/62/74	Chahinian (1972)
5	58/79/125/192/85	Meyer (1973)
Insgesamt 45	$\bar{x}$ 201 Tage (Grenzwerte 17–960) ± 153,3 Tage	
7	$\bar{x}$ 269	Spratt et al. (1963)
8	$\bar{x}$ 118	Spratt u. Spratt (1964)

Tabelle 4. Adenokarzinom des Bronchus. Zellkinetische Parameter

Histologische Differenzierung	Zahl der Fälle	M-I[a] %	H^3-TdR-I[b] %	T$_s$ Std	W-F[c] %	Autor	Methode
Differenziert	1	1.0	15.0			Titus u. Shorter (1965)	In vitro-Markierung H^3-TdR
Differenziert	6	Median 2.37 (0.13–4.65)				Weiss (1971a)	Histologischer Schnitt (Biopsie)
Papillär	4	Median 0.85 (0.27–0.90)					
Wenig differenziert	3	Median 1.55 (1.11–5.00)					
Differenziert	3		Median 3.0 (2.6–4.9)			Muggia (1973)	Intratumorale Injektion von H^3-TdR in vivo
Differenziert	2		3.0 u. 3.0			Livingston et al. (1974)	In vitro-Markierung mit H^3-TdR
Differenziert			4.4 N = 6	18.0 N = 7	22.7 N = 7	Jacob et al. (1978)	In vitro-Doppel-Markierung mit H^3- und C^{14}-TdR

[a] M-I = Mitoseindex
[b] H^3-TdR-I = H^3-Thymidinmarkierungsindex
[c] W-F = Wachstumsfraktion

die große Schwankungsbreite der Einzelwerte (Grenzwerte: 17–960 Tage). Bei 15 weiteren Patienten wurden von den Autoren (Spratt et al. 1963; Spratt u. Spratt 1964) keine Einzelwerte sondern nur die Mittelwerte mitgeteilt. Sie liegen zwischen 118 und 269 Tagen.

Der Mitose- und H^3-Thymidinmarkierungsindex zeigt ebenfalls große Schwankungen (Tabelle 4): M-I 0,03–5,00%, H^3-I 2,6–15%.

Die Synthesephase wurde von Jacob et al. (1978) bei 7 Tumoren gemessen. Sie beträgt im Mittel 18,0 Stunden. Thor et al. (1981) fanden bei einem Adenokarzinom des Bronchus, das in der Nacktmaus als Heterotransplantat wuchs, eine DNS-Synthesephase von 11,0 Stunden. Sehr große Wachstumsunterschiede weisen auch die 5 menschlichen Adenokarzinom-Zellinien auf, die von Kuga et al. (1975) erfolgreich von der Kultur auf die Nacktmaus übertragen wurden.

Die Wachstumsfraktion – bestimmt nach der in vitro-Methode von Schiffer – wurde bei 7 Tumoren ermittelt. Sie ist ebenso wie beim Plattenepithel-Karzinom des Bronchus mit einem Mittelwert von 22,7% sehr klein (Jacob et al. 1978).

Die hier aufgeführten zellkinetischen Daten sind an einer kleinen Zahl der Patienten mit Adenokarzinom des Bronchus erhoben worden. Auffällig ist die große Variationsbreite des Proliferationsverhaltens. Dieser Tumortyp scheint jedoch insgesamt langsamer zu wachsen als das Plattenepithel-Karzinom des Bronchus.

Tabelle 5. Plattenepithelkarzinom des Bronchus mit adenoiden Strukturen. Tumorvolumenverdopplungszeit – gemessen mit Hilfe der Röntgen-Film-Methode

Zahl der Fälle	Tumorvolumenverdopplungszeit (Tage)	Autor
2	57	GARLAND et al. (1963)
	240	
2	60	WEISS et al. (1968)
	186	
4	30	WEISS (1971 b)
	60	
	180	
	330	
1	85	MEYER (1973)
Insgesamt	$\bar{x}$ 136,4 Tage (Grenzwerte 30–330)	
9	$\pm$ 102,8 Tage	

3. Gemischtzelliges Karzinom

Durchflußzytophotometrische Messungen des DNS-Verteilungsmusters bei einem gemischtzelligen Bronchialkarzinom (Anteile von Plattenepithel und adenoiden Strukturen) ergaben einen sogenannten Mosaiktumor mit verschiedenen Häufigkeitsmaxima im Histogramm (Abb. 5; KLEIN et al. 1975). Die DNS-Stammlinie liegt im hypodiploiden Bereich.

Die mittlere Tumorvolumenverdopplungszeit beträgt – gemessen bei 9 Patienten – 136 Tage (Tabelle 5). Die Schwankungsbreite der Einzelwerte ist sehr groß (30–330 Tage).

Autoradiographische Untersuchungen zur Zellkinetik liegen nur von 1 Fall vor (KLEIN et al. 1975): M-I 0,1%, H^3-I 2,6%.

4. Bronchio-alveoläres Karzinom

Bei insgesamt 4 Patienten beträgt die mittlere Tumorvolumenverdopplungszeit 301 Tage (Tabelle 6). Die große Spanne der Grenzwerte (156–590 Tage) zeigt die Variabilität dieses histologischen Subtyps des Bronchialkarzinoms auf.

5. Undifferenziertes Karzinom

Einzelzellzytophotometrische Untersuchungen der DNS wurden von BÖHM und SANDRITTER (1975) bei 3 Patienten mit undifferenziertem Karzinom des Bronchus vorgenommen. Bei allen Patienten wurden Primärtumor und Metastasen untersucht. 2 Fälle weisen eine tetraploide DNS-Stammlinie auf. In einem

Tabelle 6. Bronchio-alveoläres Karzinom des Bronchus. Tumorvolumenverdopplungszeit – gemessen mit Hilfe der Röntgen-Film-Methode

Zahl der Fälle	Tumorvolumenverdopplungszeit (Tage)	Autor
2	156	WEISS et al. (1968)
	300	
2	159	MEYER (1973)
	590	
Insgesamt 4	$\bar{x}$ 301,2 Tage (Grenzwerte 156–590) $\pm$ 203,9 Tage	

Tabelle 7. Undifferenziertes Karzinom des Bronchus. Tumorvolumenverdopplungszeit – gemessen mit Hilfe der Röntgen-Film-Methode

Zahl der Fälle	Tumorvolumenverdopplungszeit (Tage)	Autor
7	96/66/150/570/75/33/36/90	GARLAND et al. (1963)
2	54/120	WEISS et al. (1968)
9	30/30/90/90/90/120/120/150/210	WEISS (1971 b)
Insgesamt 18	$\bar{x}$ 116,8 (Grenzwerte 30–570) $\pm$ 119,4	
9	$\bar{x}$ 90	SPRATT et al. (1963)
13	$\bar{x}$ 93	SPRATT u. SPRATT (1964)

Fall findet sich diese auch in den Zellen der Lebermetastase. Im anderen Fall zeigt sich in der Lebermetastase eine DNS-Stammlinie bei 6c, während die Zellen der Nierenmetastase wiederum eine tetraploide Stammlinie aufweisen. Im dritten Fall liegt im Primärtumor und seiner Lebermetastase eine ausgeprägte DNS-Stammlinie bei 9c vor. Kleinere Maxima im Histogramm finden sich bei 5c und 6c sowie bei 13c. In keinem der 3 Fälle ist das DNS-Verteilungsmuster bimodal.

Die mittlere Dauer der Tumorvolumenverdopplungszeit – gemessen bei 18 Patienten – ist relativ kurz und beträgt 116,8 Tage (Tabelle 7). Die Spanne der Grenzwerte (30–570 Tage) zeigt jedoch wieder die Variabilität auf. Bei weiteren 21 Patienten wurden von den Autoren (SPRATT et al. 1963; SPRATT u. SPRATT 1964) keine Einzelwerte sondern nur die Mittelwerte mitgeteilt. Sie betragen 90 bzw. 93 Tage.

Die Mitose- und H^3-Thymidin-Markierungsindices schwanken: M-I 0,13%–3,62%, H^3-I 4%–21%.

Die Dauer der DNS-Synthesephase liegt zwischen 5,6 und 17,3 Stunden.

Die mittlere Generationszeit variiert zwischen 29,5 und 71 Stunden.

Bei 8 Fällen konnten JACOB et al. (1978) die Wachstumsfraktion in vitro messen. Sie beträgt im Mittel ca. 39%.

Tabelle 8. Kleinzelliges Karzinom des Bronchus. Tumorvolumenverdopplungszeit – gemessen mit Hilfe der Röntgen-Film-Methode

Zahl der Fälle	Tumorvolumenverdopplungszeit (Tage)	Autor
1	144	WEISS (1971a)
3	17/30/71	CHAHINIAN (1972)
2	23/24	MEYER (1973)
12	67/117/126/55/115/160/60/50/95/25/75/146	BRIGHAM et al. (1978)
20	63/37,2/40,6/130,9/105,8/52,5/34,7/208,6/144/177,2/31,5/27,8/28,9/80,8/70,5/12/99/40,8/19,8/180,6	LEHNHARD et al. (1981)
Insgesamt 38	$\bar{x}$ 78,6 (Grenzwerte 12–208,6) ± 53,4	

Die wenigen proliferationskinetischen Daten, die in der Literatur vorliegen, weisen das undifferenzierte Bronchialkarzinom als einen rasch wachsenden Tumor aus. Besonders die relativ große Wachstumsfraktion überrascht.

II. Kleinzelliges Bronchialkarzinom

Zytophotometrische Messungen (Einzelzellzytophotometrie der DNS) wurden von BÖHM und SANDRITTER (1975) bei 5 kleinzelligen Bronchialkarzinomen vorgenommen (3 Primärtumoren, 2 Metastasen). Bei den Primärtumoren liegt die DNS-Stammlinie bei 2c, 2,5c und 5c. Ein angedeuteter bimodaler Verteilungstypus im Histogramm findet sich nur bei dem diploiden und 5c-Tumor. Beim 2,5c-Tumor zeigt sich ein zweiter Gipfel bei 4c. Bei den beiden Fällen, bei denen Metastasen untersucht wurden, ist das DNS-Histogramm unterschiedlich.

So findet sich keine Übereinstimmung bei einem Patienten mit Leber- (erster Gipfel bei 2,5c, zweiter Gipfel bei 4c) und Gallenblasenmetastasen (erster Gipfel bei 3,5c, zweiter Gipfel bei 5c), ebenfalls keine bei einem Patienten mit Pankreas- (erster Gipfel bei 7,5c, zweiter Gipfel bei 10c) und Lymphknotenmetastasen (erster Gipfel bei 7,9c, zweiter Gipfel bei 12c).

Die Tumorvolumenverdopplungszeit – gemessen bei 20 Patienten – ist sehr kurz und beträgt im Mittel 78,6 Tage (Tabelle 8). Allerdings ist die Schwankungsbreite wieder sehr groß (Grenzwerte: 12–208,6 Tage). Der Mitose- und H^3-Thymidin-Markierungsindex zeigen ebenfalls Schwankungen: M-I 0,19–2,0%, H^3-I 7,2–30% (Tabelle 9).

Die Dauer der DNS-Synthesephase konnte bei 2 Patienten gemessen werden. Sie beträgt 5,6 bzw. 18,8 Stunden.

Die mittlere Generationszeit schwankt zwischen 45 und 64 Stunden.

Die Wachstumsfraktion beträgt bei einem Tumor 50% (MUGGIA et al. 1974; Tabelle 9). KUGA et al. (1975) transplantierten erfolgreich 2 Kulturlinien von kleinzelligen Bronchialkarzinomen auf die Nacktmaus. Ein Tumor zeigte sehr

Tabelle 9. Kleinzelliges Karzinom des Bronchus. Zellkinetische Parameter

Histologische Differenzierung	Zahl der Fälle	M-I[a] %	H³-TdR-I[b] %	T_C Std	T_S Std	T_M Std	T_{G1} Std	T_{G2} Std	W-F[c] %	Autor	Methode
Kleinzellig	1		10,2							OEHLERT et al. (1963)	In vitro-Markierung mit H³-TdR
Kleinzellig	1	2	10,2	56,9[d]–45,0[e]	5,8[d]–5,6[e]	1,1[d]–0,7[e]	48[d]–36,7[e]	2		KLEIN et al. (1971)	In vitro-Doppel-Markierung mit H³-+C¹⁴-TdR
„Oat cells" Polygonal	1 4	0,33 Median 1,52 (0,19–2,73)								WEISS (1971a)	Histologischer Schnitt (Biopsie)
Kleinzellig	12		16,7 Median (7,2–23,8)							MUGGIA et al. (1974)	Intratumorale Injektion von H³-TdR in vivo
	1	(0,3–0,9)	12–30	64	18,8		38	<2	50		
Kleinzellig	5		24 Median (19–30)							LIVINGSTON et al. (1974)	In vitro-Markierung mit H³-TdR

[a] M-I = Mitoseindex
[b] H³-TdR-I = H³-Thymidinmarkierungsindex
[c] W-F = Wachstumsfraktion
[d] berechnet für „steady state"-Wachstum
[e] berechnet für exponentielles Wachstum

schnelles Wachstum und entwickelte sich zu einem großzelligen Karzinom. Der andere Tumor wies zytologisch das Bild eines kleinzelligen, spindelförmigen Karzinoms auf und wuchs sehr langsam.

Aufgrund der vorliegenden Proliferations- und zellkinetischen Daten muß das kleinzellige Bronchialkarzinom als ein sehr rasch wachsender Tumor angesehen werden. Von allen histologischen Typen weist dieser Tumor die größte gemessene Wachstumsfraktion auf. Die großen Schwankungen der Tumorvolumenverdopplungszeiten können möglicherweise durch histologische Variationen im Tumor bedingt sein (Bates 1979; Yesner 1979).

C. Ausblick

Wie bereits einleitend erwähnt, sind die Kenntnisse über biologische Charakteristika menschlicher Bronchialkarzinome gering. Dies gilt insbesondere für das Proliferationsverhalten von Tumorzellen. In diesem Beitrag wird gezeigt, daß nur wenige Fälle mit Bronchialkarzinom eingehend zellkinetisch untersucht worden sind, obschon die technischen und methodischen Voraussetzungen für solche Untersuchungen seit langem gegeben sind. Theoretische und experimentelle Untersuchungen lassen keinen Zweifel darüber, daß erfolgreiche zytostatische Behandlung von bösartigen Tumoren nur dann gewährleistet ist, wenn neben Pharmakokinetik und Bioverfügbarkeit von Zytostatika auch das Wachstumsverhalten von Tumorzellen bei der Konzeption eines Behandlungsplanes berücksichtigt wird (Klein u. Lennartz 1974; Tubiana u. Malaise 1979; Shackney et al. 1979). In der klinischen Onkologie muß unser Wissen um diese Zusammenhänge noch wesentlich vergrößert werden.

Literatur

Baisch H, Beck HP, Christensen IJ, Hartmann NR, Fried J, Dean PN, Gray JW, Jett JH, Johnson DA, White RA, Nicolini C, Zeitz S, Watson JV (1982) A comparison of mathematical methods for the analysis of DNA histograms obtained by flow cytometry. Cell Tissue Kinet 15:235–249

Bastert GB, Fortmeyer HP, Schmidt-Matthiesen H (eds) (1981) Thymusaplastic Nude Mice and Rats. In: Clinical Oncology, Fischer, Stuttgart New York

Bates HR (1979) Morphological Variation in oat-cell carcinoma. Lancet 1:1413

Beck HP (1980) Evaluation of flow cytometric data of human tumours. Correction procedures for background and cell aggregation. Cell Tissue Kinet 13:173–181

Böhm N, Sandritter W (1975) DNA in human tumours: a cytophotometric study. Curr Top Pathol 60:151–219

Braunschweiger PG, Poulakos L, Schiffer LM (1976) In vitro labelling and gold activation autoradiography for determination of labeling index and DNA synthesis times of solid tumors. Cancer Res 36:1748–1753

Brenner MW, Holsti LR, Pertalla Y (1967) The study by graphical analysis of the growth of human tumors and metastases of the lung. Br J Cancer 22:1–13

Breur K (1966) Growth rate and radiosensitivity of human tumors. I. Growth rate of human tumors. Eur J Cancer 2:157–171

Brigham BA, Bunn PA, Minna JD, Cohen MH, Ihde DC, Shockney StA (1978) Growth rates of small cell bronchogenic carcinomas. Cancer 42:2880–2886

Chahinian P (1972) Relationship between tumor doubling time and anatomical features in 50 measurable pulmonary cancers. Chest 61:340–345

Chavaudra N, Malaise EP (1979) In vitro incorporation of H^3-TdR in human and murine solid tumors. Influence of 5-fluorouracil and/or hyperbaric oxygen on spatial distribution of labelling. Cell Tissue Kinet 12:597–604

Collins VP, Loeffler RK, Tivey H (1956) Observations on growth rates of human tumors. Am J Roentgenol 76:988–1000

Dilla MA van, Trujillo TT, Mullaney PF, Coulter JR (1969) Cell microfluorometry: a method for rapid fluorescence measurement. Science 163:1213–1214

Dittrich W, Göhde E (1969) Impulsfluorometrie bei Einzelzellen in Suspension. Z Naturforsch 246:360–361

Fischer HA, Werner G (1971) Autoradiographie. De Gruyter, Berlin

Garland LH, Coulson W, Wollin E (1963) The rate of growth and apparent duration of untreated primary bronchial carcinoma. Cancer 16:694–707

Göhde W, Dittrich W (1971) Impulsfluorometrie – ein neuartiges Durchflußverfahren zur ultraschnellen Mengenbestimmung von Zellinhaltsstoffen. Acta Histochem [Suppl] (Jena) 10:429–437

Gunduz N (1981) Cytokinetics of Tumour and Endothelial Cells and Vascularization of Lung Metastases in C3H/He Mice. Cell Tissue Kinet 14:343–363

Gurland J, Johnson RO (1966) Case for using only maximum diameter in measuring tumors. Cancer Chemother Rep 50:119–124

Hamburger AW, Salmon SE (1977) Primary bioassay of human tumor stem cells. Science 197:461–463

Helpap B, Maurer W (1967) H^3-Thymidin-Einbau unter in vivo- und in vitro-Bedingungen an Geweben von Maus und Ratte. Naturwissenschaft 54:520

Hilscher W, Maurer W (1962) Autoradiographische Bestimmung der Dauer der DNS-Verdopplung und ihres zeitlichen Verlaufs bei Spermatogonien der Ratte durch Doppelmarkierung mit C^{14}- und H^3-Thymidin. Naturwissenschaften 49 352–354

Hirst DG, Denekamp J (1979) Tumor cell proliferation in relation to the vasculature. Cell Tissue Kinet 12:31–42

Hoff DD von, Weisenthal LM, Ihde DC, Mathews MJ, Layard M, Makuch R (1981) Growth of lung cancer colonies from bronchoscopy washings. Cancer 48:400–403

Howard A, Pelc SR (1953) Synthesis of desoxyribonucleic acid in normal and irradiated cells and its relation to chromosome breakage. Heredity [Suppl] (Edinburg) 6:261–273

Isaacson JH, Cattanach BM (1962) Report. Mouse News letter 27:31

Jacob HE, Braunschweiger PG, Stragand JJ, Novak J, Schiffer LM (1978) Cell kinetics of large cell lung tumors and protocol design. Proc Am Assoc Cancer Res and ASCO 19:397

Jett JH, Gurley LR (1981) An improved sum-of-normal technique for cell cycle distribution analysis of flow cytometric DNA histograms. Cell Tissue Kinet 14:413–423

Johnson HA, Bond VP (1961) A method of labeling tissues with tritiated thymidine in vitro and its use in comparing rates of cell proliferation in duct epithelium, fibroadenoma and carcinoma of human breast. Cancer 14:639–643

Kamentsky LA (1971) New instruments for rapid photometric analysis of cells. Discourse, 4th Intern Congress of Cytology, London

Klein HO, Lennartz KJ (1974) Chemotherapy after synchronization of tumor cells. Semin Hematol 11:203–227

Klein HO, Lennartz KJ, Eder M, Gross R (1970) In-vitro-Verfahren zur autoradiographischen Bestimmung der Zellkinetik der Erythroblasten bei Tier und Mensch. Histochemie 21:369–382

Klein HO, Gross R, Lennartz KJ (1971) Untersuchungen zur Proliferationskinetik und Synchronisation menschlicher Tumorzellen und ihre Bedeutung für die zytostatische Therapie. Verh Dtsch Ges Inn Med 77:738–743

Klein HO, Lennartz KJ, Gross R, Eder M, Fischer R (1972) In-vivo- und in-vitro-Untersuchungen zur Zellkinetik und Synchronisation menschlicher Tumorzellen. Dtsch Wochenschr 97:1273–1282

Klein HO, Féaux de Lacroix W, Klein PJ, Lennartz KJ, Brock N (1975) Proliferation pattern of solid and ascitic tumors as determined by autoradiography and pulse-cytophotometry. Pulse Cytophotometry Part III:204–213

Kligerman MM, Heidenreich WF, Green S (1962) Distribution of tritiated thymidine about a capillary sinusoid in a transplanted mouse tumour. Nature 196:282–283

Kuga N, Yoshida K, Seido T, Oboshi S, Koide T, Shimosato Y, Nomura T (1975) Heterotransplantation of cultured human cancer cells and human cancer tissue into nude mice. Gann 66:547–560

Lala PK, Maloney MA, Patt HM (1965) Measurement of DNA-synthesis time in myeloid-erythroid precursors. Exp Cell Res 38:626–634

Lenhard RE, Woo KB, Freund JS, Abeloff MD (1981) Growth kinetics of small cell carcinoma of the lung. Eur J Cancer Clin Oncol 17:899–904

Lennartz, KJ, Maurer W (1968) Auswertungsverfahren bei Doppelmarkierung mit C^{14}- und H^{3}-Thymidin für exponentielles Wachstum. Histochemie 13:84–90

Lennartz KJ, Klein HO, Féaux de Lacroix W, Klein PJ (1971) Vergleichende in vivo- und in vitro-Untersuchungen der Zellkinetik experimenteller Tumoren und die Bestimmung des Generationszyklus von Tumorzellen des Menschen in vitro. Verh Dtsch Ges Pathol 55:591–596

Livingston RB, Ambrus U, George SL, Freireich EJ, Hart JS (1974) In vitro determination of thymidine-^{3}H labelling index in human solid tumors. Cancer Res 34:1376–1380

Mattern J, Wayss K, Haag D, Toomes H, Volm M (1980) Different growth rates of lung tumours in man and their xenografts in nude mice. Eur J Cancer 16:289–291

Mendelsohn ML (1962a) Chronic infusion of tritiated thymidine into mice with tumors. Science 135:213–215

Mendelsohn ML (1962b) Autoradiographic analysis of cell proliferation in spontaneous breast tumor of C3H mouse. III. The growth fraction. J Natl Cancer Inst 28:1015–1029

Meyer JA (1972) The concept and significance of growth rates in human pulmonary tumors. Ann Thorac Surg 14:309–322

Meyer JA (1973) Growth rate versus prognosis in resected primary bronchogenic carcinomas. Cancer 31:1468–1472

Muggia F, DeVita V (1972) In vivo tumor cell kinetic studies: use of local thymidine injection followed by fine-needle aspiration. J Lab Clin Med 80:297–301

Muggia FM (1973) Correlation of histologic types with cell kinetic studies in lung cancer. Cancer Chemother Rep 4:69–71

Muggia FM, Krezoski SK, Hansen HH (1974) Cell Kinetic studies in patients with small cell carcinoma of the lung. Cancer 34:1683–1690

Nelson JSR, Schiffer LM (1973) Autoradiographic detection of DNA polymerase containing nuclei in sarcoma 180 ascites cells. Cell Tissue Kinet 6:45–54

Oehlert W, Dörmer P, Lesch R (1963) Autoradiographische Untersuchungen über die DNS-Synthese im überlebenden Tumorgewebe des Menschen. Beitr Pathol Anat 128:468–480

Putten LM van (1974) G_0, a useful term? Biomedicine 20:5–8

Quastler H, Scherman FG (1959) Cell population kinetics in the intestinal epithelium of the mouse. Exp Cell Res 17:420–438

Rajewsky MF (1965) Thymidin-Inkorporation und O_2-Konzentration in Explantaten normaler und maligner Gewebe in vitro. Naturwissenschaften 52:341–342

Rajewsky MF (1972) Proliferative Parameters of Mammalian Cell Systems and their Role in Tumor Growth and Carcinogenesis. Z Krebsforsch 78:12–30

Salmon SE, Hoff DD von (1981) In vitro evaluation of anticancer drugs with the human tumor stem cell assay. Semin Oncol 8:377–385

Salmon SE, Hamburger AW, Soehnlein B, Durie BGM, Alberts DS, Moon TE (1978) Quantitation of differential sensitivity of human tumor stem cells to anticancer agents. N Engl J Med 298:1321–1327

Schiffer LM, Markoe AM, Nelson JSR (1975) Evaluation of the PDP index as a monitor of growth fraction during tumor therapy. In: Hampton JC (ed) US Energy Research and Development Administration. The Cell Cycle in Malignancy and Immunity. National Technical Information Service, Springfield, pp 459–472

Schiffer LM, Braunschweiger PG, Poulakas L (1976) Rapid methods for utilizing cell kinetics for treatment in the C3H/He spontaneous mammary tumor: effects of vincristine. Cancer Treat Rep 60:1913–1924

Schultze B (1968) Die Orthologie und Pathologie des Nukleinsäure- und Eiweißstoffwechsels der

Zelle im Autoradiogramm. In: Altmann HW, Büchner F, Cottier H, Holle G, Letterer E, Masshoff W, Meessen H, Roulet F, Seifert G, Siebert G, Studer A (Hrsg) Handbuch der Allgemeinen Pathologie, Bd II, 5. Teil. Springer, Berlin Heidelberg New York, pp 466–670

Schultze B (1969) Autoradiography at the cellular level. In: Pollister AW (ed) Physical techniques in biological research, 2nd. ed. Academic Press, New York London

Schwartz M (1961) A biomathematical approach to clinical tumor growth. Cancer 14:1272–1294

Shackney SE, Cohen MH, Bunn PA, Ihde DC, Minna JD (1979) The application of principles of cell kinetics in the design of treatment regimens for small cell carcinoma of the lung. In: Muggia F, Rozencweig M (eds) Lung Cancer: Progress in therapeutic research. Raven Press, New York, pp 63–71

Spratt JS, Spratt TL (1964) Rates of growth of pulmonary metastases and host survival. Ann Surg 159:161–171

Spratt JS, Spjut HJ, Raper CL (1963) Frequency distribution of rates of growth and estimated duration of primary pulmonary carcinomas. Cancer 16:687–693

Steel GG (1968) Cell loss from experimental tumors. Cell Tissue Kinet 2:193–207

Takaki T (1980) An epithelial cell line (KNS-62) derived from a brain metastasis of bronchial squamous cell carcinoma. J Cancer Res Clin Oncol 96:27–33

Tannock JF (1968) The relation between cell proliferation and the vascular system in transplanted mouse mammary tumour. Br J Cancer 22:258–273

Tannock J (1980) (guest editorial) Cell kinetics – where to now? Cell Tissue Kinet 13:571–573

Thomlinson RH, Gray LH (1955) The histological structure of some human lung cancers and the possible implications for radiotherapy. Br J Cancer 9:539–549

Thor N, Stark M, Spieth A, Klopf M, Hilscher B, Schlipköter HW (1981) Cell kinetic examinations of human carcinomas heterotransplanted in nude mice. In: Bastert GB, Fortmeyer HP, Schmidt-Matthiesen H (eds) Fischer, Stuttgart New York, pp 351–357

Titus JL, Shorter RG (1965) Labelling of human tumors with tritiated thymidine. Arch Pathol 79:324–328

Tubiana M, Malaise EP (1979) Combination of radiotherapy and chemotherapy: implications devided from cell kinetics. In: Muggia F, Rozencweig M (eds) Lung cancer: Progress in therapeutic research. Raven Press, New York, pp 51–61

Weiss W (1971a) The mitotic index in bronchogenic carcinoma. Am Rev Respir Dis 104:536–543

Weiss W (1971b) Peripheral measurable bronchogenic carcinoma. Growth rate and period of risk after therapy. Am Rev Respir Dis 103:198–208

Weiss W, Boucot KR, Cooper DA (1968) Survival of men with peripheral lung cancer in relation to histologic characteristics and growth rate. Am Rev Respir Dis 98:75–86

Wimber DE, Quastler H (1963) A C^{14}- and H^{3}-thymidine double labeling technique in the study of cell proliferation in tradescention root tips. Exp Cell Res 30:8–22

Yesner R (1979) Pathologic diagnosis of lung cancer: Overview In: Muggia F, Rozencweig M (eds) Lung Cancer: Progress in Therapeutic Research. Raven Press, New York, pp 79–82

VI. Immunologie der Neoplasmen der Bronchien und der Lunge

U. DOLD

Mit 1 Tabelle

A. Einführung

I. Definition

Die Immunologie ist die Lehre von der Entstehung, Funktion und Manipulierbarkeit eines hochdifferenzierten, zellulär-humoralen (Organ-)Systems, dem Immunsystem. Als Aufgabe dieses Systems kennen wir die Abwehr von Krankheitserregern, z.B. Bakterien und Viren. Folge der Reaktion des Immunsystems auf diese Krankheitserreger ist die Immunität, das ist die Fähigkeit, bei neuerlichem Auftreten des gleichen Erregers nicht zu erkranken.

Immunreaktionen können auch gegen körpereigene Zellen gerichtet sein und dann Immunkrankheiten erzeugen. BURNET sieht in der Immunüberwachung (Immunosurveillance) den biologischen Sinn des Immunsystems, d.h. in der erst vom Wirbeltier erworbenen Fähigkeit (maligne) veränderte Körperzellen zu erkennen und aus dem Organismus abzustoßen.

Die Tumorimmunologie untersucht die Rolle des Immunsystems bei der Erkennung von Tumorzellen und die Umstände, die zu einer immunologischen Reaktion an den Tumorzellen führen. Daraus werden Methoden zur immunologischen Tumordiagnostik und zu einer immunologischen Tumortherapie abgeleitet.

II. Beobachtungen, die eine Tumorabwehr durch den Organismus annehmen lassen

– Der autoptisch häufige Nachweis von Tumorkeimen.

Bei gründlicher histologischer Untersuchung von vielen Geweben, besonders aber von Prostata und Schilddrüse, finden sich Mikrokarzinome weitaus häufiger, als manifeste Tumoren tatsächlich auftreten.

Als Ursache kommen in Frage Wachstumshemmung oder fehlende Wachstumsstimulation innerhalb oder aus der Umgebung der Karzinomzellen. Immunkompetente Zellen in der Umgebung dieser Mikrokarzinome sind nicht vermehrt.

– Die Diskrepanz zwischen der Häufigkeit des Befundes von Tumorzellen im strömenden Blut und der dafür geringen Zahl manifester Metastasen.

Bei Experimenten zur Autotransplantation wurden ca. 10000 lebende Zellen als Minimum für ein erfolgreiches Transplantat ermittelt (SOUTHAM u. BRUNSCHWIG 1961). Die Implantation erfordert die Anheftung an die Gefäßwand mittels Fibrin, einen aktiven Durchtritt durch die Gefäßwand, die Fähigkeit zu unbegrenztem Teilungsvermögen und die Induktion eines Gefäßsystems. Die zusätzliche Wirkung von Immunreaktionen ist nicht näher bekannt.

– Die spontane Rückbildung von Tumoren.

Zahlreiche Beobachtungen darüber liegen vor (COLE 1974). Es sind überwiegend bestimmte Tumorarten wie maligne Melanome, Hypernephrome, Neuroblastome und Chorionkarzinome. Neben Immunreaktionen müssen zellkinetische Ursachen, z.B. eine nur begrenzte Teilungsfähigkeit der Tumorzelle in Rechnung gesetzt werden.

– Sehr spätes Auftreten von Metastasen.

Tumormetastasen können unter Umständen erst 10 Jahre und später nach Entfernung des Primärtumors manifest werden (schlafende Metastasen). Jede Größenzunahme eines Tumors unterbleibt, wenn die Hälfte aller bei der Teilung anfallender Zellen abstirbt.

– Wechselndes Auftreten und Verschwinden von Tumormetastasen.

Dies kann gleichzeitig nebeneinander beobachtet werden (malignes Melanom). Ursache können lokale Faktoren der Wachstumshemmung, aber auch eine unterschiedliche Ausstattung von Zellklonen mit Oberflächenantigenen sein (FOGEL 1979).

– Die Rückbildung von Metastasen nach Entfernung des Primärtumors.

Als Ursache wird die Paralyse immunologischer Abwehrvorgänge durch die große Masse der Tumorzellen angesehen. Durch Verminderung der Tumormasse würde ein neuerliches Eingreifen der Immunreaktion möglich.

– Die rasche Tumorrückbildung und Heilung nach einer dazu ungenügenden Zytostatikatherapie.

Beobachtungen dazu, vor allem beim Burkitt-Lymphom und Chorionepitheliom der Frau. Als Ursache diskutiert wird die Beseitigung einer Immundepression durch die Zytostatika oder eine Immunstimulation durch die Zytolyse von Tumorzellen.

– Die Tumorheilung durch Zytostatika.

Aus pharmakodynamischen Gründen können Zytostatika niemals auch die letzte Tumorzelle abtöten. Zur Tumorheilung erscheinen spezifischere, z.B. immunologische Abwehrvorgänge unumgänglich (WILCOX 1966).

– Der histologische Nachweis immunkompetenter Zellen (Makrophagen, Lymphozyten und Plasmazellen) innerhalb und an den Randgebieten von malignen Tumoren (FOULDS 1954; SVENNEVIG u. HOLTER 1981).

Zytotoxische Aktionen gegen Tumorzellen wurden beobachtet und kinematographisch dargestellt (VETTERLEIN et al. 1976). Eine starke Lymphozyteninfiltration galt lange als prognostisch günstig. Dies trifft jedoch nicht immer zu. Eine Erklärung findet sich in der unterschiedlichen Funktion morphologisch gleichartiger Zellen (HERSEY et al. 1982).

– Eine plötzliche Wachstumssteigerung bei einem Tumor.

Bei länger beobachteter Tumorerkrankung kann plötzlich ein beschleunigtes Tumorwachstum eintreten. Als Ursache wird eine Paralyse der Immunabwehr angenommen.

– Bei gestörter Immunreaktion (Immunodeficiency) kommen maligne Tumoren häufiger vor.

Bei angeborenen Immundefekten ist die Tumorinzidenz erhöht. Das gleiche findet sich bei therapeutischer Immunsuppression (PENN 1981).

B. Die Faktoren der Immunreaktion und ihr Zusammenspiel

I. Das Antigen

Am Anfang der Immunreaktion steht ein Antigen. Ohne Antigen gibt es keine Immunreaktion. Die Antigenität beruht auf der chemischen Struktur sterisch konfigurierter Moleküle. Die meisten Antigene sind Proteine oder Glykoproteine. Sie lassen sich zellwandständig oder gelöst, z.B. im Serum nachweisen.

II. Die Antikörper

Antikörper sind Immunglobuline, an deren variabel ausgebildetem Ende ein Negativ-Bild der Antigenstruktur ausgebildet wurde. Dieser Teil des Antikörpermoleküls kann eine spezifische Bindung mit dem Muster-Antigen, nach dem es geprägt wurde, eingehen.

Die Antigen Antikörper-Bindung erfolgt durch intermolekulare Kräfte. Die Bindungsfestigkeit hängt von der Zahl der Valenzen ab, die den Energiegehalt bestimmen. Die sterische Lage der Bindungspunkte bedingt die Spezifität der Reaktion. Durch Strukturähnlichkeiten kommen Kreuzreaktionen vor.

Das Immunglobulin besteht aus einem variablen, aktiven Ende Fab (Fragment antigen binding) und einem stets gleichbleibenden Restanteil, dem Fc-Fragment (Fragment crystallisable).

III. Die Immunantwort

Für die Immunantwort gibt es zwei Reaktionssysteme. Bestimmte Antigene sensibilisieren die B (Bursa)-Lymphozyten, andere Antigene unter Mitwirkung von Makrophagen, die T (Thymus)-Lymphozyten. Durch diesen sensibilisierenden Reiz erfolgt eine (Reifungs)-Transformation in Lymphoblasten und weiter zu Plasmazellen, die dann humorale Antikörper sezernieren, oder zu spezifischen, zytotoxischen K (Killer)-Lymphozyten. Ein Teil der sensibilisierten Zellen beider Zellreihen bleibt als Gedächtnis-(Memory)-Zellen liegen. Ein neuerlicher späterer Antigenreiz führt dann zu einer raschen spezifischen Immunantwort. Sie repräsentieren die Immunität.

B- und T-Lymphozyten können durch bestimmte Oberflächenantigene (Marker) unterschieden werden. Es gelingt damit auch Reifungsstufen und Funktionszustände, z.B. proliferationsfördernde Helfer-T-Zellen (Marker: OKT 4) oder proliferationshemmende und zytotoxische Suppressor-T-Zellen (Marker: OKT 8) zu unterscheiden. Die Helfer-Zellen machen im peripheren Blut normalerweise 50 bis 65%, die Suppressor-Zellen 20 bis 30% aus (REINHERZ u. SCHLOSSMANN 1980).

IV. Die immunologische Toleranz

Eine Immunreaktion gegen körpereigene Antigen-Strukturen ist im normalen Organismus verhindert. Dies setzt ein Unterscheidungsvermögen zwischen „selbst" und „fremd" voraus. Träger dieser individuellen Kennzeichnung sind die Histokompatibilitäts- oder Transplantations-Antigene (HLA). Diese HLA-Gene bestimmen Eintritt und Stärke der Immunreaktion (FUDENBERG et al. 1978).

V. Die immunologische Zytotoxizität

Zytostase und Zytolyse sind die Voraussetzung für die Vernichtung von Tumorzellen.

a) Antigen- bzw. Antikörper-abhängige Reaktionen

Eine Reihe von Antigen-, bzw. Antikörper-abhängigen Reaktionen führen zu einer zytotoxischen Reaktion. Vielfach ist das Fc-Fragment das Signal zur Reaktion.

b) Antigen-unabhängige Reaktionen

Sie widersprechen der eingangs gegebenen Definition einer Immunreaktion. Dennoch scheinen in der Tumorabwehr solche Reaktionen besonders wichtig zu sein. Wie dabei die Tumorzelle als Zielzelle erkannt wird, ist noch unbekannt. Vermutet wurde, daß durch Zellproliferation ein Antigenäquivalent entsteht. Als Träger der zytotoxischen Reaktion kennt man zwei Zellsysteme:

α) *Die Natural-Killer (NK)-Zellen* sind lymphozytenähnliche Zellen, gekennzeichnet durch eingekerbten Kern und große Azurgranula (Large Granular Lymphocytes, LGL). Sie machen etwa 5% der peripheren Lymphozytenzahl aus. Sie tragen keine B- und nur selten einige T-Zellmarker und werden daher den Null (0)-Lymphozyten zugeordnet. Zur Phagozytose sind sie nicht fähig, durch Interferon werden sie stimuliert (HERBERMANN u. ORTALDO 1981). Zellen anderer Herkunft und Leistung zeigen aber ebenfalls NK-Funktionen (KLEIN 1981).

β) *Die Makrophagen* entstehen aus dem monozytär-histiozytären Zellsystem, das überall im Organismus vertreten ist. Ihre unterschiedliche Aktivität scheint von der Reifungsstufe abzuhängen. Sie können bei direktem Zellkontakt ihre Lysosomen auf Tumorzellen übertragen und damit die Zytolyse herbeiführen (KAPLAN et al. 1978). Unbekannt ist, woran Makrophagen eine Tumorzelle erkennen.

VI. Mediatoren der Immunreaktion

Lösliche Substanzen bewirken die Aktivierung oder Suppression bestimmter Immunzellpopulationen oder immunologischer Zelleistungen. Sie werden nach Herkunft Monokine oder Lymphokine, nach neuerem Vorschlag allgemein Interleukine genannt. Bekannte Mediatoren sind das Interferon, die Thymushormone, der Colony-Stimulating-Faktor (CSF), der Makrophage-Arming-Faktor (MAF), der Makrophage-Inhibition-Faktor (MIF), der Lymphocyte-Aktivating-Faktor (LAF oder Interleukin-1) und der T-Cell-Growth-Faktor (TCGF oder Interleukin-2).

Der gleiche Mediator kann bei verschiedenen Zellpopulationen oder bei verschiedenen Reifungszuständen unterschiedliche Wirkungen hervorrufen. Ein Lymphotoxin genannter Mediator vermag – in Tierversuchen – spezifisch nur das Wachstum maligner transformierter Zellen zu hemmen und eine Tumorbildung zu verhindern (Evans 1982).

VII. Das Versagen der Immunabwehr

Die Tatsache, daß maligne Tumoren auftreten, zeigt, daß der immunologische Abwehrapparat – zumindest häufig – unzureichend oder durch bestimmte (Fehl-)Reaktionen ausgeschaltet sein muß. Tumorzellen entwickeln häufig ein „körperfremdes" Antigen (Neoantigen). Eine solche Antigenität kann jedoch wieder paralysiert werden. Blockierende Antikörper (Möller 1964) decken das Antigen ab, ohne zytotoxisch zu wirken. Durch Antikörper-haltiges Serum kann beschleunigtes Tumorwachstum (Enhancement) ausgelöst werden (Kalliss 1958).

Als Modulation des Antigens wird bezeichnet, wenn das Antigen zeitweise verschwindet, d.h. in das Zellinnere verlagert wird (Ritz u. Schlossmann 1982).

Tumorantigene können aus der Zellmembran abgelöst werden und ebenso wie „blockierende" Immunkomplexe den Organismus überschwemmen und das Immunsystem lahmlegen (Jamasbi 1977).

Durch Immunselektion entstehen Antigen-freie Tumorzellinien.

Eine Immuntoleranz kann durch Desensibilisierung entwickelt werden.

Eine Tumorabwehr fehlt aber auch, wenn die immunkompetenten Zellen nicht reagieren. Die zelluläre Immunität fand sich in Frühstadien der Tumorerkrankung kaum, bei manifestem Tumor jedoch meist beeinträchtigt.

Die Abwehrleistung der Makrophagen ist methodisch schwer zu erfassen. Rhodes et al. (1979) fanden eine hitzestabile Substanz im Serum von Patienten mit Lungentumoren und ebenso im Überstand explantierter Tumoren, die die Makrophagenaktivität hemmt. Sie äußerten die Meinung, daß ein maligner Tumor Hemmstoffe einer immunologischen Tumorabwehr selbst entwickeln kann.

VIII. Umwelt und Immunsystem

Äußere Einflüsse der Umwelt, der Ernährung und psychische Reaktionen verändern ebenfalls das Immunsystem. Lokale Überwärmung, ebenso wie eine

Fieberreaktion, können immunstimulierend wirken, eine Ganzkörperhyperthermie mit höheren Temperaturen wirkt immunsuppressiv auf die humoralen und zellulären Reaktionen (SCHMIDT 1975; DICKSON u. SHAH 1980). Für die Phagozytose wurde ein Temperaturoptimum von 38–40° C ermittelt, für die Tumortherapie haben sich Temperaturen um 42–43° C erfolgreich erwiesen. Über den Wirkungsmechanismus ist wenig bekannt. Diskutiert wird eine Zellschädigung die immunogen wirkt und eine Entzündungsreaktion, die zur Makrophagenstimulierung führt (LE VEEN et al. 1980; ENGELHARDT et al. 1983).

Eine Hypercholesterinämie (KOS 1979) und verschiedene Lipide und ungesättigte Fettsäuren (VITALE u. BROITMANN 1981) wirken immunsuppressiv.

Streß beeinflußt über Hormonausschüttung (Adrenalin, Cortison und anderen) die Immunreaktionen. Bei Mäusen in Kampfstimmung unmittelbar nach der Inokulation von Moloney-Sarkom-Viren entwickelten sich weniger und kleinere Tumoren (SOLOMON u. AMKRAUT 1972). Hierzu gibt es viele, oft kontroverse Befunde (BAMMER 1981).

C. Immunologische Befunde bei Neoplasmen der Bronchien und der Lunge

I. Tumorassoziierte Antigene (TAA)

Dies sind Neo-Antigene, die nach maligner Entartung eines Gewebes neu auftreten. Es werden onkofetale (karzinofetale) Antigene, ektope Hormone und Oberflächen (S-Surface)-Antigene unterschieden.

a) Onkofetale Antigene

sind Polypeptide, deren Muster im Genom der Zelle programmiert vorliegt, die aber nur während der Fetalperiode normalerweise gebildet werden. In der ausdifferenzierten Zelle ist dieses Gen außer Funktion (reprimiert). Durch die maligne Transformation kann die Information dieses Genes wieder in Syntheseleistung umgesetzt werden. Dies geschieht aber auch bei gesteigerter Zellregeneration. Onkofetale Antigene sind daher nicht im strengen Sinne tumorspezifisch (s.S. 317).

b) Ektope Hormone

können bei nahezu der Hälfte aller Patienten mit einem Lungentumor, besonders häufig bei kleinzelliger Histologie nachgewiesen werden. Es handelt sich um Polypeptide oder biogene Amine, die physiologischen Hormonen wie ACT, ADH, Calzitonin und anderen entsprechen oder ähnlich sind. Sie stammen u.a. aus dem Zellgranula der Kulschitzky-Zellen (BENSCH et al. 1965). Diese Zellen gehören dem neuro-endokrinen Zellsystem an (FEYRTER 1953). Entsprechend ihrer Fähigkeit werden sie auch als APUD (Amine Precurser Uptake and/or

Decarboxylation)-Zellen bezeichnet (PEARS 1969). Da jedoch Bronchialkarzinome jeden Zelltyps ektope Hormone bilden können, auch wenn keine APUD-Granula zu erkennen sind, muß man annehmen, daß die Fähigkeit zur Produktion ektoper Hormone reprimiert in allen Stammzellen des Bronchialepithels vorhanden ist.

c) Oberflächen (S)-Antigene,

die als Neoantigene auf der Zellmembran von Bronchialtumoren entstehen, lassen diese von normalen Gewebszellen immunologisch unterscheiden. Sie wurden erstmals von YACHI et al. 1968 beschrieben. Seither sind sehr zahlreiche, für Bronchialkarzinome spezifische Antigene charakterisiert worden. Die interessantesten sind auf Seite 316 aufgeführt. Weitere Antigenbefunde stammen von LOUIS et al. (1973), SCHLIPKÖTER et al. (1973), AUCHMANN (1974), HOLLINSHEAD et al. (1974), WATSON et al. (1975), GRANLUND und RITTS (1976), AKESON (1977). Es wurden dabei sowohl Antigene beschrieben, die spezifisch für den Organtumor sind, andere die spezifisch für einen bestimmten Histologietyp sind.

Diese Oberflächenantigene werden offenbar leicht aus der Tumorzellmembran gelöst. Sie lassen sich im Serum nachweisen. In frühen Tumorstadien finden sich höhere Antigentiter, als im späteren Verlauf. Möglicherweise bilden sich im Verlauf der Tumorerkrankung blockierende Antikörper.

Einige Kreuzreaktionen dieser Oberflächenantigene sind bemerkenswert. Sie könnten mit der Wachstumseigenschaft in Beziehung stehen. So wurden Kreuzreaktionen mit Differenzierungsantigenen für enterodermale Epithelzellen und für Schwann'sche Zellen beschrieben (BELL u. SEETHARAM 1977; BELL 1979). In Zellkulturen menschlicher Lungentumoren konnten Rezeptoren für epidermale und neurale Wachstumsfaktoren nachgewiesen werden (SHERWIN et al. 1981). Die Kreuzreaktionen mit Forssman-Blutgruppenantigenen wurden mit unterschiedlichem Erkrankungsrisiko in Verbindung gebracht (KITAMURA 1979). Beschrieben wurden auch Kreuzreaktionen mit dem Antigen aus Zysten des Echinokokkus granulosus (GROSS et al. 1979; YONG 1979).

Die maligne Zelltransformation ändert auch die Struktur von Histokompatibilitätsantigenen (BOWEN u. BALDWIN 1975; MARTIN et al. 1977). Da der Histokompatibilitätsbereich auch Art und Ausmaß der Immunreaktion steuert (BENACERRAF 1978; IMAMURA 1980; ISACOV et al. 1981), liegt es nahe, eine Beziehung zwischen HLA-Typen und Entstehung und Verlauf einer Tumorerkrankung zu suchen. Bei Vorliegen von HLA Aw 19 und B 5 soll die Prognose von Lungenkrebspatienten besser sein (DELLON et al. 1975; WEISS et al. 1980), eine Häufung von B 12 und A 29 bei Patienten mit Bronchialkarzinom wurde mitgeteilt (TONGIO et al. 1982).

Von den tumorassoziierten Antigenen haben die onkofetalen und in geringem Maße auch die ektopen Hormone diagnostische Bedeutung erlangt, eine biologische Funktion scheint ihnen nicht zuzukommen. Die Neoantigene der Tumorzelle könnten zytotoxische Reaktionen auslösen und damit Teil einer biologischen Tumorabwehr sein. Histoimmunologische Untersuchungen haben jedoch gezeigt, daß immer nur ein Teil der Tumorzellen solche Antigene trägt, und es wurden ständige Änderungen der Antigenstruktur in Zellkulturen (VAN

PEEL et al. 1979), als auch bei der Metastasierung gefunden (JAMASBI u. NETTES-HEIM 1977).

II. Tumorassoziierte Antikörper

Antikörper gegen onkofetale Antigene oder ektope Hormone werden selten gefunden, dies entspricht einer zu erwartenden immunologischen Toleranz. Eine Anti-CEA-Aktivität wurde beschrieben (GOLD et al. 1972), nach Absorption mit Anti-A-Isoantigen, das dem CEA verwandt ist, fand sich jedoch keine Reaktion mehr (VON KLEIST 1971). Auch im Intrakutan-Test war keine Reaktion gegen CEA nachweisbar (HERBERMANN et al. 1973b). Eine Ausnahme scheint eine Immunkomplexnephritis durch CEA darzustellen (COSTANCA et al. 1973).

Die spontane Antikörper-Bildung gegen Oberflächenantigene von Lungentumorgewebe scheint dagegen nicht selten zu sein. Solche Antikörper wurden im Serum von Tumorpatienten gefunden und sie ließen sich auf Lungentumorgewebe darstellen (OBOSHI et al. 1971; MOHR et al. 1974; WATSON et al. 1975; JOACHIM et al. 1976; PALUCH u. JOACHIM 1978, 1979; GORNY et al. 1981; STILLER-WINKLER 1981). Ebenso ließen sich im Pleuraexsudat und im Bronchialsekret Antikörper nachweisen (PALUCH u. JOACHIM 1978, 1979). Die hohe Spezifität der Antigen-Antikörperbindung wurde zur Lokalisationsdiagnostik von Tumoren (GOLDENBERG et al. 1978) und zur Koppelung mit Zytostatika (HURWITZ et al. 1979) benützt. Mit monoklonalen Antikörpern wurden Oberflächenantigene auf der Tumorzelle dargestellt (KASAI et al. 1981).

III. Immunologische Reaktionen

a) Autoantikörper

gegen normale Gewebsstrukturen wie glatte Muskulatur oder gegen Zellkerne wurden im Serum von Patienten mit Lungenkarzinom in großer Häufigkeit (bis zu 77%) nachgewiesen (HODSON u. TURNER-WARWICK 1975; GORNY et al. 1981). Diese Befunde sind heute weder nach den Ursachen, die zu ihrer Bildung führen, noch nach ihrer prognostischen Bedeutung einzuordnen.

b) Immunglobuline

der Klasse IgG, IgA und IgM wurden bei Tumorkranken teils im Normbereich, teils in erhöhter Konzentration gefunden (LOPEZ-CARDOZO u. HARTING 1971; DOSTALOVA et al. 1975; BATA 1977). Auch IgE kann erhöht sein (HÄLLGREN et al. 1980).

Eine verringerte Neubildung und einen beschleunigten Umsatz von Immunglobulinen bei Kranken im fortgeschrittenen Tumorstadium wurde von JANSEN et al. (1979) beschrieben. Als Ursache wird eine gestörte T-Helfer-Zellfunktion oder eine gesteigerte T-Suppressor-Zellfunktion diskutiert.

Erhöhte IgA-Konzentrationen sollen mit einer längeren Überlebenszeit verbunden sein (KRANT et al. 1968; ZEROMSKI et al. 1975; PLESNICAR 1979). Deutlich erhöhte IgA und (z.T. IgG)-Konzentrationen wurden im Bronchialsekret des tumortragenden Bronchialastes nachgewiesen und zur Tumordiagnostik genutzt (MANDEL et al. 1976; IGLEHART et al. 1979; DE LUSTIG 1980).

Die histo-immunologische Lokalisierung von Immunglobulinen im Bronchialkarzinomgewebe ergibt kein einheitliches Bild. IgG-Anlagerungen wurden überwiegend an Zellen ohne Fc-Rezeptoren gefunden (GERSTL et al. 1977). PREHN (1976) diskutiert die Frage, ob die Anlagerungen vom Immunglobulinen das Tumorwachstum stimuliert. Gammopathien bei Lungentumoren werden bisweilen beobachtet (RICCI et al. 1975).

c) Zirkulierende Immunkomplexe

sind ein häufiger Befund. Sie nehmen mit Ausbreitung des Bronchialkarzinoms zu (GROPP et al. 1979; GROPP 1980; FÜST et al. 1981; LENZINI 1981). Es fand sich jedoch weder eine positive, noch eine negative Korrelation zur Überlebenszeit (HEIER 1978; LOWE et al. 1981).

Die Immunkomplexe können von Granulozyten im peripheren Blut phagozytiert werden (JANSEN et al. 1977). Immunkomplexerkrankungen der Gelenke (SOMMERFIELD 1979) und der Nieren (LEWIS et al. 1971; CAMERON 1975) wurden beschrieben.

d) Die Bildung humoraler Antikörper

nach Stimulation durch verschiedene Antigene ist mehrfach untersucht worden. In den frühen Stadien einer Tumorerkrankung fanden sich keine Veränderungen; eine verminderte Antikörperbildung wurde erst in Spätstadien der Erkrankung mit Kachexie gefunden (WAGNER et al. 1972).

Nach Implantation autologer Tumorzellen zusammen mit Freund'schem Adjuvans zur therapeutischen, spezifischen Immunstimulation wurden ansteigende Titer zirkulierender Antikörper gegen das tumorspezifische Antigen gefunden (FINNEY et al. 1966).

e) Die zellvermittelten Immunreaktionen

gelten als gestört. Die Ursache suchte man zunächst in einer verminderten Zahl peripherer Lymphozyten. RIESCO (1970) stellte eine Beziehung zwischen Lymphozytenzahl und Überlebenszeit heraus. Erst später konnte man differenzierter die Anzahl der peripheren T-Lymphozyten aufgrund ihrer Rosetten-Bildung bestimmen. Erniedrigte Zahlen von T-Lymphozyten wurden dann erst bei fortgeschrittenem Tumor und schlechter Prognose gefunden (ANTHONY et al. 1975; GROSS et al. 1975). Da T-Lymphozyten aber heterogen in ihrer Funktion sind und auch NK-Zellen Rosetten bilden, können diese Untersuchungen über die immunologische Abwehrsituation keine Aussage machen. Grundsätzlich ist

Tabelle 1. In-vitro-Teste auf zelluläre Immunreaktionen

Bezeichnung	Wirkung	Auswertung
Immunantwort antigensensibilisierter Lymphozyten		
1. Transformations-Test	sensibilisierte Lymphozyten proliferieren zu Lymphoblasten	Einbau von radioaktivem Thymidin
2. Lymphokin-Test	Promotion oder Inhibition anderer Zellsysteme	Kulturüberstand wird auf andere Zellsysteme übertragen
Interaktionen von Lymphozyten und Tumorzellen		
3. Kolonie-Hemmungs-Test	Hemmwirkung der Lymphozyten auf Tumorzellen bei gemeinsamer Kultur	Auszählen der ausgewachsenen Zellkolonien
4. Mikrozytotoxizitäts-Test	Zytolyse von Tumorzellen bei gemeinsamer Kultur	Auszählen der der verbliebenen Tumorzellen oder Freisetzung von Radioaktivität von vorher markierten Zellen

auch fragwürdig, ob das Zahlenverhältnis der Lymphozyten-Subpopulationen im peripheren Blut die Situation am Tumor widerspiegelt. Wahrscheinlich trifft dies nur in Extremsituationen zu.

Die Funktionsleistung der Lymphozyten beim Kranken mit Bronchialkarzinom wurde vielfach in-vitro und in-vivo untersucht.

α) *In-vitro-Reaktionen.* Verschiedene Reaktionssysteme zeigen an, daß T-Lymphozyten mit einem tumorspezifischen Antigen sensibilisiert sind (Tabelle 1). Eine Standardisierung dieses Testsystems ist jedoch schwierig, der Vergleich von Ergebnissen leidet darunter.

Eine verminderte Blasentransformation peripherer Lymphozyten im Blut von Patienten mit Lungenkarzinom wurde von zahlreichen Untersuchern gefunden (DUCOS et al. 1970; AL-SARRAF et al. 1971; THOMAS et al. 1971; HAN u. TAKITA 1972; BRAEMAN u. DEELY 1975). Dann fand sich aber, daß nach vorherigem Waschen der Lymphozyten eine normale Blasentransformation erreicht wird (BARNES et al. 1975; HAN u. TAKITA 1979). Eine Hemmung der Transformation erfolgt also durch einen abwaschbaren Stoff, ob Antikörper oder Immunkomplex oder eine andere Substanz ist die Frage.

In der gemischten Lymphozytenkultur wurde schon im frühsten Krankheitsstadium eine Störung der Lymphozytenproliferation gefunden. Dies soll eine treffsichere Aussage über die Prognose erlauben (CANNON et al. 1980).

Zytotoxische Reaktionen gegen Bronchialtumorzellen wurden von mehreren Untersuchern nachgewiesen (PIERCE u. DE VALD 1975; VOSE et al. 1977; THOMSON et al. 1981), diese Reaktion konnte auch mit tumorspezifischen Antigenen gesteigert werden (ROTH et al. 1971; McCOY et al. 1977; DEAN et al. 1978; ILES 1978; IWAKI et al. 1979; SUSLOW et al. 1981). So ließen sich Bronchialkarzinome im Stadium I zu 80% in einem Rosetten-Test erkennen, der durch Tumorantigen stimuliert war. Mit zunehmender Tumorausbreitung verminderte sich aber die Zahl gebildeter Rosetten (RAMEY et al. 1980; WEESE et al. 1980). Ebenso reagieren Lymphozyten aus Pleuraergüssen, wenn ein Lungentumor deren Ursache ist. In diesen Ergüssen ist der Anteil an Null-(0)-Zellen besonders groß und es wird angenommen, daß die Rosetten aus diesen Zellen bestehen (Schapira u. Faves 1979; Potrykus et al. 1981).

Beim Nachweis von peripheren Zellen mit Suppressorfunktion von Bronchialkarzinomkranken fand sich mit fortschreitendem Tumorstadium eine steigende Suppressoraktivität (besonders auch beim kleinzelligen Histologietyp) und ein Rückgang mit therapeutischer Besserung (Han u. Takita 1979; Vose 1980).

β) In vivo-Reaktionen. Durch intrakutane Gabe eines Antigens lassen sich zelluläre Immunreaktionen auch bei Menschen leicht prüfen.

Die Reaktionsbereitschaft bei Patienten mit Bronchialkarzinom auf ein Auffrischungs-(recall-)Antigen wie Tuberkulin, Candicin, Varidase, Streptokinase/Streptodornase oder Mumps-Antigen oder noch zuverlässiger die Allergisierung mit Dinitrochlorbenzol (DNCB) und nachfolgende Testungen mit DNCB wurde in großen Patientenserien geprüft. Die Immunreaktion war gegenüber einer gesunden Vergleichsgruppe stets vermindert (Krant et al. 1968; Eilber u. Morton 1970; Lopez-Cardozo u. Harting 1971; Al-Sarraf et al. 1971; Wells et al. 1973; Brugarolas u. Takita 1973; Wenebo et al. 1976; Bariffi 1978; Inoue et al. 1978; Concannon et al. 1978; Jansen et al. 1979). Beispielhaft seien die Befunde von Israel et al. (1973) angeführt. Bei 323 Patienten mit einem Plattenepithelkarzinom der Lunge war die Tuberkulinreaktion zu 48% negativ, in einer Vergleichsgruppe gesunder wurden nur 10% negative Reaktionen gefunden. Die Überlebenszeit der Tumorkranken mit positiver Tuberkulinreaktion betrug 16 Monate, diejenigen mit negativer Reaktion überlebten nur 8 Monate. Bei Längsschnittuntersuchungen konnte beobachtet werden, daß eine negative Tuberkulinreaktion nach erfolgreicher, operativer Tumorentfernung wieder positiv wurde.

Zur Bewertung dieser Befunde muß jedoch angemerkt werden, daß ebenso nach großen Operationen und schweren Unfallverletzungen verminderte zelluläre Immunreaktionen gefunden werden (Constantian et al. 1977) und es sich dabei also keinesfalls um eine tumorspezifisch veränderte Reaktion handelt.

Die prinzipiell gleichen Ergebnisse brachte die Hauttestung mit spezifischen Tumorantigenen (Herbermann et al. 1973a).

f) Direkte Zellreaktionen

von NK-Zellen und Makrophagen beim Bronchialkarzinom wurde wegen technischer Schwierigkeiten noch nicht in größerem Umfange untersucht. Neben der direkten zytolytischen Fähigkeit gegenüber Tumorzellen haben diese Zellen offenbar auch die Fähigkeit Immunreaktionen zu unterdrücken (Thomas 1981).

Als Mechanismus wird diskutiert über die Prostaglandinproduktion eine Aktivierung der Adenylcyclase in der Membran der Lymphozyten. Dadurch entsteht cyclisches AMP, das die Proliferation hemmt, oder durch Produktion von Arginase wird die Konzentration von L-Arginin vermindert und damit ebenfalls die Proliferation gehemmt.

Es gibt auch Hinweise für eine primäre Resistenz von Lungentumorzellen gegen den Angriff von NK-Zellen. Diese Resistenz soll durch bestimmte Eigenschaften der Oberfläche der Tumorzellen bedingt sein (VOSE u. MOORE 1980).

g) Mediatorstoffe

sind wahrscheinlich bei allen vorgenannten Immun- und Zellreaktionen als Signalstoffe beteiligt. Es konnten für einzelne Reaktionen geschlossene Regelkreise nachgewiesen werden (SOLBACH et al. 1983). Eine Hemmwirkung auf die Lymphozytenproliferation ebenso wie auf die DNCB-Hautreaktion verbunden mit ungünstiger Prognose fanden GIULIANO et al. (1979). Der Hemmfaktor war das immunregulatorische Alpha-Globulin (IRA) (NIMBERG et al. 1975), das im Serum und Aszites von Krebskranken in hoher Konzentration nachgewiesen werden kann (TAMURA et al. 1981).

Besondere Beachtung findet auch der Soluble Immune Response Suppressor (SIRS), ein Lymphokin, das von T-Suppressor-Zellen gebildet wird. SIRS wird in inaktiver Form zunächst erzeugt und wird von Makrophagen dann in eine oxydierte aktive Form überführt. Levamisol verhindert diese Oxydation. Die Hemmwirkung an der Zielzelle erfolgt wiederum durch eine Oxydation von Sulfhydrilgruppen der Oberflächenproteine und verhindert die Zellteilung (PIERCE u. AUNE 1982). Diese teilungshemmende Wirkung betrifft Lymphozyten ebenso wie normale und neoplastische Zellen.

IV. Asbest und das Pleuramesotheliom

Asbestfasern wirken karzinogen. Sie induzieren Mesotheliome, aber auch Bronchialkarzinome und B-Zell-Lymphome (KAGAN et al. 1979). Inhalierte Asbestfasern treffen auf Alveolarmakrophagen. Diese phagozytieren und leisten damit eine direkte Abwehrfunktion, leiten zugleich aber auch Immunreaktionen ein (MACKANESS 1971; SONE u. FIDLER 1981). Alveolarmakrophagen zeigen Eigenschaften der Immunstimulation (wie Helferzellen) (GORENBERG u. DANIELE 1977) ebenso wie die einer Immuninhibition (wie Suppressorzellen) (McCOMBS et al. 1981). Lösliche Substanzen aus Alveolarmakrophagen hemmen die Antikörperbildung von B-Lymphozyten (PENNLINE et al. 1979). Eine Asbestbelastung ruft damit verschiedene Störungen des Immungleichgewichtes hervor.

Darüber hinaus wurde ein Neoantigen, das Asbestose-Related-Macrophage-Associated-Antigen (ARMAA), beschrieben (KAGAN 1980), das durch Peroxydation auf der Tumorzellmembran entsteht.

Die zelluläre Immunität findet sich beim Mesotheliom weniger als beim Bronchialkarzinom beeinträchtigt (EMBLETON et al. 1976; HASLAM et al. 1978). Dagegen finden sich bei Asbestexponierten Arbeitern häufig erhöhte Immunglobulinspiegel (LANGE et al. 1974) und Antikörper gegen Kerne (ANA) (MATEJ et al. 1978).

An diesem Beispiel eines einzigen Karzinogens läßt sich aufzeigen, daß die vielfältigen immunologischen Befunde derzeit noch kein schlüssiges Bild über die Bedeutung der der fördernden und hemmenden Faktoren der Immunabwehr in Entstehung und Fortschreiten des neoplastischen Prozesses erlauben.

Literatur

Übersichten

Bossche van den H (ed) (1980) The host-invader interplay. Elsevier, Amsterdam

Currie GA (1980) Cancer and the immune response. In: Turk J (ed) Current topics in immunology. Arnold, London

Forbes JT, Greco FA, Oldham RK (1979) Immunologic aspects of small cell carcinoma. Semin Oncol 5:263–271

Herberman RB (ed) (1980) Natural cell mediated immunity against tumor. Academic Press, New York

Nelson DS (ed) (1976) Immunobiology of the macrophages. Academic Press, New York

Price Evans DA (1976) Immunology of bronchial carcinoma. Thorax 31:493–506

Riethmüller G, Wernet P, Cudkowicz G (eds) (1979) Natural and induced cell mediated cytotoxicity; Effector and regulatory mechanisms. Academic Press, New York

Shearer WT, Fink MP (1977) Immune surveillance system: Its failure and activation. Prog Hematol 10:247–310

Turner-Warwick M (1978) Immunology of the lung. In: Turk J (ed) Current topics in immunology. Arnold, London

Warnatz H (1975) Tumorimmunologie. Thieme, Stuttgart

Waters H (ed) (1978) The handbook of cancer immunology. Garland STPM Press, New York London

Einzelliteratur

Akeson R (1977) Human lung organ-specific antigen on normal lung, lung tumors and lung tumor cell lines. J Natl Cancer Inst 58:863–875

Al-Sarraf M, Sardesai S, Vaitkevicius VK (1971) Effect of syngenic and allogenic plasma on lymphocytes from cancer patients, patients with non-neoplastic disease and normal subjects. Cancer 27:1426–1432

Anthony HM, Kirk JA, Madsen KE, Mason MK, Templeman GH (1975) E- and EAC-rosetting lymphocytes in patients with carcinoma of bronchus I. Some parameters of the test and its prognostic significans. Clin Exp Immunol 20:29–34

Auchmann M (1974) Demonstration of tumor-specific antigen in squamous cell carcinoma of the lung using an established carcinoma line E 14. Oest Z Onkol 1:26–28

Bammer K (1981) Krebs und Psychosomatik. Kohlhammer, Stuttgart Berlin Köln Mainz

Bariffi F (1978) Skin tests of delayed hypersensitivity (Tuberculin, DNCB) in the immunologic study of patients with primary cancer of the lung. Arch Monaldi 33:239–250

Barnes EW, Farmer A, Penhale WJ, Irvine WJ, Roscoe P, Horne NW (1975) Phythemagglutinine induced lymphocyte transformation in newly presenting patients with primary carcinoma of the lung. Cancer 36:187–193

Bata J (1977) Study on various serum proteins in lung cancer, Immunoglobuline A, G, M, Haptoglobine, Alpha-1-Antitrypsine and Alpha-2-Makroglobuline. Ann Biol Clin 35:297–303

Bell CE (1979) Expression of entodermaly derived an neural crestderived differentiation antigens by human lung and colon tumors. Cancer 43:13–18

Bell CE, Seetharam S (1977) Identification of the Schwann cell on a peripheral nervous system cell possessing a differentiation antigen expressed by a human lung tumor. J Immunol 118:826–830

Benacerraf B (1978) A hypothesis to relate the specificity of T-lymphocytes and the activity of I-region specific Ir-genes in macrophages and B-lymphocytes. J Immunol 120:1809–1815

Bensch KG, Gordon GB, Miller LR (1965) Studies of the bronchial counterpart of the Kulchitzky (argentafine) cell and innervation of the bronchial glands. J Ultrastruct Res 12:688–692

Bowen JG, Baldwin RW (1975) Tumorspecific antigen related to rat histocompatibility antigen. Nature 258:75–76

Braeman J, Deely TJ (1975) Radiotherapy and the immune response in cancer of the lung. Br J Radiol 48:446–449, 668–669

Brugarolas A, Takita H (1973) Immunological status in lung cancer. Chest 64:427–432

Cameron JS (1975) Neoplastic disease and the nephrotic syndrome. QJ Med 44:630–633

Cannon GB, Dean JH, Herberman RB, Perlin E, Reid J, Miller C, Lang NP (1980) Association of depressed postoperative lymphoproliferative response to alloantigens with poor prognosis in patients with stage I lung cancer. Int J Cancer 25:9–17

Cole WH (1980) Spontaneous regression of cancer: The metabolic triumph of the host? Ann NY Acad Sci 230:110–146

Concannon JP, Dalbow MH, Davis W, Mitchell J, Markopoulos E (1978) Immunoprofile studies for patients with bronchogenic carcinoma III. Multivariable analysis of immune tests in correlation with survival. Int J Radiat Oncol Biol Phys 4:225–231

Constantian RB, Menzoian JO, Nimberg RB, Schmid K, Mannich JA (1977) Association of a immunosuppressive polypeptide with operation and accidental trauma. Ann Surg 185:73–79

Costanca ME, Pinn S, Schwartz RS, Nathanson I (1973) CEA-antibodycomplexes in a patient with carcinoma and nephrotic syndrome. N Engl J Med 289:520–522

Dean JH, Jerrels TR, Cannon GB, Kibrite (1978) Demonstration of specific cell-mediated anti-tumor immunity in lung cancer to autologous tissue extracts. Int J Cancer 22:367–377

Dellon AL, Rogentine GN, Chretien PB (1975) Prolonged survival in bronchogenic carcinoma associated with HLA antigen W19 and HL-A5. J Natl Cancer Inst 54:1283–1286

Dickson JA, Shah SA (1980) Hyperthermia and the immune response in cancer therapy. Cancer Immunol Immunother 9:1–10

Dostalova DC, Bitenski L, Cunningham GJ, Chayen J (1975) Serum immunoglobulin levels in cancer patients; I. Serum immunoglobulin and primary cancer localisation. Neoplasma 22:539–543

Ducos J, Migueres J, Colombies P, Kessons A, Poujoulet N (1970) Lymphocyte response to PHA in patients with lung cancer. Lancet 1:1111–1113

Eilber FR, Morton DI (1970) Impaired immunologic reactivity and recurrence following cancer surgery. Cancer 25:362–367

Embleton MJ, Wagner JC, Wagner MF, Jones JS, Sheers G, Oldham PD, Baldwin RW (1976) Assessment of cell-mediated immunity to malignant mesothelioma by microcytotoxicity tests. Int J Cancer 17:597–601

Engelhardt R, Neumann H, Adam G et al. (1983) Möglichkeiten der Ganzkörperhyperthermie. Strahlenther 159:99–103

Evans CH (1982) Lymphotoxin – An immunologic hormone with anticarcinogenic and antitumor activity. Cancer Immunol Immunother 12:181–190

Feyrter F (1953) Über die peripheren endokrinen (parakrinen) Drüsen des Menschen. Maurich, Wien Düsseldorf

Finney JW, Byers EH, Wilson RH (1960) Studies on tumor autoimmunity. Cancer Res 20:351–356

Fogel M (1979) Differences in cell surface antigen on tumor metastases and those of local tumor. J Natl Cancer Inst 62:585–588

Foulds L (1954) Experimental study of tumour progression: Review Cancer Res 14:327–399

Fudenberg HH, Pink JRL, Wang LA, Douglas SD (1978) Basic Immunogenetics, 2nd edn. University Press, New York Oxford

Füst G, Fekete B, Angyal I, Jacab A (1981) Evaluation of different methods for detection circulating immune complexes; Studies in patients with lung cancer. J Immunol Methods 46:259–276

Gerstl B, Eng LF, Bigbee JW (1977) Tumor associated immunoglobulins in pulmonary carcinoma. Cancer Res 37:4449–4455

Giuliano AE, Rangel D, Golub SH, Holmes EC, Morton DL (1979) Serum-mediated immunosuppression in lung cancer. Cancer 43:917–924

Gold JM, Freedman SO, Gold P (1972) Human anti-CEA-antibodies detected by radio-immunoelectrophoresis. Nature 239:60–61

Goldenberg DM, DeLand F, Kim E, Bennett S, Primus FJ, Nagell JR van, Estes N, Simone P de (1978) External cancer detection with radioantibodies to carcinoembryonic antigen. N Engl J Med 298:1384–1388

Gorenberg DJ, Daniele RP (1977) The alveolar macrophage as an accessory cell in mitogen-induced proliferation of guinea pig lymphocytes. Ann Rev Respir Dis [Suppl] 115:261

Gorny MK, Jezewska E, Zeromski J (1981) Autoantikörper in lung cancer patients demonstrated on fixed tissue culture cells; An immunofluorescence study. Arch Geschwulstforsch 51:418–423

Granlund DJ, Ritts RE (1976) Soluble proteins of human bronchogenic carcinoma. Mayo Clin Proc 51:20

Gropp C (1980) Incidence of circulating immune complexes in patients with lung cancer and their effect on antibody-dependent cytotoxicity. Oncology 37:71–76

Gropp C, Havemann K, Schärfe T, Schultz H, Schaumlöffel E (1979) Zirkulierende Immunkomplexe beim Bronchialkarzinom; Beziehungen zum Ausbreitungsstadium der Erkrankung und zur Therapie. Klin Wochenschr 57:401–411

Gross RJ, Latty A, Williavis EA, Newbern PM (1975) Abnormal spontaneous rosette formation and rosette inhibition in lung carcinoma. N Engl J Med 292:439–443

Gross RJ, Scotland SM, Rowe B (1979) Possible antigenic similarity between pulmonary carcinoma and cysts of Echinococcus granulosus. Br Med J I:1463–1464

Hällgren R, Arrendal H, Hiesche K et al. (1980) Elevated immunglobulin E in bronchogenic carcinoma; its relation to histology and prognosis of cancer. J Allerg Clin Immunol 67:398–406

Han T, Takita H (1972) Immunologic impairement in bronchogenic carcinoma; A study of lymphocyte response to Phythemagglutinine. Cancer 30:616–620

Han T, Takita H (1979) Depression of T-lymphocyte response by non-T-supressor cell in lung cancer patients; A possible prognostic value of suppress or cell activity. Cancer 40:2090–2098

Haslam PL, Lukoszek A, Merchant JA, Turner-Warwick M (1978) Lymphocyte responses to phytohemagglutinin in patients with asbestosis and pleura mesothelioma. Clin Exp Immunol 31:178–188

Heier HE (1978) C-1-q-binding substances in peripheral lymph in bronchial carcinoma. Lymphology 11:170–173

Herbermann RB, Ortaldo JR (1981) Natural killer cells: Their role in defenses against disease. Science 214:24–30

Herbermann RB, Hollinshead AD, Alford TC et al. (1973a) Delayed coutaneous hypersensitivity reaction to extracts of human tumors. Natl Cancer Inst Monogr 37:189–205

Herbermann RB, Hollinshead AD, Kleist S v (1973b) Relationship of skin reactive intestinal cancer antigen to CEA of GOLD and other antigens. Ann Immunol (Inst Pasteur) 124C:597–601

Hersey P, Hobbs A, Edwards A et al. (1982) Relationship between natural killer cell activity and histological features of lymphocyte infiltration and partial regression of the primary tumor in melanoma patients. Cancer Res 42:363–368

Hodson ME, Turner-Warwick M (1975) Autoantibodies in patients with bronchial carcinoma. Thorax 30:367–370

Hollinshead AC, Stewart TM, Herberman RB (1974) Delayed hypersensitivity reactions to soluble membrane antigens of human lung cells. J Natl Cancer Inst 52:327–335

Hurwitz E, Schechter B, Arnon R, Sela M (1979) Binding of antitumor immunoglobulines and their daunomycin-conjugates to the tumor and its metastases; In vitro and in vivo studies with Lewis lung carcinoma. Int J Cancer 24:461–470

Iglehart JD, Montelaro RC, Bolognesi DP, Sabiston DP, Wolfe WG (1979) Response of secretory immune system to bronchogenic carcinoma of the lung. Surgery Forum 30:118–119

Iles PB (1978) White cell stimulation response to 3 M KCl extracts of allogenic tumours in lung and colorectal cancer. Eur J Cancer 14:1121–1127

Imamura M (1980) Variable expression and immunogenicity of an H-2-K-coded alloantigen on murine tumors. J Immunogenet 7:31–37

Inoue H, Ishihara T, Kobayashi K, Fukai S (1978) Sequential evaluation of DNCB reactivity in patients with primary lung cancer correlation with prognosis. J Thorac Cardiovasc Surg 76:479–482

Isacov N, Feldman M, Segal S (1981) Genetic regulation of metastatic progression; The development of pulmonary metastases of the 3 LL lung carcinoma in controlled by both a non-H-2-gene(s) and a gene(s) linked to the H-2-D-region of the mouse MHK. Transplant Proc 13:778–782

Israel L, Mugica J, Chahinian P (1973) Prognosis of early bronchogenic carcinoma survival curves of 451 patients after resection of lung cancer in relation to the results of the preoperative tuberculin skin test. Biomedicine 19:68–72

Iwaki J, Akagi M, Sairenji T, Hinuma Y (1979) Inhibition of leucocyte migration in agar by 3 M KCl extracts of stomach colon and lung cancers. J Natl Cancer Inst 63:5–10

Jamasbi RJ (1977) Detection of circulating tumor antigen in mice carrying a highly metastatic pulmonary squamous cell carcinoma. Int J Cancer 21:387–394

Jamasbi RJ, Nettesheim P (1977) Increase in immunogenicity of a pulmonary squamous-cell carcinoma propagated in vitro. Int J Cancer 20:817–823

Jansen HM, The TH, Gast GC De, Orie MGM (1977) Immunoglobulin and complement inclusions in peripheral blood polymorph-nuclear leucocytes of patients with bronchial carcinoma. Thorax 32:706–710

Jansen HM, The TH, Gast TH De, Esselink MT, Pastoor G, Orie NGM (1979) The primary immune response of patients with different stages of squamous-cell bronchial carcinoma, class specific antibody response and in vitro lymphocyte stimulation after primary immunisation with Helix pomata hemocyanin. Chest 75:282–288

Joachim HL, Dorsett BH, Paluch E (1976) The immune response at the tumor site in lung carcinoma. Cancer 38:2296–2309

Kagan E (1980) The alveolar macrophage; Immune derangement and asbestose-related malignancy. Semin Oncol 8:258–267

Kagan E, Jacobson RJ, Yeung KY, Haidak DJ, Nachnani GH (1979) Asbestose-associated neoplasms of B cell lineage. Am J Med 67:325–330

Kaliss N (1958) Immunological enhancement of tumor homografts. A review. Cancer Res 18:992–1003

Kaplan AM, Brown J, Collins JM, Morahan PS, Snodgrass MJ (1978) Mechanism of macrophage-mediated tumor cell cytotoxicity. J Immunol 121:1781–1789

Kasai M, Saxton RE, Holmes EC (1981) Membrane antigens detected on human lung carcinoma cells by hybridoma monoclonal antibody. J Surg Res 30:403–408

Kitamura H (1979) Forssman like antibody levels in sera of patients with lung cancer. Cancer Res 39:2909–2913

Klein E (1981) Central issue in the present day tumor immunology interpretation of lymphocytotoxicity assay and the demonstration of auto-tumor reactive lymphocytes in patient. Transplant Proc 13:723–728

Kleist S v (1971) Etude d'un antigene spezifique de tumeurs colonique humaines d'origine embryonaire. Biol Med (Paris) 60:237–242

Kos WL (1979) Inhibition of host resistence by nutritional hypercholesteremia. Infect Immun 26:658–667

Krant MJ, Manskopf G, Branderup C, Madoff MA (1968) Immunological alterations in bronchogenic cancer; Sequential studies. Cancer 21:623–631

Lange A, Smolik R, Zatomski W (1974) Antibodies and serum immunoglobulin levels in asbestose workers. Int Arch Arbeitsmed 32:313–325

Lenzini L (1981) Immunocomplexes and primary lung cancer. Allergol Immunopathol (Madr) 9:119–122

Lewis MG, Loughridge LW, Phillips TM (1971) Immunological studies in nephritic syndrome associated with extrarenal malignant disease. Lancet 2:134–135

Lopez-Cardozo EL, Harting MC (1971) Immunologic behavior before and during cytostatic treatment in bronchus carcinoma. Oncology 25:250–255

Louis CJ, Blunck JM, Richmond LM (1973) Agarose-gel electrophoresis of soluble proteins from bronchial mucosa and bronchogenis carcinoma. Oncology 27:324

Lowe J, Segal-Eiras A, Iles PB, Baldwin RW (1981) Circulating immune complexes in patients with lung cancer. Thorax 36:56–59

Lustig ES De (1980) Secretory IgA content in human normal and tumor bronchial mucosa in vitro. Oncology 37:16–19

Mackaness GB (1971) The induction and expression of cell-mediated hypersensivity in the lung. Am Rev Respir Dis 104:813–821

Mandel MA, Dvorak KJ, Worman LW, DeCosse J (1976) Immunoglobulin content in the bronchial washing of patients with benign and malignant pulmonary disease. N Engl J Med 694–698

Martin WJ, Gipson TG, Conliffe MG (1977) Common tumor associated transplantation alloantigen detected an a proportion of lung tumors induced transplacentally in several strains of mice. Transplant 24:294–296

Matej H, Lange A, Garncarek D (1978) HLA and antinuclear antibody incidence in asbestose workers. Arch Immunol Ther Exp (Warsz) 26:201–205

McCombs CC, Michalski JP, Brown SE (1981) Suppression of lymphocyte proliferation by human alveolar macrophages. Am Rev Respir Dis [Suppl] 123:46–52

McCoy JL, Jerome LF, Cannon GB, Weese JL, Herberman RB (1977) Reactivity of lung cancer patients in leucocyte migration inhibition assay to 3 M KCl extract of fresh tumor and tissue cultured cells derived from lung cancer. J Natl Cancer Inst 59:1413–1418

Mohr JA, Nordquist RE, Rhoades ER, Coalson RE, Coalson JJ (1974) Alveolar cell carcinoma-like antigen and antibodies in patients with alveolar cell carcinoma and other cancers. Cancer Res 34:904–908

Möller G (1964) Effect on tumour growth in sygenic recipients of antibodies against tumor-specific antigens in methylcholanthrene induced mouse sarcomas. Nature 204:846–847

Nimberg RB, Glasgow KH, Menzoian JO, Constantian MB, Cooperband SR, Mannick JA, Schmid K (1975) Isolation of an immunosuppressive peptide fraction from the serum of cancer patients. Cancer Res 35:1489–1494

Oboshi S, Seido T, Tsugawa S (1971) Antibody in sera of pulmonary cancer patients against specific surface antigen of oat cells. Gann 62:505–525

Paluch E, Joachim HL (1978) Lung carcinoma reactive antibodies isolated from tumor tissue and pleural effusion of lung cancer patients. J Natl Inst Cancer 61:319–325

Paluch E, Joachim (1979) Reactive antibodies in the bronchial washing of lung cancer patients. Int J Cancer 23:42–46

Pearse AGE (1969) The cytochemistry and ultrastructure of polypeptide hormon producing cells of the APUD series and the embryonic physiologic and pathologic implication of the concept. J Histochem Cytochem 17:303

Pel A van, Georlette M, Boon TH (1979) Tumor cell variants obtained by mutagenesis of a Lewis lung carcinoma cell line; Immune reaction by syngenic mice. Proc Natl Acad Sci USA 76:5282–5285

Penn I (1981) Depressed immunity and the development of cancer. Clin Exp Immunol 46:459–475

Pennline KJ, Conrad RE, Gerber HR (1979) Suppressive effect of alveolar macrophages on the in vitro immune response of rabbit lymphocytes. J Reticuloendothel Soc 25:495–512

Pierce CW, Aune ThM (1982) Structure and mechanism of action of the lymphokine soluble immune response suppressor SIRS. In: Goldstein AL, Chirigos MA (eds) Lymphokines and thymic hormones; Their potential utilisation in cancer therapeutics. Raven Press, New York

Pierce GE, Vald B de (1975) Microcytotoxicity assay of tumor immunity in patients with bronchogenic carcinoma correlated with clinical status. Cancer Res 35:3577–3684

Plesnicar S (1979) Serum immunoglobulin levels and survival rates in bronchial carcinoma patients. Neoplasma 26:721–728

Potrykus AM, Steinmann G, Stein G, Mertelsmann E (1981) T- and B-cell response in patients with malignant pleural effusion. Br J Cancer 43:471–477

Prehn RT (1976) Do tumor grow because of the immune response of the host? Transplant Rev 28:34–42

Ramey WG, Fitzpatrick HF, Hashim GA, Munther AS, Swistler AJ, Burrows WB (1980) Diagnosis stage and prognosis of lung carcinoma by preoperative assay of lung tumor antigen-sensitive T-lymphocytes. J Thorac Cardiovasc Surg 80:656–660

Reinherz EL, Schlossmann SF (1980) Regulation of the immune response Inducer and suppressor T-lymphocyte subsets in human beings. N Engl J Med 303:370–373

Rhodes J, Bishop M, Benfield J (1979) Tumor surveillance: How tumor may resist macrophage-mediated host defense. Science 203:179–182

Ricci C, Baldi C, Bonardi R (1975) Lung neoplasia and paraproteinemia in Götz H – Bücherl ES, Applied Tumor Immunology. De Gruyter, Berlin New York

Riesco A (1970) Five year cancer cure; Relation to total amount of peripheral lymphocytes and neutrophiles. Cancer 25:135–138

Ritz J, Schlossmann SF (1982) Utilisation of monoclonal antibodies in the treatment of leukemia and lymphoma. Blood 59:1–11

Roth JA, Holmes EC, Boddie AW, Morton DL (1971) Lymphocyte response of lung cancer patients to tumor-associated antigen measured by leucine incorporation. J Thorac Cardiovasc Surg 70:613–618

Schapira M, Favez G (1979) Cell mediated reactions of lymphocytes in pleural fluid. Chest 75:103–105

Schlipköter HW, Idel H, Barsoum AL (1973) Tumorcharakteristische Antigene in Bronchialkarzinomen. Zbl Bakteriol (Orig B) 158:109–124

Schmidt KL (1975) Hyperthermie und Fieber; Wirkung bei Mensch und Tier. Hippokrates, Stuttgart

Sherwin SA, Minna JD, Gazdar AF, Todaro GJ (1981) Expression of epidermal and verve growth factor response and soft agar growth factor production by human lung cancer cells. Cancer Res 41:3538–3542

Solbach W, Röllinghoff M, Wagner H (1983) Die Rolle von Interleukin-2 bei der Aktivierung von zytotoxischen T-Lymphozyten. Klin Wochenschr 61:67–76

Solomon GF, Amkraut AA (1972) Emotions stress and immunity. Front Radiation Ther Oncol 7:84–96

Sommerfield SD (1979) Ribonucleoprotein antibodies polyarthritis and metastatic squamous cell carcinoma of the bronchus. NZ Med J 90:424–425

Sone S, Fidler IJ (1981) Activation of rat alveolar macrophages to the tumorocidal state in the presence of progressively growing pulmonary metastases. Cancer Res 41:2401–2406

Southam M, Brunschwig A (1961) Quantitative studies of autotransplantation of human cancer. Cancer 14:971–978

Stiller-Winkler R (1981) The demonstration of antibodies against tumor-associated antigens by anti-complement immuno-fluorescence on serially transplantated human bronchogenic carcinoma. In: Bastert GB (ed) Thymus aplastic nude mice and rats in clinical oncology. Fischer, Stuttgart

Suslow I, McCoy JL, Herberman RB (1981) Indirect leucocyte migration inhibition reactions to a 3 M KCl extract of lung adenocarcinoma by lung cancer patients. J Natl Cancer Inst 66:233–237

Svennevig JL, Holter J (1981) The local cell response to human lung carcinomas. Acta Pathol Microbiol Immunol Scand [A] 89:147–155

Tamura K, Shibata Y, Matsuda Y, Ishida N (1981) Isolation and characterisation of an immunosuppressive acid protein from ascites fluid of cancer patients. Cancer Res 41:3244–3252

Thomas JW, Coy P, Lewis HS, Yuen A (1971) Effect of the therapeutic irradiation on lymphocyte transformation in lung cancer. Cancer 27:1046–1052

Thomas Y (1981) Role of adherent suppressor cells in the depression of cell-mediated immunity in Hodgkin disease and lung cancer. Ann Immunol (Paris) 132:167–180

Thomson DMP, Ayens RO, McFarlane JU (1931) A coded study of antitumor immunity to human lung cancer assayed by tube leucocyte adherence inhibition. Ann Thorac Surg 31:314–321

Tongio MM, Kerschen C, Pauli G et al. (1982) HLA-antigen and primary bronchial carcinoma. Cancer 49:2485–2488

Veen HH Le, Ahmed N, Piccone VA et al. (1980) Radio-frequency therapy: Clinical experience. Ann NY Acad Sci 335:362–371

Vetterlein M, Auchman M, Breit M, Cerni C, Miksche M, Wrba H (1976) Zeitraffer-kinematographischer Nachweis von humoraler und zellvermittelter Immunität im Plattenepithelkarzinom der Lunge. Oest Z Onkol 3:99–102

Vitale JJ, Broitmann SA (1981) Lipids and immune function. Cancer Res 41:3706–3710

Vose BM (1980) Suppressor cell activity of lymphocytes infiltrating lung and breast tumor. Int J Cancer 24:579–585

Vose BM, Moore M (1980) Natural cytotoxicity in humans; Susceptibility of freshly isolated tumor cells to lysis. J Natl Cancer Inst 65:257–263

Vose BM, Vanky F, Klein E (1977) Human tumor lymphocyte interaction in vitro; V Comparison of the reactivity of tumorinfiltrating blood and lymph-node lymphocytes with autologous tumor cells. Int J Cancer 20:895–902

Wagner V, Janka O, Wagnerova M, Mates J, Kunickova Z (1972) The production of complete and imcomplete antibodies in patients with neoplastic disease. Neoplasma 19:75–82

Watson RD, Smith AG, Levy JG (1975) The detection by immunodiffusion of tumor-associated antigenic components in extracts of human bronchogenic carcinoma. Br J Cancer 32:300–306

Weese JL, West WH, Herbermann RB, Payne SM, Siwarski JW, Turcotte JG (1980) High-affinity

166 U. Dold: Immunologie der Neoplasmen der Bronchien und der Lunge

T-cell rosettes: The effect of clinical manipulations and potential prognostic significance. J Surg Oncol 13:145–153

Weiss GB, Nowrocki LG, Daniels JC (1980) HLA-type and survival in lung cancer. Cancer 46:38–40

Wells SA, Burdicu JF, Christiansen C, Ketcham HS, Adkins PC (1973) Demonstration of tumor-associated delayed hypersensitivity reactions in patients with lung cancer and in patients with carcinoma of the cervix. Natl Cancer Inst Monogr 37:192–203

Wenebo HJ, Rao B, Miazaha N, Martini N, Midlemann MP, Oettgen HF, Beatti EJ (1976) Immuno-reactivity in primary carcinoma of the lung and its relation to the prognosis. J Thorc Cardiovasc Surg 72:340–350

Wilcox WS (1966) The last surviving cancer cell, the chance of killing it. Cancer Chemoth Rep 50:541–552

Yachi A, Matsuura Y, Carpenter CM, Hyde L (1968) Immunochemical studies on a human lung cancer antigen soluble in 50% saturated ammonium sulfat. J Natl Cancer Inst 40:663–668

Yong WK (1979) Possible antigenic similarity between pulmonary carcinoma and cysts of Echinococcus granulosus. Br Med J 1:1463–1464

Zeromski J, Gorny MK, Wruk M, Sapuca J (1975) Behavior of local and systemic immunoglobulins in patients with lung cancer. Int Arch Allergy Appl Immunol 49:548–563

VII. Paraneoplasien der Neoplasmen der Bronchien und der Lunge

E. Dundalek

A. Einleitung

Viele Patienten mit einem Bronchialkarzinom leiden an uncharakteristischen Beschwerden wie Leistungsschwäche, Abgeschlagenheit, Inappetenz, Fieber und Gewichtsverlust. Im Gegensatz hierzu bestehen bei einer kleinen Anzahl von Bronchialkarzinomträgern mannigfaltige Symptome, die nicht im direkten Zusammenhang mit einer Tumorinfiltration stehen (Bariety et al. 1964; Daughtry et al. 1967; Mlczoch u. Schnetz 1973; Rassam u. Anderson 1975). Neben den direkten Zeichen des primären oder metastatischen Wachstums gibt es eine Reihe unspezifischer Wirkungen, die sich extrathorakal, aber nicht metastatisch bedingt manifestieren, jedoch als direkte Tumorfolge anzusehen sind. Gelegentlich treten daher paraneoplastische Syndrome bei okkultem Bronchialkarzinom zuerst in Erscheinung (Pate et al. 1960).

B. Paraneoplastische Endokrinopathien

I. Ektope ACTH-Produktion

1. Vorkommen

Erstmals wurde die ektope Ausschüttung von ACTH 1928 von Brown beschrieben. Überwiegend wird die Produktion von paraneoplastischem ACTH beim kleinzelligen Bronchialkarzinom und beim Bronchuskarzinoid beobachtet (Cohen et al. 1960; Azzopardi u. Williams 1968; Strott et al. 1968; Liddle 1969; Jones et al. 1969; Kay u. Wilson 1970; Knight et al. 1971; Rosai u. Higa 1972; Davidson 1972). Erhöhte Plasmaspiegel von ACTH müssen jedoch nicht zwangsläufig ein Cushing-Syndrom hervorrufen (Ratcliffe et al. 1972; Gewirtz u. Yalow 1974; Lokich 1982), wenngleich eine exzessive Erhöhung der Plasmaspiegel ermittelt werden kann. In Gewebe von primären Lungentumoren läßt sich in 93% und in solchem von Metastasen in 80% der Fälle erhöhtes immuno-reaktives ACTH feststellen (Gewirtz u. Yalow 1974). Im

Vergleich unterscheidet sich der Gehalt an immuno-reaktivem und biologisch-aktivem ACTH in Lungentumoren von Patienten mit evidenter klinischer Endokrinopathie nicht von solchen, bei denen klinisch die Zeichen der ACTH-Überproduktion fehlen (LIDDLE 1969; RATCLIFFE et al. 1972; WOLFSEN u. ODELL 1979). BLOOMFIELD et al. (1977) berichteten, daß der ACTH-Gehalt im Tumor mit dem Elektronen-optischen Nachweis von sekretorischen Granula und dem histologischen Typ korreliert. Die Spiegel in normalem Lungengewebe liegen deutlich unter denen der Lungentumoren (RATCLIFFE et al. 1972), von welchen das Bronchuskarzinoid die höchsten zeigte. 88% von 24 unbehandelten Patienten mit verschiedenen Bronchialkarzinomen hatten erhöhte ACTH-Plasmaspiegel. 20 von diesen lebten weniger als 14 Monate (AYVAZIAN et al. 1975). Im Unterschied hierzu hatten behandelte Karzinomträger niedrigere ACTH-Spiegel (AYVAZIAN 1975). Dies bestätigt die Beobachtung von KRAUSS et al. (1981), die mit fortgeschrittenem Ausbreitungsgrad höhere ACTH-Spiegel bestimmten. Überdies wurde festgestellt, daß, je höher der Differenzierungsgrad der Geschwulst, um so niedriger der Corticotropinspiegel ausfiel (AYVAZIAN 1975). WOLFSEN und ODELL (1979) beobachteten bei 72% ihrer Bronchialkarzinom-Patienten erhöhte Pro-ACTH-Spiegel.

Die Kontrolle des immuno-reaktiven ACTH empfiehlt sich zur Beurteilung des Therapieerfolges des Bronchialkarzinoms (AYVAZIAN et al. 1975; WOLFSEN u. ODELL 1979) und der Erfassung klinisch nicht apparenter Tumorprogression durch ACTH-Anstieg (KRAUSS et al. 1981). Wenn 13 von 36 Patienten (36%) mit chronisch obstruktiver Lungenerkrankung und Zigarettenkonsum signifikant erhöhte Corticotropinspiegel zeigten und anschließend 3 hiervon ein Bronchialkarzinom entwickelten und 2 andere metaplastische Veränderungen der Bronchialschleimhaut boten (AYVAZIAN et al. 1975), liegt die Erkennung von Risikogruppen nahe. Andere Untersucher (WOLFSEN u. ODELL 1979) bestätigten in 20% erhöhte ACTH-Spiegel, führten dies jedoch auf die Aminophyllinbehandlung und konkomittierende Hypoxie zurück.

2. Biochemie

ACTH, welches im Lungentumor nachgewiesen wird, unterscheidet sich von dem physiologisch in der Hypophyse gebildeten dadurch, daß es ein höheres Molekulargewicht von über 20000 aufweist und ein Glykoprotein darstellt (GEWIRTZ et al. 1974; EIPPER et al. 1976). Deshalb läßt es sich mit Bioassay ungenügend ermitteln (RATCLIFFE et al. 1972). Das alpha^1-39-Corticotropin entspricht dem in dem vorderen Hypophysenlappen produzierten „small-ACTH" und findet sich gegenüber dem „big-ACTH" in Lungentumoren in geringerer Menge (YALOW u. BERSON 1973). Dieses kann in „small-ACTH" durch Behandlung in vitro mit Trypsin überführt werden (SCHNEIDER et al. 1973; GEWIRTZ et al. 1974), was erklärt, warum die biologische Aktivität nur 4% ihrer immunologischen Potenz beträgt (SCHNEIDER et al. 1973; YALOW u. BERSON 1973; GEWIRTZ et al. 1974). Es wird daher als Pro-Hormon angesehen. Weiterhin werden in Lungentumoren N-terminale und C-terminale immuno-reaktive ACTH-Fragmente gefunden (LEVINE u. METZ 1974). Aufgrund der unterschiedlichen biologischen Aktivitäten resultieren erhebliche Diskrepanzen zwischen der Höhe der gemessenen ACTH-Spiegel und der geringen Inzidenz von klinischen Symptomen (YALOW 1974). In einer anderen Studie (UPTON u. AMATRUDA 1971) wurde aufgezeigt, daß der Tumor eine Substanz produziert, die dem Corticotropin releasing factor ähnelte, der Hypophyse und Tumorgewebe zur Bildung von ACTH anregte. Dieser Vorgang wurde nicht durch einen Feedback-Mechanismus gehemmt.

ACTH-produzierende Tumoren erzeugen gleichzeitig beta-Lipotropin (LPH) (HIRATA et al. 1976). Dieses und ACTH leiten sich von einem gemeinsamen Vorläufermolekül ab (NAKANISHI et al. 1976; MAIN et al. 1977). Weiterhin können ACTH-bildende Tumoren alpha-MSH (alpha-Melanocyte stimulating-hormone) und CLIP enthalten (Corticotropin like-intermediate-lobe peptide) (IMURA et al. 1978). ODELL et al. (1979) zweifeln den alpha-MSH-Nachweis an und glauben, daß das, was als MSH identifiziert wurde, in Wahrheit beta- oder gamma-LPH war. Sie fanden in allen Lungentumoren (n = 25) LPH-Aktivität, wovon 65% der Patienten erhöhte LPH-Blutspiegel aufwiesen.

3. Klinik

Die physischen Zeichen eines floriden Cushing-Syndroms betreffen nur eine Minorität der Patienten mit paraneoplastischer ACTH-Produktion (LIDDLE et al. 1969). Die ektopische ACTH-Exkretion aus kleinzelligen Bronchialkarzinomen wird nur in 2,8% der Fälle klinisch evident (KATO et al. 1969). IMURA (1980) sah unter 25 ACTH-produzierenden Lungentumoren kein Cushing-Syndrom. Die klinischen Erscheinungen schlagen sich hauptsächlich in Knöchelödemen, Muskelschwäche durch Kaliumverlust, Hypertonus durch Natrium-Retention und Muskelschmerzen infolge Cortisolexzeß nieder. Diese Zeichen treten nur bei 32% der ACTH-bildenden Lungengeschwülste in Erscheinung (IMURA 1980). Je nach Ausmaß der Kortisolproduktion bestehen Hyperglykämie, Glukosurie und psychische Störungen (KOVACH u. KYLE 1958; LEWIS et al. 1960; VOGEL et al. 1961; GELFMAN 1961; GAULT et al. 1965; EASTRIDGE u. HAMMAN 1965; REES 1975). Fast immer fällt das akute Syndrom mit einem kleinzelligen Bronchialkarzinom zusammen (GELFMAN 1961; THOMSON et al. 1962; LIDDLE et al. 1963; GAULT et al. 1965). Die Polyurie bei ACTH sezernierenden Tumoren wird der Glukosurie zugeschrieben. Ein Fall von exzessiver Diurese bei Bronchialkarzinom (DAVIDSON 1972) ging mit ACTH- und verminderter ADH-Sekretion einher, wobei das Ansprechen auf exogenes ADH gestört war. Nebennierenhyperplasien bei ACTH-sezernierenden Lungentumoren kommen vor und sind gewöhnlich größer bei malignen Prozessen als beim nicht neoplastisch ausgelösten Cushing-Syndrom (GELFMAN 1961). Die Plasmaspiegel der Kortikosteroide sind entsprechend der Ausdehnung der Neoplasie erhöht (WERK et al. 1963) und fallen nach Entfernung der primären Geschwulst ab (HATCH et al. 1965).

4. Diagnose

ACTH-Spiegel höher als 200 pg/ml sind hochverdächtig auf das Vorliegen von ektopischer Sekretion von ACTH (REES 1975). Meist ist ein Dexamethason-

Suppressions-Test mit hohen Dosen brauchbar zur Unterscheidung des ektopischen ACTH-Syndroms vom Morbus Cushing, da die Tumoren gewöhnlich autonom sind und der Feedback-Kontrollmechanismus des Plasmacortisols gestört ist (IMURA 1980). Schließlich ist alleine der Nachweis von ACTH im Tumor beweisend.

II. Karzinoid-Syndrom

Dieses Syndrom ist häufiger mit dem Bronchusadenom vergesellschaftet als mit dem Bronchus-Karzinom. Noch häufiger ist dieses bei Neoplasmen der argentoaffinen Zellen des Gastrointestinaltraktes anzutreffen. Die meisten Karzinoide erzeugen kein Serotonin (VASSAR u. CULLING 1962) oder sezernieren es in unzureichenden Mengen, um Symptome auszulösen (WARNER 1961). Die charakteristischen klinischen Zeichen gehen mit ausgedehnten Metastasen, die die Leber mitbefallen haben, einher. Hervorstechendes Symptom ist der Flush, welcher sich unter Hitzegefühl und Brennen über Gesicht und Oberkörper ausdehnt; begleitet wird dieser von Nausea, Erbrechen, Diarrhoe und Darmspasmen. Respiratorisch imponieren Luftnot mit spastischer Atmung (ESCOVITZ u. REINGOLD 1961; POLLARD et al. 1962; ASKERGREN u. HILLENIUS; MELMON et al. 1965; THOMAS 1968; SMITH 1969). Es können sich im Anschluß an eine Endokardfibrose Herzgeräusche entwickeln. Ursächlich ist ein erhöhter 5-Hydroxytryptamingehalt im Lungenvenenblut anzuschuldigen (BERNHEIMER et al. 1960; MELMON et al. 1965). Nicht nur Bronchialadenome, sondern auch kleinzellige oder undifferenzierte Karzinome der Lunge vermögen typische Karzinoid-Syndrome auszulösen (WILLIAMS u. AZZOPARDI 1960; GOWENLOCK et al. 1964; KINLOCH et al. 1965; AZZOPARDI u. BELLAU 1965; MAJCHER et al. 1966; HORAI et al. 1973) durch die Ausschüttung von Serotonin.

III. Syndrom der inadäquaten Adiuretin-Sekretion (SIADH)

1. Klinik

SCHWARTZ et al. (1957) beschrieben 2 Patienten mit Bronchialkarzinom mit Hyponaträmie und kontinuierlichem renalen Verlust von Kochsalz ohne entsprechende Wasserausscheidung. Die Symptome resultieren aus einer Wasserüberladung des Organismus und äußern sich, wenn das Serum-Natrium unter 120 mval/l fällt, in Appetitlosigkeit, Übelkeit, Erbrechen, Verwirrtheit, Koma, Krämpfen und Tod. Nicht jede ektopische Sekretion von ADH hat notwendigerweise die Entwicklung einer entsprechenden Klinik zur Folge, so sind erhöhte ADH-Spiegel beim Bronchialkarzinom beschrieben, ohne daß ein SIADH vorgelegen hätte (PADFIELD et al. 1976; ODELL et al. 1977). BARTTER (1973) (zitiert nach IMURA 1980) formulierte die klassischen Merkmale des SIADH wie folgt:

1. Hyponaträmie, 2. Urinkonzentrationen höher als die des Plasmas, selbst wenn dieses abnorm verdünnt ist, 3. Natriummengen im Urin, die mit der Wasserüberladung zunehmen, 4. Hemmung der Renin-Aktivität des Plasmas bei Hyponaträmie, 5. normale Nierenfunktion.

2. Pathogenese

Am häufigsten ist das SIADH durch das kleinzellige Bronchialkarzinom verursacht (AMATRUDA et al. 1963; BARTTER u. SCHWARTZ 1967; HAYDUK u. KAUFMANN 1972; IMURA 1980). Letzterer führte unter 24 Patienten mit SIADH 22 Patienten mit Bronchuskarzinom an, wovon 19 an einem kleinzelligen Bronchialkarzinom litten. Unter 280 Bronchialkarzinom-Kranken waren 3 (1,1%) mit einem Schwartz-Bartter-Syndrom (RASSAM u. ANDERSON 1975). ADH konnte in Lungentumoren nachgewiesen werden (BOWER et al. 1963; LIPSCOMB et al. 1968; GROPP et al. 1982). Tumor-ADH läßt sich biochemisch, immunologisch und biologisch nicht von dem normalerweise beim Menschen gefundenen Arginin-Vasopressin unterscheiden (LIPSCOMB et al. 1968). Ebenso wurden in ADH-enthaltenden Tumoren immuno-reaktives Oxytocin (BERDE 1969) und Neurophysin (HAMILTON et al. 1972) gefunden, jedoch sind zusätzliche klinische Zeichen in solchen Fällen nicht zu erwarten. Schließlich ist auch die polyvalente Hormonausschüttung von ADH, ACTH und beta-MSH bekannt (REES et al. 1974; COSCIA et al. 1977).

3. Diagnose

Die Hyponaträmie mit erhöhter Natriumausscheidung ist ein wichtiger Ansatzpunkt zur Diagnosestellung. Zwar kann in Einzelfällen der Natriumspiegel nur geringfügig absinken, jedoch sind in solchen Fällen die Urinosmolarität und Natriumausscheidung erhöht. Der Wasserbelastungs-Test kann zur Diagnose führen, indem die Urinosmolarität höher als die des Serums bleibt (IMURA 1980). Das Schwartz-Bartter-Syndrom muß von der Hyponaträmie bei Herzinsuffizienz, Leberzirrhose, Nierenversagen, Saluretika-Medikation und psychogener Polydipsie unterschieden werden (HAYDUK u. KAUFMANN 1973). Bei der Nebennieren-Insuffizienz führt die Glukocorticoidgabe zur Besserung, hat jedoch auf das ektope SIADH keinen Einfluß (GRANT et al. 1965; DAVIS et al. 1969).

4. Therapie

Die intravenöse Gabe von hypertonen Kochsalzlösungen mit Furosemid hat sich für eine kurze Zeit als effektiv erwiesen (HANTMAN et al. 1973). Bei uneingeschränkter Wasserzufuhr wird das zugeführte Kochsalz sofort wieder ausgeschieden. Eine Einschränkung der Flüssigkeitsaufnahme auf 600 ml täglich führt zu einer weitgehenden Normalisierung der Hyponaträmie (BARTTER u. SCHWARTZ 1967). Auch hat die Applikation von Tetracyclin-Derivaten sich als erfolgreich erwiesen, da sie am renalen Tubulus dem ADH entgegenwirken (De Troyer u. Dramanet 1975).

IV. Ektope Kalzitonin-Produktion

1. Vorkommen

Zunächst wurde angenommen, daß erhöhte Plasma-Kalzitoninspiegel ausschließlich auf die Produktion von medullären Schilddrüsentumoren zurückzuführen seien. Schließlich konnte eine Erhöhung auch bei nichtthyreoidalen Karzinomen nachgewiesen werden (Coombes et al. 1974). Von 21 entdeckten Patienten waren 8 mit einem kleinzelligen Bronchialkarzinom und weitere 8 mit einem Mamma-Ca. Das Plasma-Kalzitonin ließ sich hierbei von normalem und synthetischem Kalzitonin nicht unterscheiden. Später wurden mindestens 3 höhermolekulare Formen als das humane Kalzitonin in Tumoren nachgewiesen (Dambacher et al. 1977; Becker et al. 1978; Fukase 1978). Bei Patienten mit kleinzelligem Bronchialkarzinom läßt sich in 50% (Deftos u. Burton 1980) bis 100% (Milhaud et al. 1974) ein erhöhtes Kalzitonin feststellen. Auch bei 50% der Untersuchten mit Karzinoiden ist das Kalzitonin erhöht (Milhaud et al. 1974). In Abhängigkeit vom Ausbreitungsgrad war von 51 Patienten mit unbehandeltem Bronchialkarzinom bei 27% mit lokalen und bei 71% mit Fernmetastasen das Kalzitonin vermehrt. Die Hälfte der Patienten mit erhöhtem Kalzitonin litt an einem kleinzelligen Bronchialkarzinom (Dambacher et al. 1977). Andere (Roos et al. 1980) geben für unbehandelte Bronchialkarzinomträger eine niedere Inzidenz von 12% (von 135) an und führen höhere auf Artefakte im RIA zurück (Roos et al. 1980). Auch in Lungengeschwülsten selbst läßt sich Kalzitonin in bis 60% der untersuchten Gewebe darstellen (Imura 1980).

2. Diagnose

Klinische Symptome werden bei der Hyperkalzitonämie nicht beschrieben; es ist wichtig, bei der Differentialdiagnose zu bedenken, daß Kalzitonin beim Neugeborenen, bei Pankreatitis, bei der Niereninsuffizienz sowie bei anderen Malignomen, insbesondere beim Mamma-Ca, erhöht sein kann (Dambacher et al. 1977).

V. Ektope Gonadotropin-(HCG)-Produktion

1. Klinik

Die Gonadotropinmenge im Urin ist erhöht (Fusco u. Rosen 1966). Das Plasma-LH ist infolge einer Kreuzreaktion von HCG mit Anti-LH-Antiserum vermehrt, wohingegen Plasma-FSH niedrig liegt (IMURA 1980). Bei Frauen verursacht überschießende HCG-Produktion keine Symptome, doch kann bei erwachsenen Männern eine Gynäkomastie beobachtet werden.

2. Pathogenese

Die erste Beschreibung des Auftretens einer Lungengeschwulst, zusammen mit einer Gynäkomastie, stammt aus dem Jahre 1915 (LOCKE); in der Folge fanden andere Untersucher (FUSCO u. ROSEN 1966; FAIMAN et al. 1967; BECKER et al. 1968; DAILEY u. MARCUSE 1969; VAITUKAITIS 1973; METZ et al. 1978) erhöhte Gonadotropinspiegel im Blut, Urin und Tumorgewebe. Bevorzugt sind die großzelligen (FUSCO u. ROSEN 1966; DAILEY u. MARCUSE 1969; METZ et al. 1978) bzw. Adenokarzinome der Lunge (HATTORI et al. 1978). Insgesamt gesehen ist jedoch die ektope HCG-Produktion eine seltene Erscheinung.

3. Diagnose

Die Verbindung von Gynäkomastie und Lungentumoren sollte an eine ektope HCG-Produktion denken lassen, jedoch sind asymptomatische HCG-Überschüsse häufig. Der Nachweis von HCG im Tumorgewebe, entweder durch Radioimmunassay oder durch immunchemische Methoden, sichert die Diagnose eines ektopischen HCG-produzierenden Tumors (IMURA 1980).

4. Therapie

Symptome können nach der Resektion des Primärtumors schwinden, erscheinen jedoch wieder, wenn Metastasen sich entwickeln (DAUGHTRY et al. 1967; DAILEY u. MARCUSE 1969; METZ et al. 1978).

VI. Ektope Wachstumshormon-Produktion

Die Beobachtung, daß Akromegalie und die hypertrophisch pulmonale Osteoarthropathie gelegentlich zusammen mit Lungentumoren und Bronchuskarzinoiden gefunden werden (STEINER et al. 1968; DABEK 1974; SÖNKSEN et al. 1976), führte zu der Annahme, daß solche Geschwülste Wachstumshormon produzieren. Die Entfernung des Tumors verbessert die Symptome der Osteoarthropathie und läßt die Serumspiegel des Wachstumshormons fallen (STEINER et al. 1968; DABEK 1964). Auch ist ein Wachstumshormonreleasing factor (GHRF) im Bronchuskarzinoid beobachtet worden (BECK et al. 1973; SAEED UZ ZAFAR et al. 1979). Im Einklang hiermit war die Sella turcica vergrößert.

VII. Ektope Somatostatin-Produktion

Ob die ektopische Produktion von Somatostatin mit klinischen Symptomen einhergeht, ist bisher nicht bekannt (IMURA 1980). Beschrieben sind Somatostatin-ähnliche Substanzen in Extrakten aus Bronchuskarzinoiden und den Kulturen, die vom kleinzelligen Bronchialkarzinom abstammten (SZABO et al. 1979) (zitiert nach IMURA 1980).

VIII. Ektope Produktion von Human placental lactogen (HPL)

HPL ist normalerweise ein Produkt von Syncytio-Throphoblasten der Placenta und wird daher bei schwangeren Frauen gefunden. Auch bei Vorliegen eines Bronchialkarzinoms können erhöhte Spiegel nachgewiesen werden (WEINTRAUB u. ROSEN 1971). Insgesamt ist bei 3% der Patienten mit einem erhöhten HPL zu rechnen. Dies betrifft vorwiegend Patienten mit undifferenzierten Lungengeschwülsten. Eine Gynäkomastie, die häufig auftritt, kann nicht alleine auf das erhöhte HPL bezogen werden, da auch andere weibliche Hormone wie Östrogen und HCG gleichzeitig vermehrt gefunden werden (WEINTRAUB u. ROSEN 1971).

IX. Verner-Morrison-Syndrom

In Assoziation mit Inselzelladenomen und Karzinom des Pankreas, die nicht Gastrin produzieren, wird ein Syndrom (VERNER u. MORRISON 1958) beschrieben, welches mit einer Wasser-Diarrhoe, Hypokaliämie durch Verlust im Stuhl, Achlorhydrie oder Hypochlorhydrie und niedriger Magensäuresekretion einhergeht. Es wird auch als „pankreatische Cholera" (MATSUMOTO et al. 1966) bezeichnet oder auch (MARKS et al. 1967) als WDHA-Syndrom (Watery-Diarrhoea, Hypovolämie, Achlorhydria). Zusätzlich können Hyperglykämie, Hyperkalzämie, Hypotonie und Flush beobachtet werden (SCHEIN et al. 1973; VERNER u. MORRISON 1974). Überdies ist ein Zusammentreffen des Syndroms mit Phäochromozytomen, Ganglioneuroblastomen und Lungentumoren bekannt (SAID u. FALOONA 1975). Hierbei können erhöhte Plasmaspiegel von vasoaktiven Polypeptidhormonen nachgewiesen werden, diese können auch im Lungentumor selbst beobachtet werden (SAID u. FALOONA 1975). Als pathogenetischer Faktor werden die in den Tumoren enthaltenen vasoaktiven Polypeptidhormone diskutiert (SCHEIN et al. 1973).

X. Hyperkalzämie

1. Pathogenese

Ursprünglich wurde bei der Koinzidenz von Bronchialtumor und Hyperkalzämie angenommen, daß letztere durch Knochenmetastasen bedingt ist (LOCKS

1962; AZZOPARDI et al. 1970). Bei der Hyperkalzämie läßt sich auch ein Prostaglandinmechanismus beobachten, der sich in einer erhöhten Ausscheidung von Prostaglandin E im Urin manifestiert (SEYBERTH et al. 1975). Die Untersuchungsergebnisse belegen, daß 5,4 bis 12,5% der Fälle (LOCKS 1962; CAREY 1966; AZZOPARDI et al. 1970; BENDER u. HANSEN 1974; SENN u. PEYER 1978) mit fortgeschrittenem Bronchialkarzinom von einer Hyperkalzämie begleitet sind. 23% der Plattenepithelkarzinome (großzellige 12,7%, Adenokarzinome 12,5%) waren mit einer Hyperkalzämie vergesellschaftet. Unter 35 kleinzelligen Bronchialkarzinomen fand sich kein Fall mit einer Hyperkalzämie, obwohl 66% dieser Patienten ossäre Metastasen aufwiesen (BENDER u. HANSEN 1974). Solche wurden beim Adenokarzinom in 50%, beim großzelligen in 34% und beim Plattenepithelkarzinom in 27% festgestellt (BENDER u. HANSEN 1974). Was das kleinzellige Bronchialkarzinom angeht, so ist es selten mit einer Hyperkalzämie verknüpft (SNEDECO u. BAKER 1964; AZZOPARDI et al. 1970). Bei Patienten mit Tumoren, die nicht der Nebenschilddrüse entstammen, können sich Symptome entwickeln, die dem primären Hyperparathyreoidismus ähneln (LAFFERTY 1966). Die Entstehung wird auf die ektopische Synthese und Sekretion von PTH-ähnlichen Substanzen durch den Tumor zurückgeführt (MUNSON et al. 1965; SHERWOOD et al. 1967). FRY (1962) prägte für diese Konstellation den Begriff „Pseudo-Hyperparathyreoidismus". Im Gegensatz zum primären wurden beim ektopen Hyperparathyreoidismus mit Hyperkalzämie niedrigere Parathormonspiegel identifiziert (RIGGS et al. 1971). Andererseits können erhöhte PTH-Spiegel vorliegen, ohne daß eine Hyperkalzämie offenbar ist (BERSON u. YALOW 1966). Es wurde angenommen (ROOF et al. 1971), daß mehrere Parathormontypen vorliegen, die vom Nebenschilddrüsenhormon different sind. In Abhängigkeit von der Nachweismethode gelingt es jedoch bei hyperkalzämischen Tumor-Patienten, vorher maskiertes immuno-reaktives PTH nachzuweisen (BENSON et al. 1974). Hierbei wurden 3 molekulare Formen des zirkulierenden PTH beim ektopischen PTH-Syndrom nachgewiesen (BENSON et al. 1974).

2. Klinik

Mit leicht erhöhten Kalziumwerten erleiden die Patienten keine Beschwerden, jedoch ab 5,5 bis 8,5 mval/l muß mit erheblichen Beeinträchtigungen gerechnet werden. Meist werden diese durch Polyurie und Erbrechen eingeleitet. Es folgen dann Polydipsie, Hypotonie, Exsikkose mit Hyperpyrexie und Verwirrtheit. Im fortgeschrittenen Stadium bestehen Hyperphosphatämie und Niereninsuffizienz (LOCKS 1962; CAREY 1966; HAYDUK u. KAUFMANN 1973). Beim Hyperkalzämie-Syndrom finden sich Störungen des ZNS mit Koma oder Präkoma (hyperkalzämische Krise), so daß zerebrale Metastasen vermutet werden (STRICKLAND et al. 1967; SCHMIDT-WERMSER et al. 1974). Nach Senkung des Kalziums sind die Störungen wieder reversibel.

3. Diagnose

Die Unterscheidung, ob ein primärer Hyperparathyreoidismus oder ein ektopisches Syndrom vorliegen, gelingt mit dem PTH-Kurzinfusions-Test (KECK

et al. 1979), da bei Parathormongabe im Gegensatz zum primären Hyperparathyreoidismus die renale Kalziumausscheidung signifikant abfällt. Auch lassen
sich erhöhte Werte für die renale cAMP bei normokalzämischen und hyperkalzämischen Bronchialkarzinom-Kranken feststellen. Die Unterscheidung vom primären Hyperparathyreoidismus mißlingt jedoch mit dieser Messung (KUKREJA
et al. 1980).

4. Therapie

Die Behandlung der Hyperkalzämie gelingt zum einen durch die Eliminierung des Tumors (TAYLOR u. SIEMSEN 1965; STRICKLAND et al. 1967). Weiterhin
haben sich als therapeutische Prinzipien etabliert (SCHÜRER et al. 1981): 1. Die
renale Eliminierung des überschüssigen Kalziums durch forcierte Diurese, 2.
die medikamentöse Beeinflussung des Kalziumhaushaltes durch Corticosteroide
(ZAVADA et al. 1979), Indometacin (SEYBERTH et al. 1975; SAVADA et al. 1979)
und Mithramycin (GASSER et al. 1974; SENN u. PEYER 1978). Weiterhin besteht
die Möglichkeit, die Kalziumwerte mit Natrium-Kalium-Phosphat-Infusionen
oder Phosphat-Sirup (SENN u. PEYER 1978) zu senken. Daneben gelingt die
Beeinflussung durch Diphosphonat (BREUKELEN et al. 1979), 3. hormonelle
Senkung des Kalziums durch das C-Zell-Hormon Kalzitonin (WEST et al. 1971).

C. Manifestationen des Binde- und Stützgewebes und der Haut

I. Osteoarthropathie hypertrophiante pneumique
(Pierre-Marie-Bamberger-Syndrom)

1. Definition und Klinik

Unabhängig von einander beschrieben BAMBERGER (1891) und PIERRE MARIE
(1890), (zitiert nach BERMANN 1963 und FORSCHBACH 1973), letzterer im Rahmen
der Akromegalieforschung, ein Syndrom, welches auf eine primär pulmonale
Ursache zurückgeführt wurde. Hierzu gehört die Trias (BERMANN 1963; FORSCH-
BACH 1973; LANKEN u. FISHMAN 1980): 1. Manschettenartige Proliferation des
Periostes an den distalen Enden der langen Röhrenknochen, 2. gewöhnlich symmetrische Beteiligung der Gelenke in Form von Arthralgien, Bewegungsein-
schränkung, Gelenkschwellung und -erguß, 3. Trommelschlegelfinger und -ze-
hen, die häufig plötzlich auftreten und gerötet und schmerzhaft sind.
Daneben können neuro-vaskuläre Störungen wie chronisches Erythem, Parästhesien und Hyperhidrosis bestehen. Allgemein tritt eine Umfangsvermehrung
der oberen und unteren Extremitäten, insbesondere des unteren Drittels der

Beine, auf. Dort lassen sich Ödeme schmerzhaft eindrücken, nicht selten erhält das Gesicht akromegale Züge (LANKEN u. FISHMAN 1980).

2. Röntgen und Isotopen

Röntgenologisch können unterschiedliche Zeichen der Periostabhebung gesehen werden (GREENFIELD et al. 1967): 1. Einfache Abhebung des Periostes, innerhalb derer eine röntgentransparente Zone zwischen Periost und Corticalis liegt, 2. zwiebelschalenförmige Abhebung von Periost mit zarten Schichten von Knochenneubildung, 3. sporadische Periostabhebungen an unregelmäßigen Stellen, 4. unregelmäßig dichte Bezirke von Periostverdichtungen mit einer wellenförmigen Kontur, 5. Verdickung des Periostes, wo die Periostabhebung mit der Corticalis verschmilzt und eine röntgentransparente Zone nicht sichtbar ist.

Die radioaktive Markierung mit 99m-Tc-Phosphat liefert Hinweise für die Diagnosestellung, indem sich das Nuklid in die distale Diaphyse der langen Knochen einlagert. Diese Methode läßt auch die Synovitis erkennen und eignet sich eher zur Aktivitätsbeurteilung nach der Eliminierung des Tumors (ROSENTHAL u. KIRSH 1976).

3. Vorkommen

Das Syndrom ist nicht nur bei primärem, sondern auch bei intrathorakalen Metastasen eines extrapulmonalen Tumors beschrieben (COURY 1960; HUZLY 1973). Am häufigsten betroffen sind von einer Osteoarthropathie mit 50 bis 66% Patienten mit einem Mesotheliom der viszeralen Pleura (BERG 1949; WIERMAN et al. 1954; COURY 1960). Bei Bronchialkarzinomen wird mit einem Auftreten von ca. 3 bis 5% gerechnet (YACOUB 1965; MLCZOCH u. SCHNETZ 1973; RASSAM u. ANDERSON 1975). Alleine 29% der Tumorkranken hatten Trommelschlegelfinger (RASSAM u. ANDERSON 1975). Histologisch handelt es sich vorwiegend um Plattenepithel-, seltener um Adenokarzinome (SEMPLE u. MCCLUSKIE 1955; YACOUB 1965; HUZLY 1973).

An den verschiedenen Knochen werden in unterschiedlicher Häufigkeit Manifestationen angetroffen: Ulna und Radius 80%, Tibia und Fibula 74 und 80%, mittlere Phalangen 60%, Femur 50%, Metacarpalia und Metatarsalia 40%, Humerus und proximale Phalangen 25%, Becken 6% (GREENFIELD et al. 1967; LANKEN u. FISHMAN 1980). Während HUZLY (1973) das Syndrom als Spätmanifestation im Zusammenhang mit pulmonalen Tumoren auffaßt, überwiegen die Mitteilungen über das frühe Auftreten von einem bis zu 36 Monaten vor der Tumordiagnose (BERG 1949; SEMPLE u. MCCLUSKIE 1955; BERMAN 1963; FORSCHBACH 1973).

4. Pathogenese

Es gibt Berichte über erhöhte immuno-reaktive Wachstumshormonspiegel bei dem Zusammentreffen von Bronchialkarzinom und hypertrophischer pulmonaler Osteoarthropathie (STEINER et al. 1968; GREENBERG et al. 1972). Die Beobachtung, daß nach Resektion des Tumors sich Wachstumshormonspiegel und Osteoarthropathie zurückbildeten, läßt eine Kausalität vermuten (STEINER et al. 1968), jedoch sind auch umgekehrt erhöhte Wachstumshormonspiegel im Plasma gemessen worden, ohne daß klinische Symptome aufgetreten wären (BECK u. BURGER 1972).

Eine neurale Entstehungstheorie gründet sich auf die Erfahrung, daß nach unilateraler oder bilateraler Vagotomie die Symptome rückläufig sind (FLAVELL 1956; HOLLING et al. 1961; GRECO u. KUSHNER 1974).

Außerdem wird die Osteoarthropathie durch einen erhöhten Blutfluß erklärt, der sich nach Entfernung des Tumors normalisiert (GINSBURG 1958). Ursächlich können vasodepressorische Substanzen, die arteriovenöse Anastomosen erweitern, angeschuldigt werden. Auch präkapillare Anastomosen zwischen Bronchial- und Pulmonalarterien werden ursächlich vermutet (CUDKOWITZ u. ARMSTRONG 1953). Daneben wird Bradykinin als vasodilatatorische Substanz bei der Entstehung diskutiert (KUNKEL 1971).

5. Diagnose und Differentialdiagnose

Neben der seltenen kongenitalen idiopathischen Form der Osteoarthropathie (Tourraine-Solent-Golé-Syndrom) (ANGEL 1957; SCHUBERT et al. 1970) stellt eine Lungenerkrankung die häufigste Ursache dar. Früher galten nichtkarzinomatöse Lungenabszesse, Tbc, Empyeme und Bronchiektasen als gewöhnlich auslösende Faktoren (WIERMAN et al. 1954). Diese sind jedoch pathogenetisch in den Hintergrund getreten (SKORNEK u. GINSBURG 1958). Eine Verwechslung des Syndroms ist auch mit der alleinigen Ausbildung von Trommelschlegelfingern möglich, die von zahlreichen anderen internistischen Krankheiten wie Herz-, Leber-, Galle- und gastrointestinalen Erkrankungen und Aneurysmen begleitet sein können (CEGLA 1973). Die hypertrophische Osteoarthropathie kann auch im Zusammenhang mit Tumoren der oberen Luftwege in Erscheinung treten (PAPAVASILIOU 1963).

Eine Verwechslung mit der rheumathoiden Arthritis ist möglich. Im Gegensatz hierzu sind die Schmerzen jedoch mehr in den distalen Knochen lokalisiert als in den Gelenken. Daneben gehen Gelenkergüsse bei der Osteoarthropathie mit niedrigen neutrophilen Zahlen einher. Schließlich gelingt die Unterscheidung durch den positiven Ausfall der Rheumafaktoren bei der rheumatoiden Arthritis (LANKEN u. FISHMAN 1980).

Auch die kongenitale Syphilis kann proliferative Periostveränderungen erzeugen, wobei die Prädilektionsstellen mit Schädelklavikel und Vorderfläche der Tibia (Säbelscheidentibia) anders gewichtet sind. Schließlich fällt der serologische Nachweis der Syphilis positiv aus (LANKEN u. FISHMAN 1980).

6. Therapie

Die Schmerzen lassen sofort nach der Resektion des Tumors nach, es genügt auch eine palliative Resektion (HUZLY 1973). Die klinische Besserung geht jedoch nicht immer mit einer Abnahme der periostalen Verdickungen einher

(HUZLY 1973). Auch die unilaterale oder bilaterale Vagotomie führt zu einer Rückbildung der Osteoarthropathie (FLAVELL 1956; HOLLING et al. 1961). Selbst durch die Läsion vagaler Fasern bei einer Laparotomie kann sich ohne Therapie des Primärtumors das Syndrom zurückbilden (GRECO u. KUSHNER 1974). Wir erzielten eine partielle Remission der Beschwerden bei einem Patienten mit Plattenepithelkarzinom der Lunge in zunächst schwer krankem Allgemeinzustand aufgrund eines Pierre-Marie-Bamberger-Syndroms nach einmaliger intravenöser Gabe von 40 mg Adriamycin/m² Körperoberfläche und 500 mg Cyclophosphamid. Während Trommelschlegelfinger und Unterschenkelödeme in Rückbildung waren, verhielt sich der Tumor progressiv. Schließlich waren immer kürzere therapiefreie Intervalle erforderlich, da die Symptome immer rascher rezidivierten.

II. Dermatomyositis

Fehlen oder Vorhandensein von Hauterscheinungen verursachen Schwierigkeiten in der Definition des Krankheitsbildes, zumal noch die Myopathie mit dem myasthenischen Syndrom und Bindegewebserkrankungen verwechselt werden kann. Daher wird die Inzidenz dieser Erkrankung häufig zu hoch angesetzt (BOHAN u. PETER 1975). Unter 590 Fällen von Dermatomyositis lag die Tumorhäufigkeit bei 15%. Hierbei rangierte das Bronchialkarzinom nach dem Magen- und Brustkrebs an dritter Stelle.

Klinisch imponiert ein lilafarbenes Exanthem der oberen Augenlider mit periorbitalem Ödem. Zudem bestehen Schuppungen, Erythem, Hautatrophien und dunkelrote Flecken oder Streifen über den Knöcheln, Ellenbogen, Knien, medialen Malleolen, Stirn, Gesicht, Nacken und oberer Brust und Rücken (BOHAN u. PETER 1975). In der Regel manifestieren sich die muskulären Symptome vor den Hautveränderungen (ROSS et al. 1980).

III. Acanthosis nigricans

Als seltene Hauterscheinung befällt sie symmetrisch mit einer Hyperkeratose und -pigmentation die Haut hauptsächlich an den Beugeseiten und den intertriginösen Partien des Körpers. Sie wird häufiger bei Magenkarzinomen als bei Bronchialkarzinomen beobachtet (CURTH 1952; KNOWLES u. SMITH 1960).

D. Neuro-muskuläre Manifestationen

I. Vorkommen

Da eine hohe Metastasierungstendenz des Bronchialkarzinoms, insbesondere des kleinzelligen, bekannt ist, sollte zunächst eine Herdsetzung im Gehirn und eine Infiltration oder Kompression peripherer Nerven ausgeschlossen werden. Überdies sollten andere internistische Leiden und Neuropathien ausgeschlossen sein. Allgemein gesehen kommen neurologische Erkrankungen auch bei anderen als bronchiogenen Neoplasien vor, begleiten das Bronchialkarzinom jedoch besonders häufig (Wilkinson 1964; Blaha et al. 1973). Die Inzidenz wird zwischen 4 und 16% angegeben (Croft u. Wilkinson 1963; Morton et al. 1966; Mlczoch u. Schnetz 1973). Im Gegensatz hierzu läßt sich eine Begleitmyopathie nur in 1,4% feststellen (Rassam u. Anderson 1975). Neurologische Symptome gehen der Tumordiagnose in 85% der Fälle voran, davon bestehen in 3% der Fälle die neurologischen Manifestationen 3 Jahre vor der Tumorevidenz (Holt 1961; Brain 1963; Morton et al. 1966). In einigen Fällen hat die Entfernung des Primärtumors die neurologische Symptomatik zum Verschwinden gebracht (Morton et al. 1966). Die Neuromyopathie verläuft hingegen gewöhnlich progredient (Brain 1963), kann sich aber ebenso transient (Heathfield u. Williams 1954) wie rückläufig verhalten (Holt 1961). Als Primärtumor liegt in erster Linie das kleinzellige Bronchialkarzinom zugrunde (Daughtry et al. 1967); dieses ist in 56% der Fälle anzutreffen. Das Plattenepithelkarzinom verteilt sich auf 22%, großzelliges und Adenokarzinom auf 16 bzw. 5% der Fälle (Morton et al. 1966).

II. Klinische Syndrome

1. Periphere Neuropathie

Häufig ist die Störung motorisch wie sensorisch ausgebildet und stellt die häufigste paraneoplastische neurologische Komplikation dar (Heathfield u. Williams 1954; Blaha et al. 1973). Anfänglich sind nur Schmerzen und Parästhesien vorhanden, die dann von sensorischen Ausfällen, Muskelschwäche und -schwund gefolgt werden (Dennybrown 1948; Morton et al. 1966).

2. Myasthenisches Syndrom

Im Unterschied zur echten Myasthenia gravis sind beim myasthenischen Syndrom (Eaton-Lambert-Syndrom) vorwiegend die proximalen Muskelpartien der Extremitäten befallen. Hierbei sind zu Beginn der Kontraktion die Muskeln schlaff, erreichen jedoch normale Stärke bei wiederholter oder angestrengter Muskelaktion. Auf Neostigmin ist ein Effekt nicht so ausgeprägt, auch verhält sich das EMG anders: Ein Muskel in Ruhe antwortet submaximal auf einen Stimulus des motorischen Nervs. Wiederholte Stimulationen werden stärker beantwortet (Greene et al. 1968; Eagan et al. 1974). Elektronenoptisch wurden in einem Fall, der durch ein kleinzelliges Bronchialkarzinom induziert war, Strukturen erkannt, die auf eine sekretorische Funktion hindeuteten (Greene et al. 1968). Klinisch sind Muskelschmerzen, abgeschwächte Reflexe und periphere Parästhesien vorherrschend, selten sind okuläre und bulbäre Symptome zu beobachten.

3. Subakute zerebellare Degeneration

Das klinische Bild ist geprägt von sich rasch entwickelnder Ataxie, Koordinationsschwäche, Schwindel, Nystagmus, Dysarthrie und Intentionstremor, zusätzlich ist eine zunehmende Demenz beschrieben (HENSON et al. 1954; KNOWLES u. SMITH 1960; BRAIN 1963).

4. Enzephalomyelopathie

Klinisch imponiert das Auftreten von Demenz bei Fehlen von neurologischen Symptomen, weiterhin können manischdepressive Phasen, Euphorie, Verwirrtheit mit normalen Episoden abwechseln (MORTON et al. 1966).

5. Nekrotisierende Myelopathie

Dieses Syndrom ist sehr selten, es stellt sich als eine ausgedehnte, akut verlaufende Nekrose des Rückenmarks dar, die mit einem lokalen sensorischen und motorischen Ausfall einhergeht (MANCALL u. ROSALES 1964).

E. Hämatologische und vaskuläre Manifestationen

1. Anämie

In einer Serie von 280 Patienten mit Bronchuskarzinom (RASSAM u. ANDERSON 1975) sind 22 (7,9%) mit einer Anämie aufgezählt. Hiervon verhielten sich 12 mikrozytär. Bei 15 konnte eine Blutung nicht festgestellt werden. Andere Autoren schuldigen eine sekundäre Hämolyse (FLANAGAN u. ROECKEL 1964) sowie eine Knochenmarksaplasie ätiologisch an (ENTWISTLE et al. 1964; MLCZOCH u. SCHNETZ 1973).

2. Polyglobulie

Andererseits werden auch Polyzythämie und -globulie, zusammen mit Bronchialkarzinomen, in 3% der Fälle beschrieben (VIDEBACK 1950; MLCZOCH u. SCHNETZ 1973). Ätiologisch wird die ektope Produktion von Erythropoetin angeschuldigt (LIDDLE et al. 1969); da die Niere Erythropoetin orthotop produziert, kann im strengen Sinne bei einer Metastasierung in die Niere nicht von

einer ektopen Hormonproduktion gesprochen werden. Zwei solcher Fälle mit
Polyzythämie und Normalisierung nach Nephrektomie sind beschrieben (Damon et al. 1958).

3. Thrombozytopenische Purpura

Ein Syndrom, welches der idiopathischen thrombozytopenischen Purpura
ähnelt, ist in bisher 5 Fällen im Zusammenhang mit Bronchialkarzinomen beschrieben (Cocking 1966; Brodie et al. 1970; Kim u. Boggs 1979). Die Patienten sind durch ihr höheres Lebensalter charakterisiert (Brodie et al. 1970; Kim
u. Boggs 1979). Die Erkrankung spricht auf Dauer schlecht auf eine Cortison-
Therapie an, selbst nach Splenektomie ist mit einer kompletten Remission nicht
zu rechnen. Auch die Resektion der Lungentumoren, die nicht immer radikal
erfolgte, hatte keinen Einfluß auf die Thrombozytopenie (Brodie et al. 1970).

4. Gerinnungsstörungen

Gerinnungsstörungen sind eine häufige Begleiterscheinung von bösartigen
Erkrankungen; von 61 Patienten mit unterschiedlichen Tumoren, davon 4 mit
Bronchialkarzinom, hatten 82% Fibrinspaltprodukte im Blut. Thrombozytope-
nien fanden sich in 29% (Sun et al. 1974). Eine Thrombozytose ist in 60%
der Fälle von Bronchialkarzinomen nachzuweisen (Silvis et al. 1970). Thromboembolische Komplikationen waren nicht gehäufter bei Patienten mit exzessiver Erhöhung als bei denen mit normaler Thrombozytenzahl.

5. Thrombosen und Embolien

Die Thrombophlebitis migrans wird in 1,9% der untersuchten Fälle mit
Bronchialkarzinom beschrieben (Mlczoch u. Schnetz 1973). Wegmann (1981)
bestreitet, daß die Thrombophlebitis migrans eine Begleiterkrankung maligner
Tumoren sei, da entzündliche Veränderungen der Venenwand nie anzutreffen
waren. In seinem Obduktionsgut von 1505 Malignomen unterschiedlicher Genese fand sich kein einziger Fall. Häufig sind dagegen thromboembolische Komplikationen wie Venenthrombosen und Lungenembolien, die unter 240 Bronchialkarzinomen in 44% ermittelt wurden. Im Vergleich waren Magenkarzinom
mit 58%, das Melanom und das Darm-Ca mit je 50% beteiligt. Klinisch wird
in 2,9% eine venöse Thrombose gesehen, jedoch ohne Anhalt für Lungenembolien (Rassam u. Anderson 1975). In einer klinischen Studie (Gore et al. 1982)
von 128 Patienten mit Lungenembolie wurden 12% der Kranken mit unterschiedlichen Karzinomen vor dem Ereignis ermittelt. Die Inzidenz betrug in
einer Vergleichsgruppe 10%. Innerhalb von 2 Jahren nach der Embolie erlitten
13 Patienten ein Malignom, das je 3mal die Lunge und das Colon betraf. In
der Vergleichsgruppe trat in diesem Zeitraum kein Malignom auf.

6. Abakterielle Endokarditis

Bei konsumierenden Erkrankungen kann eine abakterielle thrombotische Endokarditis entstehen. Verbreitet ist diese bei malignen Erkrankungen (MAC-DONALD u. ROBBINS 1957). Unter 468 primären Lungentumoren fand sich in einem Fall diese Komplikation (MLCZOCH u. SCHNETZ 1973). Die Bedeutung liegt in der möglichen Entstehung arterieller Embolien, insbesondere ins Hirn (KNOWLES u. SMITH 1960). Auch Myokardischämien durch einen embolischen Koronararterienverschluß sind beschrieben (AMROMIN u. WANG 1959).

F. Tumormarker

1. Tumorassoziierte Antigene

Tumormarker sind Substanzen, die entweder von den Tumorzellen produziert werden oder deren Produktion durch Tumorwachstum gefördert wird (SCHLIPKÖTER et al. 1982). Dazu gehören Enzyme, Hormone und Antigene. Letztere haben insbesondere in Form des karzinoembryonalen Antigens (CEA), nachdem dieses 1965 von GOLD und FREEDMAN entdeckt wurde, Verbreitung bei der Diagnostik von Karzinomen erlangt. Eine wesentliche Einschränkung erfährt der Nachweis jedoch dadurch, daß der CEA-Spiegel in Abhängigkeit vom Zigarettenkonsum ansteigt und auch bei Lebererkrankungen und Bronchitis erhöht ist (SCHLIPKÖTER et al. 1978). Erst bei Metastasierung lassen sich bei 73% der Bronchialkrebskranken deutlich erhöhte CEA-Spiegel feststellen (EULER et al. 1978; GROPP et al. 1978). Die Nachweismethode hat daher ihren Stellenwert weniger in der Frühdiagnostik als in der postoperativen Verlaufs- und Therapiekontrolle des Bronchialkarzinoms (NEVILLE u. LAURENCE 1974; GROPP et al. 1978). Bei malignen Pleuraergüssen unterschiedlicher Genese wurden in 65% erhöhte CEA-Spiegel im Pleuraexsudat festgestellt (HEYENGA u. MORR 1982). Es konnten aus Bronchialkarzinomen weitere Antigene identifiziert werden, solche waren das alpha^2-Makroglobulin, welches dem Ferritin entsprach (RIMBAUT 1973). Weiterhin wurden das Membrane-associated-tissue-autoantigen (MTA) (KLEIST et al. 1974), das Non-specific-cross-reacting-antigen (NCA (KLEIST et al. 1972) sowie das Tissue-polypeptide-antigen (TPA) (BJÖRK-LUND 1980) identifiziert. Bei Patienten mit Bronchialkarzinomen wurden in 80% erhöhte TPA-Spiegel ermittelt; im Vergleich zeigten gesunde Personen in 1% und solche mit benignen Erkrankungen in 36% erhöhte TPA-Spiegel.

2. Immunkomplexe

Zirkulierende Immunkomplexe sind häufig im Blut von Karzinomkranken nachzuweisen. Diese sind besonders oft bei disseminierten Malignomen und dann insbesondere bei Lungentumoren anzutreffen (GROPP et al. 1979). In 57%

lassen sich bei malignen Pleuraergüssen Immunkomplexe im Serum feststellen (ANDREWS et al. 1981). In diesen zirkulierenden Immunkomplexen lassen sich bei gleichzeitig vorliegendem kleinzelligen Bronchialkarzinom Aktivitäten beobachten, die dem „big-ACTH" und dem Parathormon ähnelten (HAVEMANN u. GROPP 1979). Dies läßt auf eine Autoantikörperbildung gegen diese Hormone schließen (HAVEMANN u. GROPP 1980), da diese Pro-Hormone dem Organismus unbekannt sind. Im Anfangsstadium kann dieser Mechanismus noch zur Zerstörung von Tumorzellen führen. Aus unbekannten Gründen wird das Gleichgewicht zwischen Hormonproduktion und Antikörperbildung gestört, so daß lösliche Immunkomplexe entstehen, die die Immunreaktionen hemmen (HAVEMANN u. GROPP 1980).

3. Polyvalente Hormone

Sieht man von Risikogruppen ab, so können Tumormarker nicht zur Frühdiagnose herangezogen werden; so wurden in einer prospektiven Studie von 101 Patienten mit obstruktiver Lungenerkrankung 20 mit erhöhten ACTH-Spiegeln gesehen. Von diesen entwickelten 5 Patienten innerhalb von 2 Jahren ein Bronchialkarzinom, wohingegen bei 81% mit normalem Plasma-ACTH-Spiegel nur 2 Bronchuskarzinome auftraten (WOLFSEN u. ODELL 1979).

Der Nachweis einer vermehrten Hormonproduktion gelingt häufiger, wenn mehrere Hormone gleichzeitig bestimmt werden; es wurden 110 Patienten mit Bronchialkarzinom zum Zeitpunkt ihrer Diagnose hinsichtlich ihrer Serumspiegel für ACTH, Calcitonin, Parathormon, beta-Chorion-Gonadotropin (beta-HCG), menschliches Placenta-Laktogen (HPL), Wachstumshormon und Prolaktin untersucht (HAVEMANN u. GROPP 1980). Die Spiegel wurden mit einer Kontrollgruppe von 70 Patienten verglichen. Beim kleinzelligen Bronchialkarzinom fand sich ein erhöhter Plasmaspiegel für ACTH in 30%, von Calcitonin in 48%, von Parathormon in 27% und von beta-HCG in 33%. Beim kleinzelligen Bronchialkarzinom waren in 78% der Fälle ein oder mehrere Hormone vermehrt festzustellen. Die Hormonspiegel waren beim großzelligen Ca weniger häufig erhöht. Dies war beim ACTH in 26% und beim HCG in 26% der Fall. Beim Plattenepithelkarzinom ließ sich in 90% ein erhöhter HCG und in 23% ein erhöhter Parathormonspiegel ermitteln. In einer anderen Untersuchung (KRAUSS et al. 1981) war der Anstieg von Kalzitonin mit dem von ACTH in 37% und in 41% mit dem von CEA kombiniert. In 35% waren alle 3 Marker gleichzeitig erhöht. Der Anstieg ging häufig der klinisch faßbaren Verschlechterung voraus.

Literatur

Amatruda TT, Mulrow PJ, Gallagher JG, Sawyer WH (1963) Carcinoma of the lung with inappropiate antidiuresis. N Engl J Med 269:544–549
Amromin GD, Wang SK (1959) Degenerative verrucal endocardiosis and myocardial infarction:

report of two cases associated with mucus-producing bronchogenic carcinoma. Ann Int 50:1519–1529

Andrews B, Arora NS, Shadforth MF, Goldberg STK, Davis IVJS (1981) The role of immune complexes in the pathogenesis of pleural effusions. Am Rev Respir Dis 124:115

Angel JH (1957) Pachydermo-Periostosis (Idiopathic Osteoarthropathy). Br Med J II:789–792

Askergren A, Hilenius L (1964) Bronchial adenomas and the cardinoid syndrome. Acta Med Scand 175:43–48

Ayvazian LF, Schneider B, Gewirtz G, Yalow RS (1975) Ectopic production of big ACTH in carcinoma of the lung: Its clinical usefulness as a biologic marker. Am Rev Respir Dis 111:279–287

Azzopardi JG, Bellau AR (1965) Carcinoid syndrome and oat-cell carcinoma of the bronchus. Thorax 20:393–397

Azzopardi JG, Whittaker RS (1969) Bronchial carcinoma and hypercalcemia. J Clin Pathol 22:528–529

Azzopardi JG, Williams ED (1968) Pathology of "endocrine" tumors associated with Cushing's syndrome. Cancer 22:274–286

Azzopardi JG, Freeman E, Poole G (1970) Endocrine and metabolic disorders in bronchial carcinoma. Br Med J IV:528–530

Bariety M, Coury C, Rulliere R (1964) Les syndromes paranéoplasiques dans le cancer broncho-pulmonaire primitif. J Fr Med Chir Thorac 18:19–68

Bartter FC, Schwartz WB (1967) The syndrome of inappropiate secretion of antidiuretic hormone. Am J Med 42:790–806

Beck C, Burger HG (1972) Evidence for the presence of immunoreactive growth hormone in cancers of the lung and stomach. Cancer 30:75–79

Beck C, Larkins RG, Martin TJ, Burger HG (1973) Stimulation of growth hormone release from superfused rat pituitary by extracts of hypothalamus and of human lung tumours. J Endocrinol 59:325–333

Becker KL, Cottrell J, Moore CF, Winmacher JL, Matthews MJ, Katz S (1968) Endocrine studies in a patient with a gonadotropin-secreting bronchogenic carcinoma. J Clin Endocrinol Metab 28:809–818

Becker KL, Snider RH, Silva OL, Moore CF (1978) Calcitonin heterogeneity in lung cancer and medullary thyroid cancer. Acta Endocrinol 89:39–99

Bender RA, Hansen H (1974) Hypercalcemia in bronchogenic carcinoma. A prospective study of 200 patients. Ann Intern Med 80:205–208

Benson RC, Riggs BL, Pickard BM, Arnaud CD (1974) Immunoreactive forms of circulating parathyroid hormone in primary and ectopic hyperparathyroidism. J Clin Invest 54:175–181

Berde B (1969) Specifity of human neurohypophyseal hormone produced by ectopic hormone secretion. Coll Intern Centre Nat Rech Scien 177:69–77

Berg R (1949) Arthralgie as a first symptom of pulmonary lesions. Dis Chest 16:483–487

Berman B (1963) Pulmonary hypertrophic osteoarthropathy. Arch Intern Med 112:947–953

Bernheimer H, Ehringer H, Heistracher P, Kraupp C, Lachnit V, Obiditsch-Mayer I (1960) Biologisch aktives, nicht metastasierendes Bronchuskarzinoid mit Linksherzsyndrom. Wien Klin Wochenschr 72:867–873

Berson SA, Yalow RS (1966) Parathyroid hormone in plasma in adenomatous hyperparathyroidism, uremia and bronchogenic carcinoma. Science 154:907–909

Berson SA, Yalow RS (1968) Immunochemical heterogenity of parathyroid hormone in plasma. J Clin Endocrinol Metab 28:1037–1047

Björklund B (1980) On the nature an clinical use of tissue polypeptide antigen (TPA). Tumor Diagnostik 1:9–20

Blaha H, Birnberger A und C, Fliege KD (1973) Neurologische Manifestationen. In: Mlczoch F, Seidel H (Hrsg) Aktuelle Fragen der Lungenpathologie. Lunge und Stoffwechsel, Paraneoplasien, Atemtherapie. Thieme, Stuttgart

Bloomfield GA, Holdawag JM, Corrin B, Ratcliffe JG, Rees GM, Ellison M, Rees LH (1977) Lung tumours and ACTH production. Clin Endocrinol Metab 6:95–104

Bohan A, Peter JB (1975) Polymyositis and dermatomyositis. N Engl J Med 292:344–347

Bower BF, Mason DM, Forsham PH (1963) Bronchogenic carcinoma with inappropiate antidiuretic activity in plasma and tumour. N Engl J Med 271:934–938

Bowman DM, Dubé WJ, Levitt M (1975) Hypercalcemia in small cell (oatcell) carcinoma of the lung. Cancer 36:1067–1071

Brain (1963) The neurological complications of neoplasms. Lancet I:179–184

Braunstein GD, Vaitukaitis JL, Carbone MD, Ross GT (1973) Ectopic production of human chorionic gonadotropin by neoplasms. Ann Intern Med 78:39–45

Breukelen FJ van, Bijvoet OL, Oosterom AT van (1979) Inhibition of osteolytic bone lesions by (3-amino-1-hydroxy-propylene)-1,1-diphosphonate (APD). Lancet I:803–805

Brodie GN, Bliss D, Firkin BG (1970) Thrombocytopenie and carcinoma. Br Med J I:540–541

Brown WH (1928) A case of pluriglandular syndrome. "Diabetes of bearded women." Lancet II:1022–1023

Byrd B, Divertie MB, Spittell JA (1967) Bronchogenie carcinoma and thromboembolic disease. JAMA 202:1019–1022

Carey VCI (1966) The incidence of hypercalcemia in association with bronchogenie carcinoma. Am Rev Respir Dis 93:584–586

Cegla UH (1973) Zur Bedeutung und Pathogenese von Trommelschlegelfingern. Dtsch Med Wochenschr 98:2143–2144

Cocking JB (1966) Thrombocytopenic purpura with bronchialcarcinoma. Postgrad Med J 42:521–522

Cohen RB, Toll GT, Castleman B (1960) Bronchial adenomas in Cushing's syndrome: Their relation to thymomas and oat cell carcinomas associated with hyperadrenocriticism. Cancer 13:812–817

Coombes RC, Hillyard C, Greenberg PB, MacIntyre J (1974) Plasma-immunoreactive-calcitonin in patients with nonthyroid tumours. Lancet I:85–86

Coscia M, Brown RD, Miller M, Tanaka K, Nicholson WE, Parks KR, Orth DN (1977) Ectopic production of andidiuretic hormone (ADH), adrenocorticotrophic hormone (ACTH) and beta-melanocyte stimulating hormone (β-MSH) by an oat cell carcinoma of the lung. Am J Med 62:303–307

Coury C (1960) Hippocratic fingers and hypertrophic osteoarthropathy. A study of 350 cases. Br J Dis Chest 54:202–209

Croft PB, Wilkinson M (1963) Carcinomatous neuromyopathy. Its incidence in patients with carcinoma of the lung and carcinoma of the breast. Lancet I:184–188

Cudkowitz L, Armstrong JB (1953) Finger clubbing and changes in the bronchial circulation. Br J Tuberc 47:227–232

Curth HO (1952) Significance of acanthosis nigricans. Arch Dermat Syph 66:80–100

Dabek JT (1974) Bronchial carcinoid tumour with acreomegaly in two patients. J Clin Endocrinol Metab 38:329–333

Dailey JE, Marcuse PM (1969) Gonadotropin secreting giant cell carcinoma of the lung. Cancer 24:388–396

Dambacher MA, Hunziker W, Fischer JA (1977) Die Bedeutung des Plasma-Calcitonins für die klinische Diagnostik. Dtsch Med Wochenschr 102:1191–1193

Damon A, Holub DA, Melicow MM, Uson AC (1958) Polycythemia and renal carcinoma: report of ten new cases, two with long hematologic remission following nephrectomy. Am J Med 25:182–197

Daughtry DC, Chesney JG, Spear HC, Gentsch TO, Larsen PB (1967) Unexplained systemic manifestations of malignant lung tumours. Dis Chest 52:632–639

Davidson C (1972) Diabetes insipidus with an ACTH-secreting carcinoma of the bronchus. Br Med J 1:287–288

Davis BB, Bloom ME, Field JB, Mintz DH (1969) Hyponatremia in pituary insufficiency. Metabolism 18:821–832

Deftos LJ, Burton DW (1980) Immunohistological studies of nonthyroidal Calcitonin producing tumors. J Clin Endocrinol Metab 50:1042–1045

Dennybrown D (1948) Primary sensory neuropathy with muscular changes associated with carcinoma. J Neurol Neurosurg Psychiatry 11:73–87

Eagan RT, Maurer LH, Forcier RJ, Tulloh M (1974) Small cell carcinoma of the lung-staging, paraneoplastic syndromes, treatment and survival. Cancer 33:527–532

Eastridge CH, Hamman J (1965) Cushing's syndrome in association with carcinoma of the respiratory tract. Ann Thorac Cardiovasc Surg 1:151–158

Eipper BA, Mains RE, Guenzi D (1976) High molecular weight forms of adrenocorticotropic hormone are glycoproteins. J Biol Chem 251:4121–4126

Entwistle CC, Fentem PH, Jacobs A (1964) Red-cell aplasia with carcinoma of the bronchus. Br Med J 2:1504–1506

Escovitz WE, Reingold IM (1961) Functioning malignant bronchial carcinoid with Cushing's syndrome and recurrent sinus arrest. Ann Intern Med 54:1248–1259

Euler EC, Euler HH, Ammedick U, Konrad RM, Vollmer UJ (1978) CEA bei Fernmetastasierung. Med Welt 29:828–830

Faiman CH, Colwell JA, Ryan RJ, Hershman JM, Shields TW (1967) Gonadotropin secretion from a bronchogenic carcinoma. Demonstration by radioimmunoassay. N Engl J Med 277:1395–1399

Flanagan P, Roeckel JE (1964) Giant cell carcinoma of the lung. Am J Med 36:214–221

Flavell G (1956) Reversal of pulmonary osteoarthropathy by vagotomy. Lancet I:260–262

Forschbach G (1973) Ostéoarthropathie hypertrophiante pneumique – eine Paraneoplasie. In: Mlczoch F, Seidel H (Hrsg) Aktuelle Fragen der Lungenpathologie. Lunge und Stoffwechsel, Paraneoplasien, Atemtherapie. Thieme, Stuttgart, S 71–73

Fry L (1962) Pseudohyperparathyroidism with carcinoma of the bronchus. Br Med J 1:301–302

Fukase M (1978) Studies on calcitonin producing tumours. Med J Kobe Univ 37:283–294

Fusco FD, Rosen SW (1966) Gonadotropin-producing anaplastic large-cell carcinomas of the lung. N Engl J Med 275:507–515

Gasser AB, Flury R, Senn HJ (1974) Therapie des Hypercalcämiesyndroms mit Mithramycin. Schweiz Med Wochenschr 204:1792–1294

Gault MH, Bilefsky R, Kinsella TD, Aronoff A (1965) Adrenocortical hyperfunction associated with bronchogenie carcinoma. Report of five cases. Can Med Assoc J 93:1243–1249

Gelfman NA (1961) Bronchogenic carcinoma with Cushing's syndrome. A review with the report of an additional case. Am Rev Respir Dis 83:555–562

Gewirtz G, Yalow RS (1974) Ectopic ACTH production in carcinoma of the lung. J Clin Invest 53:1022–1023

Gewirtz G, Schneider B, Krüger DT, Yalow RS (1974) Big ACTH: conversion to biologically active ACTH by trypsin. J Clin Endocrinol 38:59–63

Ginsburg J (1958) Observations on the peripheral circulation in hypertrophic pulmonary osteoarthropathy. QJ Med 27:335–352

Gold P, Freedman SO (1965) Specific carcinoembryonic antigens of the human digestive system. J Exp Med 122:467–481

Gowenlock AH, Platt DS, Campbell ACP, Wormsley KG (1964) Oat-cell carcinoma of the bronchus secreting 5-hydroxy-tryptophan. Lancet 1:304–306

Gore JM, Appelbaum JS, Greene HL, Dexter L, Dalen JE (1982) Occult cancer in patientes with acute pulmonary embolism. Ann Intern Med 96 556–560

Grant JL, MacDonald A, Brovender SR, Yankopoulos N (1965) Hypoadrenocorticotropism with hyponatremia resembling antidiuretic hormone excess. Ann Intern Med 63:486–494

Greco FA, Kushner J (1974) Loss of symptoms of pulmonary hypertrophic osteoarthropathy after laparotomy. Ann Intern Med 81:555–556

Greenberg PB, Beck C, Martin TJ, Burger HG (1972) Synthesis and release of human growth hormone from lung carcinoma in cell culture. Lancet I:350–352

Greene JG, Divertie MB, Brown AL, Lambert EH (1968) Small cell carcinoma of lung. Observations on four patients including one with a myasthenic syndrome. Arch Intern Med 122:333–339

Greenfield GB, Schorsch HA, Shkotmik A (1967) The various roentgen appearances of pulmonary hypertrophic osteoarthropathy. Am J Roentgenol 101:927–931

Gropp C, Havemann K, Lehmann FG (1978) Carcinoembryonic antigen and ferritin in patients with lung cancer before and during therapie. Cancer 42:2802–2808

Gropp C, Havemann K, Scheuer A (1979) Zirkulierende Immunkomplexe beim Bronchialkarzinom. Klin Wochenschr 57:401–409

Gropp C, Havemann K, Kalbfleisch H, Luster W, Soßtmann (1982) Antidiuretisches Hormon bei Patienten mit Bronchialkarzinom. Dtsch Med Wochenschr 107:974–977

Hamilton BP, Upton GV, Amatruda TT (1972) Evidence for the presence of neurophysin in tumours producing the syndrome of inappropriate antidiuresis. J Clin Endocrin Metab 35:764–767

Hantman D, Rossier B, Zohlman R, Schrier R (1973) Rapid correction of hyponatremia in the syndrome of inappropriate secretion of antidiuretic hormone. Ann Intern Med 78:870–875

Hatch HB, Segaloff A, Ochsner A (1965) Adrenocortical function in bronchogenic carcinoma. Study of 100 patients. Ann Surg 161:645–648

Hattori M, Fukase M, Yoshimi H, Matsukura S, Imura H (1978) Ectopic production of human chorionic gonadotropin in malignant tumors. Cancer 42:2328–2333

Hattori M, Imura H, Matsukura S, Yoshimoto V, Sekita K, Tomomatsu T, Kyogoku M, Kameya T (1979) Multiple-hormone producing lung carcinoma. Cancer 43:2429–2437

Havemann K, Gropp C (1979) Biological and immunological aspects of small cell carcinoma of the lung in relation to ectopic hormone production. Biomedicine 30:186–194

Havemann K, Gropp C (1980) Ektope Hormonproduktion beim kleinzelligen Bronchialkarzinom. Biologische und immunologische Aspekte. Internist 21:84–94

Hayduk K, Kaufmann W (1972) Das Schwartz-Bartter-Syndrom. Dtsch Med Wochenschr 97:1357–1360

Hayduk K, Kaufmann W (1973) Ektope paraneoplastische Endokrinopathien mit Störungen des Wasser- und Elektrolythaushaltes. Klin Wochenschr 51:361–376

Heathfield KWG, Williams JRB (1954) Peripheral neuropathy and myopathy associated with bronchial carcinoma. Brain 77:122–137

Henson RA, Russell DS, Wilkinson M (1954) Carcinomatous neuropathy and myopathy: clinical and pathological study. Brain 77:82–121

Heyenga H, Morr H (1982) Diagnostischer Stellenwert des carcino-embryonalen Antigens im Pleurapunktat. Dtsch Med Wochenschr 107:818–821

Hirata Y, Matsukura S, Imura H, Nakamura M, Tanaka A (1976) Size heterogeneity of β-MSH in ectopic ACTH-producing tumors: presence of β-LPH-like peptide. J Clin Endocrinol Metab 42:33–40

Holling HE, Brodey RS, Boland HC (1961) Pulmonary hypertrophic osteoarthropathy. Lancet II:1269–1274

Holt GW (1961) Idiopathic neuropathy in cancer. A first sign in multiple system syndromes associated with malignancy. Am J Med Sci 242:93–106

Horai T, Nishihara H, Tateishi R, Matsuda M, Hattori S (1973) Oat cell carcinoma of the lung simultaneously producing ACTH and serotinin. J Clin Endocrinol 37:212–219

Huzly A (1973) Einfluß chirurgischer Eingriffe bei Paraneoplasien (I). In: Mlczoch F, Seidel H (Hrsg) Aktuelle Fragen der Lungenpathologie. Lunge und Stoffwechsel, Paraneoplasien, Atemtherapie. Thieme, Stuttgart, S 82–85

Imura H (1980) Ectopic hormone syndromes. Clin Endocrinol Metab 9:235–260

Imura H, Nakai Y, Nakao K, Oki S, Matsukura S, Hirata Y, Fukase M, Hattori M, Yoshimi H, Sueoka S (1978) Functioning tumors with special reference to ectopic hormone producing tumors. Prot Nucl Ac Enzyme 23:641–656

Jones JE, Shane SR, Gilbert E, Flink EF (1969) Cushing's syndrome induced by the ectopic production of ACTH by a bronchial carcinoid. J Clin Endocrinol Metab 29:1–5

Jonsson M, Houser JM (1956) Scleroderma (progressive systemic sclerosis) associated with cancer of the lung. Brief review and report of a case. N Engl J Med 255:413–416

Kato Y, Ferguson TB, Bennett DE, Burford TH (1969) Oat-cell carcinoma of the lung. A review of 138 cases. Cancer 23:517–524

Kay S, Wilson MA (1970) Ultrastructural studies of an ACTH-secreting thymic tumor. Cancer 26:445–452

Keck E, Göbbeler KH, Peerenboom H, Lilienfeld-Toal von H, Krüskemper HL (1979) Differentialdiagnose der Hyperkalzämie durch Messung der renalen Kalziumausscheidung unter Parathormongabe. Dtsch Med Wochenschr 104:1600–1604

Kim HD, Boggs DR (1979) A syndrome resembling idiopathic thrombocytopenic purpura in 10 patients with diverse forms of cancer. Am J Med 67:371–377

Kinloch JD, Webb JM, Eccleston D, Zeitlin J (1965) Carcinoid syndrome associated with oat-cell carcinoma of bronchus. Br Med J I:1533

Kleist S von, Charanel G, Burtin P (1972) Identification of an antigen from normal human tissue that crossreacts with the carcinoembryonic antigen. Proc Natl Acad Sci USA 69:2492–2494

Kleist S von, King M, Burtin P (1974) Characterization of a normal, tissular antigen extracted from human colonic tumors. Immunochemistry 11:249–253

Knight RA, Ratcliffe JG, Besser GM (1971) Tumour ACTH concentrations in ectopic ACTH syndrome and in control tissues. Proc R Soc Med 64:1266–1267

Knowles JH, Smith LH (1960) Extrapulmonary manifestations of bronchogenic carcinoma. N Engl J Med 262:505–509

Kovach R, Kyle LH (1958) Cushing's syndrome and bronchogenic carcinoma. Am J Med 24:981–988

Krauss St, Macy S, Ichiki AT (1981) A study of immunoreactive calcitonin (CT), adrenocorticotropic hormone (ACTH) and carcinoembryonic antigen (CEA) in lung cancer and other malignancies. Cancer 47:2485–2492

Kukreja SC, Shemerdiak WP, Lad ThE, Johnson PA (1980) Elevated nephrogenous cyclic AMP with normal serumparathyroid hormone levels in patients with lung cancer. J Clin Endocrinol Metab 51:167–169

Kunkel G (1971) Über die Bedeutung der venösen Beimischung für die Entstehung von Trommelschlegelfinger und Uhrglasnägel. Pneumonologie 144:273–278

Lafferty FW (1966) Pseudo-hyperparathyroidism Medicine (Baltimore) 45:247–260

Lanken N, Fishman AP (1980) Clubbing and hypertrophic osteoarthropathy. In: Fishman AP (ed) Pulmonary diseases and disorders, vol I. McGraw-Hill, New York, p 84

Levine RJ, Metz SA (1974) A classification of ectopic hormone-producing tumors. Ann NY Acad Sci 230:533–546

Lewis JM, Searle N, Jordan GL (1960) Cushing's syndrome and bronchogenic carcinoma. Ann Intern Med 52:1138–1146

Liddle GW, Island DP, Ney RL, Nicholson WE, Shimizu N (1963) Nonpituitary neoplasms and Cushing's syndrome: Ectopic "adrenocorticotropin" produced by nonpituitary neoplasms as a cause of Cushing's syndrome. Arch Intern Med 111:471–475

Liddle GW, Nicholson WE, Island DP, Orth DN, Abe K, Lowder StC (1969) Clinical and laboratory studies of ectopic humoral syndromes. Recent Progr Hormone Res 25:283–314

Lipscomb HS, Wilson C, Retienne K, Matsen F, Ward DN (1968) The syndrome of inappopiate secretion of antidiuretic hormone: A case report and characterization of an antidiuret hormone-like material isolated from an oat cell carcinoma of the lung. Cancer Res 28:378–383

Locks MO (1962) Incidence of hypercalcemia in patients with proven lung cancer. Lancet I/82:165–167

Lokich JJ (1982) The frequency and clinical biology of the ectopic hormone syndromes of small cell carcinoma. Cancer 50:2111–2114

MacDonald RA, Robbins SL (1957) Significance of nonbacterial thrombotic endocarditis: Autopsy and clinical study of 78 cases. Ann Intern Med 45:255–273

Main RE, Eipper BA, Ling N (1977) Common precursor to corticotropins and endorphins. Proc Natl Acad Sci USA 74:3014–3018

Majcher SJ, Lee ER, Reingold IM, Boyle J, Haverbach BJ (1966) Carcinoid syndrome in bronchogenic carcinoma. Arch Intern Med 117:57–63

Mancall EL, Rosales RK (1964) Necrotizing myelopathy associated with visceral carcinoma. Brain 87:639–656

Marks IN, Bank S, Louw JH (1967) Islet cell tumor of the pancreas with reversible watery diarrhea and achlorhydria. Gastroenterology 52:695–708

Matsumoto KK, Peter JB, Schultze RG et al. (1966) Watery diarrhea and hypokalemia associated with pancreatic islet cell adenoma. Gastroenterology 50:231–242

Melmon K, Sjoerdsma A, Mason D (1965) Distinctive clinical and therapeutic aspects of the syndrome associated with bronchial carcinoid tumors. Am J Med 39:568–585

Metz SA, Weintraub B, Rosen SW, Singer J, Robertson RP (1978) Ectopic secretion of chorionic gonadotropin by a lung carcinoma. Am J Med 65:325–332

Milhaud G, Calmette C, Taboulet J, Julienne A, Moukthar MS (1974) Hypersecretion of calcitonin in neoplastic conditions. Lancet I:462–463

Mlczoch F, Schnetz E (1973) Paraneoplasien. Pathologisch-anatomische Syndrome. In: Mlczoch F, Seidel H (Hrsg) Aktuelle Fragen der Lungenpathologie. Lunge und Stoffwechsel, Paraneoplasien, Atemtherapie. Thieme, Stuttgart, S 58–62

Morton, Donald L, Itabashi HH, Grimes DF (1966) Nonmetastatic neurological complications of bronchogenic carcinoma: The carcinomatous neuromyopathies. J Thorac Cardiovasc Surg 51:14–29

Munson PL, Tashjian AH, Levine L (1965) Evidence for parathyroid hormone in non parathyroid tumors associated with hypercalcemia. Cancer Res 25:1062–1067

Nakanishi S, Taii S, Hirata Y, Matsukura S, Imura H, Numa S (1976) A large product of cell-free translation of messenger RNA coding for corticotropin. Proc Natl Acad Sci USA 73:4319–4323

Neville AM, Laurence DJR (1974) Report of the workshop on the carcinoembryonic antigen (CEA): The present position and proposals for future investigations. Int J Cancer 14:1–18

Odell W, Wolfsen AR, Yoshimoto J, Weitzman R, Fisher D, Hirose F (1977) Ectopic peptide synthesis: a universal concomitant of neoplasia. Trans Assoc Am Physicians 90:204–207

Odell W, Wolfsen AR, Bachelot J, Hirose FM (1979) Ectopic production of Lipotropin by cancer. Am J Med 66:631–638

Omenn GS, Roth SI, Baker WH (1969) Hyperparathyroidism associated with malignant tumors of nonparathyroid origin. Cancer 24:1004–1012

Padfield PL, Morton JJ, Brown JJ, Lever AF, Robertson JJ,Wood M, Fox R (1976) Plasma arginine vasopressin in the syndrome of antidiuretic hormone excess associated with bronchogenic carcinoma. Am J Med 61:825–831

Papavasiliou CG (1963) Pulmonary metastases from cancer of the nasopharynx associated with hypertrophic osteoarthropathy. Br J Radiol 36:680–684

Pate JW, Campbell RE, Hughes FA (1960) Unsuspected bronchogenic carcinoma. Dis Chest 37:56–60

Pollard A, Grainger RG, Fleming O, Meachim G (1962) An unusual case of metastasizing bronchial "adenoma" associated with the carcinoid syndrome. Lancet II:1084–1086

Rassam JW, Anderson G (1975) Incidence of paramalignant disorders in bronchogenic carcinoma. Thorax 30:86–90

Ratcliffe JG, Knight RA, Besser GM, Landon J, Stansfeld AG (1972) Tumour and plasma ACTH concentrations in patients with and without the ectopic ACTH syndrome. Clin Endocrinol (Oxf) 1:27–44

Rees LH (1975) The biosynthesis of hormones by non-endocrine tumours – A review. J Endocrinol (Oxf) 67:143–175

Rees LH, Bloomfield GA, Rees GM, Corrin B, Franks LM, Ratcliffe JG (1974) Multiple hormones in a bronchial tumor. J Clin Endocrinol Metab 38:1090–1097

Riggs BL, Sprague RG (1961) Association of Cushing's syndrome and neoplastic disease, Observations in 232 cases of Cushing's syndrome and review of literature. Arch Intern Med 108:841–849

Riggs BL, Arnaud CD, Reynolds JC, Smith LH (1971) Immunologic differentiation of primary hyperparathyroidism from hyperparathyroidism due to nonparathyroid cancer. J Clin Invest 50:2079–2082

Rimbaut C (1973) L'alpha$_2$ H globuline glyco-protéine réactionelle sérique d'origine hepatique, ses rapports avec les affections malignes. Bull Cancer (Paris) 60:411–420

Roof BS, Carpenter B, Fink DJ, Gordan GS (1971) Some thoughts on the nature of ectopic parathyroid hormones. Am J Med 50:686–691

Roos BA, Lindall WA, Baylin SB, O'Neil JA, Frelinger AL, Birnbaum RS, Lambert PW (1980) Plasma immunoreactive calcitonin in lung cancer. J Clin Endocrinol Metab 50:659–666

Rosai J, Higa E (1972) Mediastinal endocrine neoplasm, of probable thymic origin, related to carcinoid tumor. Cancer 29:1061–1074

Rosen SW, Weintraub BD, Vaitukaitis JL, Sussman HH, Hershman JM, Muggia MD (1975) Placental proteins and their subunits as tumor markers. Ann Intern Med 82:71–83

Rosenthal L, Kirsh J (1976) Observations on radionuclide imaging in hypertrophic pulmonary osteoarthropathy. Radiol 120:359–362

Ross EJ (1980) Extrapulmonary syndromes associated with carcinoma of the lung. In: Fishman AP (ed) Pulmonary diseases and disorders, vol II. McGraw-Hill, New York, p 1404

Saeed uz Zafar M, Mellinger RC, Fin G, Szabo M, Frohman LA (1979) Acromegaly associated with a bronchial carcinoid tumor: evidence for ectopic production of growth hormone-releasing activity. Clin Endocrinol Metab 48:66–71

Said SJ, Faloona GR (1975) Elevated plasma and tissue levels of vasoactive intestinal polypeptide in the watery-diarrhea syndrome due to pancreatic, bronchogenic and other tumors. N Engl J Med 293:155–160

Schein PS, DeLellis RA, Kahn CR, Gordon P, Kraft AR (1973) Islet cell tumors: current concepts and management. Ann Intern Med 79:239–257

Schlipköter HW, Baginski B, Krämer U (1978) Epidemiologische Untersuchungen des Karzinoembryonalen Antigens (CEA) bei Großstadtbewohnern. Zentralbl Bakteriol Mikrobiol Hyg [A] Orig Reihe B 166:136–143

Schlipköter HW, Idel H, Stiller-Winkler R (1982) Immunologische Diagnostik des Bronchialkarzinoms. Prax Klin Pneumol 36:198–201

Schmidt-Wermser JG, Nagel GA, Schmid AH (1974) Zur klinischen Diagnose von Hirnmetastasen bei Bronchuscarcinom. Schweiz Med Wochenschr 104:464–468

Schneckloth RE, McIsaac WM, Page IH (1959) Serotonin metabolism in carcinoid syndrome with metastatic bronchial adenoma. JAMA 170:1143–1147

Schneider B, Gerwirtz G, Krieger DT, Yalow RS (1973) Big ACTH: conversion to biologically active ACTH by trypsin. Endocrinol [Suppl] 92:A-52

Schubert E, Vetter H, Juchems R (1970) Pachydermoperiostosis Tourraine-Solent-Golé-Syndrom. Munch Med Wochenschr 6:229–235

Schürer CC, Peters U, Fischer JTh (1981) Therapeutische Möglichkeiten bei paraneoplastischer Hyperkalzämie. Med Welt 32:1219–1221

Schwartz WB, Bennett W, Curelop S, Bartter FC (1957) A syndrome of renal sodium loss and hyponatremia probably resulting from inappropriate secretion of antidiuretic hormone. Am J Med 23:529–542

Semple T, McCluskie RA (1955) Generalized hypertrophic osteoarthropathy in association with bronchial carcinoma. A review based on 24 cases. Br Med J 1:754–759

Senn HJ, Peyer P (1978) Die Therapie des Hyperkalzämie-Syndroms bei Tumorpatienten mit besonderer Berücksichtigung von Mithramycin. Dtsch Med Wochenschr 103:101–107

Seyberth HW, Segre GV, Morgan JL, Sweetman BJ, Potts JT, Oates JA (1975) Prostaglandins as mediators of hypercalcemia associated with certain types of cancer. N Engl J Med 293:1278–1283

Sherwood LM, O'Riordan JL, Aurbach GD, Potts JT (1967) Production of parathyroid hormone by nonparathyroid tumors. J Clin Endocrinol Metab 27:140–146

Silvis SE, Turkbas N, Doscherholmen A (1970) Thrombocytosis in patients with lung cancer. JAMA 211:1852–1853

Skornek AB, Ginsburg LB (1958) Pulmonary hypertrophic osteoarthropathy: Its absence in pulmonary tuberculosis. N Engl J Med 258:1079

Smith RA (1969) Bronchial carcinoid tumours. Thorax 24:43–50

Snedeco PA, Baker HW (1964) Pseudohyperparathyroidism due to malignant tumors. Cancer 14:1492–1496

Sönksen PH, Ayres AB, Braimbridge M, Corrin B, Davies DR, Jeremiah GM, Oaten SW, Lowy C, West TE (1976) Acromegaly caused by pulmonary carcinoid tumours. Clin Endocrinol 5:503–513

Steiner H, Dahlbäck O, Waldenström J (1968) Ectopic growth-hormone production and osteoarthropathy in carcinoma of the bronchus. Lancet I:783–785

Strickland NJ, Bold AM, Medd WE (1967) Bronchial carcinoma with hypercalcaemia simulating cerebral metastases. Br Med J 3:590–592

Strott CA, Nugent CH, Tyler FH (1968) Cushing's syndrome caused by bronchial adenomas. Am J Med 44:97–104

Sun NCJ, Bowie EJW, Kazmier FJ, Elveback LR, Owen CA (1974) Blood coagulation studies in patients with cancer. Mayo Clin Proc 49:636–641

Taylor DM, Siemsen AW (1965) Bronchogenic carcinoma simulating hyperparathyroidism. Arch Intern Med 115:67–73

Thomas BM (1968) Three unusual carcinoid tumours, with particular reference to osteoblastic bone metastases. Clin Radiol 19:221–225

Thompson GS, Horwich L, Davis JC (1962) Carcinoma of bronchus and Cushing's syndrome. Lancet II:534–536

Troyer A De, Dramanet J (1975) Correction of antidiuresis by demeclocycline. NJ Engl J Med 293:915–918

Upton GV, Amatruda TT (1971) Evidence for the presence of tumor peptides with corticotropin-releasing factor-like activity in ectopic ACTH syndrome. N Engl J Med 285:419–424

Vaitukaitis JL (1973) Immunological and physical characterization of human chorionic gonadotropin (HCG) secreted by tumours. Clin Endocrinol Metab 37:505–514

Vassar PhS, Culling CFA (1962) Nonfunctional bronchial carcinoid tumours. Can Med Assoc J 87:299–301

Verner JV, Morrison AB (1958) Islet cell tumor and a syndrome of refractory watery diarrhea and hypokalemia. Am J Med 25:374–380

Verner JV, Morrison AB (1974) Non-β islet tumors and the syndrome of watery diarrhea, hypokalemia and hypochlorhydria. Clin Gastroenterol 3:595–608

Videback A (1950) Polycythemia vera: co-existing with malignant tumours (particulary hypernephroma). Acta Med Scand 138:239–345

Vogel MD, Keating FR, Bahn RC (1961) Clinics on endocrine and metabolic disorders. 5. Acute Cushing's syndrome associated with bronchogenic carcinoma. Mayo Clin Proc 36:387–393

Warner RR, Kirschner PA, Warner GM (1961) Serotonin production by bronchial adenomas without the carcinoid syndrome. JAMA 178:1175–1179

Wegmann D (1981) Paraneoplastische Thrombose – eine mortalitätsstatistische Untersuchung. VASA 10:111–118

Weintraub BD, Rosen SW (1971) Ectopic production of human chorionic somatomammotropin (HCS) by nontrophoblastic cancer. J Clin Endocrinol Metab 32:94–101

Werk EE Jr, Sholiton LJ, Marnell RT (1963) Further studies of adrenocortical function in patients with carcinoma of the lung. Am J Med 34:192–212

West TE, Joffe M, Sinclair L, O'Riordan JL (1971) Treatment of hypercalcaemia with calcitonin. Lancet I:675–678

Wierman WH, Clagett OT, McDonald JR (1954) Articular manifestations in pulmonary diseases: analysis of their occurrence in 1,024 cases in which pulmonary resection was performed. JAMA 155:1459–1463

Wilkinson PC (1964) Serological findings in carcinomatous neuromypoathy. Lancet I:1301–1303

Williams ED, Azzopardi JG (1960) Tumours of the lung and the carcinoid syndrome. Thorax 15:30–36

Williams RC (1959) Dermatomyositis and malignancy: review of literature. Ann Intern Med 50:1174–1181

Wolfsen AR, Odell WD (1979) Pro ACTH: Use for early detection of lung cancer. Am J Med 66:765–772

Yacoub MH (1965) Relation between the histology of bronchial carcinoma and hypertrophic pulmonary osteoarthropathy. Thorax 20:537–539

Yalow RS (1974) Heterogeneity of peptide hormones. Recent Prog Horm Res 30:597–633

Yalow RS, Berson SA (1973) Characteristics of big ACTH in human plasma and pituitary extracts. J Clin Endocrinol Metab 36:415–423

Zatuchni J, Campbell WN, Zarafonetis CJ (1953) Pulmonary fibrosis and terminal bronchiolar ("alveolar-cell") carcinoma in scleroderma. Cancer 6:1147–1158

Zawada ET, Lee DB, Kleemann CR (1979) Management of hypercalcemia. Postgrad Med 66:105–113

VIII. Pathophysiologie von Lunge, Herz, Stoffwechsel und anderen Organen bei Bronchialkarzinomen

N. Konietzko

Mit 2 Tabellen

Das primäre Tumorwachstum induziert nicht nur lokal immunogene und kardiopulmonale Funktionsveränderungen, sondern zeigt auch, ohne daß Metastasen vorliegen müssen, Allgemeinreaktionen außerhalb des Thorax, die bedingt sein können durch die Produktion von Hormonen und hormonähnlichen Stoffen, Proteinen, Antigenen, Enzymen und anderen Substanzen. Die Kenntnis dieser Zusammenhänge ist nicht nur pathophysiologisch interessant, sondern auch klinisch bedeutsam, da paraneoplastische Syndrome mit der Entfernung des Primärtumors verschwinden, im Gegensatz zu Metastasen, also nicht Inoperabilität bedeuten.

I. Regionale Reaktionen

1. Abwehrmechanismen

Sowohl die unspezifischen bronchopulmonalen Abwehrmechanismen (auf Ebene der Atemwege das mukoziliare Klärsystem, auf Ebene der Alveolen die Alveolarmakrophagen) als auch die spezifischen lokalen Abwehrmechanismen (sekretorische Immunglobuline, BALT = bronchus associated lymphocytic tissue, regionale Lymphknoten) haben eine Schlüsselrolle in der Pathogenese, der morphologischen Gestaltung, der Modifikation der Therapie und der Prognose des Lungenkrebses.

2. Kardiopulmonale Funktionsstörungen

a) Lungenvolumina (Tabelle 1)

Eine *restriktive Ventilationsstörung* wird in allen Tumorstadien bei gut 2/3 beobachtet. Definitionsgemäß besteht eine Restriktion, wenn der Ist-Wert der Totalkapazität und/oder Vitalkapazität unterhalb des Soll-Bereiches liegt ($\bar{x}$-2s). Zumeist wird auch eine leichte Erniedrigung der funktionellen Residualkapazität, also der Atemmittellage, beobachtet. Die Ursachen für die Restriktion können sein

Tabelle 1. Lungenvolumina und Atemmechanik bei 29 Patienten mit histologisch gesichertem Bronchialkarzinom, Alter 53 ± 7 Jahre. Mittelwert ($\bar{x}$), Standardabweichung (s), Testgröße (t) und Irrtumswahrscheinlichkeit (p)

Meßgröße	Symbol	Dimension	Sollwert	Istwert	Statistik	
			$\bar{x} \pm s$	$\bar{x} \pm s$	t	p<
Vitalkap. (insp.)	IVC	l	$5,0 \pm 0,6$	$3,6 \pm 0,8$	11,2	0,001
Residualvolumen	RV	l	$2,1 \pm 0,2$	$2,1 \pm 0,9$	0,2	ns
Totalkapazität	TLC	l	$7,1 \pm 0,7$	$5,7 \pm 1,1$	6,4	0,001
Verhältnis RV:TLC	RV/TLC	%	29 ± 2	36 ± 12	3,1	0,005
Funkt. Residualkap.	FRC	l	$3,8 \pm 0,3$	$3,3 \pm 0,9$	2,6	0,02
Atemstoß	FEV_1	l/sec	$3,6 \pm 0,4$	$2,3 \pm 0,7$	13,0	0,001
Verhältnis FEV_1:IVC	FEV_1/IVC	%	71 ± 2	63 ± 9	5,0	0,001
Atemgrenzwert	AGW	l/min	111 ± 13	81 ± 36	5,5	0,001
Atemwegswiderstand	R_{aw}	mbar/l/sec	$1,8 \pm 0$	$4,1 \pm 1,9$	6,3	0,001
Spez. Conductance	sG_{aw}	$mbar^{-1}/sec^{-1}$	$0,15 \pm 0,01$	$0,09 \pm 0,04$	6,6	0,001

a) pulmonal: Größe des Tumors als solche, poststenotische Pneumonie und Atelektase, lymphangische oder infiltrative Tumorausbreitung.

b) pleural: Pleuraerguß (tumorös oder Reizerguß), Pleuritis carcinomatosa, Pneumothorax.

c) thorakal: Infiltration der Brustwand, Zwerchfellähmung infolge Phrenicusparese, pseudomyasthenische Reaktion der Atemmuskulatur.

Entsprechend ist der Schweregrad der Restriktion abhängig vom Tumorstadium (BÜHLMANN u. ROSSIER 1960; TAUBE u. KONIETZKO 1980a). Nicht tumorbedingte Vor- und Begleiterkrankungen wie Silikose, Asbestose, Tuberkulose, Bronchiektasie, Lungeninfarkt können ebenfalls eine restriktive Ventilationsstörung hervorrufen oder verstärken; dies ist für eine etwaige Operation bedeutungsvoll, wenn sich der funktionelle Ausfall kontralateral zu der zu operierenden Lungenhälfte manifestiert. Lungenszintigraphisch finden sich bei 25–48% in der nicht tumortragenden Lungenhälfte Defekte, die bei etwa jedem 10. Patienten als mittelschwer bezeichnet werden müssen (GARNETT et al. 1968; TAUBE 1981). Bei den dynamischen Lungenvolumina findet sich praktisch immer eine Erniedrigung des absoluten Atemstoßes (FEV_1), was zum einen durch die Restriktion, zum andern aber auch durch die häufig vorhandene Atemwegsobstruktion erklärt ist (s. unten). Die kombinierte obstruktiv-restriktive Störung erklärt auch, warum der Atemstoß bei allen Untersuchungen der am besten diskriminierende Wert zum Soll-Wert (LEBRAM u. BÜHLMANN 1968; LOCKWOOD 1973) und deshalb bei der präoperativen Risikoabschätzung der wichtigste Einzelparameter ist (KRISTERSSON et al. 1973; OLSEN et al. 1974; TAUBE u. KONIETZKO 1980b). Analoges gilt für den Atemgrenzwert, der ja in einer festen Beziehung zum Atemstoß steht und zumeist nicht bestimmt, sondern rechnerisch ermittelt wird (AGW = FEV_1-Ist-Wert · 40).

b) Atemmechanik

Bei der Mehrzahl der Patienten mit Lungenkarzinom besteht eine generalisierte Atemwegsobstruktion (CAPLIN u. FESTENSTEIN 1975). Daß diese nicht bedingt ist durch eine umschriebene Einengung des Atemwegsquerschnitts infolge Tumorwachstums, sondern durch eine generalisierte Atemwegsobstruktion, zeigt sich in

1. einer volumengewichteten Atemwegsobstruktion, d.h. einer Erhöhung der spezifischen Atemwegsresistance ($sR_{aw} = R_{aw} \cdot FRC$) und einer Erniedrigung der spezifischen Leitfähigkeit der Atemwege (reziproker Wert der spezifischen Resistance = spezifische Conductance sG_{aw}).

2. einer Erniedrigung der relativen Sekundenkapazität (FEV_1/IVC) gegenüber dem Sollwert und

3. einer zumindest teilweisen, sofortigen Reversibilität dieser Atemwegsobstruktion nach Applikation von Bronchospasmolytika.

Die Genese der Atemwegsobstruktion ist multifaktoriell: Eine chronische Bronchitis wird bei 56–79% aller Patienten mit Lungenkrebs gefunden, wenn diese auch im allgemeinen nicht sehr ausgeprägt ist. Nur 5–16% der Patienten haben eine schwere Atemwegsobstruktion (CAPLIN u. FESTENSTEIN 1975; DAVIS 1976). Inhalatives Zigarettenrauchen als gemeinsame Ursache sowohl der chronischen Bronchitis als auch des Lungenkrebses ist eine, wenn auch nicht ganz befriedigende Erklärung: Die Assoziation zwischen einfacher Bronchitis („simple bronchitis") und Lungenkrebs ist zwar statistisch signifikant, nicht jedoch zwischen schwerer obstruktiver Bronchitis und Lungenkrebs. Es wird sogar im Gegenteil eine Protektion von schwerer Atemwegsobstruktion (wie etwa beim Asthma) gegen Lungenkrebs aufgrund epidemiologischer Untersuchungen gefordert (FORD 1971). Pathophysiologisch wäre denkbar, daß karzinogene Substanzen in der Einatmungsluft zu einem geringeren Prozentsatz mit zunehmender Atemwegsobstruktion in den peripheren Atemwegen deponiert werden (KONIETZKO 1977). Dies mag für asthmatisch bedingte Atemwegsobstruktionen gelten, gegen einen solchen Zusammenhang bei obstruktiver Bronchitis und Lungenkrebs sprechen epidemiologische Untersuchungen von DAVIS (1976): Sie fand bei 835 Patienten mit chronisch obstruktiver Lungenerkrankung in einer prospektiven Studie eine 4–5fach höhere Lungenkrebsinzidenz als zu erwarten. Ein weiterer pathogenetischer Mechanismus, der für die Atemwegsobstruktion verantwortlich zu machen ist, dürfte eine unspezifische bronchiale Hyperreagibilität sein. Diese könnte bedingt sein durch tumoröses Wachstum, durch entzündliche Veränderungen, etwa im Rahmen einer exazerbierten eitrigen Bronchitis oder einer poststenotischen Pneumonie (ULMER 1981; KONIETZKO u. KRAFT 1983). Atemmechanische Untersuchungen zur Frage der Prävalenz von Lungenemphysem bei Lungenkarzinom liegen nicht vor. Röntgenologische Hinweise auf Lungenemphysem werden jedoch in einem nicht unbeträchtlichen Prozentsatz bei Patienten mit Lungenkrebs gesehen (BOUCOT et al. 1964). Auch hier dürfte das inhalative Zigarettenrauchen als der gemeinsame Nenner angesehen werden.

c) Ventilation (Tabelle 2)

Restriktion und Obstruktion, in einem hohen Prozentsatz beim Lungenkrebs vorhanden, haben erst in fortgeschrittenen Tumorstadien Rückwirkungen auf die Ventilation. Das Atemzugvolumen (V_T) ist sowohl in Ruhe als auch unter Belastung leicht vermindert, das Atemminutenvolumen (AMW) bei gesteigerter Atemfrequenz (f) gering erhöht. Die daraus resultierende leichte Erhöhung der Totraumventilation ($\dot{V}_D$) ist in der Mehrzahl der Fälle noch nicht oberhalb des Sollbereiches (TAUBE 1981). Die alveoläre Ventilation ($\dot{V}_A$) ist erst im Stadium fortgeschrittenen Tumorwachstums und Funktionsverlusts eingeschränkt, ersichtlich aus einer Hyperkapnie bei arterieller Blutgasanalyse ($P_{aCO_2}\uparrow$). Die *regionale Ventilation* ist beim zentralen Bronchialkarzinom in einem sehr frühen Stadium im nachgeschalteten Lungenareal reduziert. Dies läßt sich nuklearmedizinisch mit radioaktiven Fremd- oder Atemgasen darstellen (SECKER-WALKER 1971; KONIETZKO et al. 1972; RÖSLER et al. 1973).

Die alveoläre Hypoxie infolge alveolärer Hypoventilation im poststenotischen Lungenbezirk induziert über den sogenannten alveolovaskulären Mechanismus (von Euler-Liljestrand Reflex) die Perfusionsdrosselung im korrespondierenden Bereich. Das Wesen dieses Mechanismus liegt darin, daß das Verhältnis von Ventilation zu Perfusion bei einer umschriebenen Störung konstant gehalten

Tabelle 2. Ventilation, Gasaustausch und Hämodynamik in Ruhe und bei leichter körperlicher Belastung (im Mittel 65 Watt am Fahrradergometer im Liegen) bei 28 der 29 Patienten von Tabelle 1. Die Sternchen zeigen statistisch signifikante Differenzen zum Sollbereich an

Meßgröße	Symbol	Dimension	Ruhe	Belastung
Atemminutenvolumen	$\dot{V}_E$	l/min	11 ± 5	30 ± 5
Atemzugvolumen	V_T	l	$0,6 \pm 0,2$	$1,1 \pm 0,2$
Totraumventilation	V_D/V_T	%	$43 \pm 8*$	31 ± 8
Spezif. Ventilation	$\dot{V}_E/\dot{V}_{O_2}$		33 ± 9	27 ± 4
Sauerstoffaufnahme	$\dot{V}_{O_2}$	ml/min	283 ± 60	971 ± 126
Sauerstoffpart.-Druck	Pa_{O_2}	mm Hg	$75 \pm 10*$	$78 \pm 8*$
CO_2-Partialdruck	Pa_{CO_2}	mm Hg	37 ± 4	39 ± 4
Herzzeitvolumen	$\dot{Q}$	l/min	$8,4 \pm 2,8*$	$13,8 \pm 3,4*$
Pulsfrequenz	f	min^{-1}	88 ± 18	$120 \pm 17*$
A.-v. O_2-Differenz	$C_{(a-v)O_2}$	ml/l	$34 \pm 7*$	$72 \pm 13*$
Pulm.-Art.-Mitteldruck	$\bar{P}_{ap}$	mm Hg	$12,6 \pm 2,6$	$26 \pm 6**$

* $p < 0,05$; ** $p < 0,01$

wird. Der genaue Ablauf des Mechanismus, welcher zur Vasokonstruktion auf der Ebene der präkapillaren Arterien und Arteriolen führt, ist strittig. Die Wirksamkeit dieses Mechanismus wird jedoch durch die alltägliche Beobachtung erhärtet, daß die Perfusionsdrosselung bei einem zentralen Bronchialkarzinom das endoskopisch und radiologisch zu erwartende Ausmaß zumeist übersteigt: Bei einer Zusammenstellung perfusionsszintigraphischer und röntgenologischer Untersuchungsergebnisse bei 128 Patienten mit zentralem Bronchialkarzinom fand sich nur bei 2 Patienten ein szintigraphisch unauffälliger Befund, während er bei 66% ausgedehnter war, als nach dem Röntgenfund zu erwarten und bei 31% sich in etwa mit der radiologischen Ausdehnung deckte (LÜTTGEMEIER et al. 1977).

d) Gasaustausch

In frühen Tumorstadien sind wesentliche Gasaustauschstörungen beim Bronchialkarzinom nicht zu erwarten. Die häufig beobachtete respiratorische Partialinsuffizienz, gekennzeichnet durch eine Erhöhung des alveolo-arteriellen Gradienten bei normalem oder erniedrigtem arteriellen CO_2-Partialdruck ist zumeist durch eine Ventilations-Perfusions-Verteilungsstörung erklärt, die sich unter vertiefter Atmung, etwa bei körperlicher Belastung, normalisiert (MATTHYS 1973). Eine schwere Diffusionsstörung (z.B. bei Kombination von Lungenasbestose und Lungenkrebs) oder ein Rechts/Links-Shunt als Ursache der respiratorischen Partialinsuffizienz sind die Ausnahme. Die Differenzierung dieser beiden Störungen ist jedoch für die präoperative Funktionsabklärung entscheidend, da sie im ersteren Falle postoperativ zur Katastrophe führen kann, im letzteren Fall durch den operativen Eingriff normalisierbar ist. Regionale Ventilations- und Perfusionsverteilungsstudien sowie quantitative Shuntbestimmungen mit der Sauerstoffmethode (KONIETZKO et al. 1983) sind zur Differenzierung die Methoden der Wahl.

e) Hämodynamik

Eine manifeste Hypertonie im kleinen Kreislauf ist auch im späten Tumorstadium bei Patienten mit Lungenkrebs die Ausnahme. Dagegen besteht früh eine latente, d.h. erst unter Belastung manifest werdende, leichtgradige pulmonale Hypertonie, in etwa dem gleichen Ausmaß in allen Tumorstadien (TAUBE u. KONIETZKO 1980a). Die Ursachen dafür liegen in:

1. einem erhöhten Herzzeitvolumen, welches gleichermaßen durch Erhöhung von Frequenz und Schlagvolumen bedingt ist. Die Erhöhung des Herzzeitvolumens ist kompensatorisch durch die, wenn auch leichtgradige, Tumoranämie zu erklären (TAUBE 1981).

2. einer Reduktion des Gesamtquerschnittes des funktionellen Kreislaufs der Lunge, sowohl morphologisch (z.B. Tumorkompression), als auch funktionell (z.B. Vasokonstriktion über den alveolo-vaskulären Mechanismus).

II. Allgemeinreaktionen

1. Immunsystem

In allen Stadien der Erkrankung lassen sich systemische Immunreaktionen feststellen, ohne daß sich im Einzelfall daraus bereits diagnostische oder prognostische Schlüsse ziehen lassen (s. Kapitel VI., S. 148, dieser Teilband).

2. Paraneoplastische Syndrome

Nach Durchsicht der Literatur muß davon ausgegangen werden, daß bei 10% und mehr der Patienten mit Lungenkrebs mannigfache Symptome auftreten, die nicht durch lokales und/oder metastatisches Wachstum des Tumors erklärt werden können. Sie werden zumeist unter *„paraneoplastische Syndrome"* subsumiert (s. Kapitel VII., S. 167, dieser Teilband).

Sie können Monate bis Jahre vor Manifestwerden eines Lungenkrebses auftreten. Die Entwicklung solcher paraneoplastischen Syndrome wird in Zusammenhang gebracht mit der Freisetzung von biologisch aktiven Substanzen durch den Tumor. In ihrer Einzigartigkeit und Unvorherberechenbarkeit produzieren Krebszellen plötzlich Substanzen, die sich ihren normalen „Vorbildern" gegenüber entweder strukturell ähnlich, aber funktionell different oder umgekehrt verhalten können. Im Falle der endokrinen Sekretion bei einem paraneoplastischen Syndrom muß allerdings zur Abklärung gegen eine normale Hormonüberproduktion gefordert werden:

1. Versagen der normalen homöostatischen Suppressionsmechanismen.

2. Abfall des „Parahormon"-spiegel nach Entfernung des Tumors.

3. Ein Konzentrationsgefälle des Hormons zwischen Tumor und umgebenden Gewebe.

4. Ein qualitativer oder quantitativer Unterschied des „Parahormons" gegenüber normalem Hormon.

5. In vitro-Hormonproduktion durch Tumorzellen.

6. Ein arterio-venöser Konzentrationssprung des Hormons innerhalb des Tumors (UMSAWASDI u. VALDIVIESO 1982).

Läßt sich die Substanz, die durch den Tumor produziert wird, in abnorm hohen Konzentrationen messen, ohne daß klinische Symptome evident werden, bezeichnen wir diese Substanzen als *Tumormarker* (VINCENT 1982) (s. auch Kapitel VI., S. 148, und XI. A. VII., S. 314, dieser Teilband).

3. Sonstige allgemeine Störungen

a) Anämie

Anämie wird bei fast 20% aller Patienten mit Lungenkrebs beobachtet. Sie ist gewöhnlich gering ausgeprägt (Hämoglobin meist >10 g%). In seltenen Fällen ist sie Ausdruck vermehrten Eisenverlustes (Hämoptoen), zumeist jedoch normozytär („Tumoranämie"). Selten wird eine Coombs-positive hämolytische Anämie oder eine „pure red cell aplasia" gesehen (Rassan u. Anderson 1975; Umsawasdi u. Valdivieso 1982).

b) Inappetenz und Gewichtsverlust

Gewichtsverlust ist ein typischer Hinweis für Metastasierung des Tumors. Jedoch werden auch in Frühstadien Inappetenz und Gewichtsverlust beobachtet, ohne daß dafür ein Grund ersichtlich wäre.

c) Kardiovaskuläre Störungen

Bei ungefähr 10% aller Patienten mit Lungenkrebs werden *Lungenembolien und/oder Infarkt* beobachtet (Held u. Siegelman 1974). Häufiger noch werden *venöse Thrombosen* und *Thrombophlebitis migrans* gesehen. Ob diese thrombembolischen Erkrankungen ebenso wie die *nicht bakterielle thrombotische Endokarditis,* die durch sterile Fibrinthromben, zumeist an der Mitralklappe, gekennzeichnet ist, Ausdruck einer Hyperkoagubilität sind und damit in den Rahmen der paraneoplastischen Syndrome fallen, ist spekulativ (Umsawasdi u. Valdivieso 1982).

d) Infektion

Die postobstruktive Pneumonie hat bei Risikogruppen (Raucher über 40 Jahre) häufig ihre Ursache im Bronchialkarzinom. Darüberhinaus haben fast 20% aller Patienten mit Bronchialkarzinom, obwohl kein Hinweis für eine Infektion oder eine Metastase besteht, Fieber, Schüttelfrost und Leukozytose. Eine inaktive Tuberkulose kann durch ein Bronchialkarzinom aktiviert werden und miliare Ausbreitung zeigen (Neff et al. 1972; Andersen u. Prakash 1982).

Literatur

Andersen HA, Prakash UBS (1982) Diagnosis of symptomatic lang cancer. Sem Resp Med 3:165
Brandt H-J, Loddenkemper R (1981) Voraussetzungen für die operative, radiologische und zytostatische Behandlung intrathorakaler Tumoren. Prax Pneumol 35:851
Boucot KR, Cooper DA, Weiss W (1964) The natural history of lung cancer. Am Rev Respir Dis 89:519
Bühlmann A, Rossier PH (1960) Die Bedeutung der Lungenfunktionsprüfung für die Thoraxchirurgie. DMW 85:621

Bühlmann A, Rossier PH (1970) Klinische Pathophysiologie der Atmung. Springer, Berlin Heidelberg New York

Caplin M, Festenstein F (1975) Relation between lung cancer, chronic bronchitis, and airways obstruction. Br Med J 3:678

Davis AL (1976) Bronchogenic carcinoma in chronic obstructive pulmonary disease. JAMA 235:621

Ford RM (1971) Smoking, lung cancer, and asthma. Br Med J 3:372

Garnett ES, Goodard BA, Fraser HS, Macliod WM (1968) Lung perfusion patterns in carcinoma of bronchus. Br Med J 2:209

Held BT, Siegelman SS (1974) Pulmonary infarction secundary to bronchogenic carcinoma. Am J Roentgenol 120:145

Konietzko N (1977) Lungenfunktionsdiagnostik mit Radionukliden. Fischer, Stuttgart New York

Konietzko N, Kraft J (1983) Bronchiale Hyperreagibilität. Therapiewoche 33:3985

Konietzko N, Petro W (1984) Lungenfunktion. In: Ferlinz R (Hrsg) Pneumologische Diagnostik. Thieme, Stuttgart (im Druck)

Konietzko N, Rühle KH, Schlehe H, Overrath G, Adam WE, Matthys H (1972) Die Radiospirometrie als integraler Bestandteil der präoperativen Lungenfunktionsdiagnostik in der Thoraxchirurgie. Pneumologie 147:180

Konietzko N, Ferlinz R, Loddenkemper R, Magnussen H, Schlimmer P, Toomes H, Wichert P v (1983) Empfehlungen zur präoperativen Lungenfunktionsdiagnostik. Prax Klin Pneumol 37:1199

Kristersson S, Arborelius M Jr, Jungquist G, Liljy B, Svanberg L (1973) Prediction of ventilatory capacity after lobectomy. Scand J Respir Dis 54:315

Lebram C, Bühlmann A (1968) Zur Letalität und Häufigkeit schwerer respiratorischer Störungen nach thoraxchirurgischen Eingriffen bei eingeschränkter Lungenfunktion. Schweiz Med Wochenschr 98:444

Lockwood P (1973) Lung function test. Results and the risk of post thoracotomy complications. Respiration 30:529

Lütgemeier J, Kampmann H, Konietzko N, Adam WE (1977) Lungendiagnostik mit Radionukliden. Fischer, Stuttgart New York

Matthys H (1973) Globale und regionale präoperative Lungenfunktionsdiagnostik. Thoraxchirurgie 21:246

Neff TA, Ashbaugh DG, Petty TL (1972) Miliary tuberculosis and carcinoma of the lung. Successfull treatment with chemotherapy and resection. Am Rev Respir Dis 105:111

Olsen GN, Lock AJ, Tobias JA (1974) Prediction of post-pneumonectomy pulmonary function using quantitative macroaggregate lung scanning. Chest 66:13

Rassan JW, Anderson G (1975) Incidence of paramalignant disorders in bronchogenic carcinoma. Thorax 30:86

Rösler H, Baumgartner M, Zuppinger A (1973) Ergebnisse der kombinierten ^{133}Xe/^{99m}Tc-MAP-Lungenszintigraphie beim Bronchialkarzinom. Schweiz Med Wochenschr 103:1034

Secker-Walker RH, Provan JL, Jackson JA, Goodwin J (1971) Lung scanning in carcinoma of the bronchus. Thorax 26:23

Taube K (1981) Die kardiopulmonale Funktion sechs Monate nach Pneumonektomie und deren präoperative Berechnung. Dissertationsarbeit, Universität Essen

Taube K, Konietzko N (1980a) Prediction of postoperative cardiopulmonary function in patients undergoing pneumonectomy. Thorac Cardiovasc Surg 28:348

Taube K, Konietzko N (1980b) Kardiopulmonale Funktion nach Pneumonektomie – präoperativ voraussagbar? Prax Pneumol 34:517

Ulmer W (1981) Bedeutung der Hyperreagibilität für Diagnostik und Therapie obstruktiver Atemwegserkrankungen. Pharmakotherapie 4:185

Umsawasdi T, Valdivieso N (1982) Paraneoplastic syndroms in lung cancer. Sem Resp Med 3:200

Vincent RG (1982) Biologic markers in lung cancer. Sem Resp Med 3:184

IX. Pathophysiologie der Metastasierung

P. Hilgard

Mit 1 Abbildung

I. Einführung

1. Unter Metastasierung wird die diskontinuierliche Ausbreitung eines malignen Tumors im Organismus verstanden. Die histopathologische Ähnlichkeit von Primärtumor und Metastasen hat schon frühzeitig zu der Vorstellung geführt, daß die Tochtergeschwülste aus abgeschilferten Zellen des Primärtumors entstehen (Thiersch 1865). Da sich pathologisch-anatomisch häufig ein Einbruch von Tumorzellen in die Blut- bzw. Lymphbahn nachweisen läßt, wurde angenommen, daß die Tumordisseminierung vorwiegend hämatogen bzw. lymphogen vor sich geht (Paget 1889). Obwohl diese Vorstellungen in ihrem Kern auch heute noch gültig sind, haben experimentelle Untersuchungen insbesondere in den vergangenen zwei Jahrzehnten gezeigt, daß die einzelnen Schritte des Metastasierungsprozesses äußerst komplex sind und sowohl von Eigenschaften der „metastatischen" Tumorzellen als auch von einer Vielzahl von Wirtsreaktionen abhängen.

2. Am Anfang der „Metastasierungskaskade" steht die Fähigkeit maligner Zellen zu invasivem Wachstum. Wenn der Primärtumor eine bestimmte Größe erreicht hat, gelangen vermutlich täglich mehrere Millionen maligner Zellen in die Blut- oder Lymphbahn, jedoch gelingt es nur einem verschwindend kleinen Teil dieser Zellen, sich als Metastase zu etablieren und zu einem Sekundärtumor heranzuwachsen. Offensichtlich ist die klinisch manifeste Tumormetastasierung das Ergebnis eines sich auf zellulärem Niveau abspielenden, hochspezifischen Selektionierungsprozesses.

3. Für die Lokalisation von Metastasen wurde vielfach eine sogenannte „Saat- und Boden-" (seed and soil) Situation verantwortlich gemacht (Carter et al. 1971). Eigenschaften der Tumorzellen („Saat") und entsprechend günstige Verhältnisse in der Mikroumgebung („Boden") sind nach dieser Vorstellung Voraussetzung für das erfolgreiche Angehen einer Metastase. Die relativ häufige Beteiligung der Hypophyse oder die Bilateralität in paarigen Organen, wie z.B. den Nebennieren, weisen darauf hin, daß solche ausgeprägten Organ- bzw. Gewebsaffinitäten auch beim Bronchialkarzinom für die Metastasenlokalisation von Bedeutung sind. Da die Disseminierung über das Gefäßsystem geschieht, müssen jedoch hämodynamische Faktoren für die Lokalisation von Sekundärtu-

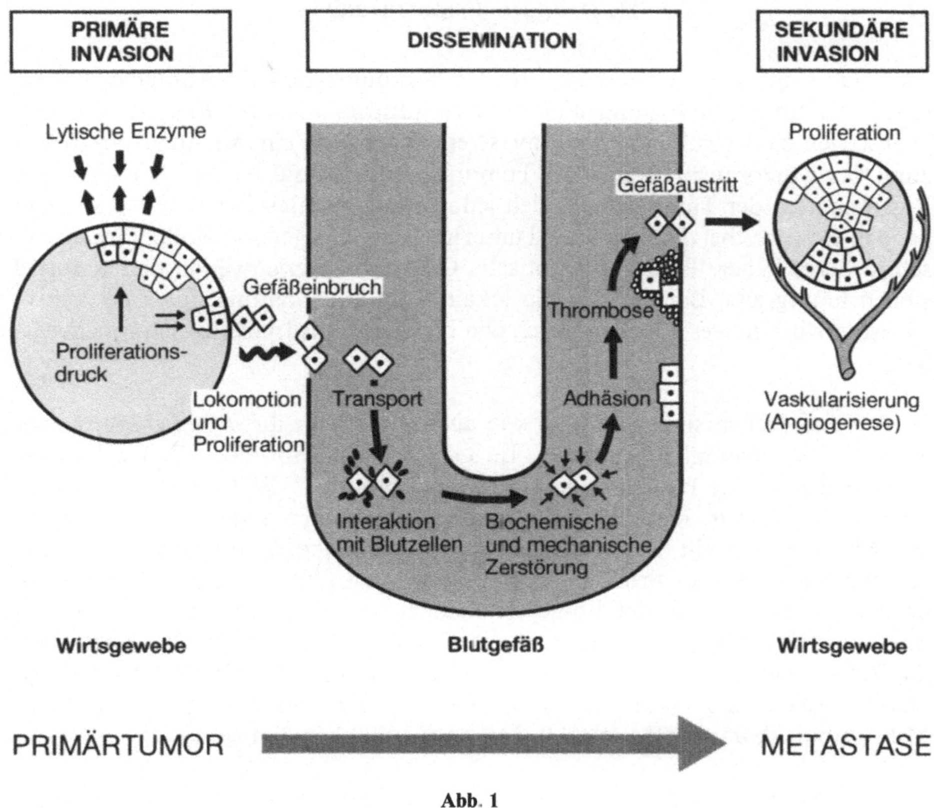

Abb. 1

moren ebenfalls in Betracht gezogen werden. WALTHER (1948) hat verschiedene hämodynamische Metastasierungstypen definiert, wonach das Bronchialkarzinom – nach Einbruch in die Pulmonalvenen – vorwiegend in die Leber, in die Knochen und in das Gehirn metastasiert.

4. Nach neueren Vorstellungen läuft die hämatogene Tumorausbreitung mit einer bestimmten Gesetzmäßigkeit ab (VIADANA et al. 1978). Demnach geht die Generalisierung des Tumors nur sehr selten direkt vom Primärtumor aus. Zunächst kommt es zu einzelnen Absiedlungen in dem nachgeschalteten Blutfilter, in einem zweiten Schritt stellen diese primären Metastasen dann erst den eigentlichen Ausgangspunkt der Tumormetastasierung dar („Metastasierungskaskade").

5. Aus der Lokalisation des Bronchialkarzinoms ergibt sich, wie bereits oben erwähnt, ein spezielles Metastasierungsmuster. In der vorliegenden Übersicht soll versucht werden, einige der wesentlichsten pathophysiologischen Grundlagen dieses Prozesses darzustellen. Der Vorgang der Metastasierung läßt sich in verschiedene Teilprozesse aufgliedern, die schematisch in Abb. 1 dargestellt sind.

II. Primäre Tumorinvasion

1. Obwohl auch normale Zellen (z.B. Granulozyten) die Fähigkeit haben, unter bestimmten Bedingungen Gewebe zu infiltrieren, ist die Eigenschaft maligner Zellen zu destruktivem und invasivem Wachstum eine wichtige Voraussetzung der Tumorausbreitung und Tumorgeneralisierung. Neben den speziellen Eigenschaften der Tumorzellen spielt jedoch auch die Beschaffenheit des umliegenden Gewebes bei der primären Tumorinvasion eine gewisse Rolle; Organkapseln (Niere, Leber, Periost), fibrotische Gewebe, Arterienwände und Knorpel stellen häufig eine Barriere für die lokale Tumorausbreitung dar. Die passive Invasion wird im wesentlichen durch den Proliferationsdruck des Tumors ausgelöst.

2. Tumorzellen sind innerhalb wie auch außerhalb ihres Gewebsverbandes zu einer Eigenbeweglichkeit fähig. Im Gegensatz zu normalen Zellen besitzen sie jedoch nicht die Fähigkeit der „Kontaktinhibition". Während eine normale Zelle, sobald sie in Kontakt mit der Oberfläche einer anderen Zelle kommt, ihre Motilität einstellt, überwuchern oder unterwandern Tumorzellen ihre Kontaktpartner. Dieser, ursprünglich von Abercrombie (1961) an Zellkulturen erhobene Befund, wurde in der Folgezeit vielfach bestätigt und wird heute als ein fundamentales Charakteristikum maligner Zellen angesehen. Die Regulation der Zellbeweglichkeit ist ein komplexes biochemisches Geschehen, an dem zyklische Nukleotide (Wolpert u. Gingell 1969) und der zytoplasmatische Mikrotubuluskomplex (Mareel u. Meyvish 1981) beteiligt sind.

3. Neben intrazellulären, metabolischen Vorgängen sind die besonderen Eigenschaften der Tumorzellmembran für das invasive Verhalten von Bedeutung. Eine Vielzahl von Veränderungen an der Zelloberfläche wurden im Zusammenhang mit der malignen Transformation beschrieben und von Robbins und Nicolson (1975) ausführlich diskutiert. Die Freisetzung lytischer Enzyme, wie z.B. des Kathepsins B (Sylven u. Bois 1960) an der Tumor-Wirts-Grenze, wurde mit dem invasiven Wachstum maligner Zellen und der damit zusammenhängenden Zerstörung des Wirtsgewebes in Zusammenhang gebracht. Viele dieser Enzyme scheinen lysosomalen Ursprungs zu sein (Poole 1973).

Die Interaktion von Tumorzellen mit Basalmembranen, deren wesentlicher Strukturbestandteil Collagen des Types IV ist, ist sowohl beim Gefäßeinbruch (primäre Invasion) als auch bei dem Austritt der Tumorzellen aus dem Gefäßsystem (sekundäre Invasion) von Bedeutung. Eine Typ IV-collagenolytische Aktivität wurde in einigen Tumoren gefunden und korrelierte mit der Fähigkeit dieser Tumorzellen zu invasivem Wachstum und metastatischer Ausbreitung (Liotta et al. 1979).

III. Tumordissemination

1. Mit dem Einbruch maligner Zellen in das Gefäßsystem setzt der Prozeß der Tumordissemination ein. Der Kontakt mit dem Gefäßsystem und die Ab-

schilferung der Zellen kann in den anatomisch zum Teil nur schlecht begrenzten Blutgefäßen des Tumors selbst geschehen (LE SERVE u. HELLMANN 1972). Häufig jedoch wächst der Tumor invasiv in die Gefäße, wo sich dann einzelne Zellen oder Zellklumpen loslösen und in die Zirkulation geraten.

2. Da, wie oben beschrieben, Tumorzellen zu aktiver Lokomotion befähigt sind, können sie auch durch den Interstitialraum Anschluß an das Lymphgefäßsystem erreichen. Der lymphatischen Ausbreitung wurde beim Bronchialkarzinom eine besondere Rolle zugeschrieben. Wie experimentelle Befunde gezeigt haben (CARTER u. GERSHON 1966), sterben die meisten Tumorzellen bereits in der ersten Lymphknotenstation ab, dafür sind vermutlich metabolische Gründe sowie lokale, immunologische und inflammatorische Abwehrreaktionen verantwortlich. Andererseits deuten einige Beobachtungen darauf hin, daß den Lymphknoten im Tumorabflußgebiet nur eine limitierte Filterkapazität für Tumorzellen zukommt. Unter experimentellen Bedingungen können Tumorzellen Lymphknoten passieren und in den efferenten Lymphgefäßen ungeschädigt wieder auftreten (FISHER u. FISHER 1967). Bestrahlung und diagnostische Maßnahmen, wie Lymphangiographie, können die Filterkapazität von Lymphknoten verändern.

3. Über den Ductus thoracicus, die Endbahn des lymphatischen Systems, gelangen Tumorzellen in den Blutkreislauf und können somit hämatogen gestreut werden. Der Eintritt in die Blutbahn kann auch über eine Öffnung der lymphatico-venösen Shunts geschehen (BURN 1968). Die strikte Unterscheidung von lymphogener und hämatogener Metastasierung ist sicherlich artifiziell, da fast alle Tumoren, so auch das Bronchialkarzinom, letztlich über die Blutbahn generalisieren.

4. Im Lymphsystem und in der Blutbahn sind zirkulierende Tumorzellen oder Tumorzellemboli einer Vielfalt mechanischer und biochemischer Einflüsse ausgesetzt, die mit großer Wahrscheinlichkeit zum Absterben der meisten Tumorzellen führen. Über die Interaktion von zirkulierenden malignen Zellen mit normalen Blutzellen ist sehr wenig bekannt. Besonderes Interesse hat, auch unter therapeutischen Gesichtspunkten, das Zusammenspiel von Thrombozyten und Tumorzellen hervorgerufen. In vitro können Tumorzellen Blutplättchen zur Aggregation bringen (KARPATKIN u. PEARLSTEIN 1981), und es wurde vielfach angenommen, daß diese Tumorzell/Thrombozyten-Komplexe auch in vivo für das Angehen hämatogener Metastasen von Bedeutung sind (GASIC et al. 1973). Die pharmakologische Beeinflussung der Tumorzell/Thrombozyten-Interaktion veränderte jedoch unter experimentellen Bedingungen die Metastasierungsfrequenz nicht wesentlich (HILGARD 1978), und es muß daher offenbleiben, welche pathophysiologische Bedeutung diesem Phänomen zukommt.

5. Den letzten Schritt der Disseminationsphase stellt die Haftung der Tumorzellen am Gefäßendothel dar. Die Mechanismen, die dieser Adhäsion an der Gefäßwand zugrundeliegen, sind weitgehend unbekannt. Elektrostatische Phänomene erklären diesen Vorgang nicht ausreichend, und kompliziertere physikochemische Prozesse müssen wohl dafür verantwortlich gemacht werden. Experi-

mentell wurde die Arretierung zirkulierender Tumorzellen an der Gefäßwand
sowie ihr Austritt in das Interstitium ausführlich von Wood (1958) in vivo
in der Kaninchenohrkammer beobachtet. Wesentlichster Befund dieser Untersuchungen war die konstante Beobachtung, daß sich um die an der Gefäßwand
adhärenten Tumorzellen sehr rasch ein Thrombus, bestehend aus Fibrin und
Thrombozyten, bildete. Dieses Phänomen wurde in der Folgezeit vielfach bestätigt und führte zu der Hypothese, daß der Aktivierung der Blutgerinnung am
Ort der intravasalen Tumorzellhaftung eine wesentliche pathophysiologische Bedeutung zukommt. Unter bestimmten Bedingungen läßt sich in der Tat die
Metastasierung durch antithrombotisch wirkende Pharmaka beeinflussen (Hilgard u. Thornes 1976). Vieles deutet darauf hin, daß der Thrombus eine Rolle
bei der Fixierung der Tumorzellen am Gefäßendothel spielt.

IV. Sekundäre Invasion

Es ist anzunehmen, daß sich Tumorzellen bei ihrem Austritt aus dem Gefäß
und ihrer Wanderung durch das perivaskuläre Bindegewebe der gleichen Mechanismen wie bei ihrer primären Invasion, die zum Eintritt in das Gefäßsystem
führte, bedienen. Nach Einsetzen der Proliferation muß die Metastase Anschluß
an das Gefäßsystem des Wirtes bekommen. Folkman (1971) konnte zeigen,
daß verschiedene menschliche sowie eine Vielzahl experimenteller Tumoren einen „Angiogenesefaktor" sezernieren, der das Einsprossen von Kapillaren in
das Tumorgewebe stimuliert.

V. Immunologische Faktoren

1. Morphologische Befunde an nicht befallenen Lymphknoten aus dem Ab-
flußgebiet des Primärtumors zeigen fast immer reaktive Veränderungen im Sinne
einer Hyperplasie der T-Zell-haltigen Paracortex. Beim Bronchialkarzinom besteht eine enge Beziehung zwischen den histologischen Zeichen der Immunreakti-
vität in regionalen Lymphknoten und der Prognose der Erkrankung (Kaufmann
et al. 1977); unsere Kenntnis von den pathophysiologischen Beziehungen zwischen Immunsystem und malignen Erkrankungen beruht jedoch weitgehend auf
tierexperimentellen Untersuchungen. Beim Menschen sind tumorspezifische Antigene bisher nicht mit Sicherheit nachgewiesen worden, und so gibt es bislang
auch keinen Beweis dafür, daß Tumorantigene als Zielstrukturen für einen immunologischen Abstoßungsprozeß dienen können.

2. Unter experimentellen Bedingungen läßt sich zeigen, daß von B-Lymphozyten gebildete Antikörper – entweder allein oder in Kooperation mit Killerzellen – zytotoxisch gegen Tumorzellen wirken können. Die Träger der zellulären
Immunität (T-Lymphozyten) vermögen über Mediatorsubstanzen („Lympho-

kine") andere Zellen des Immunsystems zur Tumorabwehr zu aktivieren. Die natürlichen Killerzellen (NK-Zellen) stellen eine weitere Zellpopulation des Immunsystems dar, deren mögliche Funktion im Hinblick auf die Tumormetastasierung erst in jüngster Zeit erkannt wurde. Der NK-Aktivität scheint eine Bedeutung bei der Elimination von Tumorzellen aus der Zirkulation zuzukommen (HANNA u. FIDLER 1980). Bei Patienten mit disseminierten malignen Erkrankungen wurden allerdings bislang keine wesentlichen Unterschiede in der NK-Aktivität im Vergleich zur Norm gefunden (PROSS u. BAINES 1976).

VI. Tumorzellheterogenität

1. Klinische und experimentelle Beobachtungen sprechen dafür, daß ein Primärtumor nicht eine homogene Zellpopulation ist, sondern aus einer Vielzahl von Clonen mit unterschiedlichem biologischem Verhalten besteht. Unterschiede im Antigenmuster zwischen Primärtumoren und ihren Metastasen, wie sie von PIMM und BALDWIN (1977) beschrieben wurden, sowie das häufig beobachtete verschiedenartige Ansprechen auf Chemotherapie von Primärtumoren und ihren Metastasen (SLACK u. BROSS 1975) deuten darauf hin, daß sich Metastasen in ihrer Pathobiologie von den Primärtumoren unterscheiden können. Zytogenetische Unterschiede können bestehen (RABOTTI 1959), jedoch sind diese nicht konstant und lassen den Schluß, daß es sich beim Primärtumor und seinen Metastasen grundsätzlich um karyotypisch unterschiedliche Tumoren handelt, nicht zu (SANDBERG et al. 1967).

2. Trotz einiger widersprüchlicher Befunde am Patienten gibt es genügend experimentelle Hinweise, daß eine biologische Heterogenität auch in Bezug auf Tumorinvasion und Tumormetastasierung bestehen kann. Verschiedene Tumorzellpopulationen können auf Grund ihrer invasiven Eigenschaften aus einem Primärtumor selektioniert werden (POSTE et al. 1980). Ebenso lassen sich Clone mit starken und schwachen metastatischen Eigenschaften in vitro und in vivo von einem und demselben Primärtumor abgrenzen (FIDLER u. KRIPKE 1977). Die Frage, ob es sich bei der biologischen Heterogenität maligner Tumoren tatsächlich um konstante Zellpopulationen mit definierten Eigenschaften handelt, oder ob die Unterschiedlichkeit ein Adaptationsprozeß der malignen Zellen ist, ist bis heute noch nicht schlüssig zu beantworten.

3. Primärtumoren und ihre Metastasen sind zur ektopischen Produktion von Proteinen, die von dem Ursprungsgewebe des Tumors normalerweise nicht synthetisiert werden, befähigt. Das Bronchialkarzinom stellt mit seinem Potential zur multiplen Hormonbildung ein faszinierend komplexes biologisches Modell dar. Ektopische Sekretion von Parathormon, Insulin, Kalzitonin, Wachstumshormon, Adrenocortikotrophenhormon (ACTH), Gonadotropin und Antidiuretischem Hormon (ADH) sind – mit entsprechenden klinischen Syndromen – beim Bronchialkarzinom beschrieben worden. Vom pathobiologischen

Gesichtspunkt aus gesehen, scheint die Vielfalt der möglichen ektopischen Proteinsynthese beim Bronchialkarzinom die Heterogenität dieser Tumoren zu bestätigen.

VII. Zusammenfassung

Die Pathogenese und Pathophysiologie der Metastasierung beinhaltet komplexe biologische Phänomene, die bisher nur in einigen Einzelheiten beschrieben worden sind, deren Zusammenspiel und Bedeutung jedoch nur unvollständig bekannt sind. Den pathobiologischen Besonderheiten des malignen Tumors steht eine Vielzahl von Wirtsreaktionen gegenüber. Unter klinischen Aspekten ist die Lokalisation der Metastasierung von besonderer Bedeutung, da sie die Symptomatologie im wesentlichen bestimmt. Allgemeinsymptome, wie Kachexie, hämatologische bzw. neurologische Veränderungen und metabolische Abweichungen, sind meist abhängig von der gesamten Tumormasse und weniger Ausdruck eines speziellen Metastasierungsmusters. Viele der heute üblichen therapeutischen Maßnahmen, wie Radio- und Chemotherapie, können auch die Pathobiologie der Metastasierung und damit das klinische Erscheinungsbild eines metastasierenden Tumors verändern. Andererseits bietet die Kenntnis der Pathophysiologie vielleicht in Zukunft die Möglichkeit, gezielt in den Metastasierungsprozeß einzugreifen und damit die Ausbreitung des malignen Tumors zu unterbinden.

Literatur

Abercrombie M (1961) Behaviour of normal and malignant connective tissue cells in vitro. Canadian Cancer Conference 4:110

Burn JI (1968) Obstructive Lymphopathy. Ann R Coll Surg Engl 42:93

Carter RL, Gershon RK (1966) Studies on homotransplantable lymphomas in hamsters. Am J Pathol 49:637

Carter RL, Birbeck MSC, Stock JA (1971) Lysosomal changes and enhanced metastatic growth. Int J Cancer 7:34

Fidler IJ, Kripke ML (1977) Metastasis results from pre-existing variant cells within a malignant tumour. Science 197:893

Fisher B, Fisher ER (1967) Barrier function of lymph node to tumour cells and erythrocytes. Cancer 20:1907

Folkman J (1971) Tumour angiogenesis: therapeutic implications. N Engl J Med 285:1182

Gasic G, Gasic T, Galanti N, Johnson T, Murphy S (1973) Platelet-tumour-cell interactions in mice. The role of platelets in the spread of malignant disease. Int J Cancer 11:704

Hanna N, Fidler IJ (1980) Role of natural killer cells in the destruction of circulating tumour emboli. J Natl Cancer Inst 65:801

Hilgard P (1978) Blood platelets and experimental metastases. In: Gaetano G de, Garattini S (eds) Platelets, a multidisciplinary approach. Raven Press, New York

Hilgard P, Thornes RD (1976) Anticoagulants in the treatment of cancer. Eur J Cancer 12:755

Karpatkin S, Pearlstein E (1981) The in vitro activity of platelet aggregating material from SV-40 transformed mouse 3T3 fibroblasts. In: Donati MB, Davidson JF, Garattini S (eds) Malignancy and the haemostatic system. Raven Press, New York

Kaufmann M, Wirth K, Scheurer J, Zimmermann A, Luscieti P, Stjernswärd J (1977) Immunomorphological lymph node changes in patients with operable bronchogenic squamous cell carcinoma. Cancer 39:2371

Le Serve AW, Hellmann K (1972) Metastases and the normalization of tumour blood vessels by ICRF 159: A new type of drug action. Br Med J I:597

Liotta LA, Abe S, Gehron-Robey P, Martin GR (1979) Preferential digestion of basement membrane collagen by an enzyme derived from a metastatic murine tumour. Proc Natl Acad Sci USA 76:2268

Mareel MMK, Meyvisch C (1981) Invasion of malignant cells in vivo and in vitro: Similarities and differences. Arch Geschwulstforsch 51:20

Paget S (1889) The distribution of secondary growth in cancer of the breast. Lancet I:571

Pimm MV, Baldwin RW (1977) Antigenic differences between primary methylcholanthrene-induced rat sarcomas and post-surgical recurrences. Int J Cancer 20:37

Poole AR (1973) Tumour lysosomal enzymes and invasive growth. In: Dingle JT (ed) Lysosomes in biology and pathology, vol 3. Elsevier, New York

Poste G, Doll J, Hart IR, Fidler IJ (1980) In vitro selection of murine B16 melanoma variants with enhanced tissue-invasive properties. Cancer Res 40:1636

Pross HF, Baines MG (1976) Spontaneous human lymphocyte-mediated cytotoxicity against tumour target cells. I. Effect of malignant disease. Int J Cancer 18:593

Rabotti G (1959) Ploidy of primary and metastatic human tumours. Nature 183:1276

Robbins JC, Nicolson GL (1975) Surfaces of normal and transformed cells. In: FF Becker (ed) Cancer: A Comprehensive Treatise, Vol. III. Plenum Press, New York

Sandberg AA, Yamada K, Kikuchi Y, Takagi N (1967) Chromosomes and causation of human cancer and leukaemia. III. Karyotypes of cancerous effusions. Cancer 20:1099

Slack NH, Bross IDJ (1975) The influence of size of metastasis on tumour growth: A response to chemotherapy. Br J Cancer 32:78

Sylven B, Bois I (1960) Protein content and enzymatic assays of interstitial fluid from some normal tissues and transplanted mouse tumours. Cancer Res 20:831

Thiersch C (1885) Der Epithelialkrebs namentlich der Haut. Leipzig, 1885. (Zit von L Weiss in „Fundamental Aspects of Metastasis"). Elsevier, New York, pp 1–6

Viadana E, Bross IDJ, Pickren JW (1978) Cascade spread of blood-borne metastases in solid and non-solid cancers of man. In: Weiss L, Gilbert H (eds) Pulmonary metastases. Hall, Boston

Walther HE (1948) Krebsmetastasen. Schwabe, Basel

Wolpert L, Gingell D (1969) The cell membrane and contact control. In: Wolstenholme GEW, Knight J (eds) Homeostatic regulators. Churchill, London

Wood S Jr (1958) Pathogenesis of metastasis formation observed in vivo in the rabbit ear chamber. Arch Pathol Lab Med 66:550

X. Psychische Führung, Aufklärung

W. Jacob

Mit 1 Tabelle

A. Einleitung

Die psychische Führung des Lungenkrebskranken ist in erster Linie eine *ärztliche* Aufgabe; sie bedarf ebensosehr einer fundierten onkologisch-biomedizinischen Ausbildung wie psychologischer Grundkenntnisse, vor allem aber einer durchgehenden und unbeirrbaren, den Kranken in *jedem* Stadium seiner Erkrankung begleitenden und verläßlichen ärztlichen Betreuung.

Es darf nicht übersehen werden, daß sich der konkreten Erfüllung einer derartigen Aufgabe in der heutigen Medizin grundsätzliche, zumeist institutionell bedingte aber auch personelle Schwierigkeiten entgegenstellen. Bei der Vielzahl der mit dem onkologisch Kranken in der Regel befaßten Personen und Institutionen läßt sich die Frage: Wer soll oder wer kann die psychische Führung des Kranken konkret übernehmen? – für die Onkologie nicht kategorisch beantworten. Jedoch hat sich gerade unter dem Einfluß einer sorgfältig zu planenden mehr oder weniger belastenden Somatotherapie die Notwendigkeit einer gediegenen und verläßlichen psychischen Führung des onkologisch Kranken zunehmend deutlicher gezeigt und auch bewährt (Bahnson 1969a; Freyberger 1977; Holland 1973; Jacob 1978; Meerwein 1981).

Sie betrifft nicht nur die sorgfältige Durchführung ärztlicher Anweisungen und die Strapazen der Therapie, sondern vor allem die oft schwierige Lebenslage des Kranken und deren Bewältigung (Fiore 1979; Tausch 1980).

So wurde in den letzten Jahrzehnten zunehmend die Frage gestellt, ob durch eine gediegene psychische Führung nicht nur während der Behandlungsphase, sondern im Rahmen einer kontinuierlichen therapeutischen Begleitung ein positiver Einfluß auf das Allgemeinbefinden des Kranken erreicht werden könnte, verbunden mit einer psychosozialen Entlastung des Patienten und dadurch einer gewissen Verbesserung der prognostischen Situation (Blumberg 1980; Booth 1977; Kennedy 1976; Meerwein 1976; LeShan 1982). Daß eine solche durch eine gezielte Somatotherapie statistisch signifikant zum mindesten hinsichtlich der Überlebenszeit bestimmter Formen des Lungenkarzinoms heute schon erreichbar ist, steht außer Frage. Der positive Anteil einer gediegenen und kontinuierlichen psychischen Führung kann in jedem Fall darin bestehen,

1. die für die Patienten nicht unerheblichen Belastungen der heutigen somatotherapeutischen Interventionsmöglichkeiten besser zu bewältigen, als dies ohne eine sorgfältige psychische Führung geschehen könnte (Holland 1973).

2. durch eine gediegene und systematische ärztliche Führung des Patienten während der belastenden Therapiephase deren effektives Ergebnis zu verbessern. So lassen sich z.B. Nebenwirkungen einer das Allgemeinbefinden des Patienten strapazierenden Chemotherapie durch eine adequate psychische Führung nachweislich reduzieren (JOSS 1981; KLAGSBURN 1970; KUTZ 1980; MORROW 1982; NESSE 1980).

3. Besonders nach der Entlassung aus der Klinik entstehen für den Patienten allgemeine psychosoziale Belastungen, die durch eine adequate psychische Führung wesentlich verringert werden können (BLETTNER u. HAHN 1983; BUNJES 1981).

Daß die Einführung einer systematischen Psycho-Onkologie (MEERWEIN 1981) in die Klinik und Therapie der Tumorerkrankungen in den letzten Jahrzehnten nicht nur mit erheblichen, zum Teil sachlich begründeten Widerständen zu kämpfen hatte, sondern sich stets einer wachen und nüchternen skeptischen Kritik der Fachdisziplin zu stellen hat, liegt auf der Hand, solange man berücksichtigt, daß die konkreten und statistisch nachweisbaren Fortschritte der modernen Onkologie trotz ihrer vielfach ebenfalls skeptisch zu beurteilenden Teilerfolge vor allem der moderenen biochemisch-onkologischen Forschung zu verdanken sind, der gegenüber sich die in den letzten Jahrzehnten stark anwachsenden psychosomatischen Forschungsergebnisse mitsamt ihrem statistischen Beweismaterial eher bescheiden ausnehmen (ADLER 1981). Dennoch vermochte die vornehmlich in den angelsächsischen Ländern angesiedelte psycho-onkologische Forschung der letzten Jahrzehnte zu zeigen (BAHNSON et al. 1966a, b, 1969a, b, 1979; BAMMER 1981; BLOHMKE 1981; BOOTH 1974; KISSEN 1969a, b; LESHAN 1956a, b, 1963, 1958, 1966, 1982; LEVINE 1975), daß die psychosozialen Bedingungen der Lebensführung des Krebskranken einer weit größeren Aufmerksamkeit – und weiterer Forschung – bedürfen, als dies unter dem Aspekt einer nur biomedizinischen Betrachtungsweise onkologischer Krankheitsverläufe erwartet werden kann. Von daher rechtfertigt sich die Einführung einer systematischen Psycho-Onkologie in die Forschung, Therapie und Nachsorge der onkologischen Erkrankungen (HOLLAND 1973; JACOB 1978; JOCHHEIM 1982; SELLSCHOPP 1981 b).

B. Die ärztlich-onkologische Führung des Patienten

Durch die Einführung der Psycho-Onkologie in die Klinik, Therapie und Nachsorge der onkologischen Erkrankungen stellt sich die Frage, *wem* die psychische Führung des onkologisch Kranken zu übertragen sei. Sie läßt sich durch die folgenden Alternativen verdeutlichen:

1. Der *Onkologe* selbst übernimmt die ärztliche Führung des Kranken, von der die psychische Führung nicht zu trennen ist.

2. Die psychische Führung des onkologisch Kranken beginnt und verbleibt in dem Verantwortungsbereich des *Hausarztes,* der den Kranken außerhalb der onkologischen Spezialbehandlung betreut.

3. Die psychische Führung des Kranken wird nach Art der Liaison-Psychiatrie von einem psycho-onkologisch ausgebildeten *Psychiater* oder *Psychotherapeuten* übernommen.

4. Die psychische Führung wird an einen psychotherapeutisch ausgebildeten *Fachpsychologen* (Nicht-Arzt) oder an eine examinierte *psycho-onkologisch ausgebildete Pflegekraft* delegiert.

5. Da onkologische Diagnostik, Therapie und Nachsorge in der Regel auf die pünktliche Einhaltung eines strategischen Therapiekonzeptes angewiesen sind (s. Abschnitt F.), welchletzteres nach dem Kollegial- und Delegationsprinzip (s. Abschn. D. 4) nur in einer geordneten *Team-Arbeit* bewältigt werden kann, wären die Aufgaben der psychischen Führung des Kranken demjenigen, der je nach Situation des Kranken und Stadium der Erkrankung den Aufgaben der psychischen Führung und Betreuung fachlich und menschlich am besten gerecht zu werden vermag, zu übertragen (NEWLIN 1978; GLAUS 1977; SCHMELING u. KOCH 1983).

Bereits die Aufgliederung dieser verschiedenen Möglichkeiten bezeichnet die Schwierigkeiten, welche mit einer verantwortlichen „Aufteilung" der psychischen Führung des onkologisch Kranken an verschiedene Personen verbunden sind.

1. Allgemeine Prinzipien und Grundlagen einer ärztlichen Onkologie

Daß die ärztliche Verantwortung und die psychische Führung des Kranken in der Hand *eines* – des behandelnden fachspezifisch kundigen und erfahrenen – *Arztes* bleiben sollte, eine derartige Grundforderung dürfte sich – angesichts der zunehmenden Spezialisierungs- und Professionalisierungstendenzen in allen Bereichen der heutigen Medizin – auch in der pulmonologischen Onkologie kaum noch erwarten lassen.

Bedingt ist diese Entwicklung vor allem durch eine unmittelbar sichtbar werdende anonymisierende und depersonalisierende Tendenz entsprechend dem Funktionalismus und Reduktionismus der vorwiegend naturwissenschaftlich-technologisch orientierten Medizin (ENGEL 1981; HENSEL 1977; JACOB 1966, 1968, 1978).

Nun lassen sich ethisch-ärztliche Maximen im Umgang mit dem Kranken, insbesondere dem schwer organisch Kranken keinesfalls auf naturwissenschaftlich-technologische Grundprinzipien reduzieren (BOCK 1977; GROSS 1977, 1982; HENSEL 1977).

Jede ärztliche Entscheidung, jeder therapeutischer Eingriff setzt eine ärztlich-ethische Grundhaltung und Grunderfahrung als Fundament für eine tragfähige Vertrauensbildung zwischen dem Arzt und dem Kranken voraus (JACOB 1982; SIEBECK 1949).

2. Das Arzt-Patient-Verhältnis in der Onkologie

Die Vertrauensbildung zwischen Arzt und Patient als Grundlage der psychischen Führung des onkologisch Kranken (KÜMMERLE 1983) umfaßt

1. die biomedizinische Dimension der Diagnostik und Therapie
2. die psychosoziale (psychosomatische) Dimension
3. die existentielle Dimension des Kranken als Person.

Je nach Stadium der onkologischen Erkrankung tritt die eine oder die andere Dimension mehr in den Vordergrund und bedarf einer sorgfältigen Beachtung, Pflege und Behandlung. Nur die gediegene ärztlich-onkologische Erfahrung vermag darüber zu entscheiden, aus welchen Schwerpunkten und Einzelkomponenten das therapeutische Gesamtkonzept sich zusammensetzen soll und welche – auch psychologischen Einzelmaßnahmen *am rechten Ort, zur rechten Zeit* je nach Stadium der Erkrankung und Befinden des Patienten einzusetzen sind. In diesem Gesamtkonzept rangieren die den vorgenannten Dimensionen zugeordneten einzeltherapeutischen Maßnahmen gleichrangig, d.h. sie stehen zueinander in einem *Komplementärverhältnis* (JACOB 1984).

3. Besonderheiten des Arzt-Patient-Verhältnisses in der Onkologie

Die im Abschnitt B. 1. dargestellte *Distribution ärztlicher Verantwortung und psychischer Führung* unterwirft das Vertrauensverhältnis zwischen dem Arzt und dem onkologisch Kranken von beiden Seiten nicht unerheblichen Belastungsproben; deren Bewältigung setzt *auf der Seite des Arztes* psycho-onkologische Grunderfahrungen und Grundkenntnisse (ADLER 1981; BAHNSON 1979; HOLLAND 1973; LeSHAN 1982; MEERWEIN 1977, 1981; SENN 1981; STOLL 1983) sowie ein besonders geartetes Einfühlungsvermögen (Empathie) in die jeweilige besondere Lage des Patienten (KÜMMERLE 1983; MEERWEIN 1981), *auf der Seite des Patienten* ein tragfähiges, d.h. auch in Krisenzeiten sich bewährendes Vertrauensverhältnis zum Arzt voraus. In erster Linie besteht die ärztliche Führung des Patienten darin, dieses Vertrauensverhältnis nicht zu gefährden oder zu verletzen. Offenheit, Wahrhaftigkeit, Kontinuität, Beständigkeit und eine verläßliche ärztliche Zuwendung zum Kranken auch in Krisenzeiten sind die wichtigsten Grundlagen für die psychische Führung des Kranken.

Die noch heute durchgängige, fast vollständige Trennung (Dichotomie) der biomedizinischen von der psychosozialen Forschung (ENGEL 1962, 1981; HENSEL 1977), verbunden mit einem vornehmlichen Desinteresse an einer epistemologischen Synopsis, sowie einer vielfach fehlenden Bereitwilligkeit, wenigstens versuchsweise beide Bereiche als *komplementär* einander zugeordnet zu betrachten und somato-psychische wie psychosomatische Befunderhebungen einer ebenso systematischen, regelhaften wie kritischen Analyse zu unterwerfen, hat die adequate Einschätzung der Bedeutung einer ärztlichen und psychischen Führung im Rahmen der Therapie des onkologisch Kranken eher gehemmt als gefördert. Hinzu kommt, daß der vorwiegend biomedizinisch tätige Onkologe sich auch durch gediegene psycho-onkologische Forschungsergebnisse kaum mehr beeindrucken läßt, als der onkologische Psychologe in der Regel fähig oder bereit ist, sich in die Materie der bio-medizinischen Onkologie grundlegend einzuarbeiten.

4. Der onkologisch Kranke als Objekt der Diagnostik
und Therapie (Biomedizin)

Den Kranken vornehmlich als *Gegenstand* (Objekt) der Diagnostik und
Therapie zu betrachten, entspricht dem Routine-Alltag der heutigen Medizin
(Hensel 1977; Jacob 1984).

Die Versachlichung (Objektivierung) – zunächst ohne Berücksichtigung der
Person des Kranken – gehört zu den Pflichten (und Rechten) der kausalanaly-
tischen Betrachtungsweise. Die exakte Befund-Erhebung geschieht *unabhängig*
von der *Person* des Kranken und sie erfordert grundlegende wissenschaftlich
geschulte und sorgsam erworbene Kenntnisse, ein geübtes und kritisches, unab-
hängiges Urteil, kurzum einen gediegenen *Sachverstand* des Spezialisten. Die
Situation des onkologisch Kranken unterscheidet sich hierin von anderen somatisch erkrankten Personen nicht.

Auf welche Weise aber der rein somatisch orientierte Onkologe die diagnostischen Erkenntnisse und die daraus resultierenden therapeutischen Konsequenzen dem Kranken mitzuteilen imstande ist, um ihn von der Notwendigkeit eingreifender Behandlungsmaßnahmen zu überzeugen, bleibt für den Kranken als
Person (Krehl 1928; Siebeck 1949; von Weizsäcker 1927; 1941a, b; 1951,
1956) keinesfalls ohne Bedeutung, insbesondere dann, wenn weitreichende therapeutische Maßnahmen mit einer erheblichen Einwirkung auf das Allgemeinbefinden des Kranken verbunden sind, oder – in Grenzsituationen – in die Integrität des Körperschemas eingreifende, unter Umständen verstümmelnde Maßnahmen ein zukünftiges Siechtum des Kranken nicht vermeiden können.

Auch die konsequente strategische Behandlungsführung, welche in der Nachsorgephase (s. Kapitel F) erhebliche Strapazen und – jedenfalls vorübergehende
– unleidliche Einschränkungen der Lebensqualität des Kranken mit sich bringt,
bedarf einer aktiven Bejahung und Mitwirkung von Seiten des Kranken, wenn
sie Bestmögliches erreichen soll. Gerade in dieser Behandlungsphase ist die kontinuierliche und bei dem Kranken Vertrauen erweckende und erhaltende psychische Führung besonders wichtig und wirksam. Doch schon die meist örtliche
Trennung zwischen der onkologisch klinischen Behandlung und der haus-
ärztlichen Behandlung am Wohnort des Kranken schafft Probleme, zumindest
in der Zweiteilung ärztlicher Führung nach dem Kollegialprinzip (s. Abschn.
F. 1.).

Solange der Kranke nur als biomedizinischer *Gegenstand* der Diagnostik
und Therapie betrachtet wird, läßt sich die ärztliche und psychische Führung
des Kranken auf wenige, meist zur Unwirksamkeit verurteilte Anweisungen
beschränken, die nicht selten zu Unpünktlichkeiten während der Behandlungsphase (non-compliance) oder gar zum Abbruch der onkologischen Behandlung
führen können (Lüscher 1982). Da aber für den onkologischen Kranken die
konsequente Durchführung eines sorgfältig geplanten Behandlungsschemas mit
dem Wohl und Wehe seines zukünftigen Lebensschicksals unmittelbar verbunden ist, hat sich der Grundsatz der Psycho-Onkologie bewährt, den Kranken
– wo und wann immer – als *Subjekt* der Diagnostik und Therapie zu betrachten
(Kümmerle 1983; Meerwein 1981).

5. Der onkologisch Kranke als Subjekt der Diagnostik und Therapie (Psycho-Onkologie)

Eigentlicher Gegenstand der Psycho-Onkologie ist der Kranke als *Subjekt*. Die psychosomatische Betrachtungsweise des Karzinoms galt lange Zeit als obsolet; auch die klassische Psychosomatik konnte sich nicht entschließen, die bösartigen Erkrankungen in ihr Denk- und Behandlungssystem einzubeziehen. Dem standen vor allem die klassischen Theorien der Pathogenese bösartiger Tumoren sowie die klinische Beobachtung der unaufhaltsamen Progredienz autonom wachsender Geschwulsterkrankungen entgegen. Erst die zuvor (Abschn. A) erwähnte angelsächsische psycho-onkologische Forschung hat hier einen gewissen Wandel geschaffen und sich unter anderem der immer noch umstrittenen Frage psychogenetischer Anteile bei der Tumorforschung zugewandt (ABSE 1974; BALTRUSCH 1963a, b, 1969; BAMMER 1981; BAHNSON et al. 1966a, b, 1969a–c, 1979; BLUMBERG 1954; COHEN et al. 1982; GREER 1982; KISSEN u. LeSHAN 1964; SCHMALE 1966, 1977; WEISMAN 1975; WEISMAN u. WORDEN 1976).

Der exakte, die pathophysiologischen Einzelmechanismen aufdeckende Nachweis psychogenetischer Anteile läßt sich nicht ohne das Tierexperiment führen (ADER 1965a, b, 1980, 1981; AMKRAUT 1972, 1975; SOLOMON et al. 1974a, b; STOLL 1979).

Im diagnostisch-therapeutischen Bereich der Klinik setzt sich dieser Nachweis vor allem aus einer großen Anzahl systematisch geplanter psychosozialer und epidemiologischer Untersuchungsreihen zusammen (ACHTE u. VAUHKONEN 1970; BAHNSON 1979; BLOHMKE et al. 1976; COHEN 1982; CULLEN 1976; FOX 1978, 1981, 1982).

Darüber hinaus sind im wissenschaftlichen Schrifttum eine beträchtliche Reihe überzeugender klinisch-kasuistische Berichte über Remissionen und Spontanheilungen mitgeteilt worden. In einigen Fällen sind Spontanheilungen inoperabler Tumoren verbürgt und wissenschaftlich onkologisch bestätigt worden (BOOTH 1973; FIORE 1979; IKEMI 1975; KENNEDY 1976; NAKAGAWA 1981; STOLL et al. 1979). Zahlreiche Forschungsergebnisse weisen auf eine enge Koppelung psychischer und somatischer Verläufe im onkologischen Krankheitsgeschehen – auch in der Terminalphase – hin: WEISMAN und WORDEN (1976) konnten in sehr sorgfältig erhobenen klinisch-onkologischen Studien den Nachweis führen, daß die persönliche Situation und Stimmungslage des Kranken den klinischen Verlauf eines progredienten Tumorleidens positiv oder negativ zu beeinflussen vermag.

C. Aufklärung

Die Aufklärung des Kranken, insbesondere des onkologisch Kranken gehört *ausschließlich in den ärztlichen Verantwortungsbereich!* Sie ist eingebettet in das

Arzt-Patientverhältnis (KÜMMERLE 1983) und bedarf in jedem Einzelfall der sorgfältigen Erwägung und vorausschauenden Abschätzung der Bedeutung und Wirkung, welche die Mitteilung der Diagnose ‚Krebs' für die weitere Lebensentwicklung *dieses Kranken,* für *sein* weiteres Schicksal, für *seine* persönliche und soziale Situation, für die Familie, für die Angehörigen, für den Beruf, für die Strapazen der nun folgenden Behandlung, für die innere Situation des Kranken, seine latent vorhandene oder bereits sichtbar werdende Resignation und Hoffnungslosigkeit oder aber in Hinsicht auf die in ihm aufzurufenden Kräfte einer aktiven und positiven Bewältigung seiner durch die Mitteilung der Diagnose unter Umständen völlig veränderten Lebenssituation, Lebensplanung und Lebensfreude und schließlich für die Aufnahme des inneren und äußeren Kampfes gegen die Krankheit bedeuten können. Eine solche vorausschauende Erkenntnis (empathische Prolepsis) der Möglichkeiten, über die der Kranke in seiner Situation verfügt, die aus der Mitteilung der Diagnose resultierenden Konsequenzen einer notwendig werdenen *Umordnung* und *Neuorientierung* seiner Lebensführung zu akzeptieren, versteht sich nicht von selbst. Sie gründet nicht nur in einer eigenständigen ärztlichen Erfahrung, sondern ebenso in der persönlichen Lebenserfahrung des Arztes (KÜMMERLE 1983; VAILLANT 1966); und sie läßt sich adequat nur realisieren auf dem Boden einer gründlichen Kenntnis der Biographie und der derzeitigen Lebensumstände des Kranken sowie einer schon gefestigten ärztlichen Vertrauensbildung (s. Abschn. C. 1.), welche nicht erst mit dem sog. Aufklärungsgespräch beginnen sollte (MEERWEIN 1978; SENN 1979).

Immer bedarf die ärztliche Aufklärung eines in Ruhe und Gelassenheit geführten *ärztlichen Gesprächs,* das dem Kranken Gelegenheit gibt, selbst zu sprechen und seine nicht nur oberflächlich sichtbar werdenden Sorgen und Ängste dem Arzt mitzuteilen (MEERWEIN 1969, 1977). Nicht selten empfiehlt sich eine „schrittweise Information des Kranken" (SENN 1981) in mehreren ärztlichen Gesprächen (s. Abschn. C. 4.). Allzu leicht läßt sich gerade der onkologisch Kranke durch die formale Mitteilung objektiver Befunddaten und Notwendigkeiten des einzuschlagenden therapeutischen Weges *überfahren,* anstatt zu *antworten* und dem Arzt mitzuteilen, was *ihm* wichtig erscheint. Er sollte in der Lage sein dürfen, negative Regungen, Ängste vor der Zukunft, vor allem Stimmungen einer ihm hoffnungslos erscheinenden Grundsituation laut werden zu lassen, ohne daß er Sorge haben muß, das Gesicht zu verlieren, Gegenreaktionen des Gesprächspartners, ablenkende oder die Situation überspielende Antworten in Kauf nehmen zu müssen.

Das aufklärende ärztliche Gespräch darf nicht unter Zeitdruck geführt werden; nicht die zur Schau getragene „Geduld" des Arztes, sondern seine überzeugende dem Patienten voll zugewandte und uneingeschränkte Hilfsbereitschaft soll spürbar werden. Der Kranke muß sich in einer absolut geschützten Gesprächsatmosphäre bewegen können und bewegen dürfen.

Diese *Grundsituation* des ärztlichen Aufklärungsgespräches läßt sich je nach Lage der konkreten Umstände nicht immer erreichen. Für den psycho-onkologisch erfahrenen und tätigen Arzt stellt sie jedoch ein methodisches Prinzip der ärztlichen Gesprächsführung dar.

Von einer Delegation des ärztlichen Aufklärungsgespräches an weniger erfahrene Mitarbeiter oder an andere Fachkräfte sollte Abstand genommen werden.

1. Ärztliche Vertrauensbildung als Grundlage der Aufklärung des Patienten

Die aufzuwendende Mühe eines sorgfältig geführten ärztlichen Aufklärungs-gespräches lohnt sich in jedem Fall; das Vertrauensverhältnis zwischen dem Arzt und dem Kranken festigt sich merklich und erleichtert alle weiteren notwendig werdenden, meist eingreifenden Konsequenzen der ärztlichen Entscheidung. Hat der behandelnde Arzt das Vertrauen des Patienten erst einmal gewonnen, so wird er in der Regel im onkologisch Kranken einen vertrauenden Partner vorfinden, der sich den weiteren Anordnungen – fast kann man sagen „blindlings" – unterwirft und kooperiert. Rein autoritativ vorgebrachte ärztliche Ratschläge dagegen oder gar Feststellungen wie die: „Wären Sie eher gekommen, so hätten wir noch etwas tun können", oder beschwörende Formeln, welche die Einwilligung des Patienten in die notwendige Therapie beschleunigen oder gar erzwingen sollen, etwa mit dem Hinweis auf die Lebensbedrohlichkeit der Erkrankung, nutzen meist nichts und hemmen eher den komplikationslosen Verlauf der weiteren Therapie. Sie zehren an den Reserven einer gediegenen Vertrauensbildung, welche der Kranke den ihn behandelnden und führenden Ärzten auch in späteren ausweglosen Situationen zu geben bereit ist, selbst dann, wenn er sich im Moment nur in einer negativen Gefühlsreaktion zu äußern vermag (HOLLAND 1977; KRANT 1976; MEERWEIN 1973; SCHMELING u. KOCH 1983; SENN 1981).

2. Aufklärung der Angehörigen

Einer besonders differenzierten Form der Aufklärung bedürfen die Angehörigen des Patienten. Auch das ärztliche Gespräch mit den Angehörigen läßt sich nicht auf Formalien der sachlichen Darstellung von Befunden und daraus resultierenden prognostischen Schlüssen beschränken. Gerade die nächststehenden Angehörigen sind nicht nur darum besorgt, zu erfahren, wie es mit dem Kranken wirklich steht und welches Krankheitsschicksal ihn erwartet; sie sind in der Regel – eine positive Beziehung zwischen dem Kranken und seinen Angehörigen vorausgesetzt – gerade in den späteren Stadien der Erkrankung die wirksamsten Helfer, und sie hoffen ihrerseits auf ärztliche Hilfe, eine gediegene psychische Führung und eine gefestigte ärztliche Vertrauensbildung (s. Abschn. E.).

Von der früher nicht ganz selten in Anspruch genommenen Möglichkeit, über den Kopf des Patienten hinweg die Angehörigen über den wahren Zustand des Kranken aufzuklären, sollte der aufklärende Arzt nur in Ausnahmefällen Gebrauch machen (KÜMMERLE 1983; MEERWEIN 1977; SENN 1981), schon um die heute möglichen juristischen Komplikationen zu vermeiden (LAUFS 1978; SCHREIBER u. LILIE 1983). Es kann indessen durchaus Situationen geben, in denen es ärztlich geboten erscheint, den Kranken nicht im einzelnen mit den Tatbeständen der Diagnose „Krebs" zu konfrontieren (KÜMMERLE 1983), insbesondere dann, wenn etwa bei einem sehr alten Patienten als „Nebenbefund" ein karzinomatöses Lungeninfiltrat festgestellt wird, das jedoch im Moment keine therapeutischen Konsequenzen fordert, weil die klinische Manifestation des Tumors nach ärztlichem Ermessen von anderen schwererwiegenden Krankheitsprozessen überlagert wird, so daß sich eine weitere diagnostische Abklärung des Lungenbefundes zur Zeit verbietet, die onkologische Verdachtsdiagnose also offen bleiben muß. Die rein formale Mitteilung des ärztlichen Verdachtsmomentes dürfte in einer solchen Situation dem Kranken, zuweilen aber auch seinen Angehörigen eher Schaden als Nutzen bringen (McIntosh 1976).

3. Aufklärung als therapeutisches Prinzip

Es wurde bereits gesagt (s. Abschn. C. 1), daß von dem Verlauf des ärztlichen Aufklärungsgespräches Wirkungen ausgehen können, die den Patienten nicht nur von der Notwendigkeit der vorzunehmenden therapeutischen Eingriffe überzeugen, sondern ihn positiv zu einer weiteren Mitarbeit gewinnen können. Für das weitere Schicksal des Patienten ist es mehr oder weniger entscheidend, ob er nach der Mitteilung der formalen Diagnose sich selbst überlassen bleibt und unter Umständen resigniert oder ob er sich aufgerufen fühlt, kooperativ und aktiv – wie gesagt als Partner – sich auf die weitere Behandlung einzustellen und die onkologische Therapie zu einer Phase seines Lebenskampfes zu machen, um auf diese Weise auch eingreifende Lebenskrisen und depressive Phasen der weiteren Krankheitsentwicklung besser zu bewältigen und zu überstehen.

4. Die sogenannte „Wahrheit am Krankenbett"

Kritische Phasen der Krankheitsentwicklung ergeben sich für den Patienten vor allem durch die Diagnose eines Rezidivs, durch die Feststellung von Metastasen und die quälenden Krankheitsphasen bei Überhandnehmen des Tumorwachstums im Thoraxbereich, nicht zuletzt durch die entstehenden Schmerzzustände und durch die in der Terminalphase auftretenden Verzweiflungsängste, die Neigung, den bevorstehenden Tod nicht wahrhaben zu wollen, u.U. Rebellion und Resignation und schließlich Akzeptanz des Todes (Köhle 1979; Kübler-Ross 1971).

In all diesen Phasen ist die *Technik der sog. „schrittweisen Information"* des Tumorpatienten angezeigt (Köhle 1979; Senn 1981). Gemeint ist „ein behutsames, schrittweises und sich über mehrere Arzt-Patient-Begegnungen hinziehendes Einführen des Kranken in seine wirkliche Lage".

Senn hält es für gänzlich fehlerhaft, den Patienten nach der Resektion des Primärtumors *nicht* oder *falsch zu informieren,* um ihn dann beim späteren Rezidiv selbst oder durch andere Ärzte „die Wahrheit herausfinden zu lassen". Eine Fehlinformation oder Notlüge läßt sich später nur schwer korrigieren; für den „ohnehin schwer geprüften Patienten, welcher sich durch die spätere Krankheitsentwicklung geprellt fühlt, haben sich seine früheren Ärzte zu Komplizen der „Unwahrhaftigkeit am Krankenbett" gemacht" (Senn 1981).

Die folgende Tabelle nach Senn faßt die bei der ärztlichen Aufklärung zu berücksichtigenden einzelnen Gesichtspunkte für die praktische Anwendung noch einmal zusammen:

Tabelle 1. Praktische Hinweise für die Information und Betreuung des Tumorkranken nach SENN (1981)

---

1. Den Patienten vorerst kennenlernen und zu ihm ein persönliches Vertrauensverhältnis schaffen (womit sich „Lügen" z.B. schlecht vertragen!) In der Regel nicht anläßlich der ersten Konsultation oder beim Spitaleintritt informieren.
2. Den subjektiven Informationsstand des Patienten ergründen durch „abholende" informative Gegenfragen (z.B.: Was meinen Sie zu Ihrer Krankheit? Haben Sie sich auch schon Gedanken über Ihre Zukunft gemacht?). Über 90% aller Tumorpatienten ahnen ihre Diagnose.
3. Sich durch Indifferenz und Schweigen gewisser Patienten nicht täuschen lassen, die klärende Gesprächsmöglichkeit zumindest anbieten (z.B.: Ist es Ihnen ein Bedürfnis, einmal mit mir oder einer anderen Ihnen vertrauten Person über Ihre Krankheitssituation und Ihre Zukunft zu sprechen?). Sich als Arzt nicht scheuen, eventuell geeignetere Gesprächspartner wie den Seelsorger, einen Kollegen oder eine erfahrene Krankenschwester einzusetzen.
4. Taktvoll und dem Verständnis des Patienten angepaßt informieren und dabei eher von „bösartigem Tumor" als von „Krebs" sprechen. „Den Krebs" gibt es nicht, dafür Dutzende prognostisch ganz unterschiedlich verlaufende Tumorkrankheiten.
5. Das Tumorleiden des Patienten in den Kontext anderer ernsthafter Krankheiten stellen und dafür sachliche und verständliche Quervergleiche brauchen (Patienten mit einer ganzen Reihe von Tumorkrankheiten wie Mammakarzinom, colo-rektale Karzinome, maligne Lymphome usw. haben heute eine höhere Lebenserwartung als viele andere internistische Leiden.
6. Immer Hoffnung offenlassen, auch in sogenannten „hoffnungslosen" Situationen, jedoch keine Illusionen züchten. Wenn immer möglich, einen (evtl. auch nur symptomatischen) Therapieplan konzipieren: Auch „bösartige" Tumorkrankheiten verlaufen für den einzelnen Patienten in einer individuell nicht voraussehbaren prognostischen Bandbreite.
7. *Nach* Absprache mit dem Patienten (= mitbestimmender Hauptbetroffener!) engste Angehörige und eventuell Drittpersonen informieren, unter Umständen gemeinsam mit dem Patienten. Das umgekehrte Vorgehen ist gefährlich und wenig empfehlenswert: oft brechen nahe Angehörige unter der Last der (heimlichen) Information und in Antizipation des möglicherweise bevorstehenden Verlusts eher zusammen als der Kranke selbst und „verraten" durch ungeeignetes Verhalten die u.U. unheilvolle Wahrheit. Bei der nötigen Angehörigeninformation die soziale Tragfähigkeit und Integrität einer Ehe, Familie, Freundschaft usw. beachten, um dem Patienten und seiner Umgebung nicht unbedachterweise Schaden zuzufügen (Erbschaftshändel, Suizidversuche überforderter Angehöriger usw.).
8. Alle am Patienten mitwirkenden Ärzte und Pflegepersonen gleichsinnig informieren, das heißt Absprache eines einheitlichen Therapie- und Pflegeplans. Wichtige Rückinformationen von seiten des Pflegepersonals berücksichtigen und die seelische Betreuung und Führung des Patienten im weiteren Krankheitsverlauf durch Einschaltung tragfähiger Kontaktpersonen (Seelsorger, erfahrene Schwestern, eventuell geeignete Angehörige und Freunde usw.) einleiten.
9. Den Patienten weiter akzeptieren, wenn er das Wissen um sein Leiden phasenweise verdrängt und ihn auch verstehen, wenn er in Verzweiflung ausgerechnet gegen seine ihm vertrauten Ärzte und weitere pflegende Bezugspersonen Aggressionen entwickelt.
10. Den Patienten bei Bedarf gegen die hektischen Ratschläge zu paramedizinischen Polypragmasie ratender Angehöriger schützen und wiederholt klärend informieren.

---

5. Informationsbedürfnisse bei Lungenkarzinom-Patienten

Nicht anders als der onkologisch Kranke überhaupt hat der an Lungenkarzinom Erkrankte häufig gar nicht das Bedürfnis nach einer detaillierten Information über den Therapieplan. Bei gefestigtem Vertrauensverhältnis kann der beschlossene Therapieplan in der Regel ohne Komplikationen eingehalten werden.

Die meisten Patienten möchten über die Diagnose in einer für sie verständlichen Sprache informiert werden (SELAWRY 1983); sie möchten über die Natur ihrer Krankheit etwas erfahren, u.U. über den spezifischen Krebstypus, über die Wachstumsneigung u.s.f., auch über die Heilungschancen oder über die palliativen Wirkungen der einzuschlagenden Therapie, über Therapie-Risiken und Belastungen, auch über evtl. denkbare therapeutische Alternativen, falls der beschlossene Therapieplan fehlschlägt.

Die Anwesenheit eines Angehörigen oder eines Freundes bei diesen Informations-Geprächen führt in der Regel zum Einverständnis des Patienten, wenn man seine Wünsche und Vorstellungen richtig einzuschätzen versteht.

6. Ärztliche Schweigepflicht und ärztliches Schweigerecht im Rahmen der ärztlichen Aufklärung

Die strenge juristische Auslegung des Gesetzes über die ärztliche Schweigepflicht gestattet eine Weitergabe von Befunddaten des Patienten und von Äußerungen des Patienten im ärztlichen Gespräch nur dann, wenn der Patient dies billigt oder ausdrücklich wünscht. Selbst ärztlichen Kollegen gegenüber, die nicht unmittelbar in die Behandlung des Patienten einbezogen sind, kann nach strenger juristischer Auffassung eine Auskunft ohne Zustimmung des Patienten nicht gewährt werden. Auch gegenüber den Angehörigen gilt diese Regel, nach der sich eine Aufklärung der Angehörigen über den Kopf des Patienten hinweg (s. Abschn. C. 2.) verbietet. Man muß damit rechnen, daß die Angehörigen – aus welchen menschlich verständlichen Gründen auch immer – den ihnen durch die Aufklärung aufgebürdeten Sorgen in der Familie, im Gespräch mit Freunden oder Nachbarn Ausdruck verleihen. Auf diese Weise kann sehr leicht ein Schaden für den Kranken und seine sozialen Lebensverhältnisse entstehen, der – falls auch Berufskollegen in das Gespräch einbezogen werden – sich konkret nachteilig für die berufliche Zukunft des Patienten auszuwirken vermag. Gerade die berufliche Sphäre hat sich immer wieder als negativ sensibel gegenüber dem Bekanntwerden onkologischer Krankheitsdaten erwiesen, so daß der Kranke auch hier des ärztlichen Schutzes bedarf.

Die einzelnen auch nicht-ärztlichen Mitglieder des Behandlungsteams sind als Mitarbeiter des Arztes in die ärztliche Schweigepflicht einbezogen. Nur der Patient selber kann entscheiden, inwieweit eine Aufklärung seiner mitmenschlichen Umgebung über seine Krankheit für die weitere Gestaltung seiner sozialen Situation sich förderlich oder schädlich auswirkt.

Im medizinischen Schrifttum kaum diskutiert ist die Frage, inwieweit das *Schweigerecht* des Arztes (SCHMIDT 1962) ihn ermächtigt, grundsätzlich ein berechtigt erscheinendes Verlangen der nächsten Angehörigen nach Auskunft über die wirkliche Lage des Patienten abzuweisen. Im Zweifelsfall gilt auch hier der Schutz des Kranken als verbindlich.

7. Ärztliche Auskunftspflicht

Eine besondere Lage entsteht für den Arzt durch die Einrichtung von Krebsregistern auf dem Boden eines eigens erlassenen Gesetzes, das die Schweigepflicht und vor allem das Schweigerecht des Arztes einschränkt. Die vom Gesetzgeber verfügte Einschränkung der ärztlichen Schweigepflicht, verbunden mit einer Einschränkung der Grundrechte des Patienten (§ 1 Grundgesetz) veranlaßt den behandelnden Arzt und die von ihm beauftragten Mitarbeiter, auch ohne Wissen des Kranken Tumorbefunde an das Krebsregister zu melden.

Kaum bedacht wird in diesem Zusammenhang der *Loyalitätskonflikt,* der in Hinsicht auf die Vertrauensbildung zwischen dem Arzt und dem Kranken notwendig entstehen muß.

Die genannte gesetzgeberische Einschränkung läßt sich vermeiden, indem die *regionalen personenbezogenen Datenregister* – nach dem Beispiel des finnischen Krebsregisters – *der ärztlichen Schweigepflicht unterworfen werden* (JACOB 1983).

D. Psychische Führung als klinisch-therapeutische Intervention

1. Die ärztliche Führung

Die psychische Führung des Kranken durch den Arzt (MEERWEIN 1976, 1981) richtet sich vor allem nach den *Stadien* des Krankheitsverlaufs:

Man begegnet in der *prädiagnostischen Phase* nicht selten einer verdeckten oder offen geäußerten Karzinophobie. Diese bedarf in jedem Fall einer erhöhten Aufmerksamkeit des Arztes auch dann, wenn bei der erneuten Untersuchung keine Anzeichen für ein Karzinom vorhanden sind. Der psycho-onkologisch erfahrene Arzt wird die hinter der Karzinophobie verborgenen Gründe aufklären, die den Patienten zum Arzt führen. Keinesfalls sollte der Patient – durch eine vernachlässigende Deutung seiner Angst etwa im Sinne einer Hypochondrie – davon abgehalten werden, sich regelmäßig Untersuchungen zu unterziehen, solange seine Angst besteht, um nicht doch ein zunächst noch nicht diagnostizierbares Karzinom zu übersehen. Gelegentlich bedarf die hinter der Karzinophobie sich verbergende Depression psychiatrischer Behandlung (HOLLAND 1973).

Jede Verzögerung der Diagnostik von Seiten des Patienten oder von Seiten des Arztes sollte in jedem Fall vermieden werden. Zuweilen konstelliert der Patient aus den verschiedensten Gründen (Angst vor der positiven Diagnose, belastende Erfahrungen mit tumorkranken Familienangehörigen, Angst vor Schmerzen, Depression, latente Suizidialität, Furcht vor dem Krankenhaus und vor Operationen) (HENDERSON 1966) unbewußt die Verschleppung einer rechtzeitigen Diagnostik (ACHTE 1979; HACKETT 1973; ROBBINS 1953).

Im *Initialstadium* (diagnostische und erste Behandlungsphase) empfiehlt sich die sorgfältige Information des Patienten (s. Abschn. C.) unter Berücksichtigung von Grad und Ausmaß des Informationswunsches des Patienten. Die Gefahr einer Überinformation ist hier ebenso zu vermeiden wie die einer Unter- oder Falsch-Information (KÜMMERLE 1983; MEERWEIN 1981; SCHMELING u. KOCH

1983; Senn 1981). Die sorgfältige Planung der Therapie sollte in einem zweiten Gespräch erfolgen und dem Patienten zur Äußerung seiner Ängste und Bedenken ausdrücklich Gelegenheit geben.

Mit dem *Stadium der Progredienz* (Rezidiv, Metastasierung) schwindet in der Regel die anfängliche Hoffnung des Patienten auf Heilung. Soziale Isolations- und Verlustängste stehen im Vordergrund. Die Verzögerung einer erneuten ärztlichen Konsultation kann hier mit der Angst verbunden sein, „die ganze Wahrheit" erfahren zu müssen (Abrams 1966). In diesem Stadium empfiehlt sich die Technik der „schrittweisen" Information (Köhle 1979; Senn 1981); durch sie läßt sich die Mitteilung von Teilwahrheiten oder die ‚selektive Verleugnung‘ bestimmter Befunde von Seiten des Arztes vermeiden. Die innere Abhängigkeit des Patienten nimmt zu, verbunden mit der Angst, wegen „Unheilbarkeit" des Karzinoms die Zuwendung des Arztes zu verlieren. Gleichzeitig zeigen sich Tendenzen einer inneren Zurückhaltung des Patienten gegenüber dem Arzt; er möchte nicht aufdringlich oder undankbar erscheinen.

Im *Terminalstadium* bildet sich zwischen dem Kranken und dem Arzt zunehmend ein stillschweigendes Einverständnis in der sog. „averbalen Kommunikation" aus, welche sich dann als tragfähig erweist, wenn der Arzt dem Kranken weiterhin offen und wahrhaftig zu begegnen vermag (Köhle 1979; Meerwein 1981; Sporken 1973).

2. Die ärztliche Führung des Lungenkarzinom-Patienten

Die ärztliche Führung des Lungenkarzinom-Patienten entspricht in den verschiedenen Stadien den allgemeinen Regeln der Psycho-Onkologie (s. Abschnitt D. 1). Der Patient ist bereit, zu kämpfen, beträchtliche Unbequemlichkeiten und Risiken der Therapie in Kauf zu nehmen und die Chancen einer Heilung oder aber einer längerzeitigen palliativen Therapie zu ergreifen, wenn das Vertrauensverhältnis zwischen dem Kranken und dem Arzt trägt (s. Kapitel B. 2). Nicht selten lehnt der Patient zunächst die vorgeschlagenen Therapiechancen ab, entweder weil er sich in einer depressiven Stimmungslage oder im Stadium einer Resignation befindet, welche jede weitere therapeutische Intervention vergeblich erscheinen läßt. Manche Patienten versprechen sich mehr Nutzen von einer ‚Außenseiter-Therapie‘. Andere Patienten möchten das Risiko einer Therapie erst auf sich nehmen, sobald für sie wichtige familiäre Probleme oder der Abschluß eines wichtigen beruflichen Projektes abgeschlossen sind (Selawry 1983).

Im Endstadium der Erkrankung erleichtert ein Konsens zwischen dem Patienten, den nächsten Angehörigen und dem Arzt die Entscheidung, auch aggressive therapeutische Maßnahmen auf die der Patient oder seine Angehörigen hoffen, zugunsten rein palliativer und die Lebensqualität des Kranken schützender Maßnahmen ganz in den Hintergrund treten zu lassen.

Im Einzelfall kann auch für den Lungenkarzinom-Kranken das Gespräch mit einem Leidensgenossen, der bestimmte belastende therapeutische Maßnahmen erfolgreich überstanden hat, sinnvoll und hilfreich sein (Selawry 1983). Die Entscheidung darüber sollte dem Arzt überlassen bleiben.

3. Die pflegerische Führung

Der langfristige Einsatz von Pflegepersonen in der Onkologie setzt eine langjährige Erfahrung (KLEEBERG 1983), eine gediegene psycho-onkologische Ausbildung (DITTMER 1982; GLAUS 1981; JACOB 1981a; SELLSCHOPP 1982), eine gefestigte und reife innere Persönlichkeit sowie die uneingeschränkte Bereitwilligkeit der Vorgesetzten voraus, die Person des Pflegenden in ihrer Tätigkeit zu achten und zu schützen, unvermeidbare Überlastungen und innere Krisen zu respektieren und hier rechtzeitige Abhilfe zu schaffen (GLAUS 1981).

Der onkologischen Pflegekraft obliegt der schwierigste Teil der psychischen Führung, da sie sich einer gleichbleibenden inneren Präsenz dem Patienten gegenüber weder entziehen kann noch entziehen sollte. Sie vertritt eine äußerst wichtige Mittlerrolle zwischen dem Kranken und dem Arzt, aber auch zu den anderen innerhalb und außerhalb des Spitals tätigen Instanzen, deren Funktion und Hilfe der Patient bedarf, nicht zuletzt gegenüber den Angehörigen, deren Beziehungen zum Patienten durch die Erkrankung in vielfältiger Hinsicht problembelastet sind. Sie steht dem Kranken in den verschiedenen Krankheitsstadien, in tiefgreifenden Lebenskrisen zur Seite und ist oft die einzige Person, die dem Kranken auch in der zumeist lang anhaltenden Sterbephase Hoffnung zu geben vermag und dazu beiträgt „daß ein Mensch nicht für tot erklärt wird, bevor er gestorben ist" (GLAUS 1981). Das gilt auch und vor allem in Hinsicht auf die unreduzierbare Qualität der leiblichen Krankenpflege. Ein offenes Gespräch über den Tod, der Mut nicht auszuweichen oder zu fliehen, dem Patienten in dieser Phase nahe zu bleiben und schließlich die eigene Auseinandersetzung mit dem Tod sind in der onkologischen Krankenpflege unablässig zu bewältigende Aufgaben, die oft nur durch eine menschlich harmonische Kommunikation innerhalb der Pflegegruppe ermöglicht und getragen werden können.

Aber auch das *Weiterleben* des nur vorübergehend gebesserten Kranken in seiner mitmenschlichen Umwelt, seine soziale Reintegration oder die Rückkehr nach Hause „zum Sterben" bedürfen einer äußerst umsichtigen und erfahrenen psychischen Führung und Vorbereitung durch die Pflegenden (GLAUS 1977).

4. Die fachpsychologische Führung

Von den zu beobachtenden psychischen Ausnahmezuständen abgesehen, welche in die Hand des Fachpsychiaters gehören, hat sich in verschiedenen Bereichen der Onkologie ein psychologischer Dienst etabliert, der entweder im Rahmen einer Liaison-Psychiatrie oder konsiliarisch von Ärzten und Psychologen einer psychosomatischen Abteilung oder im Rahmen psycho-onkologischer Abteilungen an Tumorzentren und Universitätskliniken durchgeführt wird (ADLER 1981; BAHNSON 1979; FREYBERGER 1977; HOLLAND 1973; KÖHLE 1979; MEERWEIN 1976/1981; SELLSCHOPP 1981). Darüber hinaus verfügt fast jede onkologische Nachsorgeklinik über einen fachpsychologischen Dienst, und schließlich beteiligen sich niedergelassene Psychotherapeuten und Fachpsychologen an der Nachbehandlung des onkologisch Kranken nach Rückkehr aus der Klinik und übernehmen gelegentlich Supervisionen bei onkologischen Selbsthilfegruppen (Am. Cancer Soc. 1962; FREYBERGER 1979; JACOB 1978; MEERWEIN 1981; MOELLER 1978).

Die kritische Diskussion über die Reichweite und Grenzen der fachpsychologischen Begleittherapie und die Evaluation ihrer Methoden ist zur Zeit nicht abgeschlossen (ZIEGLER 1983). Die angebotenen Methoden reichen von der Einzelberatung und Einzelbehandlung über die Gruppen- und Familientherapie bis zum autogenen Training und zur Hypnose – bzw. Suggestionsbehandlung. Ausgeübt werden sie von tiefenpsychologisch ausgebildeten Ärzten sowie von verhaltenstherapeutisch oder tiefenpsychologisch ausgebildeten Fachpsychologen.

Die Möglichkeit der Inanspruchnahme nicht-ärztlicher psychologischer Fachkräfte durch den Lungenkrebskranken sollte eher zurückhaltend beurteilt werden, da die somatische Grundsituation stets ein präsentes ärztliches Urteil erfordert. Sowohl im klinischen wie im Nachsorgebereich wäre es jedoch gänzlich falsch, die psychische Führung des onkologisch Kranken durch therapeutische Kompetenzprobleme zu belasten, welche sich aus einer „Gewaltenteilung" der therapeutischen Aufgaben allzu leicht ergeben. Hier wäre in jedem Fall dem psychologisch aus- oder weitergebildeten Arzt der Vorzug zu geben (MEERWEIN 1981).

5. Möglichkeiten und Grenzen der psychischen Führung im Team

An Tumorzentren und onkologischen Abteilungen läßt sich die psychische Führung des Kranken durch den Aufbau eines geschlossenen therapeutischen Feldes verbessern (SELLSCHOPP 1981). Die in diesem Feld notwendige Team-Arbeit setzt nicht nur bestimmte mitmenschliche Fähigkeiten der Kooperation, sondern gediegene psycho-onkologische Kenntnisse und Erfahrungen aller Team-Mitglieder voraus, welche in Team-Besprechungen aber auch in regelmäßigen Weiter- und Fortbildungsveranstaltungen auszubilden sind. An der Team-Arbeit sollte neben dem Fachonkologen ein in der klinischen Psychosomatik und Tiefenpsychologie voll ausgebildeter ärztlicher Psychotherapeut beteiligt sein, der mit den Methoden der Krisenintervention in – und außerhalb des Teams vertraut ist (SCHMELING u. KOCH 1983).

Eine Erweiterung der therapeutischen Bemühungen über den Kranken hinaus durch die Einbeziehung der Familienangehörigen in die psycho-onkologische Therapie erscheint in vielen Fällen ratsam und nicht selten notwendig, wenn innerhalb der Familie schwere Krisen im Zusammenhang mit der familiären Belastung durch den Kranken, durch eine langwierige häusliche Krankenpflege oder während des Terminalstadiums entstehen.

Nach Entlassung des Kranken aus der onkologischen Station sollte in jedem Fall die *Kontinuität* der psychischen Führung aufrecht erhalten werden, entweder indem sie – wie in der Schweiz – an eine mit dem Tumorzentrum verbundene onkologische Schwester delegiert wird, welche den Patienten weiter betreut oder indem durch sorgfältige Absprachen zwischen den behandelnden Ärzten des onkologischen Zentrums und dem behandelnden Hausarzt die Übernahme der psychischen Führung nach dem Kollegialprinzip erfolgt (GLAUS 1981; MARTZ 1981).

E. Psychische Führung des Kranken in der Familie

Zu den wichtigsten *ärztlichen* Aufgaben der Behandlung onkologischer Erkrankungen gehört die psychische Führung des Kranken *und* der Familienangehörigen. Sie beginnt in der Regel schon dann, wenn ein Familienmitglied in das ärztliche Aufklärungsgespräch einbezogen wird (SENN 1981) oder sobald die Diagnose den Familienangehörigen bekannt wurde.

Immer stellt die Karzinomkrankheit für die gesamte Familie eine schwere Belastung dar: „Maligne Erkrankungen sind somit fast immer Familienkrankheiten" (MEERWEIN 1981). Der behandelnde Arzt ist stets zugleich der Arzt der Familie, welche einer bereitwilligen ärztlichen Beratung ebenso bedarf wie der Kranke selbst. Eine rechtzeitig einsetzende kontinuierliche und wirksame psychische Führung des Kranken und seiner Familienangehörigen gehört daher zu den grundsätzlichen Aufgaben der Onkotherapie, eine Aufgabe, die sehr sorgfältig auf die einzelnen Stadien der Krankheit (s. Abschn. D. I.) bezogen werden muß und einer kontinuierlichen Aufmerksamkeit des Arztes und der Pflegenden bedarf.

Die inner- und außerfamiliären mitmenschlichen Beziehungen werden in der Regel durch das Krankheitsgeschehen einer starken Belastung unterworfen, welche von den Angehörigen Anpassungsleistungen verlangt, deren Bewältigung durch eine gediegene psychische Führung eine wesentliche Entlastung nicht nur für den Kranken sondern für die gesamte Familie bedeuten kann (BAHNSON 1979; BAIDER 1973; KAPLAN 1982).

Die psychische Führung des Kranken in der Familie bezieht sich zunächst auf die Behandlung und die durch Strahlentherapie oder Chemotherapie hervorgerufenen *Behandlungskrisen,* dann aber auch auf die Bewältigung der *Lebenskrisen,* welche während der verschiedenen Krankheitsstadien den Patienten und die Familienangehörigen treffen und belasten: schwere Störungen des Selbstwertgefühls, Ängste und Depressionen, aber auch Ängste der Angehörigen vor Komplikationen der Erkrankung wie Rezidiv, Unheilbarkeit, unstillbare Schmerzen und Todesängste im Terminalstadium, aber auch Verlust- und Katastrophenängste der Familienangehörigen, verbunden mit dem Verlust der eigenen Lebensbasis durch den Tod des Kranken.

Für die psychische Führung gilt auch hier die Grundregel einer offenen, wahrhaftigen Kommunikation des Arztes mit den Familienangehörigen und dem Patienten (s. Abschn. C. 4.).

In fortgeschrittenen Stadien der Erkrankung, insbesondere bei der Bekämpfung unstillbarer Schmerzzustände im Terminalstadium, kann die psychische Belastung der Familie so überhand nehmen, daß eine Rücküberweisung des Patienten in die Klinik unvermeidlich wird.

Für die *pflegerische* Betreuung des Kranken in der Familie gelten die gleichen Regeln der psychischen Führung wie in der Klinik (s. Abschn. D. 3.). Hier bewährt sich der Einsatz erfahrener und weitergebildeter Pflegekräfte in der onkologischen Pflege in besonderem Maße (s. Abschn. D. 2.) (DITTMER 1981; GLAUS 1981).

Die Indikationsstellung zu einer *speziellen Familientherapie* (BAHNSON 1979; KAPLAN 1982; MEERWEIN 1981; WIRSCHING 1982a) beschränkt sich auf die Lösung schwerer psychodynamischer Konflikte und Familienkrisen, die zumeist schon vor Bekanntwerden der Krankheit schwelten und die Familienkohärenz in Frage stellten, jedoch erst durch die familiäre Belastung infolge der Tumorerkrankung manifest geworden sind.

Ob eine spezielle familientherapeutische Maßnahme im Einzelfall auch für den Lungenkarzinom-Kranken indiziert sein kann, bleibt offen. Diesbezügliche Therapieversuche von STIERLIN und WIRSCHING (1982) sind bisher wenig ermutigend verlaufen.

Eine familientherapeutische Unterstützung der Familienangehörigen in der Terminalphase und nach dem Ableben des Patienten hat sich bewährt, um Verlustängste, langanhaltende Depressionen oder eine in der Trauerphase nicht selten zu beobachtende gesteigerte Labilität einzelner Familienmitglieder gegenüber körperlichen Erkrankungen zu vermindern (BAHNSON 1979; BUNJES 1981; HOLLAND 1973; PARKES 1972).

Nach dem Tode des Patienten sollte auf ein nochmaliges ärztliches Gespräch mit den Angehörigen in der Regel nicht verzichtet werden. Es vermag viele offen gebliebene Fragen zu klären, gelegentlich auftretende quälende Schuldgefühle der Angehörigen zu mildern oder zu beseitigen und Trost und Erleichterung zu spenden (MEERWEIN 1981).

F. Psychische Führung in der Nachsorge

Die psychische Führung des Kranken in der gesamten Nachsorgephase bedarf ebenso wie der somatische Therapieplan einer sorgfältigen organisatorischen Vorbereitung und Gesamtkonzeption. Diese betrifft vor allem die *Kontinuität* und *Kommunikation* mit dem behandelnden Hausarzt und den Pflegekräften am Wohnort des Patienten.

1. Psychische Führung durch den Hausarzt

Eine Kontinuität der ärztlichen Führung des Patienten setzt voraus, daß der behandelnde Hausarzt am Wohnort des Patienten durch das onkologische Zentrum nicht nur über die weiterführenden somatotherapeutischen Maßnahmen sondern auch über den psychoonkologischen Status des Patienten ausreichend informiert wird (MARTZ 1981); dies betrifft die Ergebnisse und Entscheidungen der ärztlichen Gesprächsführung ebenso wie den Stand der Information des Patienten über seine Krankheit, aber auch die psychische Gesamtverfassung des Patienten und die während der onkologischen Spezialbehandlung eingeleiteten Maßnahmen zur Durchführung einer Nachsorgekur, Fortführung der beruflichen Tätigkeit, Einleitung eines Rentenverfahrens, zusätzliche Haushalts- und Pflegehilfen (BUNJES 1981; HAHN 1981).

Entscheidend ist hier vor allem die *Kontinuität* der somatischen Behandlung, der psychischen Führung des Patienten und der einzuleitenden Rehabilitations- oder sozialen Hilfsmaßnahmen, die durch eine rechtzeitige fernmündliche oder schriftliche Kontaktnahme zwischen dem behandelnden Arzt des Tumorzentrums und dem behandelnden Hausarzt erreicht werden kann (MARTZ 1981).

Ist dem behandelnden Hausarzt der Stand der Information des Patienten über seine Krankheit nur unzureichend bekannt, so entsteht für die weitere psychische Führung des Patienten u.U. ein *Kontinuitätsbruch,* der die Vertrauensbasis zwischen dem Arzt und dem Kranken ernsthaft gefährdet. Spätestens hier erweist sich eine unzureichende oder verschleiernde Teilinformation des Patienten durch den vorbehandelnden Onkologen als nachteilig und für den Patienten schädlich (MEERWEIN 1981; SENN 1981).

In der Regel beginnt die psychische Führung des Patienten durch den Hausarzt *vor* der Einweisung in die onkologische Spezialbehandlung. Je konsolidierter die Vertrauensbasis zwischen dem Hausarzt und dem Kranken sich erweist, um so innerlich gefestigter wird der Patient alle inneren und äußeren Belastungen bestehen, mit denen er durch die Überweisung in die onkologische Spezialeinrichtung, durch die Eröffnung der Diagnose, die Verordnung des strategisch-therapeutischen Behandlungsplans und die auf ihn zukommenden Lebens- und Schicksalskrisen konfrontiert wird. Der Patient weiß sich auch nach der Rückkehr in die hausärztliche Behandlung beschützt und mit seinem Arzt bereits vertraut, wenn das kollegiale Kontinuitätsprinzip eingehalten wird. Ähnliches gilt für die psychische Führung der Angehörigen, die den Kranken auf diesem schwierigen Weg innerlich und äußerlich begleiten und mit ihm leben.

2. Psychische Führung in der Gemeindekrankenpflege (Sozialstation)

Nach Rückkehr des Patienten an den Wohnort übernimmt in der Regel die Gemeindekrankenpflege die pflegerische Betreuung des Patienten. Hier bedarf die psychische Führung ebenfalls einer stabilen Kontinuität und mitmenschlichen Kommunikation, die für den Kranken in allen Phasen der weiteren Behandlung im Sinne einer bestmöglichen psychischen Führung genutzt werden kann.

Jede Pflegekraft der Sozialstation sollte einen 14tägigen onkologischen Weiterbildungskurs besuchen, in dem die Fortschritte der onkologischen Somatotherapie, die Prinzipien der onkologischen Pflege und der psychischen Führung des Kranken vor allem in der Familie vermittelt werden (DITTMER 1981; JACOB 1978, 1982; SELLSCHOPP 1982; WODRASCHKE 1982).

Für die Bearbeitung sog. Problem-Fälle mit den Pflegekräften der Sozialstation eignet sich die Balint-Technik (BALINT 1965; JACOB 1984; LOCH 1975).

In der Schweiz hat sich der Einsatz spezifisch ausgebildeter onkologischer Schwestern bewährt, die einem Tumorzentrum angegliedert sind und auch die pflegerische Spezialbetreuung des onkologischen Patienten am Wohnort übernehmen (Glaus 1981).

3. Psychische Führung in der Nachsorgekur

Die Kurmaßnahmen des onkologisch Kranken gliedern sich in „allgemein zusatztherapeutische" und „tumorspezifische Maßnahmen" (Blettner u. Hahn 1983). Angestrebt wird in diesen Kuren eine Stabilisierung der körpereigenen Abwehrkräfte, unter Umständen ein zeitweiliger Stillstand des Leidens, sowie eine Besserung des psychosomatischen Befindens. Eine tumorspezifische Kur (z.B. Fortführung der zytostatischen Behandlung), aber auch unspezifische Nachkuren, Festigungskuren oder Genesungskuren bieten dem Patienten die Möglichkeit einer Stabilisierung seiner inneren und äußeren Lebenssituation und für die Familie eine temporäre Entlastung.

Die psychische Führung des Kranken in der Nachsorgekur kann – je nach Stadium seiner Erkrankung – mit erheblichen Problemen belastet sein, die durch die innere Auseinandersetzung des Kranken mit seiner Erkrankung, durch Problemfelder der psychosozialen Lebenssituation, unter Umständen durch ungelöste mitmenschliche Konflikte entstehen (Nagel 1979a, b).

Eine adäquate Gesprächssituation, in der diese Probleme bearbeitet und unter Umständen einer Lösung näher gebracht werden können, sollte während der Kurphase gegeben sein. Da es sich um ein geschlossenes psycho-onkologisches Behandlungsfeld handelt, bedarf die psychische Führung in dieser Therapiephase einer gediegenen psycho-onkologischen Erfahrung und Ausbildung des ärztlichen oder psychotherapeutischen Gesprächspartners, welche ein hohes Maß an Fähigkeiten mitmenschlicher Kommunikation, Empathie und fachlicher Qualifikation verlangt! Bedacht werden muß auch hier die Kontinuität der psychischen Führung nach Beendigung der Kur, d.h. die Delegation an ebenfalls psycho-onkologisch erfahrene und fortgebildete Gesprächspartner am Wohnort des Patienten, damit der Patient nicht nach Beendigung der Kur „ins Leere fällt" und sich nach anfänglicher Hoffnung erneut der Resignation überläßt, nicht selten verbunden mit einem Rezidiv oder einer raschen Progredienz der Erkrankung nach der Rückkehr aus der Kur (Neumann 1958).

Literatur

Abrams RD (1966) The patient with cancer: his changing pattern of communication. N Engl J Med 274–317

Abse DW (1974) Personality and behavioral characteristics of lung cancer patients. J Psychosom Res 18:101–113

Achte K, Vauhkonen M (1970) Cancer and psyche. Monographs from the psychiatric clinic of the Helsinki University Central Hospital, no 1

Ader R (1965a) Social factors affecting emotionality and resistance to disease in animals. V. early separation from the mother and response to transplanted tumor in the rat. Psychosom Med 27:119

Ader R (1965b) Differential early experiences and susceptibility to transplanted tumor in the rat. J Comp Physiol Psychol 59 (3):361–364

Ader R (1980) Psychosomatic and psychoneuroimmunological research. Psychosom Med 42 (3):307–321

Ader R (1981) Psychoneuroimmunology. Academic Press, London

Adler R (1981) Psychoonkologische Forschung. In: Meerwein F (Hrsg) Einführung in die Psychoonkologie. Huber, Bern

American Cancer Society (1962) A study of the needs of cancer patients in California. Am Cancer Society, California Division, San Francisco

Amkraut A (1972) Stress and murine sarcoma virus (Moloney-) induced tumors. Cancer Res 32:1428–1433

Amkraut A (1975) From the symbolic stimulus to the pathophysiologic response: Immune mechanism. Int J Psychiatry Med 5 (4):541–563

Bahnson CB (1966a) Gegenwärtige Strömungen in der psychosomatischen Forschung und Skizzierung eines komplementären theoretischen Modells. Therapie über das Nervensystem. 6:11–44

Bahnson CB (1966b) Role of the ego defenses: Denial and repression in the etiology of malignant neoplasm. Ann N Y Acad Sci 125:827–845

Bahnson CB (1969a) Psychophysiological complementarity in malignancies: Past work and future vistas. Ann N Y Acad Sci 164:319–334

Bahnson CB (1969b) Ego defenses in cancer patients. Ann N Y Acad Sci 164:546–559

Bahnson CB (1969c) General discussion. Ann N Y Acad Sci 164:590–610

Bahnson CB (1979) Krebs in psychosomatischer Dimension. In: Uexküll Th v (Hrsg) Lehrbuch der Psychosomatischen Medizin. Urban & Schwarzenberg, München

Baider AL (1973) Family structure and the process of dying: A study of cancer patients and their family interaction. Dissertation, Brandeis University

Balint M (1965) Der Arzt, sein Patient und die Krankheit. Klett, Stuttgart

Baltrusch HJF (1963a) Psyche-Nervensystem-Neoplastischer Prozess. Ein altes Problem mit neuer Aktualität. Teil III: Historische Entwicklungen, Soziologie und psychosomatische Epidemiologie der Krebskrankheit, psychosomatische Aspekte der experimentellen Krebsforschung. Z Psychosom Med Psychoanal 9 (4):229–245

Baltrusch HJF (1963b) Psychosomatik, Psychobiologie und Soziologie neoplastischer Erkrankungen. 1. und 2. Konferenz der Int'l Psychosomatic Cancer Study Group, Amsterdam, 10. bis 13. August 1960 und Paris, 27. bis 29. August 1961. Z Psychosom Med Psychoanal 9 (4):295–296

Baltrusch HJF (1969) Einige psychosomatische Aspekte der Krebskrankheit unter besonderer Berücksichtigung psychotherapeutischer Gesichtspunkte. Z Psychosom Med Psychoanal 15:31–36

Bammer K (1981) Krebs und Psychosomatik. Kohlhammer, Stuttgart

Blettner G, Hahn M (1983) Die soziale Beratung von Tumorpatienten. In: Fischer J (Hrsg) Taschenbuch der Onkologie. Urban & Schwarzenberg, München

Blohmke M (1976) Soziale und psychosoziale Bezüge in der Krebsgenese. Medizin-Mensch-Gesellschaft. 1 (1):32–38

Blohmke M (1981) Investigations on the personality of patients with pulmonary carcinomas compared to a control group. Nied Biology Environment 8:64–75

Blumberg B (1980) Coping with cancer. National Cancer Institute, Public Health Service, Bethesda

Blumberg EM (1954) A possible relationship between psychological factors in human cancer. Psychosom Med 16:277–286

Bock HE (1977) Ärztliche Ethik am Krankenbett aus internistischer Sicht. In: Gross R (Hrsg) Symposium Köln. Schattauer, Stuttgart New York, p 89

Booth G (1973) Psychobiological aspects of "spontaneous" regression of cancer. J Am Acad Psychoanal 1:303–317

Booth G (1974) Cancer and psyche. Int'l Mental Health Research Newsletter 16:15–16

Booth G (1977) A spontaneous recovery from cancer. J Am Acad Psychoanal 5:207–214

Bunjes V (1981) Die Aufgaben des Sozialarbeiters. In: Meerwein F (Hrsg) Einführung in die Psychoonkologie. Huber, Bern

Cohen JJ, Cullen JW, Martin LR (eds) (1982) Psychosocial aspects of cancer. Raven, New York

Cohen MM (1982) Psychosocial morbidity in cancer: A clinical perspective. In: Cohen JJ, Cullen JW, Martin R (eds) Psychosocial aspects of cancer. Raven, New York

Cullen JW (1976) Cancer: The behavioral dimensions. Raven, New York

Dittmer Ph (1981) Gemeindekrankenpflege heute. Arenberger Caritasvereinigung eV, Seminar für Gemeindekrankenpflege Koblenz-Arenberg, S 162–169

Engel GL (1962) Psychological development in health and disease. Saunders, Philadelphia

Engel GL (1981) The need of a new medical model. In: Caplan AL, Engelhardt JHT, McCartney JJ (eds) Concepts of health and disease. Addison-Westley Publ, London Amsterdem

Fiore N (1979) Fighting cancer – One patients perspective. N Engl J Med 300:284–289

Fox BH (1978) Premorbid psychological factors as related to cancer incidence. J Behav Med 1:45–133

Fox BH (1981) Psychological factors and the immune system in human cancer. In: Ader R (ed) Psychoneuroimmunology. Academic Press, New York

Fox BH (1982) Suicide rates among cancer patients in Connecticut. J Chronic Dis 35:89–100

Freyberger H (1977) Ärztlicher Umgang mit Tumorpatienten in psychologisch-medizinischer Sicht. Münch Med Wochenschr 119 (43):1381–1386

Freyberger H (1979) Psychosomatic aspects in self-help groups made up of medical patients. Psychother Psychosom 31:114–120

Glaus A (1977) Spitalexterne Betreuung von Tumorpatienten. Zeitschr für Krankenpflege 7:217

Glaus A (1981) Die Onkologieschwester. In: Meerwein F (Hrsg) Einführung in die Psychoonkologie. Huber, Bern

Greer S (1982) Psychological concomitants of cancer: current state of research. Psychol Med 12:563–573

Gross R (1978) Ärztliche Ethik. Symposium Köln 1.10.1977. Schattauer, Stuttgart

Gross R (1982) Medizinische Probleme der Selbstbestimmung des Patienten. In: Doerr W, Jacob W, Laufs A (Hrsg) Recht und Ethik in der Medizin. Springer, Berlin Heidelberg New York

Hackett RP (1973) Patient delay in cancer. N Engl J Med 289:14–20

Hahn M (1981) Lebenskrise Krebs. Schlütersche Verlagsanstalt, Hannover

Henderson JG (1966) Denial and repression as factors in the delay of patients with cancer presenting themselves to the physician. Ann N Y Acad Sci 125:856

Hensel H (1977) Zur Problematik des Wissenschaftsbegriffs in der Medizin. In: Büttner G, Hensel H (Hrsg) Biologische Medizin. Verlag für Medizin, Fischer, Heidelberg, S 82–101

Holland J (1973) Psychologic aspects of cancer. In: Holland JF, Frei E (eds) Cancer medicine. Lea and Febinger, pp 991–1021

Holland J (1977) Psychological response of patients with acute leukemia to germ-free environments. Cancer 40:871–879

Ikemi Y (1975) Psychosomatic consideration on cancer patients who have made a narrow escape from death. Dynam Psychiat 8:77–93

Jacob W (1966) Das Menschenbild in der Medizin. In: Drescher H-G (Hrsg) Der Mensch, Wissenschaft und Wirklichkeit. Jugenddienst Verlag, Wuppertal

Jacob W (1968) Die gesellschaftliche Situation des Kranken. In: Görres A (Hrsg) Der Kranke – Ärgernis der Leistungsgesellschaft. Patmos-Verlag, Augsburg

Jacob W (1978) Kranksein und Krankheit. Hüthig, Heidelberg

Jacob W (1981a) Die Chancen der Gemeindekrankenpflege heute – der diakonische Auftrag. In: Dittmer Ph (Hrsg) Gemeindekrankenpflege heute. Arenberger Caritasvereinigung eV, Koblenz-Arenberg

Jacob W (1981b) Das Unverfügbare in der Medizin. In: Schütz P (Hrsg) Partisan der Hoffnung. Brednow, Hamburg

Jacob W (1982) Das Vertrauen als Grundkategorie einer medizinischen Anthropologie. In: Doerr W, Jacob W, Laufs A (Hrsg) Recht und Ethik in der Medizin. Springer, Berlin, Heidelberg, New York

Jacob W (1983) Ärztlich-ethische Bedenken gegen die Einschränkung der Grundrechte des Kranken durch ein sog Krankenregistergesetz. Bad-Württ Ärzteblatt 6, Sonderbeilage 11

Jacob W (1984) Der Teil und das Ganze – Aporien in den Denkbewegungen der medizinischen Moderne. In: Seidler E (Hrsg) Medizinische Anthropologie. Springer, Berlin Heidelberg New York Tokyo

Jochheim KA (1982) Funktion, Struktur und Organisation der Nachsorge für Krebspatienten im Tumorzentrum Köln. Verh Dtsch Krebs Ges, Bd 3. Fischer, Stuttgart New York, S 739–742 ѕss R (1981) Nausea und Erbrechen bei der Chemotherapie maligner Tumoren. Schweiz Med Wochenschr 111:1614–1622

aplan DM (1982) Intervention strategies for families. In: Cohen J, Cullen JW, Martin LR (eds) Psychosocial aspects of cancer. Raven, New York

ennedy BH (1976) Psychological response of patients cured of advanced cancer. Cancer 38:2194–2191

issen DM (1969a) The present status of psychosomatic cancer research. Geriatrics 24:129

issen DM (1969b) A further report on personality and psychosocial factors in lung cancer. Ann N Y Acad Sci 164:335–345

issen DM (eds) LeShan LL (1964) Psychosomatic aspects of neoplastic disease. The proceedings of the third International Conference of the Int'l Psychosomatic Cancer Study Group. Pitman, London

lagsburn SC (1970) Cancer, emotion and nurses. Am J Psychiatry 126:1237

leeberg UR (1983) Die Rolle des Krankenpflegepersonals in der Onkologie. In: Fischer J (Hrsg) Taschenbuch der Onkologie. Urban & Schwarzenberg, München

öhle K (1979) Zum Umgang mit unheilbar Kranken. In: Uexküll Th v (Hrsg) Lehrbuch der Psychosomatischen Medizin. Urban & Schwarzenberg, München

rant MJ (1976) Problems of the physician in presenting the patient with the diagnosis. In: Cullen JW, Fox BH, Isom RN (eds) Cancer: The behavioral dimensions. Raven, New York

rehl L (1928) Krankheitsform und Persönlichkeit. Dtsch Med Wochenschr 54:1745–1750

übler-Ross E (1971) Interview mit Sterbenden. Krenz, s Stuttgart

ümmerle F (1983) Medizinische und juristische Aspekte der Aufklärung bei Tumorpatienten. In: Fischer J (Hrsg) Taschenbuch der Onkologie. Urban & Schwarzenberg, München

utz I (1980) Paradoxical emetic response to antiemetic treatment in cancer patients. N Engl J Med 303:1480

aufs A (1978) Arztrecht. 2. Aufl. Beck, München

eShan LL (1956a) Personality as a factor in the pathogenesis of cancer: A review of the literature. Br J Med Psychol 29:49

eShan LL (1956b) Some recurrent life history patterns observed in patients with malignant disease. J Nerv Ment Dis 124:460–465

eShan LL (1958) Some observations on psychotherapy with patients suffering from neoplastic disease. Am J Psychother 12:723–734

eShan LL (1963) Untersuchungen zur Persönlichkeit der Krebskranken. Ztschr. für Psychosomatische Medizin und Psychoanalyse 94:246–256

eShan LL (1966) An emotional life-history pattern associated with neoplastic disease. Ann N Y Acad Sci 125:780–793

eShan LL (1982) Psychotherapie gegen den Krebs. Klett-Cotta, Stuttgart

evine J (1975) Denial and self-image in stroke, lung cancer, and heart disease patients. J Consult Clin Psychol 43 (6):751–757

och W (1975) Anmerkung zur Einführung und Begründung der „Flash"-Technik als Sprechstunde-Psychotherapie. Vorwort zu Fünf Minuten pro Patient. In: Balint E, Norell JS (Hrsg) Suhrkamp, Frankfurt

üscher T (1982) Patienten-compliance. Klin Wochenschr 60:161–170

artz G (1981) Die Beziehung zwischen Hausarzt und onkologischem Zentrum. In: Meerwein F (Hrsg) Einführung in die Psychoonkologie. Huber, Bern

cIntosh J (1976) Patient's awareness and desire for information about diagnosed but undisclosed malignant disease. Lancet 20:200–303

eerwein F (1973) Psychoanalytische Erfahrungen an Kranken mit infauster Prognose. Fortbildungskurse Schweiz. Ges Psychiatrie 6:86–96

eerwein F (1974) Das ärztliche Gespräch, 1. Auflage 1969, 2. Auflage. Huber, Bern

eerwein F (1976) Bemerkungen zur Arzt-Patienten-Beziehung bei Krebskranken. Voraussetzungen, Funktion und Ziel sog Balint-Gruppen an einer internistisch-onkologischen Abteilung. Z Psychosom Med Psychoanal 22:278–300

eerwein F (1977) Psychologische Probleme in der Onkologie. SAZ 40:716

eerwein F (1978) Die Psychologie des Krebskranken. Folia Psychopractica. Hoffmann-La Roche, Basel

eerwein F (Hrsg) (1981) Einführung in die Psycho-Onkologie. Huber, Bern

Moeller ML (1978) Selbsthilfegruppen. Rowohlt, Reinbek

Morrow G (1982) Prevalence and correlates of anticipatory nausea and vomiting in chemotherapy patients. J Nat Cancer Inst 68:4

Nagel GA (1979a) Neue Entwicklung der zytostatischen Therapie. In: Deutsche Akademie für medizinische Fortbildung (Hrsg) Neue Aspekte der Krebsbekämpfung. Kritische Gedanken – Neue Wege. Kongreßbericht Kassel 1978. Thieme, Stuttgart

Nagel GA (1979b) Grundlagen der Immunologie und Immuntherapie des Krebses. In: Brunner KW, Nagel GA (Hrsg) Internistische Krebstherapie. Springer, Berlin Heidelberg New York

Nakagawa T (1981) Abstracts 6th Congress of the International College of Psychosomatic Medicine, Montreal, Sept

Nesse RM (1980) Pretreatment nausea in cancer chemotherapy: A conditioned response? Psychosom Med 421:22–26

Neumann Ch (1958) Psychische Besonderheiten bei Krebspatientinnen. Z Psychosom Med 5/1:91–101

Newlin NR (1978) The oncology nurse: Life on emotional roller coaster. Cancer Nursing, p 449, Dec

Parkes CM (1972) Health after bereavement. Psychosom Med 34/5:449–461

Robbins GF (1953) Delay in diagnosis and treatment of physicians with cancer. Cancer 6:624

Schmale A (1966) The affect of hopelessness and the development of cancer. I. identification of uterine, cervical cancer in women with atypical cytology. Psychosom Med 28:714

Schmale A (1977) Cancer leukemia and related diseases: Psychosomatic aspects. In: International Encyclopedia of Neurology, Psychiatry, Psychoanalysis and Psychology. New York Van Nostrand Reinhold Co and copyrighting by Aesculapius Publishers J Press

Schmeling C, Koch U (1983) Betreuung von Schwer- und Todkranken. In: Fischer J (Hrsg) Taschenbuch der Onkologie. Urban & Schwarzenberg, München

Schmidt E (1962) Empfiehlt es sich, daß der Gesetzgeber die Fragen der ärztlichen Aufklärungspflicht regelt? Mohr, Tübingen

Schreiber HL, Lilie H (1983) Juristische Aspekte der Aufklärung bei Tumorpatienten. In: Fischer J (Hrsg) Taschenbuch der Onkologie. Urban & Schwarzenberg, München, S 166–170

Selawry OS (1983) Selective treatment in lung cancer. In: Stoll BA (ed) Cancer treatment: End-point evaluation. Wiley, Cleichester

Sellschopp A (1979) Stationäre Psychotherapie in der Psychosomatischen Klinik Heidelberg. In: Materialien zur Psycho-Analyse und analytisch orientierten Psychotherapie

Sellschopp A (1981a) Structure and functions of the Heidelberg University Organization for after-care of cancer patients. Psychother Psychosom 36:17–23

Sellschopp A (1981b) Probleme der Zusammenarbeit im Spannungsfeld von ambulanter und stationärer Versorgung. In: Krebsnachsorge (Hrsg) Frd. Thieding-Stiftung des Hartmann Bundes und Deutsche Krebshilfe eV, Bonn

Sellschopp A (1982) Postoperative Lebensqualität und psychische Führung. Tagungsbericht des Seminars: Die Führung des chronisch Kranken in der Gastroenterologie, Luzern

Senn HJ (1979) Führung und Betreuung des Krebspatienten durch Hausarzt und Tumorzentrum. Z Allg Med 55:284

Senn HJ (1981) Wahrhaftigkeit am Krankenbett. In: Meerwein F (Hrsg) Einführung in die Psychoonkologie. Huber, Bern

Siebeck R (1983) Medizin in Bewegung, 1. Auflage 1949, 3. Auflage. Thieme, Stuttgart

Solomon GF (1974a) Immunity, emotions and stress. Ann Clin Res 6:313–322

Solomon GF (1974b) Immunity, emotions and stress. Psychother Psychosom 23:209–217

Sporken P (1973) Menschlich sterben, 2. Auflage. Patmos, Düsseldorf, 55ff

Stierlin H, Wirsching M (1982) Familiendynamik und Familientherapie beim Krebs. In: Angermeyer MC, Freyberger H (Hrsg) Chronisch Kranke in der Familie. Enke, Stuttgart

Stoll BA (1979) Restraint of growth and spontaneous regression of cancer. In: Stoll BA (ed) Mind and cancer prognosis. Wiley, Chicester

Stoll BA (1983) Cancer treatment: End-point evaluation. Wiley, Chicester

Tausch A-M (1980) Personenzentrierte Hilfe für Krebspatienten. In: Hautzinger M, Schulz W (Hrsg) Klinische Psychologie und Psychotherapie. Kongreßbericht Berlin (DGVT, GWG), Tübingen, Köln

Vaillant GE (1966) Some psychological vulnerabilities of physicians. N Engl J Med 287:745–748

Weisman AD (1975) Psychological analysis of cancer deaths. Omega 6/2:61–75

Weisman AD, Worden JW (1976/77) The existential plight in cancer: Significance of the first 100 days. Int J Psychiatry Med 7/1:1–15
Weizsäcker V von (Hrsg) (1941a) Arzt und Kranker. Köhler und Amelang, Stuttgart
Weizsäcker V von (1941b) Über medizinische Anthropologie. In: Weizsäcker von (Hrsg) Arzt und Kranker. Köhler und Amelang, Stuttgart
Weizsäcker V von (1951) Der kranke Mensch. Köhler, Stuttgart
Weizsäcker V von (1956) Pathosophie. Vandenhoeck & Ruprecht, Göttingen
Wirsching B (1982a) Familiendynamik und Familientherapie beim Krebs. In: Angermeyer MC, Freyberger H (Hrsg) Chronisch Kranke in der Familie. Enke, Stuttgart
Wirsching M (1982b) Psychological identification of breast cancer patients before biopsy. J Psychosom Res 26/1:1–10
Wodraschke G (1981) Elemente einer Weiterbildungskonzeption für Mitarbeiter der Gemeindekrankenpflege. In: Dittmer Ph (Hrsg) Arenberger Caritasvereinigung eV, Koblenz-Arenberg, 1981, S 162–168
Ziegler G (1982) Psychosomatische Aspekte der Onkologie. Enke, Stuttgart

XI. Diagnostik

A. Nicht-invasive Methoden

I. Allgemeine Röntgendiagnostik der Neoplasmen der Bronchien und der Lunge

W. Matthiessen und E. Matsui

Mit 7 Abbildungen und 1 Tabelle

A. Allgemeine Bedeutung der Thorax-Röntgendiagnostik in der Beurteilung intrathorakaler Tumoren

Der röntgenologische Aspekt intrathorakaler Tumoren wird bestimmt durch die *Interferenz von organtypischen Reaktionsweisen der Lunge* wie z.B. die Ausbildung von Atelektasen oder Pneumonien *und von eigenständiger Tumordynamik.* Die eigenständige Tumordynamik drückt sich in Wachstums- und Ausbreitungsform der Tumoren aus: Die lokal aggressive Tumorgruppe hat viel eigenes Stroma und neigt zu Tumorschrumpfung, zu Kavernisierung und zu Ausbrechen in angrenzende Strukturen. Die Gruppe der schnellwachsenden, früh lymphogen und hämatogen metastasierenden Tumoren nutzt dagegen das Lungengrundgerüst zu mehr appositionell-spreitendem Wachstum, bildet kaum Tumorkavernen aus und bricht seltener in angrenzende Strukturen aus. Reaktionsweise der Lunge und Tumoreigenheiten sind also Beurteilungsgrundlage. Für die Indikationsstellung und Beurteilung von Röntgenuntersuchungen ist daher eine funktionelle und räumliche Betrachtungsweise absolut notwendig. Die sich daraus ergebende Bedeutung von Röntgenuntersuchungen in der Beurteilung von intrathorakalen Tumoren ist in Tabelle 1 zusammenfassend dargestellt.

Will man die Röntgendiagnostischen Möglichkeiten ausschöpfen, so ist die Detaillekenntnis der normalen Röntgenanatomie der Thoraxorgane unerläßlich (z.B. MESCHAN 1975). Die sich daraus ableitenden grundlegenden *Interpreta-*

Tabelle 1. Bedeutung der Röntgenuntersuchungen bei der Beurteilung intrathorakaler Tumoren

1. Tumorverdacht	Wichtigster Hinweis, daß Tumor vorliegt
2. Tumorausdehnung	Tumorausdehnung im loko-regionären Bereich abschätzbar (TNM-System)
3. Tumordynamik	Beurteilung von Wachstumsverhalten des Primärtumors und seiner sichtbaren Metastasen im zeitlichen Ablauf in der Röntgenserie: a) vor Therapie (Tumorverdopplungszeit) b) unter Therapie (Remission, Progreß)
4. Röntgenologisch-morphologische Korrelation	Typischer röntgenologischer Aspekt bei verschiedenen Tumormorphologien
5. Sekundäre Veränderungen	Hinweise für typische Tumorkomplikationen (retrostenotische Pneumonie, Kavernisierung usw.)

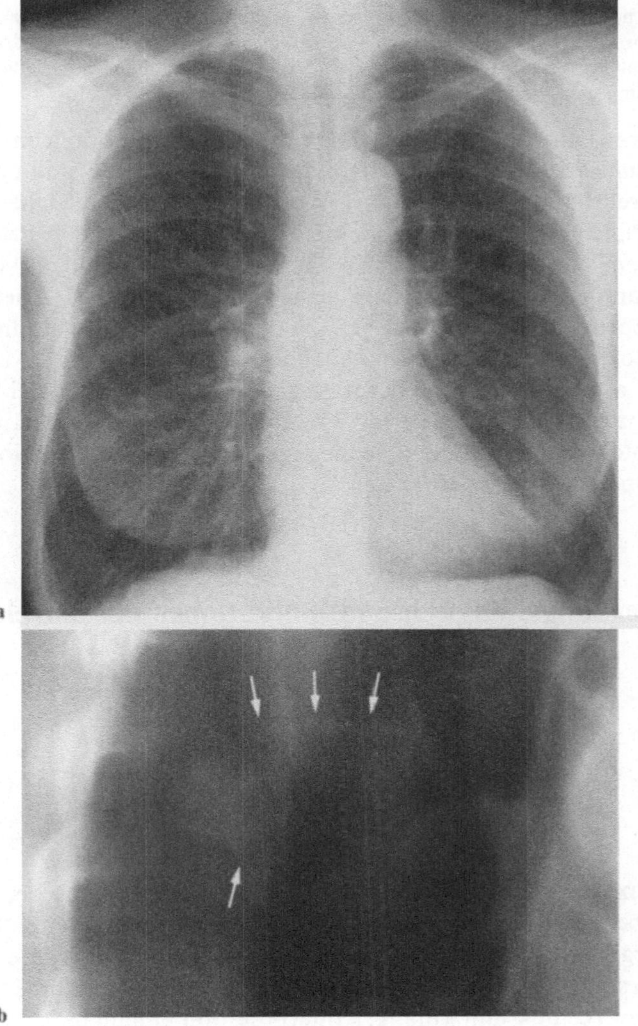

Abb. 1a, b. Versteckter Herdbefund. Nahezu normaler röntgenologischer Befund auf der Thoraxübersichtsaufnahme (**a**). Der Herd in der Unterlappenspitze projiziert sich auf den rechten Hilus, wird erst in der Seitenaufnahme sichtbar und zeigt auf der seitlichen Schichtaufnahme (**b**) die typische Konfiguration des Adenokarzinoms (Einkerbungen des Tumorrandes, zangenförmige Schrumpfung der umliegenden Gefäße (↓) auf das Tumorzentrum zu)

tionsbegriffe der Thoraxröntgenologie sind in den Standardlehrbüchern der Röntgenologie (z.B. SCHINZ et al. 1973) nachzulesen und können hier nur angedeutet werden:

So ist beim Vergleich von *Thoraxaufnahmen* besonders darauf zu achten, in welcher *Position* (Stehen, Sitzen, Liegen) die Aufnahme gefertigt wurde. *Sekundäre Atelektasezeichen* (Volumenverminderung, Transparenzerhöhung, Zwerchfellhochstand auf einer Thoraxseite) müssen besonders beachtet werden. *Transparenzunterschiede* zwischen beiden Lungen, aber auch zwischen einzelnen Lungenlappen weisen auf Perfusionsstörungen durch zentral stenosierende Prozesse hin. Herde, die hinter oder am Rande normaler Strukturen liegen, werden gehäuft übersehen (*versteckter Herdbefund*, s. Abb. 1). Bandförmige, sagittal angeordnete Verdichtungen oder Veränderungen außerhalb der Lungen können als Rundherde fehlgedeutet werden, wenn keine Aufnahmen in seitlichem Strahlengang zur Verfügung stehen (*vorgetäuschte Rundherde*, Rübe 1973).

Vor der Primärtherapie muß der *Tumor* in seiner intrathorakalen *Ausdehnung* komplett *dokumentiert* werden. Die Röntgenuntersuchungen sind dabei gezielt, kritisch und schrittweise so lange zu vervollständigen, bis auf Übersichts- und Schichtaufnahmen alle Befunde eindeutig abgebildet und gut beurteilbar sind. Bei sorgfältigem Vorgehen lassen sich so schwerwiegende Fehlbeurteilungen vermeiden. So kann z.B. das Versäumnis, einen Tumorprogreß *vor* Therapie durch aktuelle Röntgenaufnahmen zu belegen, zu der fälschlichen Beurteilung führen, daß der Tumor *trotz* konservativer Behandlung progredient ist. Aus Strahlenschutz- und Kostengründen muß der röntgenologische Aufwand bei Verlaufsbeobachtungen unter Therapie so gering wie möglich gehalten werden, wobei allerdings bei nichtchirurgischer Therapie die regelmäßige Dokumentation eines Tumormeßparameters unverzichtbar ist.

B. Leistungsfähigkeit und Indikationen der einzelnen Röntgenuntersuchungen

I. Summationsaufnahmen

1. Thoraxübersichtsaufnahme im sagittalen Strahlengang

Die Thoraxübersichtsaufnahme stellt die Basisuntersuchung bei Diagnostik und Verlaufsbeobachtung der intrathorakalen Tumoren dar. Der erste Verdacht auf Tumor ergibt sich aus der Bewertung dieser Röntgenaufnahme oder findet in ihr seine Bestätigung. Die Aussagekraft der Übersichtsaufnahme ist entscheidend von guter Technik und kundiger Interpretation abhängig.

2. Thoraxaufnahme im seitlichen Strahlengang

Die Thoraxaufnahme im seitlichen Strahlengang ist die wichtigste Ergänzung zur Thoraxübersichtsaufnahme im posterior-anterioren Strahlengang (Stitik u. Tockman 1978). Sie erlaubt die räumliche Einordnung der auf der Übersichtsaufnahme gefundenen pathologischen Veränderungen. Prozesse, die sich auf der Übersichtsaufnahme schlecht oder gar nicht darstellen, wie z.B. Lungenveränderungen hinter dem Herzen oder den hilären Gefäßen (Tumoren, Atelektasen; s. Abb. 1) lassen sich oft erst mit Hilfe der seitlichen Thoraxaufnahme abbilden. Die normalen Strukturen der seitlichen Thoraxaufnahme sind oft zu wenig bekannt; dies ist sicherlich ein Grund, warum von dieser einfachen und aussagekräftigen Untersuchung zu wenig Gebrauch gemacht wird.

II. Tomografien

Grundsätzlich sollten bei jeder Erstdiagnose eines intrathorakalen Tumors der Herdbefund und die eventuell vorhandenen Lymphome in zwei aufeinander senkrecht stehenden Ebenen durch Schichtaufnahmen dokumentiert werden. Viele Hinweise für die Differentialdiagnose von Herdbefunden, für die intrathorakale Tumorausdehnung und die Beziehungen zwischen Tumormorphologie und röntgenologischem Aspekt lassen sich erst durch die Tomografie erbringen. Bei konservativer Therapie muß ein Tumormeßparameter regelmäßig auch durch Schichtaufnahmen in seiner Größe dokumentiert werden.

Die *Mediastinaltomografie* in sagittaler Richtung dient in erster Linie der Darstellung der Trachea, der Hauptbronchien und der Hilusstrukturen, sowie der an das Mediastinum angrenzenden Lungenanteile. Wegen der großen Unterschiede in der Gewebsdichte zwischen Mediastinum und Lunge lassen sich diese Strukturen nur mit Hilfe einer besonderen Filtertechnik darstellen, wobei die Strahlen, die auf die Lunge treffen am meisten abgefiltert werden müssen, um die Röntgenkontraste abzumildern (GEBAUER 1975). Während sich zentrale, endobronchial stenosierend wachsende Tumoren besonders gut auf Mediastinalschichten in sagittaler Richtung darstellen lassen, sind hiläre Lymphknotenvergrößerungen meist besser auf seitlichen Mediastinalschichten erkennbar. Indiziert sind Schichtaufnahmen des Mediastinums bei allen in den zentralen Bronchien stenosierend ablaufenden Prozessen, bei allen raumfordernden Prozessen im Mediastinum (Tumoren, Lymphknotenbefall), bei Veränderungen der Hilusstrukturen, sowie bei Veränderungen der Lunge, die an das Mediastinum angrenzen. *Schichtaufnahmen des Lungenparenchyms* in zwei Ebenen dienen der exakten Darstellung von Herden im Lungengewebe, aber auch der Darstellung aller anderen parenchymatösen Lungenveränderungen.

III. Andere Methoden

Während früher jeder Lungenkranke in regelmäßigen Abständen durchleuchtet wurde, ist aus Gründen des Strahlenschutzes, des ungenügenden Auflösungsvermögens bei der Durchleuchtung und der schlechten Dokumentationsmöglichkeiten die Indikation für Durchleuchtungen erheblich eingeschränkt worden. Die rotierende Durchleuchtung ist indiziert bei Herdschatten, die auf Übersichtsaufnahmen sichtbar sind, sich aber auf Seitenaufnahmen oder Tomogrammen nicht auffinden lassen. Außerdem ist die Durchleuchtung notwendig zur Prüfung der Zwerchfellbeweglichkeit bei Zwerchfellhochstand, da der Befund einer eventuell vorhandenen Phrenikusparese einen wesentlichen Beitrag zur Beurteilung der Tumorausdehnung im Thoraxraum leisten kann. Wichtige Hinweise liefert die Durchleuchtung auch bei Gefäßtumoren, Aneurysmen, Zwerchfellhernien und anderen differentialdiagnostisch infrage kommenden intrathorakalen Prozessen. Wichtig ist auch die Prüfung von Lage, Motilität und Durchgängigkeit des Ösophagus mittels Breischluck unter Durchleuchtung, da das hintere Mediastinum häufig Tumorbefall zeigt. Es ist sinnvoll, diese Untersuchung durch Röntgenaufnahmen in zwei Ebenen zu dokumentieren.

Bei Vorliegen einer oberen Einflußstauung sollten Ausmaß und Lokalisation der mediastinalen Gefäßstenosen durch ein *oberes Venogramm* (Kavogramm, Phlebogramm) dokumentiert werden (CANIGIANI 1975). *Zielaufnahmen* sind bei pathologischen Veränderungen des knöchernen Thorax häufig hilfreich, bei Parenchymveränderungen aber entbehrlich, da Schichtaufnahmen regelmäßig besser sind. *Schrägaufnahmen und Hyperlordoseaufnahmen* können manche Befunde zwar eindrucksvoll sichtbar machen, haben aber den Nachteil, daß sie bei Verlaufskontrollen nie exakt reproduzierbar sind.

Xeroradiografie (SCHERTEL et al. 1975) und *Xerotomografie* (OTTO u. WELLAUER 1975) sind weniger übliche radiologische Verfahren. Der Vorteil liegt in der Anhebung des Randkontrastes bei streifenförmigen Veränderungen, kleinsten Fleck- und Rundschatten oder Verkalkungen. Flächige Strukturen und Strukturen des Hilusbereichs lassen sich schlechter darstellen, die Darstellung der Rippen weniger gut unterdrücken. Die Strahlenbelastung liegt sechs- bis achtmal höher als bei üblicher Technik. Die Verfahren sind daher im allgemeinen entbehrlich.

Das *Pneumomediastinum* kann zur Beurteilung pathologischer Mediastinalprozesse hilfreich sein (HAUGER 1975; LISSNER 1975; ŠIMEČEK u. HOLUB 1961; ŠIMEČEK 1969 u. 1974). Die Methode hat sich jedoch nicht sehr weit durchsetzen können, da die Mediastinoskopie mit ihr konkuriert und zusätzliche Informationen (Morphologie) liefert.

Gelegentlich leistet die Kontrastierung mediastinaler Lymphknoten bei der *Fußlymphografie* einen Beitrag zur Beurteilung der Tumorausdehnung bei malignen Lymphomen (NITZSCHE et al. 1973).

C. Allgemeine Röntgenzeichen der Neoplasmen im Thoraxraum

I. Der Herdschatten („Rundherd")

Rundliche Herdschatten im Thoraxröntgenbild sind immer verdächtig auf das Vorliegen eines Bronchialkarzinoms oder eines anderen Tumors. Die Röntgenuntersuchung weist neben der Sputumzytologie als einzige Untersuchungsmethode auf mögliche Frühfälle intrathorakaler Tumoren hin (MELAMED et al. 1977). Rechtzeitiges Erkennen kleiner Herdbefunde hat daher große prognostische, individualmedizinische Bedeutung (LIEBIG et al. 1979; JACKMAN et al. 1969; WEISS et al. 1966, 1980; WEISS u. BOUCOT-STURGIS 1977). Lokalisation und Aussehen eines rundlichen Herdes (Form, Größe, Abgrenzung gegen umliegendes Lungengewebe, Dichte, Verkalkungen, Einschmelzungen) erlauben wichtige Rückschlüsse auf Ätiologie und Prognose (WEISS u. BOUCOT-STURGIS 1973, 1974, 1977; WEISS et al. 1980), wenn auch entschieden betont werden muß, daß die notwendige morphologische Diagnose nie durch röntgenologische Beurteilung ersetzt werden kann.

1. Periphere oder zentrale Lage

Die Lage eines pulmonalen Herdes spielt für die röntgendiagnostischen Möglichkeiten eine erhebliche Rolle, da die im Lungenparenchym, also peripher gelegenen Herde röntgenologisch wesentlich leichter zu erfassen sind. Insbesondere sind Frühformen von intrathorakalen Tumoren röntgenologisch nur erfaßbar, wenn sie peripher gelegen sind (MELAMED et al. 1977).

Am häufigsten werden alle die Tumoren als „peripher" bezeichnet, die distal der Segmentbronchien entstehen (THEROS 1977). Andere definieren periphere Herde als vom „Hilus abgrenzbar und von belüfteter Lunge umgeben" (WEISS u. BOUCOT-STURGIS 1974), berücksichtigen also die Bronchusaufteilung nicht.

Abgesehen von Unterschieden in der Definition sind unterschiedliche Angaben zur Häufigkeit zentraler und peripherer Herde auch von unterschiedlichen Stadien und unterschiedlicher Patientenselektion abhängig. Es werden mehr Herde als peripher eingestuft, wenn man Bronchialkarzinome untersucht, die vor Halbjahresfrist röntgenologisch noch nicht nachweisbar waren (WEISS u. BOUCOT-STURGIS 1973, 1974), als wenn man anhand des Archivmaterials von pathologisch-anatomischen Instituten die Patientenselektion vornimmt (THEROS 1977). Offensichtlich wird bei den Spätfällen der periphere Sitz seltener angenommen, weil der periphere Herd infolge proximalen Fortschreiten des Tumors in den sekundären retrostenotischen Veränderungen oder den hilären und mediastinalen Lymphknoten verschwindet (WATSON u. BERG 1962; BYRD et al. 1968 a–c; THEROS 1977). Diese Auffassung wird auch dadurch gestützt, daß bei kleinzelligen Bronchialkarzinomen vom Oatzelltyp der periphere Primärtumor häufig erst dann sichtbar wird, wenn durch zytostatische Therapie eine Tumorremission erzielt wird.

2. Tumorgröße

Auf Summationsaufnahmen sind infolge Überlagerung verschiedenster Strukturen pulmonale Herde in der Regel erst ab 1 cm Durchmesser zu erkennen (THEROS 1977; JACKMAN 1969; WEISS et al. 1966; OESER 1976). Die Herdgröße für sich allein erlaubt keine Aussage über die Dignität des Prozesses, wenn auch Herde über 4 cm Durchmesser nahezu alle maligne sind. Andererseits ergibt sich bei gesichertem Bronchialkarzinom eine klare Beziehung zwischen Herdgröße und Tumormorphologie: Bei der Analyse peripherer Primärtumoren waren 67% der Plattenepithelkarzinome und 70% der großzelligen Karzinome, aber nur 37% der Adenokarzinome und 27% der kleinzelligen Karzinome größer als 4 cm im Durchmesser (LEHAR et al. 1967; BYRD et al. 1968 a–c). Innerhalb kurzer Zeit können die undifferenziert großzelligen Bronchialkarzinome zu großen peripheren Tumoren auswachsen (WEISS u. BOUCOT-STURGIS 1974; THEROS 1977), während die gut differenzierten Tumoren wegen des langsamen Wachstums relativ häufig schon als kleine Tumoren gefunden werden.

Der wichtigste Hinweis auf einen malignen Tumor ist die Größenzunahme eines pulmonalen Herdes; andererseits schließt eine länger dauernde Größenkonstanz einen malignen Tumor nicht aus. Vor einer abwartenden Beobachtung (Röntgenkontrolle) unter diesem Aspekt ist allerdings dringend zu warnen, damit die rechtzeitige Diagnose nicht versäumt wird. In diesem Zusammenhang ist immer wieder auf die negativen Folgen der Tumorverschleppungszeit durch Röntgenkontrollen hingewiesen worden (z.B. Heine et al. 1974). Dagegen sollten ältere Röntgenaufnahmen regelmäßig, vollständig und konsequent zum Vergleich beschafft werden.

3. Form und Abgrenzbarkeit

Die Form von peripheren Herdschatten, sowie deren Abgrenzbarkeit gegen das umliegende Lungengewebe sind kennzeichnende Merkmale unterschiedlicher Lungentumore oder anderer differentialdiagnostisch infrage kommender Prozesse.

Glatt begrenzte Rundherde kommen als Frühformen der Bronchuskarzinoide vor (76% der Bronchuskarzinoide, Theros 1977), aber auch bei der Mehrzahl der anderen Tumoren mit geringer oder fehlender maligner Potenz (Hackl 1974; Gebauer 1980; Koischwitz u. Mödder 1976; Altman et al. 1973; Rotte et al. 1978). Metastasen extrapulmonaler oder pulmonaler Primärtumoren treten ebenfalls unter dem Bild des glatt begrenzten Rundherdes auf (z.B. Crow et al. 1981), während dieser röntgenologische Aspekt beim primären Bronchialkarzinom relativ selten ist (bei 12% der peripheren Tumoren, Theros 1977).

Glatt begrenzte Rundherde mit segmentärem Sitz entsprechen häufiger auch Tuberkulomen, während segmentübergreifendes Wachstum charakteristisch für maligne Prozesse ist. Die Diagnose eines Tuberkuloms darf nur nach Ausschluß eines malignen Tumors gestellt werden, wobei die Beschaffung älterer und alter Lungenröntgenbilder zum Vergleich unbedingt geboten ist. Im Zweifel muß die Morphologie immer bioptisch oder chirurgisch geklärt werden.

Periphere *Herde mit Einkerbungen oder Nabelungen* (Abb. 4d) im tomografischen Bild sind so gut wie immer maligne (Rigler 1955). Dieses Zeichen ist das häufigste gemeinsame Merkmal peripherer Tumoren (in 54% der Fälle, Theros 1977), kommt aber am häufigsten bei weniger differenzierten Bronchialkarzinomen vor (z.B. bei 52% der großzelligen Bronchialkarzinome, aber nur bei 19% der Plattenepithelkarzinome, Theros 1977).

Gut differenzierte, langsam wachsende Tumoren tendieren dazu, sich glatt und scharf gegen das umliegende Lungengewebe abzugrenzen, andererseits schließt *scharfe Begrenzung* großer peripherer Tumoren eine große Aggressivität nicht aus. *Unscharfe Begrenzung* von peripheren Karzinomen kann in allen Entwicklungsstadien auftreten. Manche beginnen als unscharfes Infiltrat und runden sich später ab (Weiss et al. 1980), andere sind nie scharf begrenzt. Unscharfe Grenzen peripherer Herde können Ausdruck ihrer invasiven Ausbreitung sein (Abb. 5), können aber ebensogut Folge retrostenotischer bronchopneumonischer Veränderungen sein. Periphere Adenokarzinome haben am häufigsten unscharfe Tumorgrenzen, nach Theros 1977 in 35% der Fälle.

Tumorausläufer in die Umgebung, häufig in Form strahlenförmig ausgefranster Ränder (*Corona radiata,* Krebsfüßchen) sind nach Theros (1977) das zweithäufigste Röntgenzeichen peripherer Tumoren (30%) und kommen gehäuft bei Adenokarzinomen vor (86%), (Abb. 4d). Charakteristisch ist die starke zentrale

Schrumpfungstendenz dieser Karzinome mit speichenförmiger Orientierung der Tumorausläufer auf das Tumorzentrum hin (HEITZMAN 1973). Auch das umliegende Lungengewebe wird an diesem Vorgang beteiligt, wie an der zangenförmigen Schrumpfung der umliegenden Lungengefäße und Bronchien in Richtung auf das Tumorzentrum zu erkennen ist (Abb. 1), (THEROS 1977). Pleuranahe Tumoren führen dann häufig zu auch röntgenologisch sichtbarer Pleuraretraktion (Krebsnabel).

4. Bronchialkarzinom in Infiltratform

WEISS et al. (1980) haben darauf hingewiesen, daß sich früh entdeckte Bronchialkarzinome nicht selten röntgenologisch als Lungeninfiltrat darstellen. Bei 23 von 121 Bronchialkarzinompatienten, deren Schirmbilder ein halbes Jahr vorher noch unauffällig waren, trat das Karzinom in Infiltratform auf. Bei der Hälfte dieser Patienten war eine Resektion möglich und die 5-Jahres-Überlebensrate war im Vergleich zu Bronchialkarzinomen mit anderem röntgenologischen Aspekt eindeutig höher, die Prognose also besser. Die Infiltrate waren im Mittel kleiner als periphere Rundherde. In drei von 12 Fällen mit Röntgenverlauf wurde aus den Infiltraten ein Rundherd, in fünf von 12 ein unregelmäßig begrenzter Tumor, drei Tumoren entwickelten eine Atelektase (einmal mit Tumorkaverne) und ein weiterer Tumor kavernisierte.

Auch andere Tumoren (z.B. Fibrosarkome, maligne Lymphome) können röntgenologisch als Infiltrate imponieren (KERN et al. 1961; KOHOUT 1974; HOCHBERG u. CRASTNOPOL 1956; WHITCOMB et al. 1972).

5. Zentrale Einschmelzungen (Kavernisierung)

Zentrale Einschmelzungen finden sich vor allem bei Plattenepithelkarzinomen (nach THEROS 1977 bei 30% aller peripheren Plattenepithelkarzinome, nach BYRD et al. 1968a bei 22% dieser Tumoren). Kavernen kommen sehr viel seltener aber auch bei großzelligen Bronchialkarzinomen (6% nach BYRD et al. 1968b) und bei Adenokarzinomen (2% nach LEHAR et al. 1967) vor. Andererseits sind 82% aller eingeschmolzenen Tumoren Plattenepithelkarzinome (STRANG u. SIMPSON 1953; CHAUDHURI 1973). Auch Metastasen von Plattenepithelkarzinomen zeigen häufiger zentrale Einschmelzungen. Die Kavernisierung ist Ausdruck bronchialer Drainage zentral hypoxischer und deshalb nekrotischer Tumoren. Die regelmäßig gut differenzierten Tumoren wachsen lokal aggressiv, die Grundstruktur zerstörend und metastasieren spät. Oft liegen die Kavernen exzentrisch. Der Randwall ist unterschiedlich dick und meist unregelmäßig gestaltet. Blähung von Kavernen durch Ventilstenose des proximalen Ableitungsbronchus und unterschiedlich hohe Flüssigkeitsspiegel können im Verlauf bei ein und demselben Tumorpatienten beobachtet werden. Differentialdiagnostisch muß an Kavernen bei Lungeninfarkt, Aspirationspneumonie, Lungentuberkulose, Staphylokokkenpneumonie und an infizierte Emphysemblasen gedacht werden. Auch retrostenotische Pneumonien bei Bronchusverschluß zeigen gelegentlich Einschmelzungen (Parenchymeinschmelzungen).

6. Multiple Rundherde

Multiple Rundherde weisen meist auf Metastasierung eines intra- oder extrapulmonalen Primärtumors hin (Crow et al. 1981), kommen aber auch als multiple Primärtumoren vor (Cahan 1977; Rohwedder u. Weatherbee 1974; Sakula 1974; Gebauer 1980). Bei neu auftretenden Lungenverschattungen bei bekanntem Tumorleiden muß an Metastasen aber auch an maligne oder benigne Zweittumoren gedacht werden (Cahan u. Castro 1975; Cahan et al. 1978).

7. Lungenherde bei andersartigen Lungengrundkrankheiten

Die Beurteilung von peripheren Lungenherden bei andersgearteten pulmonalen Grundkrankheiten [Pneumokoniosen, Sarkoidosen (Brincker u. Wilbek 1974), Lungenfibrosen (Blaha et al. 1981; Fraire u. Greenberg 1973), Tuberkulose (Broll et al. 1979; Kohout 1977; Ting et al. 1976) bullösem Lungenemphysem (Anderson u. Foraker 1974) u.a.] stößt naturgemäß auf besondere Schwierigkeiten, weil die Grundkrankheit das röntgenologische Erscheinungsbild modifiziert oder verdeckt. Andererseits bestehen Beziehungen zwischen bestimmten pulmonalen Grundkrankheiten und der Entstehung von Bronchialkarzinomen. Meyer u. Liebow (1965) weisen auf den Zusammenhang von lokalisierten pulmonalen Veränderungen im Sinne von *Honigwaben* in einem Lungenanteil und der Entstehung von Bronchialkarzinomen hin. Dabei handelt es sich vorwiegend um Adenokarzinome.

Lungenkrankheiten, die mit Narbenbildung abgeheilt sind, werden als Ursache für die Entstehung der *Narbenkarzinome* angesehen (Meyer u. Liebow 1965; Reichel u. Böhm 1979). Die meisten der Narbenkarzinome sollen auf dem Boden von tuberkulösen Narben (Theros 1977; Yoneyama et al. 1976) oder auf dem Boden von Lungeninfarkten (Auerbach et al. 1979) entstehen. Auch auf dem Boden silikotischer Schwielen können Narbenkarzinome entstehen (Reichel u. Böhm 1979). Die meisten Narbenkarzinome sind Adenokarzinome (72% nach Auerbach et al. 1979, 81% nach Theros 1977) und weisen deren charakteristischen röntgenologischen Aspekt auf. Umgekehrt sollen die Hälfte der Adenokarzinome Narbenkarzinome sein (Bennet et al. 1969). Entsprechend der Verteilung von Lungennarben finden sich die meisten Narbenkarzinome in den Lungenoberlappen (Auerbach et al. 1979).

Auch die Entstehung von *Alveolarzellkarzinomen* ist auf chronisch entzündliche Lungenkrankheiten zurückgeführt worden Spain (1957).

Alle diese ätiologisch mit Lungenparenchymveränderungen in Beziehung gebrachten Tumoren sind röntgenologisch vor allem wegen der Probleme der rechtzeitigen Diagnosestellung des Tumorleidens von Bedeutung. Besondere Schwierigkeiten können sich ergeben, wenn gleichzeitig die Lungengrundkrankheit progredient ist. Dies trifft nicht selten bei *Lungentuberkulosen* zu, da das Tumorleiden die zelluläre Immunität abschwächt. Da die Lungentuberkulose meist lange bekannt ist, stehen in der Regel ältere Lungenröntgenaufnahmen zur Verfügung. Sorgfältige retrospektive Röntgenbildanalysen können dann meist zumindest die Frage der Herdprogredienz klären und Entscheidungshilfe geben, ob bioptische oder chirurgische Maßnahmen notwendig sind.

II. Retrostenotische Lungenveränderungen

1. Die Bronchusstenose und ihre Folgen

SHIMOSATO 1980 unterscheidet drei Formen von endobronchialem Tumorwachstum: 1. polypöses, von einer Karina in den proximalen Bronchus vordringendes Wachstum, 2. knotig infiltrierendes, exzentrisch stenosierendes Tumorwachstum und 3. oberflächlich in der Schleimhaut spreitendes Wachstum. Alle drei Formen kommen auch miteinander kombiniert vor.

Endobronchial stenosierendes, endophytisches Wachstum kommt am häufigsten bei Plattenepithelkarzinomen und bei Bronchuskarzinoiden (Abb. 2) (TODD et al. 1980) vor, da diese Tumoren besonders häufig in den zentralen Bronchusabschnitten vorkommen. Aber auch andere Bronchialkarzinome (z.B. großzellige Bronchialkarzinome, endobronchiale Metastasen extrapulmonaler Primärtumoren (BAUMGARTNER u. MARK 1980; BRAMAN u. WHITCOMB 1975; SUTTON et al. 1974) und eine große Zahl von Tumoren mit fehlender oder geringerer Malignität können endobronchial stenosierend wachsen (RADTKE et al. 1979; ROTTE et al. 1978; HACKL 1974; ALTMAN et al. 1973; HOCHBERG u. CRASTNOPOL 1956; ROENSPIES et al. 1976). Endobronchial wachsende Tumoren mit peripherem Sitz verursachen bei gleicher Tumorgröße früher retrostenotische Veränderungen als zentral wachsende, da sie naturgemäß wegen der kleineren Bronchiallichtung früher zu kompletten Verschlüssen führen (CARTER et al. 1976). Im Gegensatz zu Bronchialkarzinomen verursachen Bronchuskarzinoide bei vergleichbarer Tumorgröße noch keine retrostenotischen Veränderungen, da die normale Bronchialschleimhaut über dem Tumor bei den Bronchuskarzinoiden länger erhalten bleibt.

Von der beschriebenen endobronchial polypösen und knotig-infiltrierenden Wachstumsform muß die mehr oder weniger konzentrische *Bronchusstenosierung durch Kompression extrabronchialer Tumormassen und Lymphome* unterschieden werden. Dabei ist meist die Bronchialwand von Tumor durchsetzt und der Tumor spreitet nach proximal in der Bronchialschleimhaut oberflächlich infiltrierend oder in den bronchialen Lymphangien. Diese Wachstumsform ist besonders charakteristisch für das kleinzellige Bronchialkarzinom vom Oatzelltyp. Da die Bronchiallichtung dabei meist nicht komplett verschlossen ist, fehlen trotz erheblicher Tumorausdehnung in der Regel die für das endobronchial polypöse und knotig infiltrierende Wachstum charakteristischen retrostenotischen Veränderungen.

Atelektase, Überblähung, Lageänderung von Lungenanteilen und angrenzenden Strukturen, stenoseabhängige Pneumonien und Abszedierungen sind die charakteristischen Veränderungen des *retrostenotischen Syndroms*. Sie bestimmen häufig das röntgenologische Erscheinungsbild so sehr, daß der eigentliche Tumor nicht oder nur äußerst schwer davon abgrenzbar ist. Dies gilt besonders für das bronchiale Plattenepithelkarzinom, bei dem in 68% der Fälle retrostenotische Veränderungen nachweisbar sind (BYRD et al. 1968a).

Die Stenosen können komplett oder inkomplett, dauernd vorhanden oder anfänglich nur passager sein (zusätzliche reversible Sekretverstopfung). Die Folgen werden auch davon bestimmt, ob vorher bereits eine Neigung zu Bronchial-

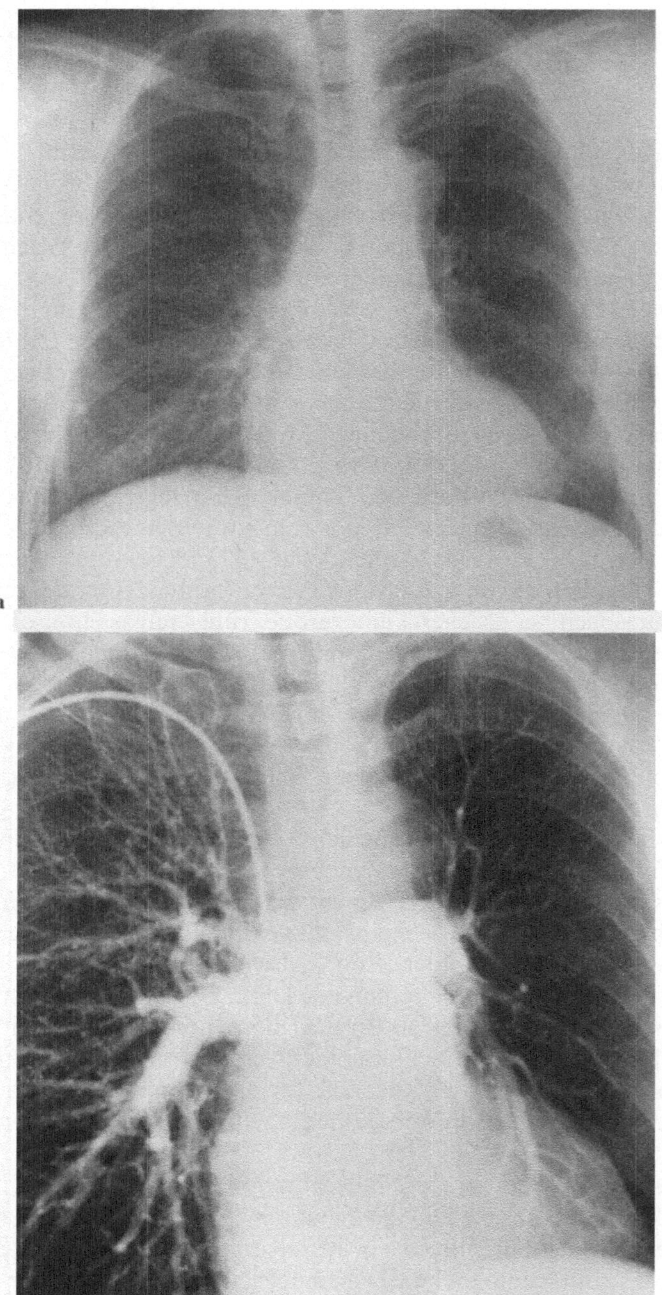

Abb. 2a–c. Linksseitig „helle Lunge" in der Thoraxübersicht (a). Im Pneumangiogramm (b) läßt sich die reflektorische Durchblutungsdrosselung der linken Lunge eindrucksvoll darstellen. Auslösende Ursache ist der endobronchial stenosierend wachsende (↓) Tumor im linken Hauptbronchus (Bronchuskarzinoid) (c). Die kompensatorische Mehrdurchblutung der rechten Lunge führt zur Hilusprominenz rechts, die gelegentlich Tumorverdacht erweckt (paradoxes Hiluszeichen)

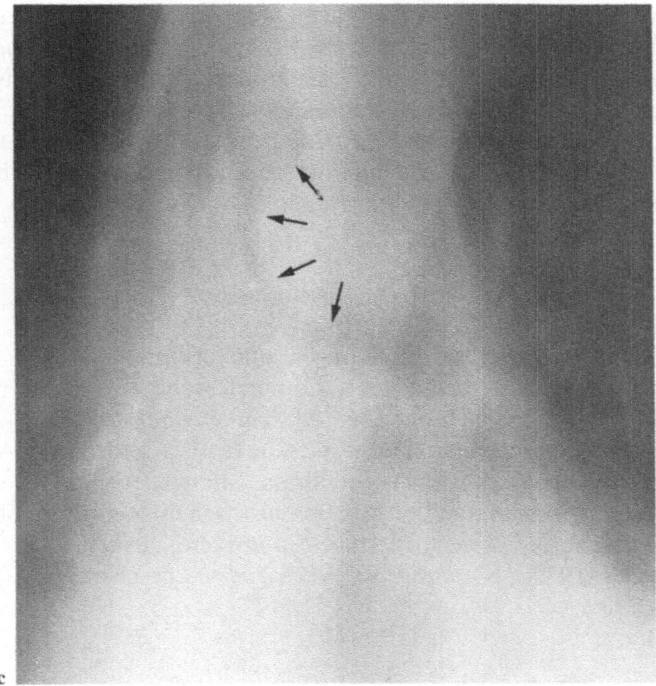

c

infekten bestand, da, wenn dies der Fall war, häufiger *retrostenotische Pneumonien* als reine *Atelektasen* auftreten. Es kommen im Prinzip aber alle Übergänge von Atelektase bis Lobärpneumonie vor, wobei die reine Atelektase nicht so häufig ist wie immer angenommen wird. Meist liegt eine *dystelektatische Pneumonie* vor, das heißt eine Pneumonie, die im Gegensatz zur Lobärpneumonie von einer Volumenverminderung des betroffenen Lungenanteils begleitet ist und daher konkave Grenzen zum gesunden Lungengewebe aufweist.

Lokal rezidivierende retrostenotische Pneumonien gehen den späteren Manifestationen endobronchialer Tumoren öfter voraus („*Signalpneumonie*"). Diese Pneumonien werden zu selten auf die dann bereits bestehende Bronchusstenose durch das Bronchialkarzinom zurückgeführt (LODDENKEMPER u. BRANDT 1980).

Die Größe zentraler Tumoren wird bei bestehenden retrostenotischen Veränderungen sehr häufig überschätzt. Es werden dadurch therapeutische Fehlentscheidungen möglich (Annahme von Inoperabilität, Verwechseln mit Mediastinaltumoren, Bestrahlung von zu großen Bestrahlungsfeldern aus), die vermeidbar wären, wenn vorhandene Voraufnahmen regelmäßig zum Vergleich herangezogen würden, da auf diesen Aufnahmen oft noch keine oder wesentlich geringere retrostenotische Veränderungen erkennbar sind.

Gelegentlich kommen als Folge einer retrostenotischen Pneumonie mit oder ohne Parenchymeinschmelzung ein *symptomatischer Pneumothorax* oder ein *Pleuraempyem* vor (KHAN u. SERIFF 1973. YEUNG u. BONNET 1977). Umgekehrt muß also bei Pneumothorax oder Pleuraempyem auch an ein Bronchialkarzinom als auslösende Ursache gedacht werden. *Retrostenotische Bronchiektasen* mit obturierenden Schleimpfröpfen sind ebenfalls ein relativ seltenes Ereignis. Bilaterale retrostenotische Veränderungen sind immer verdächtig auf eine Metastasierung bei extrabronchialem Primärtumor (Matthiessen u. Pochhammer 1978; Reinke et al. 1976). Tumorbefallene Hiluslymphknoten oder Schleimhautmetastasen verursachen dann die Bronchusstenose.

2. Perfusionsstörungen

Durch zentrale Bronchialkarzinome, Bronchuskarzinoide oder hiläre und mediastinale Lymphknotenmetastasen kommen gehäuft Perfusionsstörungen vor, die sich röntgenologisch als *einseitig helle Lunge* darstellen (Abb. 2 und 3). Dabei ist die Durchblutung häufig nur reflektorisch gedrosselt (Abb. 2) oder die Gefäßstrombahn ist durch Tumor direkt verengt (Abb. 3). Der Hilus der gesunden Lunge wirkt infolge der kompensatorischen Mehrdurchblutung gelegentlich vergrößert und erweckt deshalb Tumorverdacht (Abb. 2). Dies wurde von Oeser et al. (1979) als *„paradoxes Hiluszeichen"* beschrieben.

III. Bronchopneumonische Verschattungen

Bronchopneumonische Verschattungen im Lungenröntgenbild werden am seltensten mit intrathorakalen Tumorleiden in Verbindung gebracht. Sie kommen aber vor in Form lymphangitisch-pneumonischer Ausbreitung bei pulmonal metastasierten Tumoren, beim fortgeschrittenen Alveolarzellkarzinom und öfter neben Atelektasen oder dystelektatischen Pneumonien beim retrostenotischen Syndrom. Bronchialkarzinome in Infiltratform werden öfter mit pneumonischen Veränderungen verwechselt.

Das röntgenologische Erscheinungsbild des *Alveolarzellkarzinoms* (auch Bronchiolo-Alveolarzellkarzinom) ist durch seine eigentümliche Wachstumsform geprägt. Nach Sprenger (1968) ist dieses Wachstum durch Nutzen des vorbestehenden Grundgerüstes der Lunge gekennzeichnet, ohne daß dieses zerstört wird. Die Alveolarwände und Septen werden mit Tumorzellen bedeckt, die Alveolarräume mit Tumorzellen und Schleim aufgefüllt, wobei ein Teil der Alveolen belüftet bleibt. Dieses Tumorwachstum verursacht daher ein sehr ähnliches Bild wie eine Pneumonie oder Bronchopneumonie. Die Grenzen zum umgebenden Lungengewebe sind unscharf, die Infiltrate inhomogen. Es kommen aber auch mehr knotige relativ scharf begrenzte Herde vor (Abb. 4d). Da die Bronchien überwiegend frei bleiben, sind wie bei einer Pneumonie Luftbronchogramme zu sehen (Abb. 4). Bei lokalisierten Formen läßt sich ähnlich wie beim Adenokarzinom öfter eine deutliche Schrumpfung der Herde erkennen (Abb. 4a). Die beteiligten Septen sind verdickt, werden aber nicht zerstört und lassen sich daher öfter als durch den Herd hindurchziehend erkennen (Abb. 4c). Da Bronchien und Bronchiolen offen bleiben, finden sich keine retrostenotischen

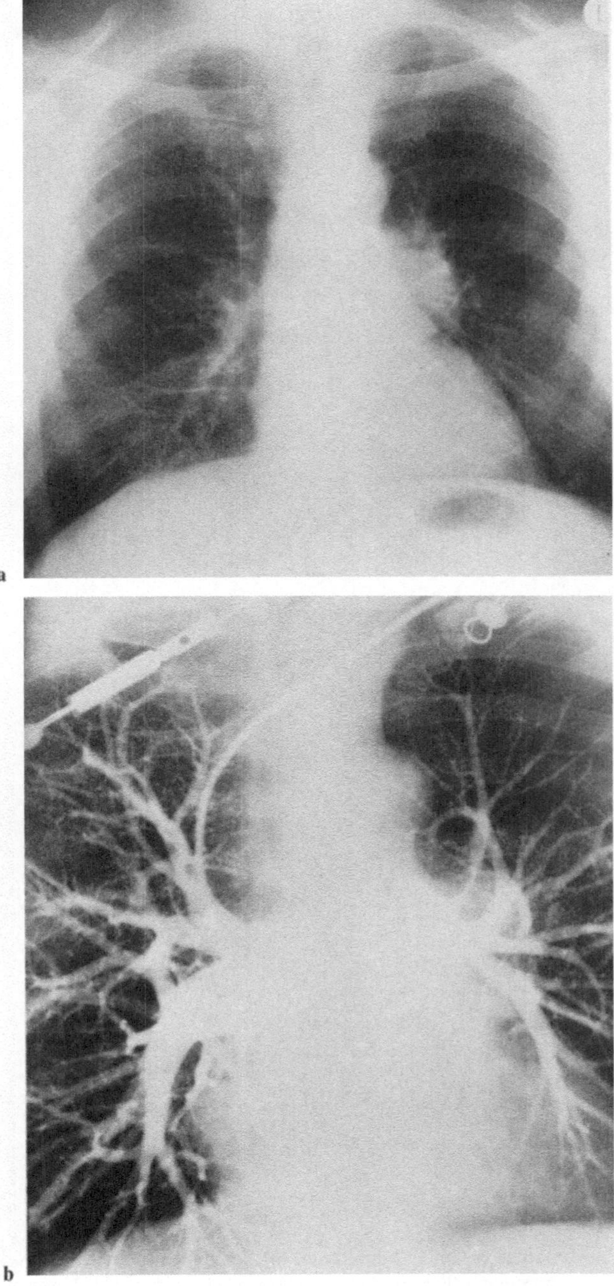

Abb. 3a, b. Übersichtsaufnahme und Pneumangiogramm bei linksseitiger heller Lunge. Direkte Gefäßkompression durch zentral wachsendes Bronchialkarzinom

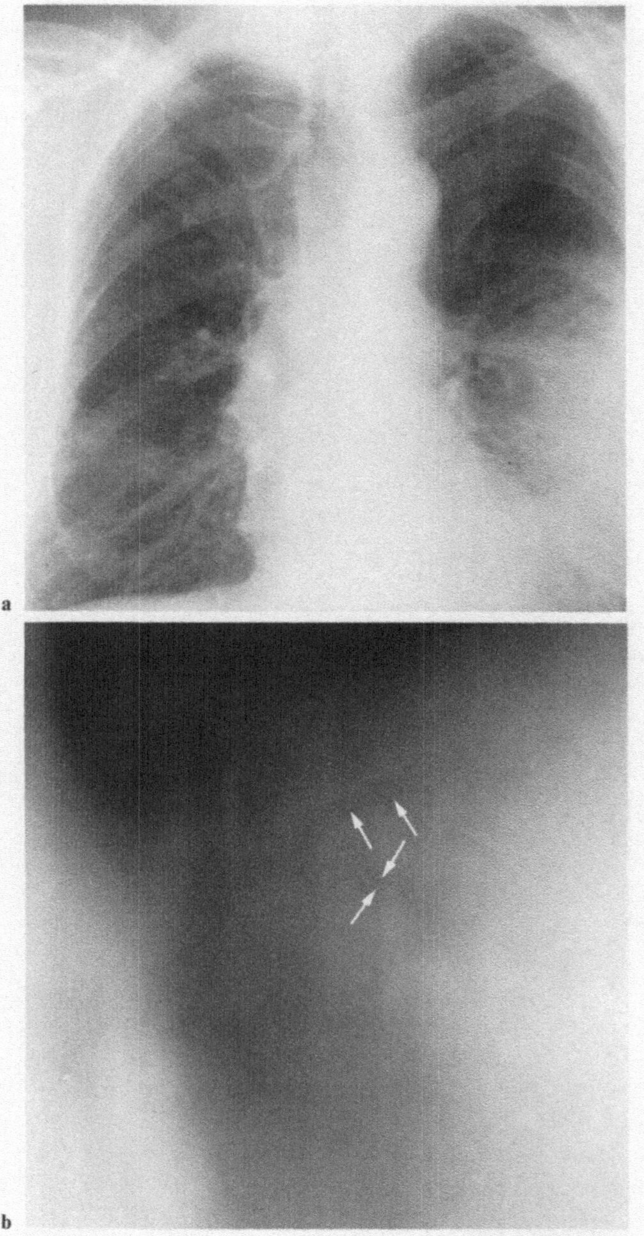

Abb. 4a–d. Übersichtsaufnahme (**a**) und Tomogramm (**b**) einer pneumonischen Verschattung im linken Unterfeld. Im Tomogramm deutlich sichtbares Luftbronchogramm (↓). (Ausgedehntes Alveolarzellkarzinom). **c** Stärker schrumpfendes, peripheres Alveolarzellkarzinom mit Luftbronchogramm (↓) und Corona radiata. **d** Wenig schrumpfendes, gelapptes Alveolarzellkarzinom mit Luftbronchogramm (↓)

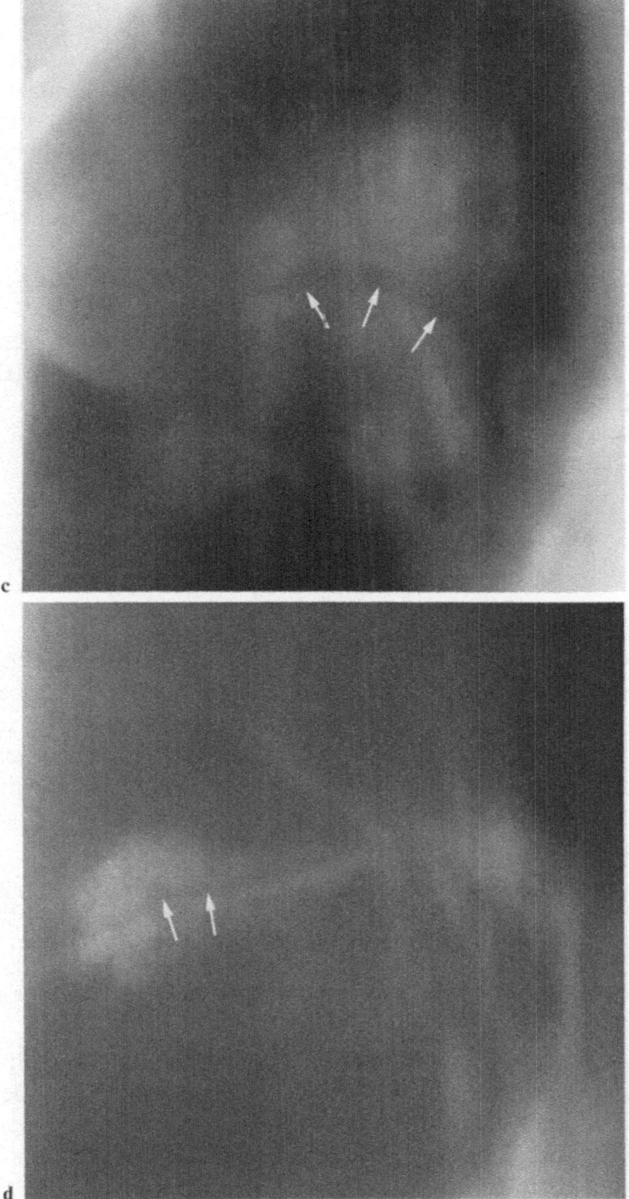

Veränderungen (THEROS 1977). Hiläre und mediastinale Lymphknotenbeteiligung, Pleurabeteiligung, sowie Fernmetastasierung treten erst spät im Verlauf des Alveolarzellkarzinoms auf.

Die frühen Arbeiten über das Alveolarzellkarzinom beschreiben vorwiegend die fortgeschrittene, disseminierte Ausbreitungsform, während in den letzten Jahren die Frühform mit solitärem peripheren Lungenherd wegen der relativ guten Prognose unter chirurgischer Therapie zunehmend Interesse beansprucht (Good et al. 1950; Storey et al. 1953; Decker 1955; Spain 1957; Kittredge u. Sherman 1962; Howells 1964; Munnell et al. 1966; Greschuchna 1975).

Bilaterale, inhomogene bronchopneumonische Herde können auch Ausdruck einer *pulmonalen Metastasierung extrapulmonaler Primärtumoren* sein (Crow et al. 1981). Am häufigsten handelt es sich dabei um Adenokarzinome, die ihren Primärsitz im Abdomen haben (Magen, Pankreas, Ovar). Die Übergänge zum interstitiellen Zeichnungsmuster bei typischer Lymphangiosis carcinomatosa sind fließend.

Nicht selten finden sich bronchopneumonische Herdbildungen segment- oder lappenabhängig beim *retrostenotischen Syndrom*. Gewöhnlich liegt dann ein inkompletter Bronchialverschluß vor. Die bronchopneumonischen Veränderungen werden dann meist begleitet von segmentären oder lobären Atelektasen oder dystelektatischen Pneumonien der Nachbarregion.

IV. Die interstitielle Zeichnungsvermehrung
(Lymphangiosis carcinomatosa)

Alle Lungenerkrankungen, die vorwiegend das Lungeninterstitium befallen, verursachen ein relativ einheitliches röntgenologisches Bild. Dies betrifft insbesondere die Lungenfibrosen und die Lymphangiosis carcinomatosa. Das Röntgenbild allein ist daher für die Differentialdignose nicht zu verwerten.

Das röntgenologische Bild der *Lymphangiosis carcinomatosa* wird bestimmt durch die Besonderheiten der Anatomie der Lymphwege in der Lunge (Meschan 1975; Spencer 1968):

Die pleuralen Lymphgefäße sind in den unteren Lungenpartien viel zahlreicher als in den oberen Lungenanteilen. Pleurale Lymphgefäße dringen in den interlobulären Septen in die Lunge ein und setzen sich in den Lymphgefäßen, die die Lungenvenen begleiten, bis zum Hilus fort. Neben diesem System besteht ein zweites: Die im Lungenparenchym beginnenden Lymphgefäße setzen sich in den periarteriellen und peribronchialen Lymphangien fort. In der Lungenperipherie gibt es Anastomosen zwischen beiden Systemen.

Bei der Lymphangiosis carcinomatosa finden sich pathologisch-anatomisch in den Lymphangien der Pleura (Schermuly u. Schaefer 1971), der interlobulären Septen, in den peribronchialen, intrabronchialen und perivasculären Lymphangien Tumorzellen. Die Lymphangien sind aufgeweitet, das Interstitium ist ödematös und reagiert mit Fibrose. Im Lumen der Gefäße sind gehäuft Tumoremboli und Thrombosen nachweisbar. Von den Lymphangien ausgehendes infiltratives Tumorwachstum führt daneben zu knotigen interstitiellen Infiltraten.

Röntgenologisch ist daher das Erscheinungsbild geprägt durch ein interstitielles Zeichnungsmuster mit Kerley A-, B- und C-Linien. Die Kerley B-Linien (Abb. 5b, 6) entsprechen den verdickten interlobulären Septen, die röntgenologisch in den laterobasalen Lungenanteilen als horizontale, von der Pleura ausge-

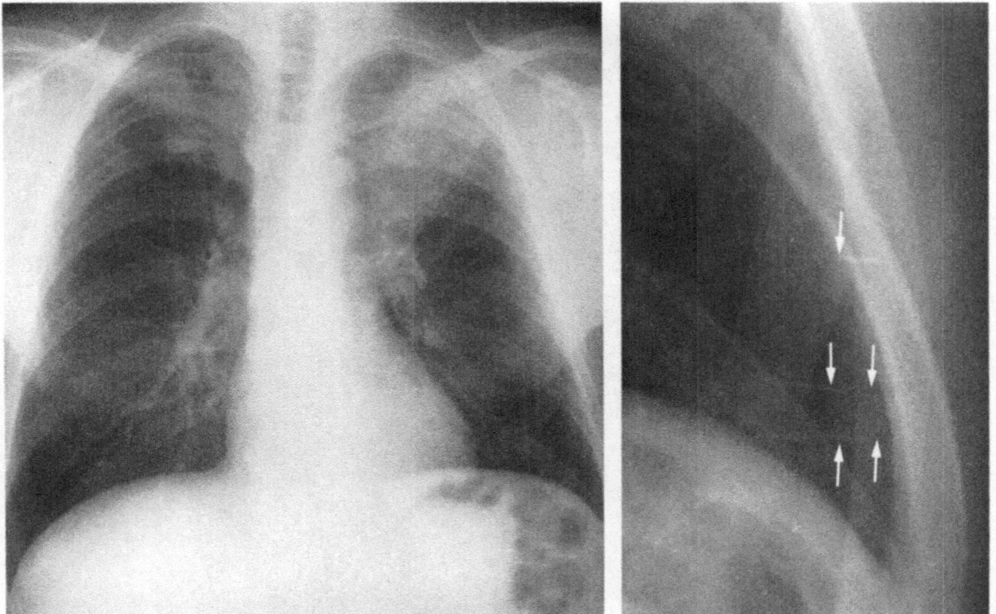

Abb. 5a, b. Übersichtsaufnahme und Ausschnittsvergrößerung des linken Unterfeldes der Übersichtsaufnahme. Metastase eines Prostatakarzinoms im linken Oberlappen mit Lymphangiosis carcinomatosa der linken Lunge und Mediastinallymphknotenbefall. Die Kerley B-Linien (↓) sind Ausdruck der Lymphangiosis carcinomatosa

hende Linien erkennbar sind. Die Kerley A-Linien in den Oberlappen und das retikuläre Zeichnungsmuster (Kerley C-Linien) werden heute ebenfalls auf verdickte und infiltrierte interlobuläre Septen zurückgeführt (HEITZMAN 1973).

Die Lymphstauung führt zu interstitiellem und subpleuralem Ödem. Daher markieren sich auch die Lappenspalten als verdickte Linien. Je nach Ausmaß von Lymphstauung und Pleurabeteiligung findet sich daher bei der Lymphangiosis carcinomatosa auch ein röntgenologisch sichtbarer Pleuraerguß.

Das röntgenologische Erscheinungsbild der Lymphangiosis carcinomatosa ist von vielen Autoren beschrieben worden (WU 1936; MORGAN 1949; HAROLD 1952; LEVIN 1959; TRAPNELL 1964; FICHERA u. HÄGERSTRAND 1965; GOLDSMITH et al. 1966; JANOWER u. BLENNERHASSETT 1971). Die meisten Fälle von Lymphangiosis carcinomatosa kommen bei Adenokarzinomen vor. Mammakarzinom (Abb. 6) (GOLDSMITH et al. 1966; MATTHIESSEN u. POCHHAMMER 1977), Bronchialkarzinom (YOUNGBERG 1977), Magenkarzinom, Pankreas- und Prostatakarzinom (Abb. 5) (CROW et al. 1981), sind die häufigsten primären Entstehungsorte. Eine einseitig auftretende Lymphangiosis carcinomatosa findet sich ganz überwiegend nur beim Bronchialkarzinom. Auch hierbei handelt es sich vorwiegend um Adenokarzinome (YOUNGBERG 1977).

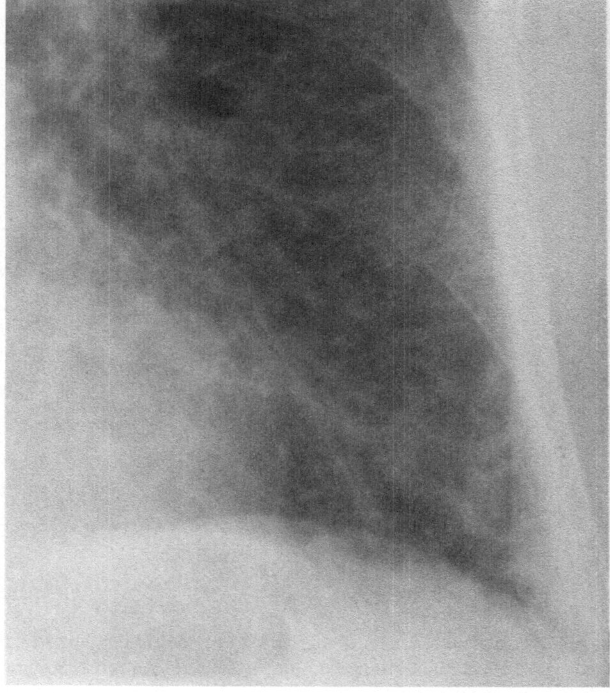

Abb. 6. Ausschnitt aus einer Thoraxübersichtsaufnahme bei diffuser bilateraler Lymphangiosis carcinomatosa durch metastasiertes Mammakarzinom. Das interstitielle Zeichnungsmuster verdeckt die normale Gefäßstruktur

V. Mediastinalverbreiterungen

Sehr unterschiedliche Ursachen können für röntgenologisch erfaßbare Mediastinalverbreiterungen verantwortlich sein. Unter den Neoplasmen sind Lymphknotenmetastasen eines Bronchialkarzinoms, Lymphknotenmetastasen eines extrapulmonalen Primärtumors (z.B. Webb u. Gamsu 1977), Lymphknotenbefall bei einem malignen Lymphom und primäre Mediastinaltumoren voneinander abzugrenzen (z.B. neurogene Tumoren, Reed et al. 1978). Auch direktes Einwachsen eines pulmonalen Tumors muß erwogen werden. Differentialdiagnostisch ist an Gefäßveränderungen (Anomalien, Aneurysmen) und an Lymphknotenvergrößerungen durch nicht-maligne Erkrankungen zu denken (Sarkoidose, Lymphknotentuberkulose).

Röntgenologisch ist die *polyzyklische Begrenzung* des Mediastinalschattens immer auf mediastinale Lymphknotenvergrößerungen verdächtig. Primäre Mediastinaltumore verursachen dagegen meist solitäre, ein- oder doppelseitige Verschattungen (Kraus u. Klemencic 1975). Bronchialkarzinome der Lungenoberlappen mit Atelektase werden vom röntgenologischen Aspekt gelegentlich fälschlich als Mediastinaltumore oder ins Mediastinum ausbrechende Tumoren eingestuft. Vor einer Überinterpretation der röntgenologisch sichtbaren Tumorausbreitung muß daher gewarnt werden.

Bei bestehender oberer *Einflußstauung* kann ein oberes Venogramm das Ausmaß der Stenosierung sichtbar machen (s. Abschn. B. III.). Es ist vor allem darauf zu achten ob sich ein Kollateralkreislauf ausgebildet hat. Wenn dies nicht der Fall ist, sind röntgenologisch vermutete Gefäßstenosen mit äußerster Vorsicht zu bewerten, da Fehlentscheidungen vorkommen.

Auf der linken Mediastinalseite wird der Winkel zwischen Aortenknopf und A. pulmonalis als „*Aorto-pulmonales Fenster*" bezeichnet. Eine Vorwölbung in diesem Bereich wird meist durch hiläre Lymphknotenmetastasen oder durch sehr zentral sitzende Bronchialkarzinome verursacht und verdient daher erhöhte Aufmerksamkeit. Die Prognose der im aortopulmonalen Fenster lokalisierten Bronchialkarzinome ist meist ungünstig (LEVETT et al. 1982; PRAGER 1981).

Lymphknotenmetastasen eines Bronchialkarzinoms besonders der Lungenunterlappen verursachen öfter *Ösophagusstenosen* durch Kompression von außen, die zu Schluckstörungen führen. Kommt es zu gehäuftem Verschlukken, muß immer an das Bestehen einer ösophogo-bronchialen Fistel gedacht werden. Der Nachweis mit Hilfe eines Ösophagusbreischlucks unter Durchleuchtung ist meist unproblematisch.

VI. Ausbrechen von pulmonalen Neoplasmen in angrenzende Strukturen

Lokal aggressives Wachstum mit Ausbrechen in den knöchernen Thorax zeigen in absteigender Häufigkeit Plattenepithelkarzinome, großzellige Karzinome und Adenokarzinome (BYRD et al. 1968a, b; LEHAR et al. 1967; HILARIS et al. 1974). Der klassische *Pancoast-Tumor* wird röntgenologisch häufig lange übersehen, da die obere Thoraxaperatur auf Thoraxübersichtsaufnahmen oftmals unzureichend dargestellt wird, der apikale Tumor als tuberkulöse Pleurakuppenschwiele fehlinterpretiert wird und die röntgenologisch gut erfaßbare Knochendestruktion nicht beachtet wird. In Zweifelsfällen können die exakte Analyse der geklagten Schmerzen und die Beachtung des Knochenszintigrammes wesentliche Lokalisationshilfen für die röntgenologische Dokumentation der Knochendestruktionen sein. Dies gilt auch für Tumoren, die per continuitatem in Wirbelsäule, Rippen oder Sternum einbrechen. Das Ausbrechen von Bronchialkarzinomen in die mediastinalen Weichteile betrifft vor allem Herz und Perikard (WIELAND u. BÜCHNER-WEYER 1977).

Während Bronchialkarzinome, die zu Knochendestruktionen führen, infolge des langsamen Wachstums zuerst zu Obliteration des Pleuraspaltes führen und dann per continuitatem den Knochen destruieren, sind andere Tumoren, vor allem Adenokarzinome, dadurch gekennzeichnet, daß sie nach Erreichen der Pleura tangential spreitend und lymphangitisch weiterwachsen. Das röntgenologische Erscheinungsbild wird dann durch Lymphangiosis carcinomatosa und Pleuraerguß bestimmt.

VII. Tumorbefall von Pleura und Rippen

1. Pleura

Wichtigste röntgenologische Merkmale eines Tumorbefalls der Pleura sind Pleuraerguß und Pleuraverdickung. Da ein *Pleuraerguß* bei einer Vielzahl intrathorakaler Krankheiten vorkommt, kann die Röntgenologie bestenfalls Hinweise auf die Ätiologie geben. Pleuraergüsse sind bei den meisten intrathorakalen Tumoren Spätzeichen. Der Erguß selbst kann bei größerer Ausdehnung zu Kompresssionsatelektasen führen, so daß intrapulmonale Verdichtungen bei bestehendem Erguß nicht ohne weiteres einem Tumor zugeordnet werden können. Bei reexpandierter Lunge nach Ergußpunktion oder Thorakoskopie lassen sich meist auch röntgenologisch bessere Aussagen hinsichtlich der auslösenden Ursache und der Ausdehnung des möglicherweise vorliegenden Tumors machen.

Bei intrathorakalen Tumorleiden kommt ein Pleuraerguß vor als tumorfreier Begleiterguß bei Bronchialkarzinomen, als Erguß e vacuo bei Totalatelektase einer Lunge, beim primären malignen Pleuramesotheliom, bei Pleurakarzinose infolge pleuraler Aussaat eines extrapulmonalen Primärtumors (Webb u. Gamsu 1977) oder bei Ausbrechen eines Bronchialkarzinoms (Anderson et al. 1974).

Der *tumorfreie Begleiterguß* bei Bronchialkarzinomen oder mediastinalen Tumorprozessen wird ausgelöst durch tumorbedingte Lymphabflußstörungen. Demzufolge lassen sich röntgenologisch in der Regel tumorverdächtige Strukturen erkennen, die dann der morphologischen Diagnostik zugänglich sind. Dies gilt auch für die in die Pleura ausbrechenden Tumoren. Ist ein Bronchialkarzinom von Lymphangiosis carcinomatosa begleitet, läßt sich oft ein direkter Kontakt des Tumorherdes mit der Pleura nicht nachweisen, obwohl der Erguß Tumorzellen enthält.

Die extreme Volumenverminderung bei Totalatelektase einer Lunge führt zu Kompensationsmechanismen wie Verlagerung des Mediastinums zur kranken Seite, gleichseitigem Zwerchfellhochstand und *Erguß e vacuo.* Durch Schichtaufnahmen des Mediastinums läßt sich der zentrale Bronchialverschluß nachweisen und die Indikation für endoskopische Maßnahmen ableiten.

Die *Pleurakarzinose* bei extrapulmonalen Primärtumoren ist häufig von Lymphangiosis carcinomatosa begleitet. Oft bestehen zusätzlich girlandenartig angeordnete, unregelmäßige Verdickungen der parietalen Pleura. Diese Pleuraverdickungen werden gelegentlich übersehen, da sie erst bei erheblichem Ausmaß röntgenologisch ins Auge springen oder als Pleuraschwarten fehlgedeutet werden. Das größte Ausmaß an Pleuraverdickung findet man beim *diffusen malignen Pleuramesotheliom* (Kovarik 1976; Wanebo et al. 1976). Die Verdickung betrifft charakteristischerweise alle Pleuraanteile einer Lunge relativ gleichmäßig und findet sich daher auch in den Interlobärspalten und an der mediastinalen Pleura. Charakteristisch ist auch die erhebliche Schrumpfung der ganzen Thoraxseite einschließlich des knöchernen Thorax, ein Symptom, das fast pathognomonisch für das Pleuramesotheliom ist. Im Gegensatz zum diffusen Pleuramesotheliom imponiert das lokalisierte Pleuramesotheliom eher wie ein Bronchialkarzinom mit Pleurabeteiligung und neigt zum lokalen Rezidiv nach Operation (Utley et al. 1973; Shabanah u. Sayegh 1971).

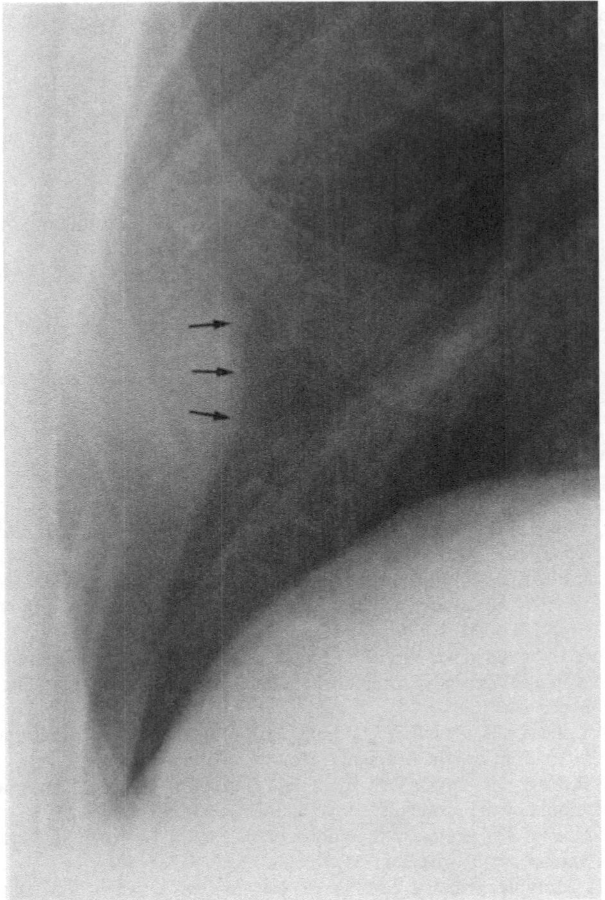

Abb. 7. Auftreibung der 10. Rippe rechts durch Rippenmetastase mit pathologischer Fraktur. Die abgehobene, verdickte, parietale Pleura ist durch (↓) markiert

2. Tumorbefall der knöchernen Thoraxwand

Rippenbefall findet sich in Form von Rippenmetastasen als Ausdruck einer Fernmetastasierung, in Form der Ausbreitung per continuitatem bei Bronchialkarzinomen (siehe Ausbrechertumoren) und bei originären gut- oder bösartigen Knochentumoren (Osteochondrome, Chondrome, Sarkome).

Röntgenologisch finden sich isolierte Auftreibungen der Rippen, Osteolysen mit oder ohne pathologische Frakturen (Abb. 7) oder Auslöschen der Knochenstruktur über mehr oder minder große Rippenanteile. Der frühzeitige und regelmäßige Einsatz der Knochenszintigrafie bei bekanntem Tumorleiden hat erwiesen, daß der Tumorbefall in Form von Knochenmetastasen oft lange röntgenologisch nicht erfaßt werden kann. Ein negativer Röntgenbefund bei positivem Szintigramm schließt daher einen Knochenbefall nicht aus; umgekehrt darf natürlich das Knochenszintigramm nicht überbewertet werden, da es absolut unspezifisch Knochenumbauprozesse anzeigt.

Literatur

Altman RL, Miller WE, Carr DT, Payne WS, Woolner LB (1973) Radiographic appearance of bronchial carcinoid. Thorax 28:433–434

Anderson AE Jr, Foraker AG (1974) Comparative incidence of bronchogenic carcinoma in subjects with centrilobular and panlobular emphysema. Cancer 33:1017–1020

Anderson CB, Philpott GW, Ferguson TB (1974) The treatment of malignant pleural effusions. Cancer 33:916–922

Auerbach O, Garfinkel L, Parks VR (1979) Scar cancer of the lung. Increase over a 21 year period. Cancer 43:636–642

Baumgartner WA, Mark IBD (1980) Metastatic malignancies from distant sites to the tracheobronchial tree. J Thorac Cardiovasc Surg 79:499–503

Bennet DE, Sasser WF, Ferguson TB (1969) Adenocarcinoma of the lung in men. A clinicopathologic study of 100 cases. Cancer 23:431–439

Blaha H, Karg O, Cujnik F (1981) Zusammentreffen von Lungenfibrose und Bronchialkarzinom. Munch Med Wochenschr 123:289–294

Braman SS, Whitcomb ME (1975) Endobronchial metastasis. Arch Intern Med 135:543–547

Brincker H, Wilbek E (1974) The incidence of malignant tumours in patients with respiratory sarcoidosis. Br J Cancer 29:247–251

Broll I, Radenbach KL, Schumacher W (1979) Inoperables Bronchialkarzinom mit Lungentuberkulose: Ergebnisse von gleichzeitiger Strahlenbehandlung und antimykobakterieller Chemotherapie. Prax Pneumol 33:609–613

Byrd RB, Miller WE, Carr DT, Payne WS, Woolner LB (1968a) The roentgenographic appearance of squamous cell carcinoma of the bronchus. Mayo Clin Proc 43:327–332

Byrd RB, Miller WE, Carr DT, Payne WS, Woolner LB (1968b) The roentgenographic appearance of large cell carcinoma of the bronchus. Mayo Clin Proc 43:333–336

Byrd RB, Miller WE, Carr DT, Payne WS, Woolner LB (1968c) The roentgenographic appearance of small cell carcinoma of the bronchus. Mayo Clin Proc 43:337–341

Cahan WG (1977) Multiple primary cancers of the lung, esophagus, and other sites. Cancer 40:1954–1960

Cahan WG, Castro ElB (1975) Significance of a solitary lung shadow in patients with breast cancer. Ann Surg 181:137–143

Cahan WG, Shah JP, Castro EB (1978) Benign solitary lung lesions in patients with cancer. Ann Surg 187:241–244

Canigiani G (1975) Phlebographie des Mediastinum. In: Frommhold W, Gerhardt P (Hrsg) Erkrankungen des Mediastinum. Thieme, Stuttgart (Klinisch-radiologisches Seminar, Bd 4, S 50–58)

Carter D, Marsh BR, Baker RR, Erozan YS, Frost JK (1976) Relationship of morphology to clinical presentation in ten cases of early squamous cell carcinoma of the lung. Cancer 37:1389–1396

Chaudhuri MR (1973) Primary pulmonary cavitating carcinomas. Thorax 28:354–366

Crow J, Slavin G, Kreel L (1981) Pulmonary metastasis: A pathologic and radiologic study. Cancer 47:2595–2602

Decker HR (1955) Alveolar cell carcinoma of the lung (pulmonary adenomatosis). A study of 155 cases, 10 reported for the first time. J Thorac Surg 30:230–247

Fichera G, Hägerstrand I (1965) The small lymph vessels of the lungs in lymphangiosis carcinomatosa. Acta Pathol Microbiol Scand 65:505–513

Fraire AE, Greenberg SD (1973) Carcinoma and diffuse interstitial fibrosis of lung. Cancer 31:1078–1086

Gebauer A (1975) Die Röntgenschichtuntersuchung des Mediastinums. In: Frommhold W, Gerhard P (Hrsg) Erkrankungen des Mediastinum. Thieme, Stuttgart (Klinisch-radiologisches Seminar, Bd 4, S 34–41)

Gebauer C (1980) Hamartochondrome der Lungen und Bronchien. Prax Pneumol 34:641–650

Goldsmith HS, Bailey H, Callahan EL, Beattie Jr EJ (1966) Pulmonary lymphangitic metastases from breast carcinoma. Arch Surg 94:483–488

Good CA, McDonald JR, Clagett OT, Griffith ER (1950) Alveolar cell tumors of the lung. Am J Roentgenol Radium Ther 64:1–19

Greschuchna D (1975) Zur Klinik, Differentialdiagnostik und Therapie des Alveolarzellkarzinoms. Med Welt 26:1445–1447

Hackl H (1974) Über Morphologie, Häufigkeit und Prognose der gutartigen Lungentumoren. Prax Pneumol 28:1–23

Harold JT (1952) Lymphangitis carcinomatosa of the lungs. Q J Med 83:353–360

Hauger W (1975) Zur Wertigkeit des Pneumomediastinums bei der Diagnostik von Tumoren im vorderen Mediastinum. Fortschr Röntgenstrahlen 122:423

Heine F, Krickau G, Cordes L (1974) Über den Wert von Röntgenreihenuntersuchungen für die Erfassung des Bronchialkrebses. Prax Pneumol 28:210–221

Heitzman ER (1973) The lung. Radiologic-pathologic correlations, 1st edn. Mosby, C Saint Louis

Hilaris BS, Martini N, Luomanen RKJ, Batata M, Beattie Jr EJ (1974) The value of preoperative radiation therapy in apical cancer of the lung. Surg Clin North Am 54:831–840

Hochberg LA, Crastnopol P (1956) Primary sarcoma of the bronchus and lung. Arch Surg 73:74–98

Howells JB (1964) Alveolar cell carcinoma of the lung. Clin Radiol 15:112–122

Jackman RJ, Good CA, Clagett OT, Woolner LB (1969) Survival rates in peripheral bronchogenic carcinomas up to four centimeters in diameter presenting as solitary pulmonary nodules. J Thorac Cardiovasc Surg 57:1–8

Janower ML, Blennerhassett JB (1971) Lymphangitic spread of metastatic cancer to the lung. A radiologic-pathologic classification. Radiology 101:267–273

Kern WH, Crepeau AG, Jones JC (1961) Primary Hodgkin's disease of the lung. Report of 4 cases and review of the literature. Cancer 14:1151–1165

Khan F, Seriff NS (1973) Pneumothorax. A rare presenting manifestation of lung cancer. Am Rev Respir Dis 108:1397–1400

Kittredge RD, Sherman RS (1962) Roentgen findings in terminal bronchiolar carcinoma. Am J Roentgenol Radium Ther Nucl Med 87:875–883

Kohout J (1974) Pulmonale Manifestationen bei malignen Lymphomen. Prax Pneumol 28:572–578

Kohout J (1977) Bronchuskarzinom und Lungentuberkulose. Prax Pneumol 31:671–675

Koischwitz D, Mödder U (1976) Die Vielgestaltigkeit des Röntgenbefundes beim Lungenhamartom. Fortschr Röntgenstr 124:415–423

Kovarik JL (1976) Primary pleural mesothelioma. Cancer 38:1816–1825

Kraus R, Klemencic J (1975) Röntgendiagnostik der Mediastinalerkrankungen. In: Frommhold W, Gerhardt P (Hrsg) Erkrankungen des Mediastinum. Thieme, Stuttgart (Klinisch-radiologisches Seminar, Bd 4, S 23–33)

Lehar TJ, Carr DT, Miller WE, Payne WS, Woolner LB (1967) Roentgenographic appearance of bronchogenic adenocarcinoma. Am Rev Respir Dis 96:245–248

Levett JM, Darakjian HE, DeMester TR, Golomb HM, Kirchner PT, Lu C-T, Mac Mahon H, Gordon LI, Sternberg P (1982) Bronchogenic carcinoma located in the aortic window. The importance of the primary lesion as a determinant of survival. J Thorac Cardiovasc Surg 83:551–562

Levin B (1959) Subpleural interlobular lymphectasia reflecting metastatic carcinoma. Radiology 72:682–688

Liebig S, Gabler A, Reichardt J (1979) Terminal results in operated early cases of bronchial carcinomas. Verh Dtsch Krebs Ges 2:246

Lissner J (1975) Das Pneumomediastinum. In: Frommhold W, Gerhardt P (Hrsg) Erkrankungen des Mediastinum. Thieme, Stuttgart (Klinisch-radiologisches Seminar, Bd 4, S 42–49)

Loddenkemper R, Brandt H-J (1980) Pneumonien bei Bronchialstenosen. In: Trendelenburg F (Hrsg) Fortbildung in Thoraxkrankheiten, Bd 9. Hippokrates, Stuttgart, S 79–87

Matthiessen W, Pochhammer KF (1977) Manifestationsformen des intrathorakal metastasierten Mammakarzinoms. Med Klin 72:406–409

Matthiessen W, Pochhammer KF (1978) Tumorbedingte Bronchusstenose-Manifestationsform der lymphogenen Ausbreitung des Mammakarzinoms. Prax Pneumol 32:349–355

Melamed M, Flehinger B, Miller D, Osborne R, Zaman M, McGinniss C, Martini N (1977) Preliminary report of the lung cancer detection program in New York. Cancer 39:369–382

Meschan I (1975) An atlas of anatomy basic to radiology, vol 2, 1st edn. Saunders, Philadelphia London Toronto

Meyer EC, Liebow AA (1965) Relationship of interstitial pneumonia honeycombing and atypical epithelial proliferation to cancer of the lung. Cancer 18:322–351

Morgan AD (1949) The pathology of subacute cor pulmonale in diffuse carcinomatosis of the lungs. J Pathol Bacteriol 61:75–84

Munnell ER, Lawson RC, Keller DF (1966) Solitary bronchiolar (alveolar cell) carcinoma of the lung. J Thorac Cardiovasc Surg 52:261–270

Nitzsche H, Widera A, Wiegleb C (1973) Was leistet die Lymphographie bei der Manifestation maligner Prozesse oberhalb des Zwerchfells. Fortschr Roentgenstr 118:179–185

Oeser H (1976) Aspekte der röntgenologischen Früherkennung des Lungenkrebses. Prax Pneumol 30:1–10

Oeser H, Ernst H, Gestenberg E (1969) Das „paradoxe Hiluszeichen" beim zentralen Bronchuskarzinom. Fortschr Roentgenstr 110:205–208

Otto R, Wellauer J (1975) Die Xerotomographie des Lungenhilus im Vergleich zur konventionellen Tomographie. Fortschr Roentgenstr 123:1–6

Prager P (1981) Die Röntgendiagnostik der tracheobronchialen Lymphadenopathie. Krankenhausarzt 54:632–647

Radke R, Wendel H, Diwok K (1979) Benigne und semimaligne intrabronchiale Lungentumoren. Z Ges Inn Med 34:159–162

Reed JC, Hallet KK, Feigin DS (1978) Neural tumors of the thorax: subject review from the AFIP. Radiology 126:9–17

Reichel G, Böhm E (1979) Vergleichende klinisch-röntgenologische und morphologische Untersuchungen bei silikotischem Narbenkarzinom. Atemwegs Lungenkr 5:45–48

Reinke RT, Higgins CB, Niwayama G, Harris RH, Friedman PJ (1976) Bilateral pulmonary hilar lymphadenopathy. An unusual manifestation of metastatic renal cell carcinoma. Radiology 121:49–53

Rigler LG (1955) A new roentgen sign of malignancy in the solitary pulmonary nodule. JAMA 157:907

Roenspies U, Pfenniger E, Otto R, Senning A (1976) Bronchialkarzinoide. Thoraxchir Vasc Chir 24:154–163

Rohwedder JJ, Weatherbee L (1974) Multiple primary bronchogenic carcinoma with a review of the literature. Am Rev Respir Dis 109:435–445

Rotte KH, Voigt H, Krüger A, Eckert H (1978) Zur Röntgendiagnostik des Bronchialadenoms. Radiol Diagn (Berl) 19:9–17

Rübe W (1973) Pathologisches Thoraxbild. In: Schinz HR, Baensch WE, Frommhold W, Glauner R, Uehlinger E, Wellauer J (Hrsg) Pleura, Mediastinum und Lunge. Thieme, Stuttgart (Lehrbuch der Röntgendiagnostik in fünf Bänden, Bd IV/2, S 44)

Sakula A (1974) Multiple primary carcinomas of the respiratory tract: primary carcinoma of the larynx followed by primary carcinomas involving two lungs consecutively. Br J Dis Chest 68:128–136

Schermuly W, Schaefer D (1971) Die Pathogenese der Lymphangiosis carcinomatosa pulmonum. Strahlentherapie 141:508–517

Schertel L, Kraska H, Hüthwohl B (1975) Zur Xeroradiographie des Thorax. Fortschr Roentgenstr 122:417–422

Schinz HR, Baensch WE, Frommhold W, Glauner R, Uehlinger E, Wellauer J (Hrsg) (1973) Pleura, Mediastinum und Lunge. Lehrbuch der Röntgendiagnostik in fünf Bänden, Bd IV/2. Thieme, Stuttgart

Shabanah FH, Sayegh SF (1971) Solitary (localized) pleural mesothelioma. Report of two cases and review of the literature. Chest 60:558–563

Shimosato Y (1980) Pathology. In: Hansen HH, Rørth M (eds) Lung cancer 1980. Excerpta Medica, Amsterdam Oxford Princeton, p 28–29

Šimeček C (1969) Zur Methodik des diagnostischen Pneumomediastinums. Prax Pneumol 23:395–399

Šimeček C (1974) Der Wert des diagnostischen Pneumomediastinums in der Differenzierung der intrathorakalen Lymphknotenschwellungen. Prax Pneumol 28:698–702

Šimeček C, Holub E (1961) Pneumomediastinography in carcinoma of the lung. Thorax 16:65–67

Spain DM (1957) The association of terminal bronchiolar carcinoma with chronic interstitial inflammation and fibrosis of the lungs. Am Rev Tuberc 76:559–567

Spencer H (1968) Pathology of the lung (Excluding pulmonary tuberculosis), 2nd edn. Pergamon, Oxford London Edinburgh New York Toronto Sydney Paris Braunschweig

Stitik FP, Tockman MS (1978) Radiographic screening in the early detection of lung cancer. Rad Clin North Am 16:347–366

Storey CF, Knudtson KP, Laurence BJ (1953) Bronchiolar (alveolar cell) carcinoma of the lung. J Thorac Surg 26:331–403

Strang C, Simpson JA (1953) Carcinomatous abscess of the lung. Thorax 8:11–28

Sutton FD, Vestal RE, Creagh CE (1974) Varied presentations of metastatic pulmonary melanoma. Chest 65:415–419

Theros EG (1977) Varying manifestations of peripheral pulmonary neoplasms: A radiologic pathologic correlative study. Am J Roentgenol 128:893–914

Ting YM, Church WR, Ravikrishnan KP (1976) Lung carcinoma superimposed on pulmonary tuberculosis. Radiology 119:307–312

Todd TR, Cooper JD, Weissberg D, Delarue NC, Pearson FG (1980) Bronchial carcinoid tumors. Twenty year's experience. J Thorac Cardiovasc Surg 79:532–536

Trapnell DH (1964) Radiological appearances of lymphangitis carcinomatosa of the lung. Thorax 19:251–260

Utley JR, Parker JC Jr, Hahn RS, Bryant LR, Mobin-Uddin K (1973) Recurrent benign fibrous mesothelioma of the pleura. J Thorac Cardiovasc Surg 65:830–834

Wanebo HJ, Martini N, Melamed MR, Hilaris B, Beattie EJ (1976) Pleural mesothelioma. Cancer 38:2481–2488

Watson WL, Berg JW (1962) Oat cell lung cancer. Cancer 15:759–768

Webb WR, Gamsu G (1977) Thoracic metastasis in malignant melanoma. A radiographic survey of 65 patients. Chest 71:176–181

Weiss W, Boucot-Sturgis KR (1973) The early roentgenographic appearance of bronchogenic carcinoma. Am Rev Respir Dis 107:1091–1092

Weiss W, Boucot-Sturgis KR (1974) The Philadelphia Pulmonary Neoplasm Research Project. Early roentgenographic appearance of bronchogenic carcinoma. Arch Intern Med 134:306–311

Weiss W, Boucot-Sturgis KR (1977) The prognosis of lung cancer originating as a round lesion. Data from the Philadelphia Pulmonary Neoplasm Research Project 116:827–836

Weiss W, Boucot-Sturgis KR, Cooper DA (1966) The survival of men with measurable proved lung cancer in relation to growth rate. Am J Roentgenol Radium Ther Nucl Med 98:404–415

Weiss W, Boucot-Sturgis KR, Seidman H (1980) The prognosis of lung cancer originating as an infiltrate. Data from the Philadelphia Pulmonary Neoplasm Research Project 121:805–812

Whitcomb ME, Schwarz MI, Keller AR, Flannery EP, Blom J (1972) Hodgkin's disease of the lung. Am Rev Respir Dis 106:79–85

Wieland C, Büchner-Weyer G (1977) Herz- und Perikardmetastasen beim Bronchialkarzinom. Med Klin 72:925–928

Wu TT (1936) Generalised lymphangitic carcinosis („Lymphangitis carcinomatosa") of the lungs. J Pathol Bacteriol 43:61–76

Yeung K-Y, Bonnet JD (1977) Bronchogenic carcinoma presenting as spontaneus pneumothorax. Case report with review of literature. Cancer 39:2236–2289

Yoneyama T, Naruke T, Suemasu K, Ishikawa S (1976) Bronchial carcinoma in patients with pre-existing unilateral lung disease. Thorax 31:650–651

Youngberg AS (1977) Unilateral diffuse lung opacity. Differential diagnosis with emphasis on lymphangitic spread of cancer. Radiology 123:277–281

II. Computertomographie der Neoplasmen der Bronchien und Lunge

O.H. Wegener und R. Felix

Mit 10 Abbildungen und 2 Tabellen

A. Prinzip, Technik, Nomenklatur

Mit der konventionellen Tomographie lassen sich Körperschichten bevorzugt darstellen, indem Röntgenstrahler und Bildträger gegenläufig um die betreffende Körperregion bewegt werden. Die im Summationsbild bereits enthaltene Information der gewählten Körperschicht tritt dadurch hervor, weil die vor und hinter der Schichtebene gelegenen Bildstrukturen verwischt werden. Üblicherweise wählt man paraxiale Schichtebenen. Konventionelle Transversalschichten haben sich in der Praxis nicht durchgesetzt, da Bildqualität und Anwendungsbreite nicht befriedigten. Die Computertomographie vermag dagegen kontrastreiche Querschnittsbilder vom Körperstamm zu erzeugen, indem die Strahlenschwächung senkrecht zur Körperachse aus verschiedenen Winkeln mit Detektoren gemessen wird. (Abb. 1) Die gemessenen Absorptionsprofile lassen über einen aufwendigen Rechenprozeß (Bildrekonstruktion) das Absorptionsverhalten einzelner Bildpunkte innerhalb der Transversalschicht zuordnen. Das entstandene Computertomogramm zeichnet sich durch folgende Eigenschaften aus:

1. Die Anzahl der Bildpunkte und damit die geometrische Auflösung ist durch Art und Umfang der Messungen bei der Abtastung vorgegeben. Da ein (errechneter) Bildpunkt ein bestimmtes Querschnittsareal repräsentiert, wird von Bildelementen gesprochen, deren Querschnitt $1\,mm^2$ (je nach Gerät) häufig unterschreitet.

2. Die Schichtdicke, die sich aus der Breite des Röntgenstrahles parallel zur Körperachse ergibt, kann zwischen 2–13 mm – je nach Spezifikation des Gerätes – stufenweise variiert werden.

3. Das Bildelement repräsentiert zugleich auch ein bestimmtes Gewebevolumen, das sich aus der Bildelementgröße und der gewählten Schichtdicke errechnet. Die räumliche Auflösung einer Bildschicht wird durch die Größe dieses Volumenelementes (mm^3) gekennzeichnet. (Abb. 2)

4. Jedem Bild- bzw. Volumenelement ist durch die Schwächungsmessung ein Schwächungswert zugeordnet. Durch geräteinterne Kalibrierung kann dieser einer Dichteskala zugeordnet werden, die durch die Medien Luft (-1000) und Wasser ($=0$) festgelegt wird (Housfield-Skala, Abb. 3).

Eine bildhafte Information eines Computertomogramms, das ein Zahlenraster von Dichtewerten darstellt, läßt sich dadurch gewinnen, das letztere in

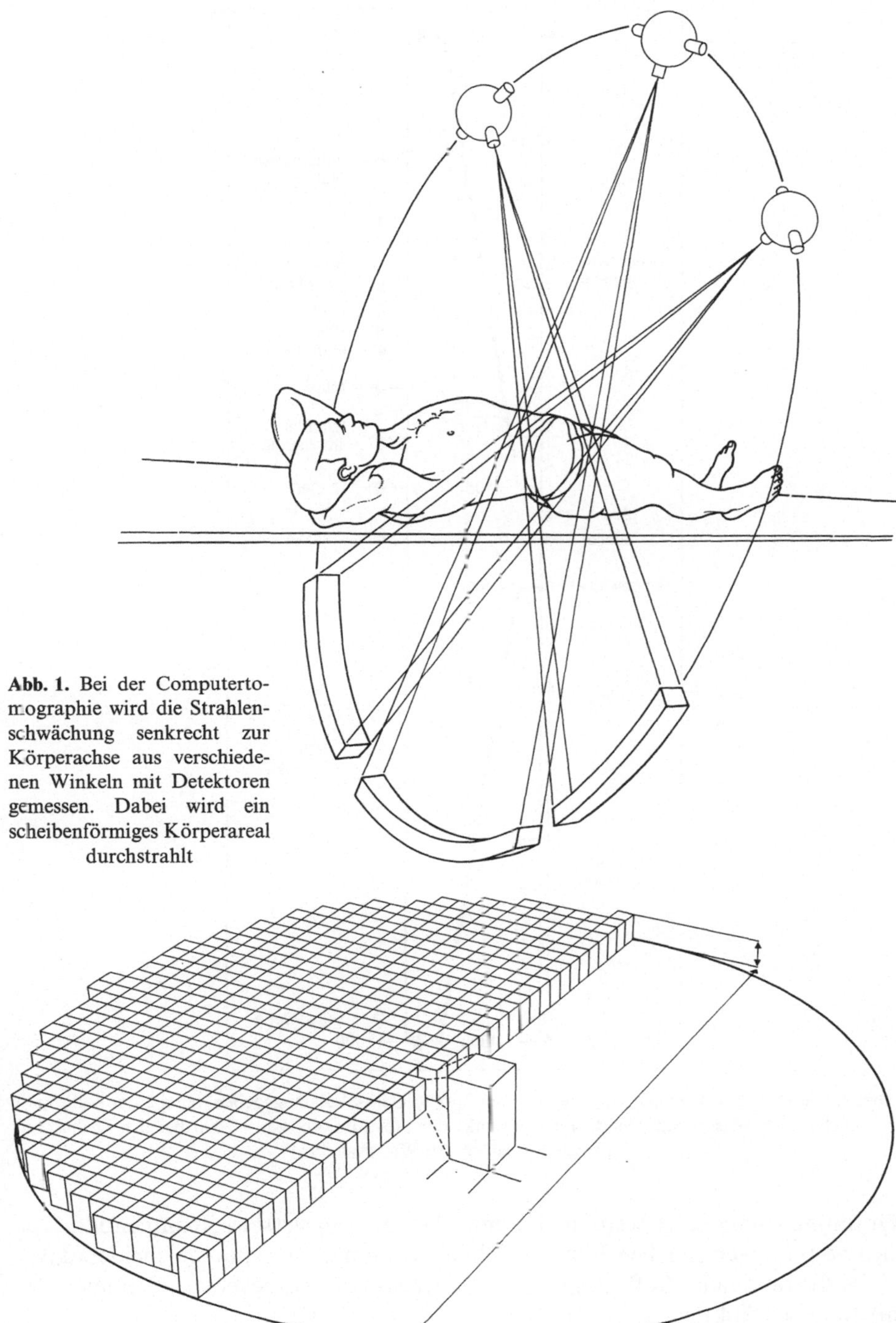

Abb. 1. Bei der Computertomographie wird die Strahlenschwächung senkrecht zur Körperachse aus verschiedenen Winkeln mit Detektoren gemessen. Dabei wird ein scheibenförmiges Körperareal durchstrahlt

Abb. 2. Die räumliche Auflösung einer Bildschicht wird durch die Größe des Volumenelementes gekennzeichnet, die durch die Anzahl der Bildelemente und die Schichtdicke bestimmt ist

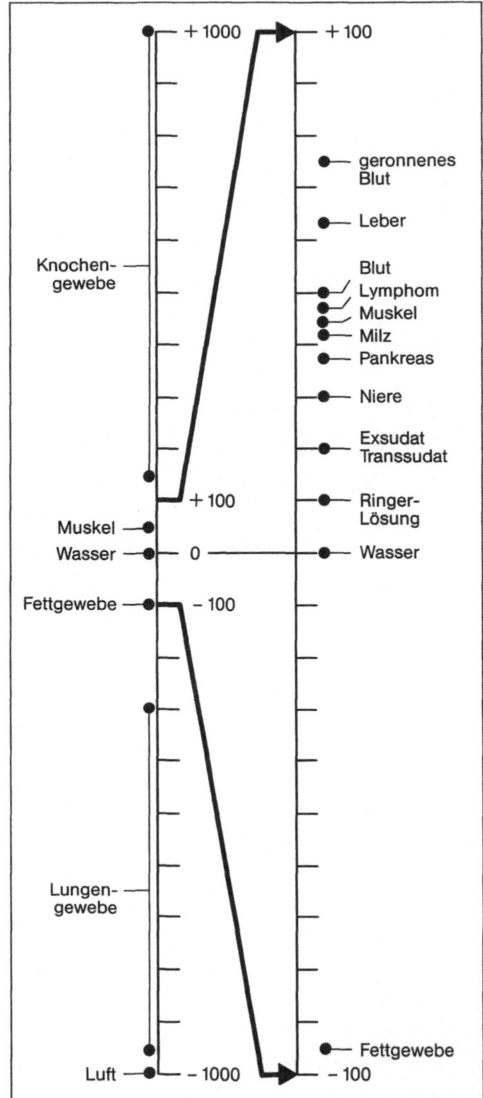

Abb. 3. Die Dichtewerte werden in Einheiten der Houndsfield-Skala angegeben, bei der der Nullpunkt der Dichte von Wasser entspricht, der Endpunkt der Negativskala bei − 1000 bei der Dichte von Luft gegeben ist. (Nach Wegener 1981)

Grautönen umgesetzt werden. Es entsteht ein transversales Röntgenbild, das sich vom konventionellen Film bzw. Tomogramm dadurch unterscheidet, daß

5. die räumliche Auflösung durch die Anzahl der vorgegebenen Volumenelemente beschränkt ist,

6. die Grauskala variabel über die Dichteskala gelegt und somit diagnostisch interessierende Dichtebereiche gezielt herausgearbeitet werden können (sog. Bildfensterung). Dasselbe Computertomogramm läßt − solange die digitale Information elektromagnetisch gespeichert bleibt − eine detaillierte Beurteilung

Tabelle 1. Die Radiodensität einzelner Gewebearten und Körperflüssigkeiten

Gewebe	Richtwert (HU)	Streubreite (HU)	Flüssigkeiten	Richtwert (HU)
Knochen (Kompakta)	>250		Blut (geronnen)	80 ± 10
Knochen (Spongiosa)	130 ± 100		Blut	
Schilddrüse	70 ± 10		(venöses Vollblut)	55 ± 5
Leber	65 ± 5	45–75	Plasma	27 ± 2
Muskel	45 ± 5	35–50	Exsudat (>30 g EW/l)	$>18\pm2$
Milz	45 ± 5	35–55	Transsudat	
Lymphome	45 ± 10	40–60	(<30 g EW/l)	$<18\pm2$
Pankreas	40 ± 10	25–55	Ringer-Lösung	12 ± 2
Niere	30 ± 10	20–40		
Fettgewebe	-90 ± 10	-80–(-110)		

sowohl der Lungen (im Lungenfenster), des Hilus und der mediastinalen Strukturen (im Weichteilfenster) zu (Abb. 4),

7. die Dichteauflösung erheblich höher liegt, weil die kontrastmindernde Streustrahlung wesentlich reduziert ist,

8. der mittlere Dichtewert einer Organregion reproduzierbar ausgemessen werden kann. Dabei ist jedoch Voraussetzung, daß eine Gewebeart die Schichtdicke vollständig ausfüllt. Tut sie das nur zum Teil, resultieren Mischwerte, die nur bedingt auf die Gewebeart schließen lassen (sogenannte Teilvolumeneffekte, Partial-Volume-Effekte),

9. horizontale Grenz- und Spalträume, die schräg durch die CT-Schicht ziehen oder diese nur zum Teil ausfüllen, durch den Mittelungsprozeß innerhalb des Volumenelementes maskiert werden oder als flaue bzw. unscharfe Dichteverschiebung in Erscheinung treten (qualitativer Aspekt des Teilvolumeneffektes),

10. paraxiale, z.B. frontale oder anteriore-posteriore Tomogramme sich nicht direkt, sondern durch sekundäre Bildverarbeitung erstellen lassen. Dabei ist die unzureichende vertikale Auflösung (bei größeren Schichtdicken) besonders störend und der konventionellen Schicht unterlegen.

11. keine Nachbareffekte von angrenzenden Schichten vorliegen, z.B. Stör- und Wischschatten eines konventionellen Tomogramms.

B. Abbildungseigenschaften der Computertomographie im Thoraxbereich

I. Lunge

1. Normale Lungenstrukturen (Abb. 4)

Nicht verbreiterte *Haupt- und Nebensepten* sind wegen ihres schrägen Verlaufes durch die Schichtebene im Computertomogramm nicht erkennbar, abge-

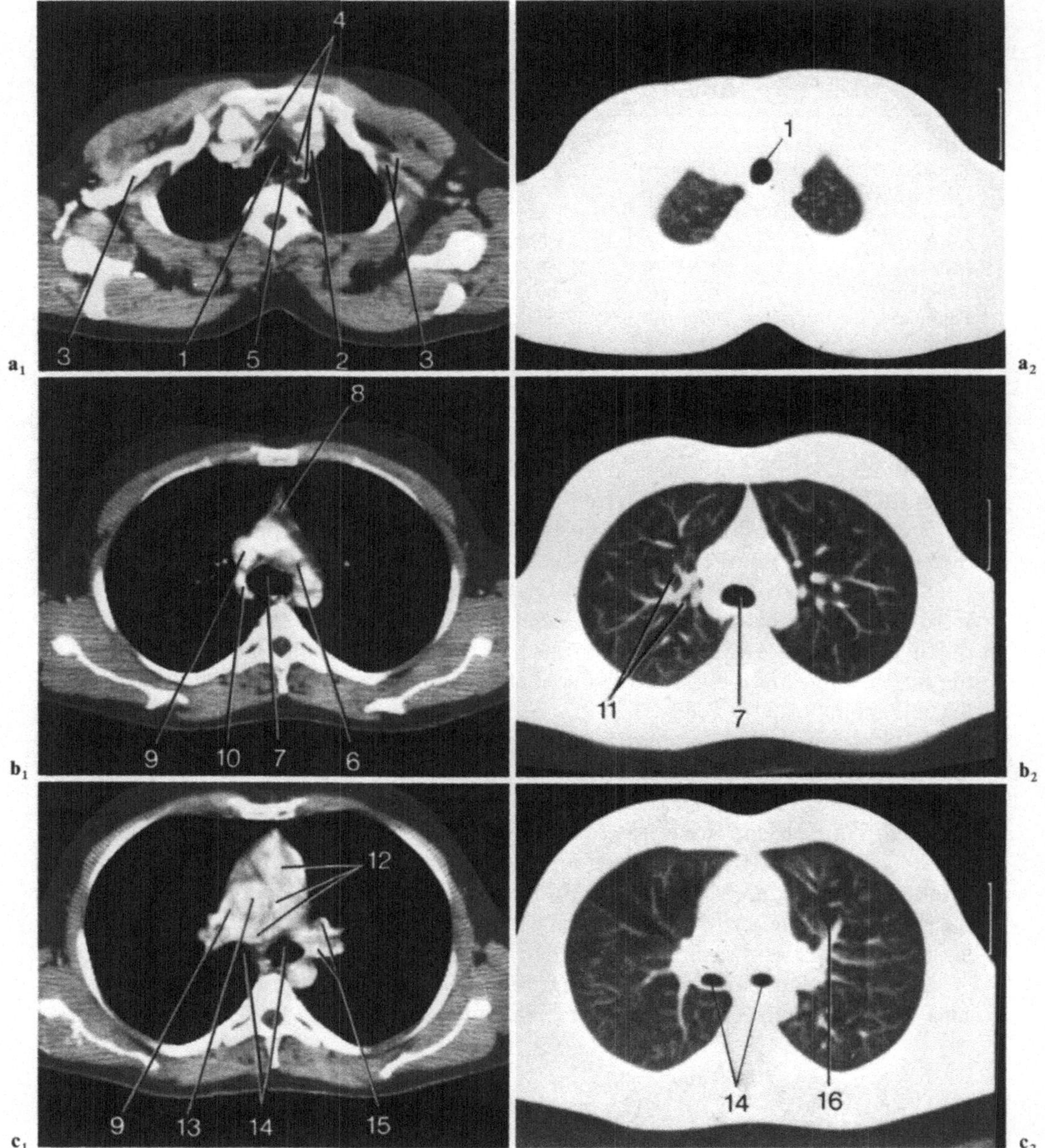

Abb. 4a–d. Normale Lungen- und Mediastinalstrukturen im Computertomogramm, das links (a_1, b_1, c_1, d_1) im Weichteilfenster und rechts im Lungenfenster (a_2, b_2, c_2, d_2) dargestellt ist. **a** In Höhe der oberen Thoraxapertur können neben der Muskulatur und Trachea (*1*) der untere Schilddrüsenanteil (*2*), die Armgefäße (A.V. subclavia) (*3*) und die bracheocephalen Abgänge der Aorta (*4*) sowie der Oesophagus (*5*) differenziert werden. **b** Direkt unterhalb des Aortenbogens (*6*) in Höhe der Carina (*7*) läßt sich bei jugendlichen Patienten Thymusgewebe (*8*), die Vena cava superior (*9*), die Vena azygos (*10*) im Weichteilfenster (b_1) abgrenzen. Im Lungenfenster (b_2) gelingt je nach Verlauf die Identifikation des apikalen und des posterioren Segmentbronchus (*11*). **c** Infracarinal können die pulmonale Ausflußbahn (*12*), die Aortenwurzel (*13*), die Vena cava superior (*9*), die Hauptbronchi (*14*), die Oberlappenvenen und Arterien (*15*) abgegrenzt werden, wobei eine schnelle

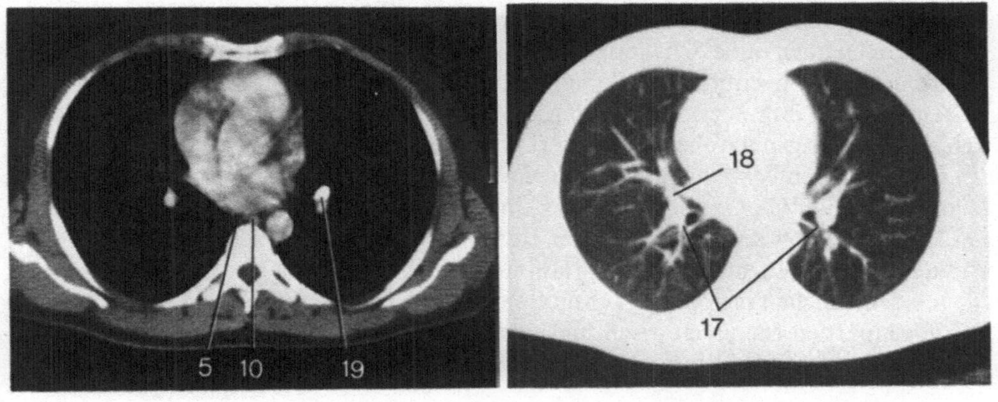

Herzaktion zu leichten Artefaktüberlagerungen führt. Im Lungenfenster (c₂) ist der anteriore Oberlappensegmentbronchus links erkennbar (*16*). **d** Weiter caudal der Schnittebene von 4c lassen sich die Abgänge der Segmentbronchien des apikalen Unterlappensegmentes (*17*) und des Mittellappens (*18*) im Computertomogramm darstellen. Der lufthaltige Oesophagus (*5*) retrocardial, die Vena azygos (*10*) sowie die einzelnen Herzkammern sind nach Kontrastmittelgabe zu differenzieren. Verkalkter Lymphknoten des unteren Hiluspoles links (*19*)

sehen vom Lobus venae azygos und cardiacus. Das gleiche gilt für intrapulmonale Segmentgrenzen, die infolge des hiloradiären Aufbaues der Lunge als Grenzstrukturen in der Regel nicht axial ausgerichtet sind. Die Lappengrenzen lassen sich jedoch häufig vermuten, weil in der Lappenperipherie, d.h. im subpleuralen Raum eine zunehmende feinkalibrige Gefäßstruktur vorliegt (LACKNER 1981). Erst Infiltrationen von Segmenten oder Lappen bzw. Ergüsse zwischen den Septen lassen die Segment- oder Lobärgrenzen erkennen. In Analogie zum Röntgenbild wird die Lungenstruktur im Computertomogramm von den *Gefäßen* geprägt. Sie können je nach Auflösung (Bildmatrix) des verwendeten Scanners bis in den subpleuralen Raum hinein verfolgt werden. In Hilushöhe verlaufen einige Gefäße annähernd horizontal (im 3. bis 6. Lungensegment). Meist treten sie jedoch schräg durch die computertomographische Schicht. Dabei entsteht der Eindruck eines Kalibersprunges, weil bei Aufzweigungen häufig nur ein Ast im horizontalen Schnitt erfaßt wird. Die *Hauptbronchien* stellen sich wegen ihres weiten Lumens immer dar, wobei Einengungen bei genauer Analyse in der Regel diagnostiziert werden. Der größere Teil der Lappenbronchien und die proximalen Segmentbronchien können nebst begleitenden Arterien identifiziert werden, insbesondere die axial verlaufenden Bronchialstrukturen des Ober- und Unterlappens (NAIDICH et al. 1980a, b). Die begrenzte Auflösung der Bildmatrix setzt hier jedoch deutliche Grenzen.

Die *Feinstruktur* des Lungengewebes stellt sich prinzipiell ähnlich dar wie auf der Röntgenübersichtsaufnahme, der Bildeindruck wird jedoch wesentlich von der Feinheit der Bildmatrix, der Schichtdicke und der gewählten Grautonumsetzung (Fensterbreite) geprägt. Feine noduläre Verdichtungen bis zu einem Durchmesser von 2 mm sind ebenso erkennbar, wie retikuläre Muster. Haarlinien (Kerley-A und -B-Linien) entgehen infolge ihres nicht axialen Verlaufes dem computertomographischen Nachweis. Dagegen lassen sich flaue Infiltrationszonen auch ohne Schwierigkeiten auffinden, wenn sie in den Verwischungsmustern des konventionellen Tomogramms verschwinden (Wegener et al. 1977). Besonders ist ihre Beziehung zu den großen Gefäßen und die Ausbreitungsform bis in die Lungenperipherie detailliert abzuschätzen.

Die Lungendichte hängt vom Inspirationsgrad des Patienten ab. Bei maximaler Inspiration (TLC) findet sich nur ein geringer ventrodorsaler Dichtegradient (20 HU/10 cm Lungenstrecke), der durch eine unterschiedliche Perfusion bedingt ist. Bei zunehmender Exspiration verstärkt sich der Gradient infolge der unterschiedlichen regionalen Ventilation. Die Dichtezunahme in den abhängigen Lungenpartien ist symmetrisch und kann bei erhaltener harmonischer Lungenstruktur gut von Infiltrationen unterschieden werden (Wegener et al. 1978).

2. Krankhafte Lungenveränderungen

Der *Nachweis* krankhafter Lungenveränderungen gelingt in der Regel zuverlässig. Die subpleuralen Bezirke der mediastinalen und costalen Pleurablätter werden überlagerungsfrei dargestellt, so daß sehr kleine oder kontrastarme Lungenveränderungen aufgedeckt werden, auch wenn sie durch Pleuraergüsse verdeckt werden (Jost et al. 1978). Bisher tote Winkel retrohilär, retrokardial, perikardial in den vorderen und hinteren Umschlagsfalten und die Sinus phrenicocostales der mediastinalen Pleura werden vollständig ausgeleuchtet. Die Kuppen von Pleura und Zwerchfell entziehen sich wegen der schlechten vertikalen Auflösung der Computertomographie einer derart detaillierten Analyse.

Rundherde können in der Peripherie ab 3 mm Durchmesser subpleural aufgedeckt werden (Schaner et al. 1978). Im Lungenkern müssen sie durch Analyse der Nachbarschichten gegenüber sich aufzweigenden Gefäßen abgegrenzt werden. Die beschränkte Auflösung des Computertomogramms läßt eine Beurteilung der Kontur des Rundherdes zwar zu, so daß glatte und knotige Grenzen erkannt werden. Radiäre Ausläufer eines Lungenherdes werden meist in der konventionellen Schicht besser dargestellt. In der Mehrzahl der Fälle sind die radiären Ausläufer (Corona radiata, Heitzman 1973) auch im Computertomogramm sichtbar. Dabei treten Retraktionsphänomene und die Pleurabeziehung computertomographisch eindeutiger in Erscheinung. Die Gewebedichte eines Rundherdes ist mit Vorsicht zu interpretieren, da bereits geringe Lufteinschlüsse zu starken Abweichungen des Mittelwertes führen. Auszumessende Rundherde sollten daher mindestens einen Durchmesser der zweifachen Schichtdicke (Siegelman et al. 1980) aufweisen. Verkalkungen – homogene oder schollige – werden computertomographisch unter derartigen Kautelen empfindlich nachgewiesen (Jost et al. 1978). Auch kleine Einschmelzungen mit Bronchialanschluß sind meist sicher aufzuspüren, weil sie durch Störschatten nicht überlagert werden.

Flächenhafte Verschattungen werden im Computertomogramm wie bei konventionellen Röntgenverfahren abgebildet. Bereits die Darstellung der 3. Ebene bietet diagnostische Zusatzinformationen über die räumliche Ausdehnung. Bei

Beschränkungen von Infiltrationen auf Lappen oder Segmente werden deren Grenzen sichtbar. Beginnende Exsudationen können frühzeitig als schleierförmige Dichteveränderungen objektiviert werden (WEGENER et al. 1977; JOST et al. 1978). Bei alveolärer Infiltration lassen sich geringe Lufteinschlüsse von Pneumobronchogrammen oder Einschmelzungen empfindlicher als mit konventionellen Tomogrammen nachweisen. Besonders übersichtlich wird die Ausdehnung und Verteilung der Infiltrationszonen im subpleuralen Raum computertomographisch demonstriert (WEGENER u. FELIX 1981). Die Diagnose einer *Atelektase* beruht auf eingeführten radiologischen Kriterien: Volumenverminderung einer Lunge wird durch den direkten Seitenvergleich frühzeitig aufgedeckt. Die ventralen und dorsalen pleuralen Umschlagsblätter wölben sich zur minderbelüfteten Seite vor. Die kompensatorische Lungenüberblähung läßt sich in einem Teil der Fälle durch eine verminderte Lungendichte objektivieren. Eine eindeutige Differenzierung von Atelektase und Infiltration gelingt bei luftfreien Verdichtungszonen mittels Dichtemessung nach den bisherigen Erfahrungen nicht sicher (LACKNER et al. 1979; MÜLLER et al. 1981): sowohl bei Infiltrationen als auch bei Atelektasen liegen häufig leicht erniedrigte Dichtewerte im Vergleich zum durchbluteten Muskelgewebe vor. Da die Dichte vom komprimierten Lungengewebe höher anzusetzen ist, sprechen diese Erfahrungen für eine große Häufigkeit exsudativer Prozesse auch in atelektatischen (retrostenotischen) Lungenbezirken. Der differentialdiagnostische Wert der Kontrastmittelgabe ist z.Zt. noch nicht abgesichert.

II. Mediastinum, Lungenhilus (Abb. 4)

Die großen Gefäße strukturieren das Mediastinum in eindeutiger Weise. Sie sind im Fettgewebe eingebettet, so daß sie sich im Computertomogramm dichtemäßig deutlich abheben. Sie werden optimal bei axialem Verlauf dargestellt, so daß auch bei mageren Patienten die bracheozephalen Arterien, die Aorta ascendens und descendens und die Vena cava superior leicht zu identifizieren sind. Gut abgesetzt ist auch der Truncus pulmonalis durch das umgebende subepikardiale Fettgewebe. Der Lungenhilus mit seinen sich kreuzenden bronchovaskulären Strukturen bedarf einer eingehenden Analyse von benachbarten Computertomogrammen. Sie gestaltet sich in der Regel schwieriger als auf konventionellen Hilustomogrammen, weil die räumliche Zuordnung der durch die angrenzenden Schichten verlaufenden komplexen Hilusstrukturen viel Erfahrung und Vorstellungskraft erfordern. Das Perikard wird durch das subepikardiale Fettgewebe besonders an den kaudalen Anteilen demarkiert und erscheinen als strichförmige Verdichtungsfigur. Der Oesophagus läßt sich als umschriebene Weichteilzone durch sämtliche mediastinale Computertomogramme verfolgen, wobei seine Abgrenzbarkeit durch Herzpulsationen oder zu geringes interponiertes mediastinales Fettgewebe herabgesetzt sein kann.

Normal große, zwischen 0,3–0,6 cm messende mediastinale *Lymphknoten* liegen an der Auflösungsgrenze der Computertomographie, die Weichteilfiguren, je nach Ausmaß der Fettinterposition – ab 0,5 bis 1 cm Durchmesser nachzuweisen vermag. Die günstigsten Abbildungsbedingungen liegen an axialen Grenzflächen vor, d.h. den bracheozephalen Arterien, der Aorta ascendens und descendens, der Trachea, dem Oesophagus und der Vena cava superior sowie Vena azygos. Ungünstige, mehr horizontal oder schräg ausgerichtete Spalträume liegen in der Umgebung der Tracheagabel und der pulmonalen Ausflußbahn vor. Hier werden allerdings geringe Verformungen des Mediastinums frühzeitig sichtbar, insbesondere des azygo-oesophagealen Winkels. Gezielte Kontrastmittelgaben gewährleisten in Zweifelsfällen meist eine eindeutige Differenzierung der Lymphknotenvergrößerungen von Gefäßstrukturen (Wegener 1978; Kormano et al. 1980). Zum Nachweis und zur Abschätzung von intramediastinalen Lymphknotenvergrößerungen gilt die Computertomographie heute als Methode der Wahl. Von manchen Autoren (McLoud et al. 1979) wird allerdings eine sorgfältig durchgeführte 55°-Hilustomographie zum Nachweis von bronchopulmonalen und tracheobronchialen Lymphknotenvergrößerungen als überlegen eingeschätzt. Die bronchopulmonalen Lymphknotenvergrößerungen werden konventionell sicherer diagnostiziert, die Ausbreitung in tracheobronchiale Stationen wird mit modernen Computertomographie-Geräten etwa gleich gut oder besser erfaßt (Mintzer et al. 1979; Müller et al. 1981; Shevland et al. 1978). Insofern ergänzen sich Hilustomographie und Computertomographie im Hilusbereich.

III. Pleura

Die dünnen Membranen der Pleura visceralis und parietalis sind im Computertomogramm nur abbildungsfähig, wenn sie senkrecht durch die CT-Schicht verlaufen. Die Pleurakuppen, die Pleura diaphragmatica sowie die Haupt- und Nebensepten sind daher beim Gesunden in der Regel nicht nachzuweisen. Costale und mediastinale Pleurablätter sind erkennbar, selten auch axial ausgerichtete Septen accessorischer Lappen. Bei Verbreiterung der Pleurablätter bzw. abgekapselten Flüssigkeitsansammlungen werden auch horizontale und halbaxial verlaufende Strukturen je nach Verformung und Volumenzunahme im Computertomogramm darstellbar.

Beim liegenden Patienten laufen freie Flüssigkeitsansammlungen dorsalwärts aus. Dorsal gelegene, sichelförmige wasseräquidense Verschattungen sind der CT-Aspekt des freien Pleuraergusses. Dichteanhebungen sind nur bei stärkerem Eiweißgehalt (Eiter, Blut) eindeutig und differentialdiagnostisch verwertbar. Die Verdickung der Pleurablätter ist frühzeitig nachweisbar. Septierungen und Kammerungen sowie knotige Weichteilfiguren an den Pleurablättern werden übersichtlich dargestellt. Pleuraverdickungen ohne Ergußnachweis – flächig oder plaqueartig – können an der costalen und mediastinalen Pleurapartie empfindlicher aufgedeckt werden als mit konventionellen radiologischen Mitteln. Insgesamt gelingt die Differenzierung von peripheren Prozessen der Lunge gegenüber denjenigen der Pleura in einem Großteil der Fälle besser (Pugatch 1978) als mit konventionellen Methoden.

IV. Thoraxwand

Die Thoraxwand ist als zylindrisches Gebilde ein gutes Abbildungsobjekt für die Computertomographie. Die thorakale Muskulatur läßt sich beim Gesunden bei ausreichender Fettinterposition bis in das Detail analysieren. Im oberen Abschnitt werden die Weichteile der Achselhöhlen und der Verlauf der Armgefäße durch die obere Thoraxapertur sowie die Skapula mit angrenzender Muskulatur übersichtlich abgebildet. Weniger anschaulich ist die Darstellung der Rippen, die schräg durch die Schicht verlaufen. Die Rippenköpfe werden angeschnitten dargestellt, so daß eine Destruktion vorgetäuscht werden kann. Dagegen sind die Grenzflächen des Sternums und die Zirkumferenz der Wirbelkörper gut und sicher zu beurteilen.

Ausgedehnte Raumforderungen der Brustwand erweisen sich als Auftreibungen, deren Ausmaß nach innen und außen exakt abgeschätzt werden kann. Aber auch ohne Verformung können intramurale Infiltrationen nachgewiesen werden. Während die Auslöschung der zwischen den Faszien und Muskeln gelegenen Fettgewebslamellen sowohl bei entzündlichen als auch bei tumorösen Infiltrationen vorkommt, sind reaktionslose knöcherne Destruktionen eindeutige Malignitätskriterien. Sie lassen sich besonders empfindlich am Sternum, den Wirbelkörpern, den paravertebralen Rippenpartien nachweisen. Eine Reihe indirekter Kriterien: Respektierung faszialer und muskulärer Gewebe, Ausdehnung entlang präformierter Strukturen, intrafokale Gasbildung und Wachstumsart liefern neben der Klinik zusätzliche differentialdiagnostische Kriterien für die Abgrenzung entzündlicher Vorgänge von Neoplasien.

C. Diagnostik der bronchopulmonalen Neoplasien

I. Periphere Neoplasien

1. Nachweis

Der Nachweis auch von sehr kleinen Rundherden im Lungenmantel gelingt mit der Computertomographie zuverlässiger als mit Röntgenübersichtsaufnahmen und Lungenflächentomographie (SCHANER et al. 1978; LACKNER et al. 1979). In der Regel wird diese Überlegenheit selten für solitäre Raumforderungen zum Zuge kommen, weil diese – seien sie gut- oder bösartig – durch Symptomarmut ausgezeichnet sind. Der solitäre Rundherd ist meist ein Zufallsbefund auf zu anderen Zwecken durchgeführten Röntgenübersichtsaufnahmen der Lunge. Der Einsatz der Computertomographie ist indiziert zum Nachweis

a) eines peripheren Bronchialkarzinoms, wenn regionale (hiläre, mediastinale) oder Fernmetastasen bei unbekanntem Primärtumor vorliegen,

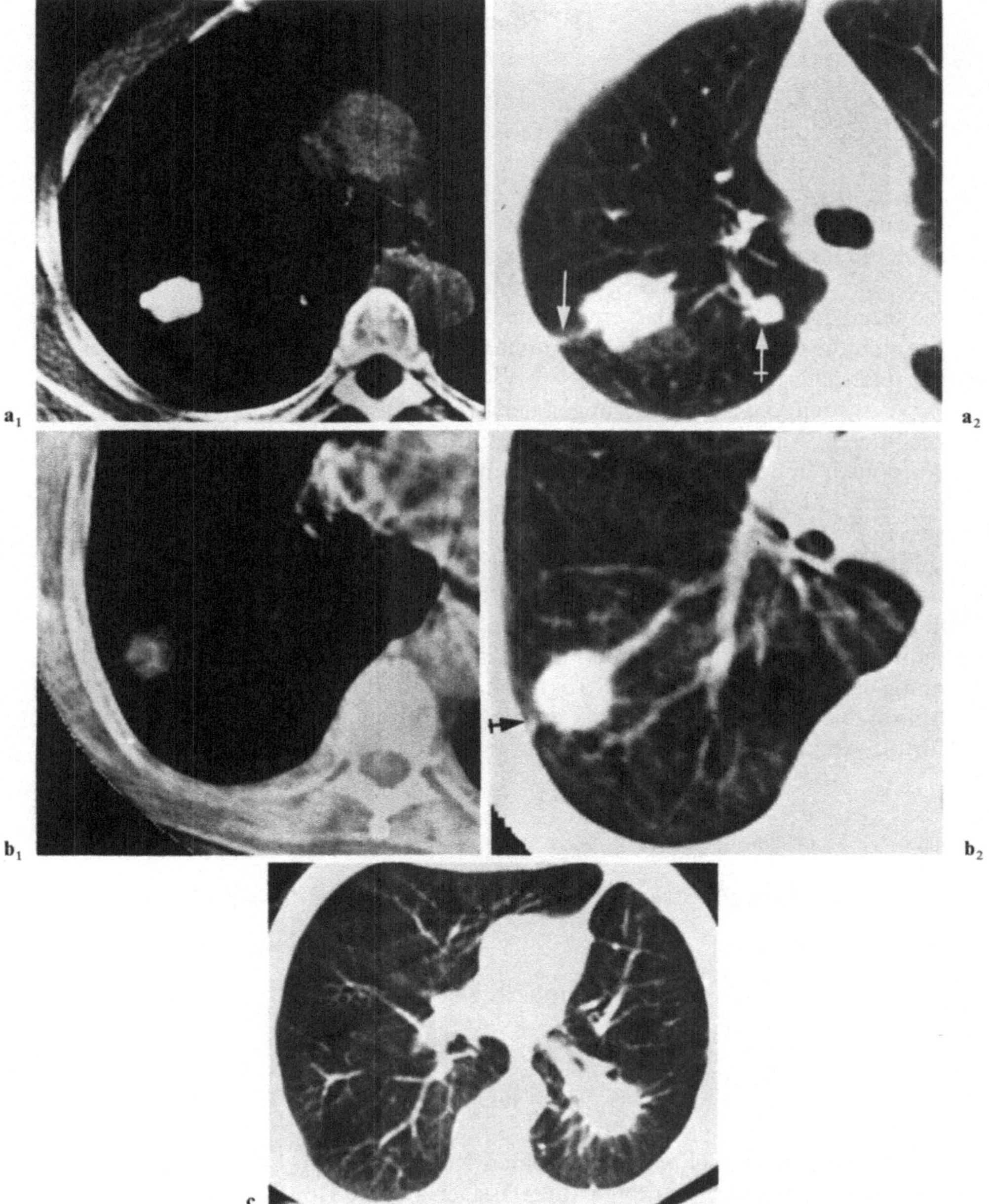

Abb. 5a–d. Differentialdiagnose von Rundherden. Die morphologische Analyse des Lungenrundherdes beruht im Computertomogramm auf den gleichen Kriterien wie bei konventionellen radiologischen Verfahren. **a** Tuberkulom mit Pleurabeziehung (↑). Nachweis zusätzlicher spezifischer Residuen (†). Der Dichtewert ist mit 250 Houndsfieldeinheiten deutlich erhöht und spricht für Verkalkungen (**a₁**). **b** Peripheres Bronchialkarzinom. Die Lobulierung kommt in der Weichteildarstellung (**b₁**) deutlich zur Darstellung, die Pleurabeziehung ist in der Lungendarstellung (**b₂** †) erkennbar. **c** Die feinen radiären Ausläufer eines peripheren Bronchialkarzinoms sind in der Lungendarstellung im Computertomogramm deutlich erkennbar. **d** Lipom. Die Dichtemessung, bzw. der Dichtevergleich mit den umgebenden Strukturen (**d₁**) läßt die Diagnose eindeutig zu, vorausgesetzt, daß Teilvolumeneffekte vermieden werden

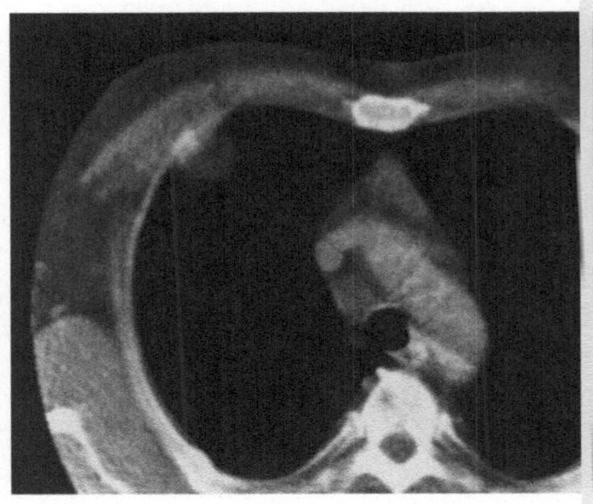
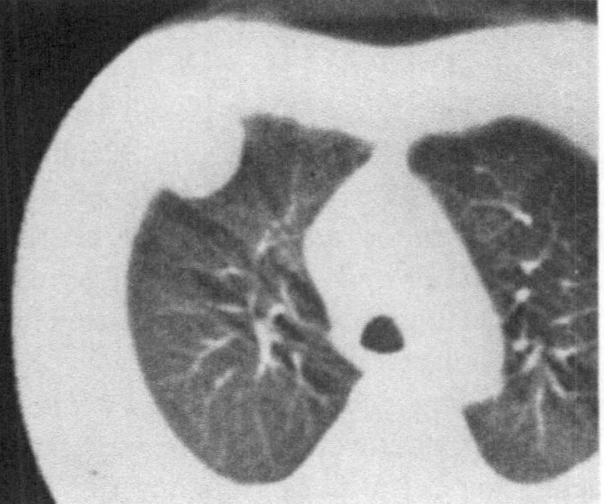

b) eines peripheren Bronchialkarzinoms bei unübersichtlicher Architektur des Thorax (Mediastinalverziehung, Thoraxdeformitäten, Hilusverziehungen, dichte Pleuraverschwartungen u.a.),

c) von Metastasen, bei klinisch bekanntem Tumorleiden vor eingreifender Therapie,

d) von zusätzlichen Rundherden, wenn dadurch die Differentialdiagnostik entscheidend vorangetrieben werden kann.

(Bei a) und b) sollte eine konventionelle Hilustomographie vorausgehen).

2. Art- und Differentialdignose von Rundherden (Abb. 5)

a) Kriterien

Die morphologische Analyse des Lungenrundherdes beruht im Computertomogramm auf den gleichen Kriterien wie bei konventionellen radiologischen Verfahren. Sie werden durch die Computertomographie jedoch häufig ergänzt.

Die *Lage* im Lungengewebe läßt sich meist eindeutig festlegen.

Die *Form* im Transversalschnitt fügt den beiden üblichen Projektionen im anterio-posterioren und seitlichen Strahlengang die dritte Ebene zu. Einziehungen, Narbenbildungen und Vorwölbungen können im Computertomogramm manchmal besser erkennbar sein als auf den übrigen Projektionen.

Die *Abgrenzung* läßt sich im Computertomogramm trotz reduzierter räumlicher Auflösung des öfteren besser beurteilen. Radiäre Ausläufer stellen sich überlagerungsfrei dar und lassen gelegentlich die perifokale Lungenüberblähung infolge der Retraktionsphänomene deutlich erkennen. Sehr feine, horizontal verlaufende Verdichtungslinien und Kerley-Linien entgehen jedoch dem computertomographischen Nachweis. Im konventionellen Tomogramm als unscharf imponierende Konturen finden häufig kein Korrelat im CT-Schnitt, weil Teilvolumeneffekte an scharfen morphologischen Grenzen ähnliche Bilder erzeugen. In der Regel erscheinen Rundherde computertomographisch meist schärfer, so daß dieses konventionelle Kriterium keine Anwendung findet.

Die *Pleurabeziehung* (Pleurafinger) stellt sich sehr empfindlich dar. Auch begleitende lokale Pleuraverdickungen können im Computertomogramm sichtbar werden. Diese Aussage gilt jedoch nur für die costoparietale und mediastinale Pleurazirkumferenz. Die Beziehung zu den nicht abbildungsfähigen Pleurastrukturen der Haupt- und Nebensepten und der Zwerchfellkuppe entgeht der computertomographischen Diagnostik.

Satellitenherde und das Lungenumfeld des Rundherdes werden durch das überlagerungsfreie und kontrastreiche Computertomogramm häufig empfindlicher nachgewiesen.

Einschmelzungen und Lufteinschlüsse sind in der Regel besser computertomographisch nachweisbar – eine enge, evtl. überlappende Schichtabfolge vorausgesetzt. Aspekt und Abgrenzung der Kavernenwand wird jedoch detailreicher im konventionellen Tomogramm wiedergegeben.

Verkalkungen werden mit konventioneller Schichttechnik morphologisch differenzierter abgebildet. Stippchenartige, puffkornähnliche, schalige und krümelige Kalkeinlagerungen lassen sich computertomographisch weniger eindeutig voneinander unterscheiden.

Röntgendichte (Radiodensität). Mit der Computertomographie ist erstmals eine reproduzierbare Messung des Lungenrundherdes möglich geworden, der dabei allerdings die volle Schichtdicke durchsetzen muß (s.o.). Maligne Rundherde weisen eine Dichte im Weichteilbereich und gering darüber auf (50–150 HU (SIEGELMAN et al. 1980) bzw. 30–70 HU (SCHEID et al. 1981)). Neben fett- und wasseräquidensen Dichtewerten lassen sich diffuse Kalkeinlagerungen nachweisen, die zu einer Dichteanhebung über 150 HU führen und auf konventionellen Tomographien nicht erkannt werden. Erste Ergebnisse (AYERS u. HUANG 1978; SIEGELMAN et al. 1980; SCHEID et al. 1981) weisen darauf hin, daß die Homogenität des Dichtemusters innerhalb eines Rundherdes einen Hinweis auf Benignität ist. Ein inhomogenes Dichtemuster mit Kantenüberhöhungen und geringer zentraler Dichteabsenkung sollten dagegen ein Hinweis für Malignität sein, was pathologisch-anatomisch auf eine Tumornekrose zurückzuführen sei (SCHEID et al. 1981). Diese Erlebnisse – die z.T. apparateabhängig sind – und insgesamt an 154 Lungenrundherden gewonnen wurden, bedürfen noch einer breiten Bestätigung. Inhomogene Dichtestrukturen eines Rundherdes sind auch durch feine, nicht auflösbare Lufteinschlüsse zurückzuführen.

b) Differentialdiagnose

Peripheres Bronchialkarzinom. Die konventionelle Tomographie wird durch die Computertomographie mit im Prinzip gleichen diagnostischen Kriterien unterstützt, indem die Zeichen in Einzelfällen empfindlicher nachgewiesen werden: Unscharfe Begrenzung, radiäre Ausläufer (Corona radiata) (Abb. 5b) Pleurabeziehung (Pleurafinger), Retraktionsphänomene sowie das Fehlen von Verkalkungen und Satellitenherden sprechen bis zum Beweis des Gegenteils für ein Malignom. Ein unscharfer Herd mit geringen Lufteinschlüssen kann speziellen Verlaufsformen des Alveolarzellkarzinoms (SCHRAUFNAGEL et al. 1982) entsprechen und muß über den klinischen Verlauf von entzündlichen Infiltraten abgegrenzt werden.

Die computertomographisch ermittelte Gewebedichte trägt zur Differential-diagnose bei, dadurch daß wasseräquidense Werte für zystische Prozesse (Ab-szeß, Echinokokkuszyste), fettäquidense für Lipome (Abb. 5d) und Dichtewerte über 150 HU für amorphe Kalkeinlagerungen und damit in erster Linie für einen benignen Prozeß (Tuberkulom) (Abb. 5a) sprechen. Zwar schließen Kalk-einschlüsse eines Rundherdes ein peripheres Bronchialkarzinom nicht aus, scheinen jedoch auf seltenen Konstellationen (Karzinom im Bereiche von ver-kalkten Narben oder tuberkulösen Indurationsherden (O'KEEFE et al. 1957) zu beruhen. Inwieweit eine Inhomogenität des Dichtemusters, Kantenanhebungen und Dichteabsenkungen verläßliche Malignitätskriterien sind, muß weiteren Untersuchungen vorbehalten bleiben.

Intrapulmonales Sarkom, Bronchusadenom, Zylindrom sind bei extralumina-ler Lage in der Regel scharf berandet und imponieren computertomographisch als homogene, weichteildichte Raumforderungen, die von anderen, nicht ver-kalkten Rundherden, vom Aspekt und der Röntgendichte nach dem heutigen Wissensstand nicht zu differenzieren sind.

Fibrom, Lipom, Osteom, Myeloblastom, Lymphoblastom, Plasmozytom, Ha-martochondrom sind benigne Neoplasien, die in der Regel glatt begrenzt sind. Die für das Hamartochondrom typische puffkornähnliche Verkalkung, die ko-rallenrifförmige Verkalkung des Osteoms sind mit konventionellen Techniken detailreicher und eindeutiger darstellbar. Die computertomographische Dichte-bestimmung erlaubt die eindeutige Diagnose eines Lipoms und die Abgrenzung der neoplastischen Prozesse von zytischen (wasseräquidensen) z.B. Abszessen und Echinokokkuszysten.

Metastasen. Die hohe Nachweisempfindlichkeit von Metastasen durch die Computertomographie führt häufiger als bisher zum Nachweis zusätzlicher Lä-sionen, so daß bei Multiplizität die Differentialdiagnose von solitären Rundher-den entfällt. In der Mehrzahl der Fälle finden sich glatte Berandungen und weitgehend homogene Dichtemuster, die im Weichteilbereich von 30–100 HU liegen. Geringe zentrale oder exzentrische Dichteanhebungen werden in einem Teil der Fälle beobachtet und als Nekroseareale gedeutet. Höhlenbildungen, die in etwa 4% der Fälle vorkommen, werden empfindlicher nachgewiesen. Bei multiplen Rundherden, deren Dichtewerte über dem Weichteilbereich (120 HU) liegen, muß an kalzifizierende bzw. ossifizierende Metastasen gedacht werden (MAILE et al. 1982).

II. Zentrale Neoplasien

1. Nachweisempfindlichkeit

Die im Lungenkern – vom Hilus bis zu den proximalen Abschnitten der Segmentbronchien – gelegenen Tumoren sind in der Regel computertomogra-phisch aufzudecken, wenn sie einen Durchmesser von 1 cm überschreiten. Klei-nere Neoplasmen wie auch bronchopulmonale Lymphknotenschwellungen müs-sen von Gefäßen differenziert werden. Dazu ist die konventionelle Hilustomographie meist besser geeignet als die Computertomographie, die oberflächliche Schleimhautveränderungen, Einengungen und Abbrüche des zentralen Bronchialbaumes weniger sicher aufzudecken vermag (MÜLLER et al. 1981). In der Regel bleibt die konventionelle Hilustomographie in 1 oder 2 Ebenen das primäre Schichtverfahren zum Nachweis zentraler Lungenprozesse, wohingegen die Computertomographie die peribronchiale Ausbreitung meist besser darstellt. Diese Eigenschaft ist auch dafür verantwortlich, daß das Tumorwachstum bezüglich seines Abstandes zur Carina computertomographisch exakter erfaßt wird als mit konventionellen Methoden (MÜLLER et al. 1981).

Für die Differentialdiagnose hinsichtlich der Tumorart gelten die gleichen Gesichtspunkte und Einschränkungen wie bei peripheren Neoplasien (siehe Abschn. C.I.2.).

2. Obstruktionssyndrom

Wesentliches Merkmal der zentralen Neoplasien sind die Folgen der Einengung oder Verlegung der Haupt-, Lappen- oder Segmentbronchien. Die dabei typische lobäre oder segmentale Begrenzung der poststenotischen Lungenbezirke sind nach klassischen radiologischen Zeichen bereits auf Übersichtsaufnahmen zu erheben. Die Computertomographie rundet die räumliche Zuordnung durch die Darstellung der dritten Ebene ab.

Atelektasen (Abb. 6) treten als weichteildichte, z.T. scharf berandete Verschattungszonen in Erscheinung. Sie können sich auch – wahrscheinlich infolge von Sekretverhaltungen oder Entzündung – hypodens gegenüber dem stenosierenden Tumor absetzen, so daß auch dessen Größe innerhalb der Atelektase abschätzbar wird (Abb. 9) (VOCK u. HAERTEL 1981). Sehr empfindlich wird die Volumenabnahme der betroffenen Lunge durch Mediastinalverlagerung oder diskrete Hernierungen im Transversalschnitt demonstriert.

Poststenotische Pneumonien, ebenfalls durch segmentale Begrenzungen erkennbar, werden computertomographisch bereits im Frühstadium erfaßt. Pneumobronchogramme können bei dystelektatischen Pneumonien empfindlicher als mit konventionellen Schichtverfahren nachgewiesen werden. Bei einer totalen Atelektase einer Lunge werden Lungengewebe und Pleuraerguß sicher voneinander unterschieden.

III. Ausbreitungsdiagnostik von Malignomen

1. Invasion der Thoraxwand

Die Pleurabeziehung der peripheren Lungenmalignome wird im Computertomogramm detailliert wiedergegeben (s.o.), ebenso die weiteren Stadien der Infiltration: Vorwachsen in der Pleura visceralis, begleitender (abgekapselter

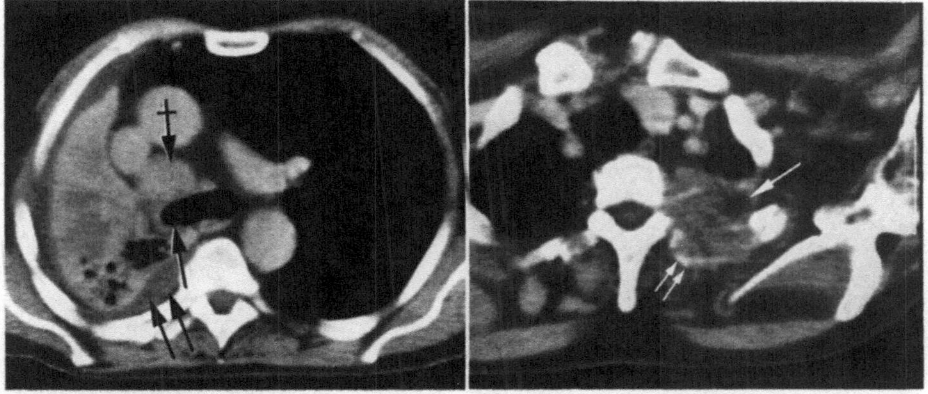

Abb. 6. Zentrales Bronchialkarzinom mit Lappenatelektase. Im Computertomogramm ist nicht nur der Bronchusabbruch (↑) sondern häufig auch der Tumor (†) selbst von flächenhaften Atelektasebezirken abzugrenzen. Hier zusätzlich Ergußnachweis (↑↑)

Abb. 7. Pancoast-Tumor (↑) mit Invasion in die Thoraxwand sowie Rippendestruktion (↑↑)

Pleuraerguß), Überschreiten der Fascia endothoracica, Rippendestruktionen und Muskelinfiltrationen (Abb. 7). Im Frühstadium bleibt die Unterscheidung gegenüber entzündlichen Prozessen meist offen (EKHOLM et al. 1980), bis Knochendestruktionen und Muskelinvasion die Malignität eindeutig fest belegen. Beim Hornerkomplex kann das Vorwachsen des Tumors in die paravertebrale Region und die obere Thoraxaperatur verfolgt werden, wobei der Grenzstrang selbst nicht sichtbar ist. Interkostale Lymphknotenvergrößerungen werden sehr frühzeitig nachgewiesen (MÜLLER et al. 1981). Bei Pleurakuppenverschwartungen können Einschränkungen der Beurteilbarkeit vorliegen, weil breite Schwielen vom Tumorwachstum nicht zu unterscheiden sind. Ungünstige Abbildungsbedingungen liegen auch an der Zwerchfellkuppe vor, so daß erste Infiltrationszeichen hier nur unsicher erfaßt werden.

2. Invasion des Mediastinums

Eine direkte Tumorinvasion ist dann immer zweifelsfrei zu diagnostizieren, wenn einzelne Gefäßstrukturen des Mediastinums umwachsen oder ummauert werden (Abb. 8). Eine bis an die Pleura mediastinalis heranreichende Tumorzone kann eine beginnende mediastinale Infiltration vortäuschen, wenn die mediastinale Grenzfläche kraniokaudal gewölbt ist (z.B. unterhalb des Aortenbogens). Dies hat in einigen Fällen (EKHOLM et al. 1980) zu falsch-positiven Ergebnissen geführt. Gefäßinvasionen können nach KM-Gabe meist erkannt werden (90% Treffsicherheit bei MÜLLER et al. 1981). Das direkte Vorwachsen des Tumors in den Lungenkern entlang bronchovaskulärer Strukturen wird um so eindeutiger computertomographisch erkannt, wie es sich der Bifurkation nähert. Die Unterscheidung zwischen direktem Tumorwachstum und ersten regionalen

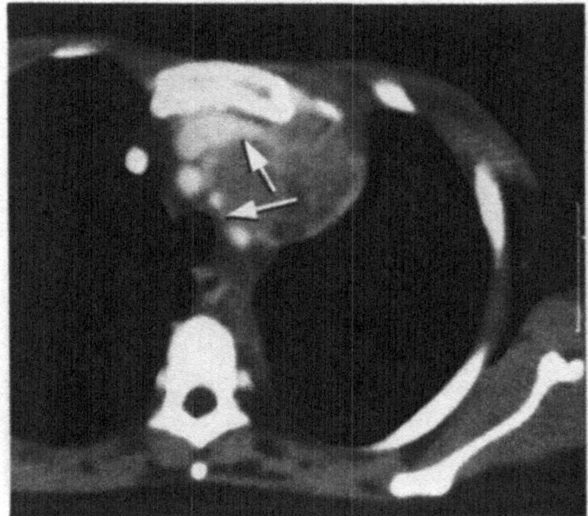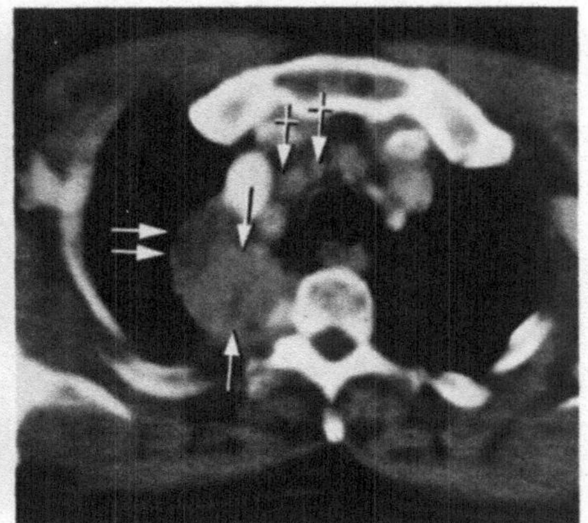

8 9

Abb. 8. Tumorinvasion in das Mediastinum. Der gut vaskularisierte Tumor – durch Kontrastmittel-gabe erkennbar – verdrängt die bracheocephalen Gefäße (↑) und hat das mediastinale Fettgewebe aufgebraucht

Abb. 9. Zentrales Bronchialkarzinom (↑) mit Atelektase (↑↑) und Lymphknotenvergrößerungen im oberen Mediastinum (‡)

Lymphknotenmetastasen ist nicht immer möglich (MÜLLER et al. 1981; VOCK u. HAERTEL 1981). Da die Nervi phrenici selbst nicht abgebildet werden, ihr wahrscheinlicher Sitz jedoch bekannt ist, kann bei einer Parese der Invasionsort meist eingegrenzt werden. Sehr lockere Infiltrationen, z.B. von kleinzelligen Kar-zinomen, werden computertomographisch leicht unterschätzt und als Fibrosezo-nen mißgedeutet. Die Invasion in das Perikard läßt sich – besonders nach Kon-trastmittelgabe – ohne Schwierigkeiten erfassen, zumal sie häufig von (abgekap-selten) Perikardergüssen begleitet wird. Eine Infiltration in die Oesophaguswand wird mit der Breipassage meist exakter beurteilt, während die Abschätzung der perioesophagealen Ausdehnung der Computertomographie vorbehalten bleibt (DAFFNER et al. 1979).

3. Lymphogene Ausbreitung

Von den computertomographischen Abbildungsbedingungen für Lymph-knoten (s. Abschn. B.II.) lassen sich die Treffsicherheiten für die Endstadien (UICC) ableiten. Bei mäßigen Lymphknotenvergrößerungen ist die Computerto-mographie in den sternalen, prävaskulären, paratrachealen, paraaortalen, inter-kostalen und paraoesophagealen Lymphknotenstationen den konventionellen Techniken überlegen, da diese auch ohne Deformierungen der Mediastinalkon-tur nachgewiesen werden können (LACKNER et al. 1979). Trotz erschwerter Ab-bildungsbedingungen der Computertomographie in horizontalen Spalträumen ist sie auch im tracheobronchialen Bereich (bifurkale, infracarinale, Ductus Bo-talli) leistungsfähiger als die konventionelle Tomographie, die aber die broncho-pulmonalen Lymphknotenvergrößerungen eindeutiger abzubilden vermag (FA-

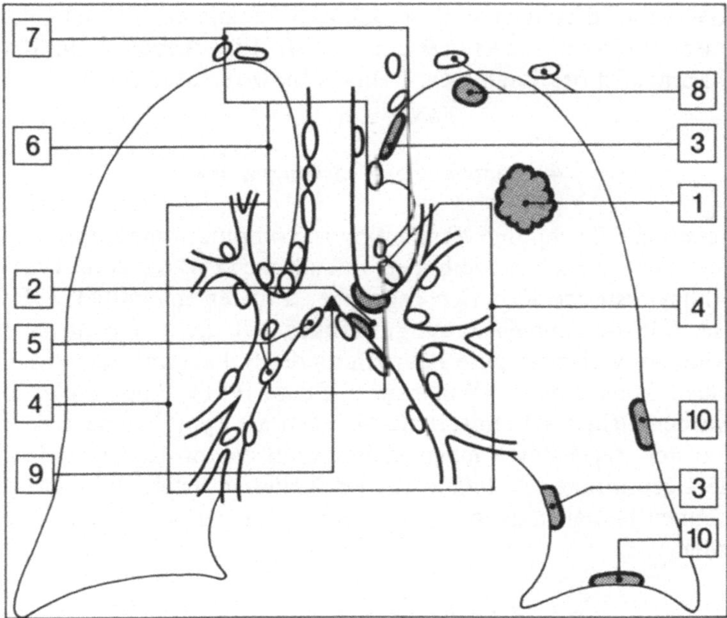

Abb. 10. Die Treffsicherheit (Sensitivität und Spezifität) der konventionellen Tomographie und Computertomographie beim Staging des Bronchialkarzinoms. (Nach Angaben von MÜLLER et al. 1981)

Tabelle 2. Die Treffsicherheit (Sensitivität und Spezifität) der konventionellen Tomographie und Computertomographie beim Staging des Bronchialkarzinoms. (Nach Angaben von MÜLLER et al. 1981)

	Sensitivität	Spezifität	Sensitivität	Spezifität
1. Tumornachweis	98	54	99	61
2. Bronchusalteration	93	100	65	86
3. Tumorinfiltration Perikard, Mediastinum N = 27	22	100	93	88
4. Bronchopulmonale LK N = 23	74	76	43	86
5. Tracheobronchiale LK N = 21	71	58	85	61
6. Paratracheale LK	61	74	100	94
7. Mediastinale LK	30	81	90	97
8. Thorakale Metastasen	40	100	100	98
9. Abstand Carina < 2 cm	56	100	88	98
10. Infiltration von Thoraxwand und Zwerchfell	17	100	100	91

LING et al. 1981; MÜLLER et al. 1981). Eine relativ hohe falsch-positiv-Rate der Computertomographie ist durch den Nachweis von unspezifisch reaktiv vergrößerten Lymphknoten bedingt, die sich dichtemäßig nicht von Metastasen unterscheiden (EKHOLM 1980). Lymphknoten werden ab 1,5 cm Durchmesser als pathol. vergrößert angesehen (FALING et al. 1981; MÜLLER et al. 1981). Massive

Lymphknotenvergrößerungen sind bei klinisch bekanntem Bronchialkarzinom als Metastasen anzusehen (Ekholm et al. 1980). Eine Tendenz zur Konfluenz der Lymphknoten ist bei Staging ein weiteres Indiz für Malignität.

4. Lymphangiosis carcinomatosa

Die interstitielle Zeichnungsvermehrung ist computertomographisch frühzeitiger als mit konventionellen Methoden aufzudecken (Wegener u. Felix 1981). Differentialdiagnostische Kriterien gegenüber anderen interstitiellen Prozessen (Sarkoidose, Fibrose, Lungenstauung) beruhen auf den eingeführten radiologischen Kriterien, wobei die gute Beurteilung des Subpleuralraumes zusätzliche Informationen bieten könnte (Wegener u. Felix 1981). Einschlägige Untersuchungen wurden bisher nicht mitgeteilt. Die pleurale Lymphangiosis carcinomatosa wird in der Regel durch einen Pleuraerguß diagnostiziert, dessen Dichte keine eindeutigen differentialdiagnostischen Kriterien liefert. Innerhalb der Ergußzone können bisweilen grobknotige Veränderungen der Pleurablätter abgegrenzt werden.

5. Resektabilität des Bronchialkarzinoms

Die unter C.II.1. und C.III.1.–4. dargelegten Abbildungsbedingungen und Ergebnisse lassen den Schluß zu, daß sowohl hinsichtlich der T-Kategorien als auch der N-Kategorien beim Staging nach der TMN-Klassifikation eine deutliche Überlegenheit der Computertomographie gegenüber der konventionellen Tomographie besteht. Nach Vock u. Haertel war die CT-Klassifikation des T-Stadiums in 90% korrekt, in 4% falsch positiv und in 6% falsch negativ. Die CT-Klassifikation des N-Stadiums war mit 82% richtig, 16% falsch positiv und 2% falsch negativ. Dabei kommt der Computertomographie eine besondere Leistungsfähigkeit bei der klinisch bedeutsamen Abgrenzung des T2- vom T3-Stadium und des N1- vom N2-Stadium zu. Wenn allerdings vom computertomographischen Nachweis von mediastinalen Lymphknotenvergrößerungen die Resektabilität des Tumors infrage gestellt wird, sollte zum Ausschluß reaktiver Lymphknotenvergrößerungen eine Zytologie, bzw. Histologie, durch eine gezielte Mediastinoskopie oder durch transbronchiale Punktion gewonnen werden, um ein Overstaging zu vermeiden.

6. Rezidivdiagnostik

Die Vorzüge der computertomographischen Ausbreitungsdiagnostik gelten gleichermaßen für die Erfassung eines Tumorrezidivs. Besonders evident ist die Überlegenheit der Computertomographie bei Patienten nach Pneumektomie. Innerhalb der meisten hypodensen Verschattungszonen des operierten Hemithorax läßt sich häufig bereits im Nativscan des Tumorrezidiv, bzw. seine Ausbreitung in angrenzende Strukturen aufdecken (Crowe 1979).

7. Strahlentherapeutische Lokalisation

Die vor der computertomographischen Aera mühsam erstellten Querschnittsbilder sind eine ideale Vorlage für die Strahlentherapie. In der Regel kann die Tumorgröße exakter (ohne Vergrößerungseffekte) ausgemessen werden, wenn man bestimmte Kautelen berücksichtigt (z.B. die richtige Fensterlage). Bei Ergußüberlagerung und Atelektase stellt die Computertomographie die einzige Methode dar, die Tumorgröße exakt zu erfassen. Nach ENAMI et al. (1978) wird beim Bronchialkarzinom in 37,5% der Fälle eine Änderung der Bestrahlungsplanung durch die Computertomographie bewirkt. In 15% der Fälle fand ein Wechsel hinsichtlich einem kurativen oder palliativen Bestrahlungsziel statt. Nur in einem verschwindend kleinen Anteil der Patienten (3% der Fälle) war die Computertomographie im Vergleich zu konventionellen radiologischen Methoden überflüssig. Nach STERNICK et al. (1979) war die Computertomographie auch exakter als die konventionelle Transversaltomographie hinsichtlich der Isodosenberechnung, zumal Inhomogenitätskorrekturen nur durch die Computertomographie geliefert werden.

Literatur

Ayers WR, Hang HK (1978) The use of computerized tomography in the diagnosis of pulmonary nodules. Computertomographie 2:455–62

Crowe JK, Brown LR, Muhm JR (1978) Computed tomography of the mediastinum. Radiology 128:75–87

Daffner RH, Halber MD, Postlethwait RW, Korobkin M, Thompson WM (1979) CT of the esophagus II carcinoma. AJR 133:1051–1055

Ekholm S, Albrechtsson U, Kugelberg J, Tylén U (1980) Computed tomography in preoperative staging of bronchogenic carcinoma. J Comput Ass Tomogr 4:763–765

Enami B, Melo A, Carter BL, Munzenrider JE, Piro AJ (1978) Value of computed tomography in radiotherapy of lung cancer. Am J Roentgenol 131:63–67

Faling LJ, Pugatch RD, Jung-Legg Y, Daly BDT, Hong WK, Robbins AH, Snider GL (1981) Computed tomographic scanning of the mediastinum in the staging of bronchogenic carcinoma. Am Rev Respir Dis 124:690–695

Heitzman ER (1973) The lung, radiologic-pathologic correlations. Mosby, Saint Louis

Jost RG, Sagel SS, Stanley RJ, Levitt RG (1978) Computed tomography of the thorax. Radiology 126:125–136

Kormano MJ, Dean PB, Hamlin DJ (1980) Upper extremity contrast medium infusion in computed tomography of upper mediastinal masses. J Comput Ass Tomogr 4:617–620

Lackner K (1981) Thorax. In: Friedman G, Bücheler E, Thurn P (Hrsg) Ganzkörper-Computertomographie. Thieme, Stuttgart New York, S 143–217

Lackner K, Felix R, Oeser H, Wegener OH, Bücheler E, Buurman R, Heuser L, Mödder U, Thurn P (1979) Erweiterung der Röntgendiagnostik im Thoraxbereich durch die Computer-Tomographie. Radiologe 19:79–89

Maile CW, Rodan BA, Godwin JD, Chew JTT, Ravin CE (1982) Calcification in pulmonary metastases. Br J Radiol 55:108–113

McLoud TC, Wittenberg J, Ferrucci JT (1979) Computed tomography of the thorax and standard radiographic evaluation of the chest: a comparative study J Comput Ass Tomogr 3:170–180

Müller HA, Kaick G van, Schaaf J, Lülling H, Vogt-Moykopf I, Delphendahl A (1981) Präoperatives Staging des Bronchialkarzinoms: Wertigkeit der Computertomographie im Vergleich zur konventionellen Radiologie. Fortschr Roentgenstr 134:601–607

Muhm JR, Brown LR, Crowe JK (1977) Detection of pulmonary nodules by computed tomography. Am J Roentgenol 128:267–270

Naidich DP, Khouri NF, Scott WW, Wang KP, Siegelman SS (1981a) Computed tomography of the pulmonary hila: 1. Normal anatomy. J Comput Ass Tomogr 5:459–467

Naidich DP, Khouri NF, Stitik FP, Mc Cauley DI, Siegelman SS (1981b) Computed tomography of the pulmonary hila: 2. Abnormal anatomy J Comput Ass Tomogr 5:468–475

Mintzer RA, Malave SR, Neiman HL, Michaelis LL, Vanecko RM, Sanders JH (1979) Computed vs conventional tomography in evaluation of primary and secondary pulmonary neoplasms. Radiology 132:653–659

O'Keefe ME, Good CA, McDonald JR (1957) Calcification in solitary nodules of the lung. AJR 77:1023

Pugatch RD, Faling LJ, Robbins AH, Snider GL (1978) Differentiation of pleural and pulmonary lesions using computed tomography. J Comput Ass Tomogr 2:601–606

Siegelman SS, Zerhouni EA, Leo FP, Khouri NF, Stitik FP (1980) CT of the solitary pulmonary nodule. AJR 135:1–13

Schaner EG, Chang AE, Doppman JL, Conkle DM, Flye MW, Rosenberg SA (1978) Comparison of computed and conventional whole lung tomography in detecting pulmonary nodules: A prospective radiologic-pathologic study. Am J Roentgenol 131:51–54

Scheid KF, Lissner J, Blaha H, Gebauer A (1981) Densitometrische Analyse pulmonaler Rundherde im Computertomogramm. Fortschr Röntgenstr 134:357–363

Schraufnagel D, Peoquin A, Paré JAP, Wang NS (1982) Differentiating bronchioloaveolar carcinoma from adenocarcinoma. Am Rev Respir Dis 125:74–79

Shevland JE, Chui LC, Schapiro RL (1978) Role of conventional tomography and computed tomography in assessing the resectability of primary lung cancer: preliminary report. Radiology 128:852

Sternick ES, Berry JR, Curran B, Loomis SA (1979) Real time computer verification for radiation therapy treatment machines. Radiology 131:258

Vock P, Haertel M (1981) Die Computertomographie zur Stadieneinteilung des Bronchuskarzinoms. Fortschr Röntgenstr 134:131–134

Webb WR, Glazer G, Gamsu G (1981a) Computed tomography of the normal pulmonary hilum. J Comput Ass Tomogr 5:476–484

Webb WR, Gamsu G, Glazer G (1981b) Computed tomography of the abnormal pulmonary hilum. J Comput Ass Tomogr 5:485–490

Wegener OH (1978) Die Computertomographie des Mediastinums. Fortschr Roentgenstr 129:727–735

Wegener OH (1981) Ganzkörper-Computertomographie, 1. Aufl. Karger, Basel München Paris London New York Sydney

Wegener OH, Felix R (1981) Interstitielle Lungenerkrankungen. In: Friedmann G, Bücheler E, Thurn P (Hrsg) Ganzkörper-Computertomographie. Thieme, Stuttgart New York, S 211–216

Wegener OH, Gerstenberg E, Oeser H (1977) Die Computertomographie der Thoraxorgane. Roentgen Ber 6:294–314

Wegener OH, Koeppe P, Oeser H (1978) Measurements of lung density by computed tomography. J Comput Ass Tomogr 2:263–273

III. Aussagewert der Bronchographie in der Diagnostik des Bronchialkarzinoms

W. Matthiessen

A. Einführung

Im Rahmen der Röntgendiagnostik des Bronchialkarzinoms ist die Stellung der Bronchographie heute umstritten. Nur relativ wenige bronchologisch tätige Pneumologen erkennen ihr noch eine wesentliche Bedeutung bei der prätherapeutischen Diagnostik des Bronchialkarzinoms zu: Denn die röntgenologischen Methoden einschließlich der Schichtaufnahmen und der Computertomographie erlauben in der großen Mehrzahl der Fälle ausreichend genaue Aussagen über die Lokalisation pulmonaler Herde. Gleichzeitig wurde die morphologische Diagnostik durch die Fiberglasendoskopie mit ihrer Ausstattung an Kathetern, Bürsten, Biopsiezangen und Curetten ganz wesentlich verbessert. Darüber hinaus haben perthorakale und perbronchiale Punktionstechniken und die zytologische Diagnostik wichtige Fortschritte gemacht. Da die Tumormorphologie damit in der Regel leicht zu sichern ist, spielt die früher entscheidende röntgenologische und bronchographische Differentialdiagnose einer tumorverdächtigen Lungenverschattung außerhalb der Reichweite des starren Bronchoskops nur noch eine untergeordnete Rolle. Die Indikation zur Bronchographie wird zusätzlich dadurch eingeschränkt, daß diese Untersuchungsmethode durchaus ernste Komplikationen verursachen kann und daß diese Untersuchung den Therapiebeginn bei fraglichem Wert unnötig verzögert. Da in einem begrenzten Indikationsgebiet dennoch akzeptable Ergebnisse erzielbar sind, soll die Bronchographie in ihrer Bedeutung für die Diagnostik des Bronchialkarzinoms hier kurz dargestellt werden.

B. Untersuchungstechnik

Während anfänglich ausschließlich in Lokalanästhesie bronchographiert wurde, ist seit Einführung der Intubationsnarkose (Frommhold 1951) die Lokalanästhesie weitgehend verdrängt worden. Als Vorteil der Lokalanästhesie ist nach wie vor die mögliche aktive Mitarbeit des Patienten anzusehen (Lenz 1976; Fraser u. Paré 1977). So wird z.B. durch die aktive Aspiration des Kontrastmittels durch den Patienten eine alveolare Füllung eher vermieden als bei der Intubationsnarkose, wo der Überdruck das Kontrastmittel in die peripheren Bronchien befördern muß (Birzle u. Rees 1961). Andererseits ist die Intubationsnarkose für den Patienten wesentlich schonender. Um bei reiner Sauerstoffatmung Atelektasenbildung durch Resorption des Gases während der Untersuchung zu vermeiden, wurde die künstliche Lungenblähung bei Intubationsnarkose als sinnvoll eingeführt (Lenz et al. 1969). Durch den Einsatz von Bronchusblockern (Carlenskatheter) ist die selektive Bronchographie möglich geworden (Maassen 1954; Neef 1961; Ritzow u. Mateev 1965). Durch Verbesserung des endoskopischen Instrumentariums wurde in der Folgezeit die selektive Bronchografie weiter verfeinert (Pinet et al. 1979). Japanische Autoren führen flexible Fiberbronchoskope bis in die peripheren Regionen ein und bronchographieren durch die Instrumentierkanäle besonders kleine Lungenareale (Alveolobronchographie) (Matsui et al. 1981; Ono et al. 1981a, b; Tanaka et al. 1982a, b; Tanaka 1984; Watanabe u. Ikeda 1981).

Viele Vorschläge sind zur Verbesserung der Röntgendokumentation gemacht worden, wie Anfertigung von Spätaufnahmen (Fraser u. Paré 1977), Zielaufnahmen (Birzle u. Rees 1961), Vergrößerungsaufnahmen (japanische Autoren) und die Anwendung der Bronchotomographie (Jahn 1959), sowie der Cinebronchographie (Di Rienzo u. Weber 1960), ohne daß sich diese Techniken allgemein durchgesetzt hätten.

C. Wahl des Kontrastmittels

Die wichtigsten Forderungen an ein gutes Kontrastmittel für die Bronchographie sind guter Röntgenkontrast und gute Verträglichkeit. Die kontrastgebenden Eigenschaften der jod- oder bariumhaltigen Kontrastmittel und der für die Inhalationsbronchographien verwendbaren Metalle Wolfram und Tantal sind sämtlich als gut zu beurteilen. Die Verträglichkeit der Kontrastmittel hängt von zahlreichen Faktoren ab, unter anderem von der Häufigkeit unerwünschter Alveolarfüllungen, der lokalen Reizwirkung in den Bronchien, vom Ausmaß der Resorbierbarkeit, von bronchialen Wegestörungen und Entzündungen sowie von individuellen Patientenfaktoren (Allergiebereitschaft, Lungenfunktion).

Jodöle und Jodöl-Sulfonamidgemische werden heute wegen ihrer erheblichen möglichen Nebenwirkungen (Kontrastmittelretentionen, entzündliche Reaktionen) nicht mehr angewandt. Wasserlösliche Kontrastmittel werden schnell resorbiert und über die Nieren ausgeschieden, irritieren jedoch wegen ihrer hohen Osmolarität die Bronchialschleimhaut. Außerdem enthalten sie als Viskositätsträger Carboxymethylcellulose, die nicht-kontrastgebend aber auch nicht-resorbierbar ist und zu Fremdkörpergranulomen mit Allgemeinreaktionen und Fieber führen können (Weber u. Löhr 1953; Hess 1954; Jahn 1959; Schulz et al. 1961; Birzle u. Rees 1961; Köster u. Meyer 1961; Schlungbaum 1962; Palowski u. Kunze 1979). Hytrast, eine Mischung aus zwei Dijodpyridonen, führt zwar zu kontrastreichen Bronchogrammen, hat aber ebenfalls erhebliche Nebenwirkungen (PHILLIPS et al. 1956; RAYL u. SPJUT 1964; FRÖHLICH 1967; HÜNER-MANN et al. 1971). Barium-Carboxymethylcellulose-Suspensionen geben sehr guten Röntgenkontrast, sind relativ nebenwirkungsarm, können bei Jodüberempfindlichkeit angewandt werden, führen gelegentlich aber doch zu Pneumonien (ERICKSON et al. 1979; DI RIENZO u. WEBER 1960). Mit gutem Erfolg ist auch von uns die Dijodpyridonessigsäure (Per-Abrodil) verwandt worden. Das Präparat wird nach hydrolytischer Spaltung vollständig resorbiert (DISTELMAIER et al. 1961; KÖSTER u. MEYER 1961), wird aber leider nicht mehr hergestellt. Am häufigsten wird heute das Propyliodon (Dionosil) verwandt, wobei fast ausschließlich die wäßrige Form der öligen vorgezogen wird. Es wird bis auf die in geringen Mengen enthaltene Carboxymethylcellulose hydrolytisch gespalten und resorbiert (PINNEY et al. 1957; BIRZLE u. REES 1961; WALKER u. MA 1971; LENZ et al. 1969; REIMANN 1981).

Aus der Erfahrung heraus, daß jede Bronchographie infolge der Bronchialverschlüsse durch das Kontrastmittel immer zu Lungenfunktionsstörungen führen muß, hat man in der Inhalationsbronchographie einen Ausweg gesucht. Als Kontrastmittel hat man dabei Tantal-Puder (NADEL et al. 1970; HINCH-CLIFFE et al. 1970; GAMSU et al. 1981; SAILER et al. 1973), Wolfram (SAILER et al. 1973), ioglycamsaures Calcium (Biligram) (STRECKER et al. 1979) und pulverförmiges Hytrast (SAILER et al. 1973) angewandt. Mit allen Kontrastmitteln gelingen gute röntgenologische Darstellungen der Bronchien, ohne daß die Lungenfunktion primär wesentlich beeinträchtigt wird. Tierexperimentell sind jedoch schwere Pneumonien beschrieben, die auf lange Retention der inhalierten Substanzen zurückgeführt wurden (KAMMLER u. ULMER 1971; SAILER et al. 1973; STRECKER et al. 1974). Da die Langzeitfolgen bisher nicht absehbar sind und eine gezielte Bronchographie mit dieser Methode kaum möglich erscheint, hat sich die Inhalationsbronchographie bisher kaum durchgesetzt.

D. Nebenwirkungen, Komplikationen, Kontraindikationen

Die häufigste unerwünschte Wirkung der Bronchographie – auch mit dem heute fast ausschließlich verwandten Dionosil – ist Fieber, das bei etwa 30–40% der Patienten auftritt (SCHULZ et al. 1961; MATSUI et al. 1981). Durch die mechanische Verlegung der bronchographisch dargestellten Bronchien können frühzeitig Atelektasen auftreten, insbesondere wenn Absaugen und Abhusten nur ungenügend gelingen. So verursachte Ventilationsstörungen können über den Euler-Liljestrand-Reflex zu sekundären Perfusionsstörungen führen (SURPRENANT et al. 1968; HÜNERMANN et al. 1971), die aber in der Mehrzahl der Fälle 24 Stunden später nicht mehr nachweisbar sind. Bei eingeschränkter Ausgangs-Lungenfunktion kann dies zu respiratorischer Insuffizienz führen (SCHULZ et al. 1961). Die intrabronchiale Reizwirkung kann zu lokalisierten Bronchospasmen, aber auch zu generalisierten Asthmaanfällen führen, insbesondere bei allergischer Diathese mit Allergie auf jodhaltige Kontrastmittel oder Lokalanästhetika.

Die Retention von Kontrastmitteln oder Carboxymethylcellulose kann wie erwähnt zu granulomatösen Lungenveränderungen im Sinne von Fremdkörperreaktionen oder Pneumonien führen (GRABIGER 1960; ERICKSON et al. 1979; PALOWSKI u. KUNZE 1979). Sehr selten treten schwerste Zwischenfälle auf: tödliche Kontrastmittelzwischenfälle in einer Frequenz von 18/14 301 (0,006%) (TAENZER u. SPECK 1984), tödliche Zwischenfälle speziell bei der Bronchographie bei 26/181 892 (0,014%) (Japanische Sammelstatistik WATANABE u. IKEDA 1981). Über nicht-tödliche, ernste Zwischenfälle wird in der gleichen Untersuchung bei 1440/181 892 (0,79%) berichtet.

Aus diesen möglichen Komplikationen der Bronchographie ergeben sich die Kontraindikationen: bekannte Allergien gegen die zu verwendenden Substanzen, die erheblich eingeschränkte Lungenfunktion und das ausgeprägte Asthma bronchiale.

E. Aussagemöglichkeiten beim Bronchialkarzinom

In früheren Untersuchungen sind charakteristische bronchographische Veränderungen beim Bronchialkarzinom gefunden worden, die eine relativ gute Abgrenzung von Bronchusveränderungen bei entzündlichen Erkrankungen erlauben. Diese Charakteristika gelten auch heute noch und sollen daher kurz referiert werden. Typisch für das Bronchialkarzinom sind asymmetrische Bronchusabbrüche, unregelmäßige Bronchusstenosen, infiltrative Bronchusarrosionen und Verdrängung von Bronchien der Nachbarschaft (ROTTE et al. 1971; ANACKER u. LINDEN 1960; LUKOMSKY 1979). Im Detail gelten als charakteristisch:polypöse Vorwölbungen in das Bronchuslumen hinein; ringförmige Stenosen; der asymmetrisch sich verjüngende Bronchialverschluß; der frühzeitige Bronchusabbruch dicht an seinem Beginn und der hilofugal ausgerichtete konkave Bronchusverschluß. PINET et al. (1979) weisen zusätzlich auf den „elephantenfußähnlichen", an der Basis breiten Bronchusverschluß hin.

Bei pneumonischen Veränderungen sind die Bündelung der Bronchien und die deformierende Bronchitis typisch (ANACKER u. LINDEN 1960). Bronchusverschlüsse kommen ebenfalls vor, sind aber meist weiter vom Beginn der Infiltration entfernt. Das verschlossene Bronchusende ist meist glatt und regelmäßig, ein konkaver Verschluß ist mit seiner Konkavität hiluswärts gerichtet. Ringförmig symmetrische Schleimhautschwellungen können das Lumen einengen (BERKMEN 1972).

ONO und IKEDA (1981b) und MATSUI et al. (1981) weisen darauf hin, daß charakteristische Unterschiede zwischen verschiedenen Tumormorphologien des Bronchialkarzinoms bestehen. Für das Adenokarzinom gilt, daß der zentrale Bronchus spitz in die Obstruktion ausläuft und die Nachbarbronchien auf das Tumorzentrum hin konvergieren (s. auch Kapitel XI.A.I. MATTHIESSEN u. MATSUI, dieser Band). Bei Plattenepithelkarzinomen finden sich dagegen unregelmäßige oder scharf abgeschnittene Bronchusverschlüsse. Gewöhnlich ist im Gegensatz zum Adenokarzinom nur ein Bronchus verschlossen und die Nachbarbronchien konvergieren nicht, sondern werden nur abgedrängt.

Während die geschilderten Bronchusveränderungen Bedeutung für die Differentialdiagnose röntgenologisch sichtbarer Parenchyminfiltrationen haben, wird die Bronchographie in Form der Alveolobronchographie auch als Wegweiser bei röntgennegativen, aber sputumzytologisch positiven Tumoren eingesetzt. Dabei ist dann das Aufdecken der Bronchusläsion wichtiger als deren Gestalt.

F. Abschließende Beurteilung

Auch diejenigen, die die Bronchographie bei der Diagnostik des Bronchialkarzinoms für überflüssig halten, können wohl akzeptieren, daß andere Autoren zumindest zwei Indikationen für richtig ansehen:

1. Dies sind einmal die röntgenologisch erfaßbaren kleinen peripheren tumorverdächtigen Herdbefunde der Lunge. Ist bei der Bronchoskopie die Morphologie nicht zu sichern, kann dies durch perthorakale Punktion geschehen. Dieses Vorgehen schließt jedoch die Gefahr der Zellverschleppung ein. Man kann dieser Gefahr dadurch entgehen, daß man bereit ist, morphologisch ungesicherte periphere Herde dann regelmäßig operativ zu entfernen. Daß dabei zwangsläufig auch nichtmaligne Herde entfernt werden, wird nicht als Nachteil angesehen, da sich auch daraus (z.B. bei Tuberkulose) therapeutische Konsequenzen ergeben können. Andererseits sind operative Eingriffe zur Sicherung der Morphologie oft aus funktionellen oder allgemeinen Kontraindikationen gegen eine Operation nicht möglich. Will man dann nicht perthorakal punktieren, kann man sicher von der Bronchographie einen differentialdiagnostischen Beitrag erwarten. Das bei den japanischen Autoren übliche Vorgehen der regelmäßigen Kombination von selektiver Bronchographie mit der Bronchoskopie mit ultradünnen flexiblen Fiberbronchoskopen stellt eine bei uns bisher wenig übliche Indikation dar.

2. Die sicher kleine Gruppe von Patienten mit sog. okkultem Bronchialkarzinom stellt eine zweite Indikation für die selektive Bronchographie dar (SINNER et al. 1977). Es handelt sich um die Patienten, bei denen auf Grund unspezifischer Symptome (z.B. Hämoptysen) oder auf Grund von Reihenuntersuchungen im Sputum Tumorzellen gefunden worden sind, ohne daß ein sicherer tumorverdächtiger Röntgenbefund vorliegt. In solchen Fällen wird dann üblicherweise in regelmäßigen kurzfristigen Abständen bronchoskopiert und aus verschiedenen Segmenten getrennt abgesaugt, um die suspekte Region zu ermitteln. Die Bronchographie kann dann Lokalisationshilfe für die Tumorsuche sein, wenn bereits eine grobe Lappen- oder Segmentzuordnung gelungen ist.

Mit diesen verbleibenden Indikationen ist der Stellenwert der Bronchographie gegenüber früheren Zeiten sicher sehr zurückgegangen. Inwieweit man in diesem begrenzten Indikationsbereich die Bronchographie zur Diagnostik beim Bronchialkarzinom noch einsetzen will, hängt dann von der Erfahrung des Untersuchers mit dieser Methode und dem eigenen Ermessen ab.

Literatur

Anacker H, Linden G (1960) Differentialdiagnose zwischen Karzinom und Entzündung im Lungenmantel mit Hilfe des Bronchogramms. ROFO 93:665–673

Berkmen YM (1972) Bronchial obstruction in unresolved pneumonia and its differentiation from bronchogenic carcinoma. Radiology 105:309–313

Birzle H, Rees P (1961) Zum derzeitigen Stand der bronchographischen Methode. ROFO 95:51–59

Di Rienzo S, Weber HH (1960) Radiologische Exploration des Bronchus. Thieme, Stuttgart

Distelmaier A, Gloxhuber C, Gremmel H, Hecht G, Scholtan W, Vieten H, Willmann KH (1961) Ein neues Kontrastmittel für die Bronchographie: „Broncho-Abrodil". ROFO 95:155–165

Erickson LM, Shaw D, MacDonald FR (1979) Prolonged barium retention in the lung following bronchography. Radiology 130:635–636

Fraser RG, Paré JAP (1977) Diagnosis of diseases of the chest, 2nd ed, vol I. Saunders, Philadelphia, pp 211–218

Fröhlich G (1967) Erfahrungen mit einem wäßrigen Kontrastmittel für die Bronchographie. ROFO 107:640–643

Frommhold W (1951) Die Bronchographie in Intubationsnarkose. ROFO 75:419–430

Gamsu G, Forbes AR, Ovenfors C-O (1981) Bronchographic features of chronic bronchitis in normal men. AJR 136:317–322

Grabiger R (1960) Über eine Kontrastmittelretention nach Bronchographie mit Propyliodon-Cilag. ROFO 93:801–803

Hess R (1954) Die Lungenveränderungen nach Bronchographie mit carboxymethylcellulosehaltigen Kontrastmitteln. Thoraxchir 1:499–510

Hinchcliffe WA, Zamel N, Fishman NH, Dedo HH, Greenspan RH, Nadel J (1970) Roentgenographic study of the human trachea with powdered tantalum. Radiology 97:327–330

Hünermann B, Sobbe A, Hermanutz KD, Schwabe H (1971) Quantitative Analyse der Lungenperfusion nach Bronchographie. ROFO 115:34–37

Jahn O (1959) Die Resorption von Joduron B bei chronischer Pneumonie, deformierender Bronchitis und Bronchiektasie. ROFO 91:478–482

Kammler E, Ulmer WT (1971) Ein neuer Weg in der Bronchographie: Über die Darstellung des Tracheobronchialbaums beim Tier durch Inhalation von Tantal. Pneumologie 144:344–351

Köster E, Meyer HJ (1961) Bronchographie mit einem neuartigen Kontrastmittel. ROFO 95:166–172

Lenz H (1976) Spezielle Probleme der Bronchographie. In: Griesbach R, Müller RW (Hrsg) Bücherei des Pneumologen. Bronchologische Eingriffe. Indikationen, Erfordernisse, Problematik, Anästhesieverfahren. Thieme, Stuttgart, S 59–69

Lenz H, Ferlinz R, Boldt C (1969) Die künstliche Lungenblähung als Funktionstest bei der Bronchographie in Inhalationsnarkose. ROFO 110:480–488

Lukomsky GI (1979) Bronchology. Engl edn. Mosby, St Louis Toronto London, p 251

Maassen W (1954) Ein neues Prinzip für die Kontrastmittelapplikation bei der Bronchographie: Der Doppelblockkatheter. ROFO 80:229–235

Matsui E, Miyake H, Yanagawa S, Shibayama M, Doi H (1981) Selective bronchography and transtracheal biopsy. In: Nakhosteen JA, Maassen W (eds) Bronchology: Research, diagnostic and therapeutic aspects. Nijhoff, The Hague Boston London, pp 162–164

Nadel JA, Wolfe WG, Graf PD, Youker JE, Zamel N, Austin JHM, Hinchcliffe WA, Greenspan RH, Wright RR (1970) Powdered tantalum. A new contrast medium for roentgenographic examination of human airways. N Engl J Med 283:281–286

Neef W (1961) Zur Technik der Bronchographie. ROFO 94:455–460

Ono R, Loke J, Ikeda S (1981a) Bronchofiberscopy with curette biopsy and bronchography in the evaluation of peripheral lung lesions. Chest 79:162–166

Ono R, Ikeda S (1981b) Significance of peripheral bronchography on coin lesion. In: Nakhosteen JA, Maassen W (eds) Bronchology: Research, diagnostic and therapeutic aspects. Nijhoff, The Hague Boston London, pp 153–155

Palowski H, Kunze P (1979) Postbronchographische zytologische Befunde der Lunge. Z Erkr Atmungsorgane 153:367–371

Phillips FJ, Lalli A, Buhler W (1956) Bronchographic studies as a guide to the surgical treatment of pulmonary tuberculosis. J Thorac Surg 32:820–826

Pinet F, Amiel M, Rubet A, Froment JC (1979) Selective bronchography and bronchial brushing. Springer, Berlin Heidelberg New York, pp 177–201

Pinney CT, Wertman DE, Streete BB (1957) Experiences with bronchography using 3,5-Diiod 4-pyridone N-acetic acid (Dionosil). Am Rev Tub Pulm Dis 77:32–38

Rayl DF, Spjut HJ (1964) Pneumonic reaction induced by a bronchographic medium. A clinical and experimental study. Am Rev Respir Dis 89:503–518

Reimann RG (1981) Möglichkeiten der Bronchographie mit dem Fiberbronchoskop. In: Nakhosteen JA, Maassen W (eds) Bronchology: Research, diagnostic and therapeutic aspects. Nijhoff, The Hague Boston London, pp 160–161

Ritzow H, Mateev B (1965) Über den Einsatz von Bronchusblockern bei der Bronchographie. ROFO 102:566–570

Rotte KH, Mateev B, Eichhorn HJ (1971) Zum Aussagewert der Bronchographie in der Diagnostik und Differentialdiagnostik des Bronchialkarzinoms. ROFO 144:197–207

Sailer R, Kissler B, Stauch G, Franken T, Huth F (1973) Pulverförmige Kontrastmittel zur Bronchographie. Tierexperimentelle Untersuchungen mit Tantal, Wolfram und Hytrast. ROFO 119:727–736

Schlungbaum W (1962) Verteilung, Ausscheidung und Resorption nierengängiger, mit J^{131}-markierter Röntgenkontrastmittel. ROFO 96:795–806

Schroth R (1960) Wert der Beatmungsbronchographie. ROFO 92:288–294

Schulz CH, Swart B, Hecker HA von (1961) Kritisches zur Bronchographie. ROFO 94:346–355

Sinner WN, Nasiell M, Tornvall G (1977) Primär röntgennegativer Lungenkrebs bei positiver Sputumzytologie. Fortschr Roentgenstr 127:507–513

Strecker EP, Wolfart W, Knobloch S (1974) Vergleichende bronchographische Untersuchungen mit Tantalstaub und wässrigen Kontrastmitteln. Radiologie 14:506–509

Strecker EP, Kraemer C, Reinbold W-D, Speck U (1979) Inhalation bronchography using powdered calcium ioglycamic acid. Radiology 130:303–309

Surprenant E, Wilson A, Bennett L, O'Reilly R, Webber M (1968) Changes in regional pulmonary function following bronchography. Radiology 91:736–741

Taenzer V, Speck U (1984) Diagnostik mit Röntgenkontrastmitteln. In: Kuemmerle H-P, Hitzenberger G, Spitzy KH (Hrsg) Klinische Pharmakologie, Grundlagen, Methoden, Pharmakotherapie. 4. Aufl. ecomed, Lansberg München, IV-1.1, S 1–7

Tanaka M, Satoh M (1982a) Morphological classification of lesions of the small airways by selective alveolobronchography. Japn J Clin Radiol 27:9–15

Tanaka M, Satoh M (1982b) Study of lesions of the peripheral respiratory tract by selective alveolobronchography. Japn J Thorac Dis 20:878–884

Tanaka M, Satoh M, Kawanami O, Aihara K (1984) A new bronchofiberscope for the study of diseases of very peripheral airways. Chest 85:590–594

Walker HG, Ma H (1971) Oily and aqueous propyliodone (Dionosil) as bronchographic contrast agents. J Can Assoc Radiol 22:148–153

Watanabe K, Ikeda S (1981) Bronchography in pulmonary diseases. In: Nakhosteen JA, Maassen W (eds) Bronchology: Research, diagnostic and therapeutic aspects. Nijhoff, The Hague Boston London, pp 147–149

Weber HW, Löhr B (1953) Über klinische Befunde und anatomische Veränderungen der Lungen nach Bronchographie mit Per-Abrodil BR (viscös 60%). Fortschr Roentgenstr 168–179

IV. Angiographien

(Pulmonalis-, Bronchialis-, Lymph-)

R. SCHOBER und H. MEENTS

Mit 4 Abbildungen

Im Rahmen der Fortentwicklung angiographischer Untersuchungsverfahren wurde in den sechziger Jahren auch das Gefäßsystem der Lunge und der Thoraxorgane bei neoplastischen Prozessen ausgiebig erforscht. Dabei galt das klinische Interesse differentialdiagnostischen Erweiterungen, sowie der Beurteilbarkeit von Tumorausbreitung und Operabilität. Man erwartete von der Angiographie die Beantwortung dieser hauptsächlichen Fragestellungen.

A. Bronchialisangiographie

Die selektive Angiographie der Bronchialarterien hatte zum Ziel, spezielle Gefäßveränderungen aufzufinden, die eine Differenzierung zwischen gut- und bösartigen Lungenprozessen ermöglichen, wie dies bereits bei Tumoren anderer Organe gelungen war.

Aus anatomisch-pathologischen Untersuchungen war seit längerem bekannt, daß die Gefäßversorgung verschiedener Lungenerkrankungen, z.B. auch des Bronchial-Karzinoms, über die Bronchialarterien erfolgt, während das funktionelle Pulmonalissystem hierbei von untergeordneter Bedeutung ist (COCKETT u. VASS 1951; CUDKOWITZ u. ARMSTRONG 1951; FLORANGE 1960; LIEBOW 1949; MATHES et al. 1982; MILNE 1967; WOOD u. MILLER 1938).

Nach fehlgeschlagenen Versuchen, über einen in die Brustaorta plazierten Ballonkatheter eine ausreichende Kontrastanfärbung der Bronchialarterien zu erreichen (CLIFTON u. DHANRAJ 1963; NORDENSTRÖM 1954), erschienen Anfang und Mitte der sechziger Jahre die ersten Berichte über die selektive Bronchialiskatheterisierung (SCHOBER 1964; VIAMONTE 1964), denen bald andere folgten (BOIJSEN u. ZSIGMOND 1965; BOTENGA 1968; HALLER et al. 1966; IKEDA et al. 1968; KAHN et al. 1965; MIYAZAWA et al. 1970; NEWTON u. PREGER 1965; NORDENSTRÖM 1967; NORTH et al. 1969; REUTER et al. 1965).

Die angewendete Technik wird einheitlich beschrieben. Über die A. femoralis wird nach dem Seldinger-Prinzip ein speziell gebogener Katheter eingeführt und unter Durchleuchtungskontrolle die vordere Aortenwand in Höhe des Abgangs der Bronchialarterien abgetastet. Nach Überprüfung der korrekten Katheterlage wird mit wenigen Millilitern eines Kontrastmittels der interessierende Abschnitt

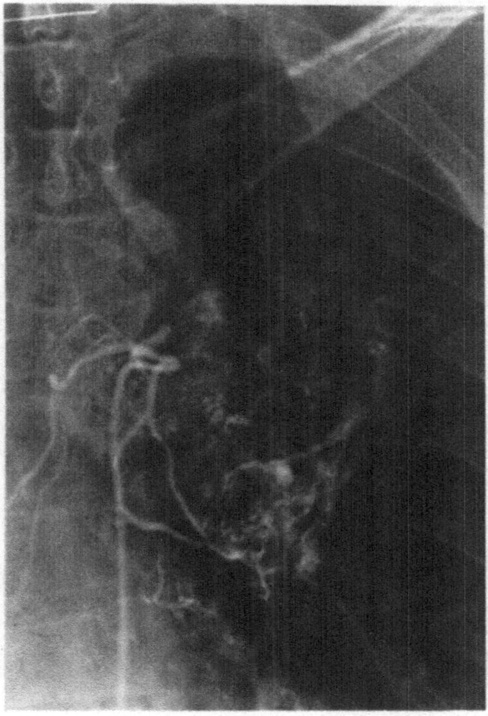

Abb. 1. Bronchialisangiographie: Umfangreiches Areal pathologischer Gefäße mit Kaliberschwankungen und Kontrastmittelaustritten, sowie früher abführender Pulmonalvene (Oberlappen-Karzinom links)

des Bronchialarteriensystems zur Darstellung gebracht. Als ernsthafte Komplikation sind vereinzelt Rückenmarksläsionen über die mit den Bronchialarterien kommunizierenden Spinalarterien beschrieben worden (FEIGELSON u. RAVIN 1965).

Die Anatomie der Bronchialarterien zeigt eine große Variationsbreite. Die kleinkalibrigen Gefäße entspringen teils mit gemeinsamem Stamm, teils getrennt voneinander von der Vorderwand der Brustaorta in Höhe Th 4–9 (BOTENGA 1970; CAULDWELL et al. 1948; IKEDA et al. 1968). Nach ihrem Abgang ziehen die Gefäße vor oder hinter den Oesophagus nach vorn und abwärts zum Haupt-, Stamm- und Unterlappenbronchus, um im Verlauf der Segmentbronchien sodann ein peribronchiales Gefäßnetz zu entwickeln (CUDKOWITZ u. ARMSTRONG 1951; FLORANGE 1960).

Bei primären, peripheren und zentralen Lungentumoren sind in der Regel recht kennzeichnende Veränderungen zu beobachten. Es findet sich eine Zunahme der irregulär geformten Gefäße, die einen ungewöhnlichen Verzweigungstyp aufweisen, mitunter lakunenartige Erweiterungen bilden und in Form von Kurzschlüssen mit dem abführenden Venensystem in Verbindung stehen (Abb. 1) (BOIJSEN u. ZSIGMOND 1965; IKEDA et al. 1968; MIYAZAWA et al. 1970; NEWTON u. PREGER 1965; REUTER et al. 1965; SCHOBER 1964; VIAMONTE 1964).

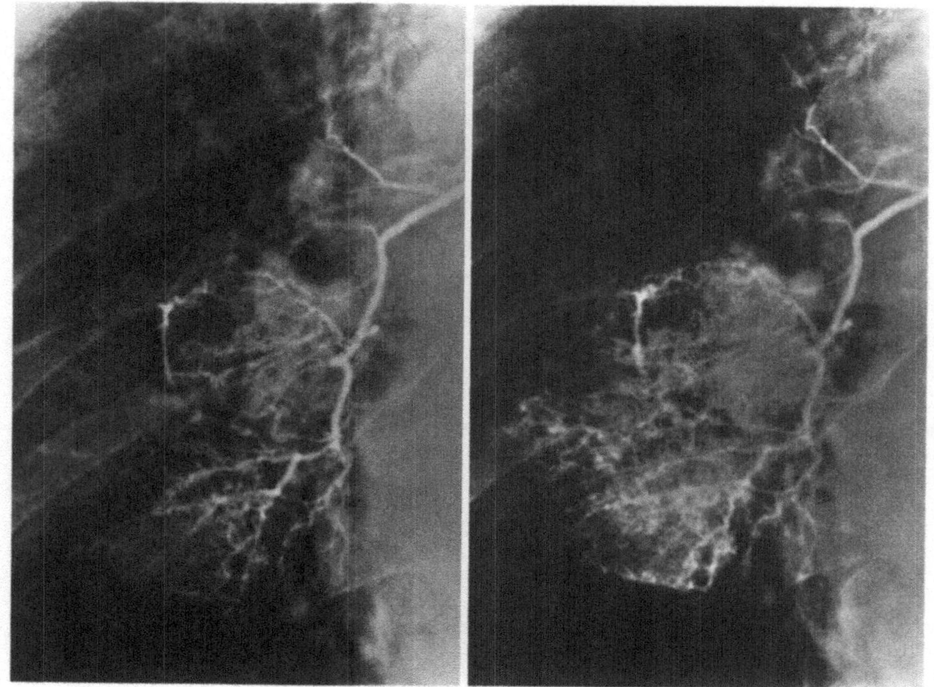

Abb. 2a, b. Bronchialisangiographie: Dichtes Gefäßnetz im Tumor (**a**) mit zunehmendem Tumor-blush (**b**) (Unterlappen-Karzinom rechts)

Das Ausmaß der Hypervaskularisation ist variabel. Diffuse parenchymatöse Tingierung wird als „Tumor blush" bezeichnet (Abb. 2) und ermöglicht die Abgrenzung des Neoplasmas von der benachbarten Atelektase oder Pneumonitis.

Infolge zunehmender Versorgungsansprüche des Neoplasmas entwickelt sich mitunter eine nicht unbeträchtliche Dilatation der Arterie (Miyazawa et al. 1970; Viamonte 1965) und bei einer Infiltration der Thoraxwand auch eine Beteiligung der Interkostalarterien.

Primäre und sekundäre Lungengeschwülste können gleichartige Gefäßveränderungen aufweisen (Botenga 1970; Ikeda et al. 1968; Newton u. Preger 1965); häufig erscheinen jedoch Metastasen im Bronchialisarteriogramm avaskulär, so daß eine Versorgung über die Pulmonalarterie anzunehmen ist (Cudkowitz u. Armstrong 1951; Milne 1967).

Bei der chronischen Pneumonie ist eine Hypervaskularisation ähnlichen Charakters zu beobachten, so daß die Abgrenzung gegenüber dem Neoplasma schwierig ist (Boijsen u. Zsigmond 1965; Botenga 1968; Haller et al. 1966; Ikeda et al. 1968; Kahn et al. 1965; Miyazawa et al. 1970; North et al. 1969; Viamonte 1964). Damit werden die Grenzen des Verfahrens und seine Leistungsfähigkeit sichtbar. Zur differentialdiagnostischen Abklärung gut- und bösartiger Lungenprozesse ist die Bronchialisarteriographie nicht geeignet. Hier werden mit der Bronchoskopie und der transbronchialen oder perkutanen Lungenpunktion verbindlichere Ergebnisse erzielt. Die Bronchialisarteriographie spielt heute allenfalls noch eine Rolle bei der Diagnose ungeklärter Hämoptysen und deren Therapie durch Embolisation (BOOKSTEIN et al. 1977; HARLEY et al. 1977; LAMARQUE u. SENAC 1979; SCHUSTER u. FELLOWS 1977). Sie gelangt ferner zur Anwendung bei der lokalen Zytostatikaperfusion von Lungentumoren (HELLEKANT 1979; WIRTANEN u. ANSFIELD 1968).

B. Pulmonalis-, Kavo-, Azygographie

Die angiographische Untersuchung dieser Gefäßsysteme gibt keine differentialdiagnostischen Hinweise, vermittelt aber Informationen über die Ausbreitung des Neoplasmas, die Beteiligung zentraler und mediastinaler Strukturen und somit die Operabilität des Prozesses.

Die venösen Gefäßsysteme beteiligen sich nicht oder nur unwesentlich an der Vaskularisation von Neoplasmen. Man beobachtet dagegen Verlagerungen, Einengungen, Tumoreinbruch und thrombotischen Verschluß.
Folgende Verfahren stehen zur Verfügung:

1. Die Übersichts-Angiokardio-Pulmonalisangiographie durch möglichst beidseitige intracubitale Kontrastmittelinjektionen.

2. Die transcubitale Katheterangiographie mit Einlegen des Katheters in die obere Hohlvene oder in den rechten Vorhof.

3. Die selektive Pulmonalisangiographie mit Katheterisierung des interessierenden Pulmonalarterienastes und isolierter Darstellung des betreffenden Lungenabschnittes, auch unter Blockierung der Hauptäste (NORDENSTRÖM 1954; KRALL 1955).

4. Die direkte oder indirekte Angiographie der V. azygos oder hemiazygos über die untere Hohlvene.

In Kombination mit künstlicher Beatmung läßt die Pulmonalisangiographie Rückschlüsse auf die postoperative Umverteilung des Blutes und damit die Operationsfähigkeit des Patienten zu (DÜX et al. 1969; FELIX et al. 1967).

Im Geschwulstgebiet und in den nachgeschalteten Lungenpartien ist in der Regel eine deutliche pulmonale Gefäßverarmung festzustellen. Es handelt sich um die Folgen einer mechanischen Kompression oder Infiltration des Gefäßes durch den Tumor mit oder ohne örtliche Thrombose (Abb. 3). Außerdem bewirken die regionale Störung des Gasaustausches und die Zunahme des intraalveolären Drucks eine regulative Vasokonstriktion, die angiographisch als Kaliberreduktion in Erscheinung tritt. Dies ist insbesondere im Frühstadium eines stenosierenden Bronchial-Carcinoms zu beobachten (DOTTER et al. 1950).

Bei selektiver Technik sind abnorme Gefäßverläufe mit Abknickungen und Verziehungen, aber auch Unregelmäßigkeiten der Gefäßwandstruktur bereits im Frühstadium nachzuweisen (KRALL 1955). In fortgeschrittenen Fällen zeigen die Aufzweigungen der Pulmonalarterien eine verstärkte Bündelung infolge der

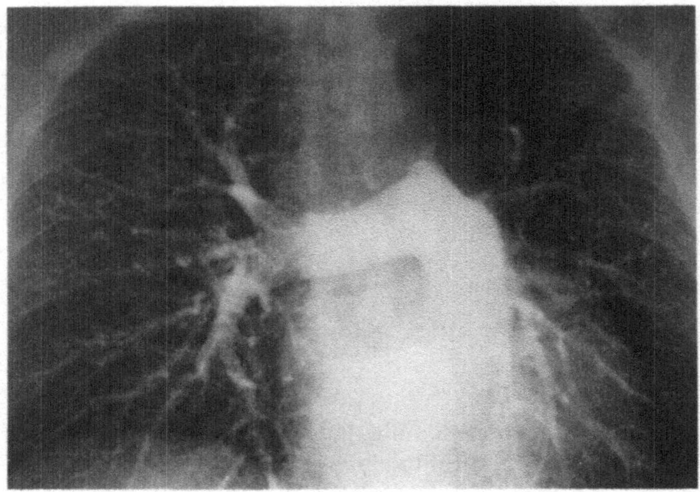

Abb. 3. Pulmonalisangiographie: Verschluß der linken Oberlappenarterie nahe dem Pulmonalishauptast bei Oberlappen-Karzinom. (Aus Düx et al. 1969)

atelektatischen Schrumpfung des Lungengewebes. Bei zentralen Bronchial-Karzinomen sind pulmonale Gefäßveränderungen so gut wie nie zu vermissen, während periphere Neoplasmen die pulmonalen Gefäße unbeteiligt zu lassen scheinen (Bolt et al. 1957).

Wenn in der Umgebung des Neoplasmas umfangreichere pneumonitische Veränderungen vorliegen oder wenn eine Nekrose des Tumors mit Exkavation besteht, kann auch vom Pulmonalissystem eine verstärkte örtliche Vaskularisation entwickelt werden.

Während in der Umgebung des Bronchial-Karzinoms Stenosen und thrombotische Pulmonalisverschlüsse entstehen, zeichnen sich gutartige Lungentumoren durch eine bogenförmige Auseinanderdrängung der randbildenden Gefäße aus (Dotter et al. 1950). Die Pulmonalisangiographie vermittelt im Hinblick auf die neoplastischen Prozesse der Lungen weniger diagnostische Erkenntnisse, als vielmehr einen Eindruck von der örtlichen Gefäßbezogenheit des Prozesses (Keil et al. 1950).

Ein Verschluß der Pulmonalishauptarterie bedeutet Inoperabilität, ebenso eine Obstruktion der zentralen Lappenarterien (Düx et al. 1969). Die Untersuchungen der oberen venösen Zuflüsse des Thoraxraums, der oberen Hohlvene und des Azygos-Hemiazygos-Systems ergibt wichtige Aufschlüsse über die Tumorlokalisation, seine zentrale Ausbreitung und das Vorliegen mediastinaler Metastasen (Abb. 4). Während das obere Mediastinum durch die Mediastinoskopie erfaßt werden kann, gestattet die Darstellung der Azygosvenen Einblick in das hintere untere Mediastinum (Düx et al. 1969). Die Kenntnis der mediastinalen Situation ist von großer Wichtigkeit, da in fast 50% der Fälle, die zur operativen Exploration gelangen, mit mediastinalen Metastasen zu rechnen ist (Löhr u. Grill 1970). Sie bewirken Verlagerung der mediastinalen Gefäße, örtliche Thrombosen mit Verschluß und mitunter umfangreichen Kollateralen-

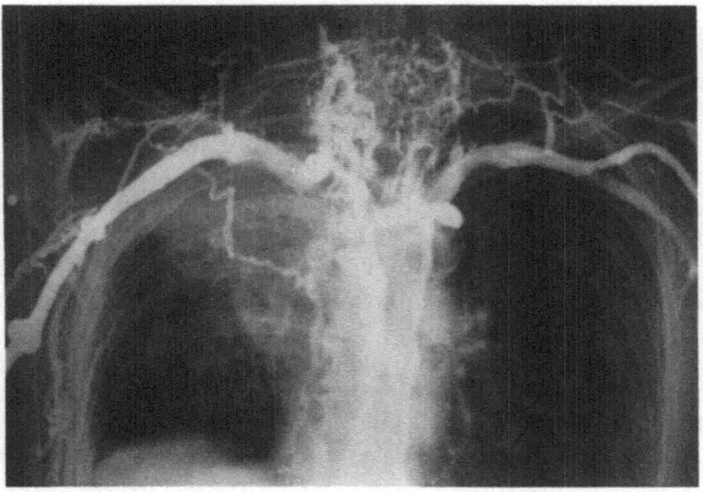

Abb. 4. Beidseitige transcubitale Übersichtsphlebographie: Thrombotischer Verschluß der V. brachio
cephalica rechts und links, der oberen Hohlvene, sowie Stenose des Azygos-Venenstamms an der
Einmündung in die V. cava cranialis. Venöses Kollateralensystem (Oberlappen-Karzinom rechts).
(Aus Düx et al. 1969)

netzen, ohne daß selbstverständlich ein negativer angiographischer Befund mediastinale Metastasen ausschließen lassen würde (DOTTER et al. 1950; DÜX et al.
1969; KÄRCHER et al. 1966; MARUYAMA et al. 1962; STEINBERG u. FINBY 1959;
WYMAN u. WILKINS 1958). Die angiographische Untersuchung des pulmonalen
und venösen thorakalen Gefäßsystems ergibt somit Hinweise auf die Operabilität, während der differentialdiagnostische Nutzen zurücktritt.

C. Lymphographie

Die hier unternommenen Bemühungen dienen dem Zweck, eine metastatische Beteiligung hilärer, mediastinaler oder supraklavikulärer Drüsen nachzuweisen bzw. auszuschließen. Als Zugangswege bieten sich an:

1. Peritoneale, endopleurale oder peribronchiale Kontrastmittelinjektionen.
2. Antegrade bipedale Lymphographie.
3. Direkte mediastinale Lymphographie.
4. Retrograde Darstellung des Ductus thoracicus.

Die Darstellung von Lymphgefäßen und -drüsen nach endopleuraler und
peribronchialer Konrastmittelinjektion ist über das Stadium von Tierversuchen
nicht hinausgekommen (MENVILLE u. ANÉ 1934; OLIN u. SALDEEN 1969).

Bei der bipedalen Lymphographie gelangen Hilus- und paratracheale
Lymphdrüsen nur ausnahmsweise zur Darstellung (KAINDL et al. 1960; ROCCA-

Rossetti et al. 1963). Mit einiger Regelmäßigkeit werden in den Spätphasen die Lymphknoten im linken Venenwinkel, sowie vereinzelt die supraklavikulären Drüsengruppen auf dieser Seite, gelegentlich auch rechts erfaßt (Rüttimann u. Wirth 1968; Rüttimann 1968). Metastatisch infiltrierte Drüsen sind in den erwähnten Lokalisationen vereinzelt gesehen worden, ferner auch eine Einengung oder Verlagerung des Ductus thoracicus, zum Teil mit Entwicklung eines kollateralen Lymphgefäßsystems (de Domenicis 1957; Rosenberger u. Abrams 1971; Weissleder 1964). Subphrenische und retroperitoneale Lymphdrüsenmetastasen des Bronchial-Karzinoms sind dagegen durch die bipedale Lymphographie in einem relativ hohen Umfang nachzuweisen (Beltz u. Thurn 1967; Frischbier 1968; Rüttimann 1969).

Bei der direkten mediastinalen Lymphographie wird in eine tomographisch nachgewiesene vergrößerte Bifurkationslymphdrüse oder auch blind transcarinal Kontrastmittel injiziert. Verteilung und Abtransport des Kontrastmittels sind jedoch unwägbaren Einflüssen überlassen, so daß Schlüsse aus einer derartigen Darstellung nicht gezogen werden können (Bruun u. Engeset 1956; Votava 1964).

Die retrograde Darstellung des Ductus thoracicus wurde durch operative Freilegung, aber auch nach stumpfer Präparation des Venenwinkels versucht (Cronemiller et al. 1959; Flemming u. Warnke 1963). Das Verfahren hat ebensowenig praktische Bedeutung erlangt, wie die übrigen erwähnten Bemühungen, das mediastinale Lymphsystem durch lymphographische Untersuchungsmethoden der Beurteilung zugänglich zu machen.

Literatur

Beltz C, Thurn P (1967) Diagnose und Differentialdiagnose des Lymphangiogramms bei retroperitonealen Tumormetastasen. Fortschr Roentgenstr 107:1–14

Boijsen E, Zsigmond M (1965) Selective angiography of bronchial and intercostal arteries. Acta Radiol 513–528

Bolt W, Forssmann W, Rink H (1957) Selektive Lungenangiographie in der präoperativen Diagnostik und in der inneren Klinik. Thieme, Stuttgart

Bookstein J, Moser K, Kalafer M, Aiggins CH, Davis G, Sames W (1977) The role of bronchial arteriography and therapeutic embolisation in hemoptysis. Chest 72:658–661

Botenga ASJ (1968) The role of bronchopulmonary anastomoses in chronic inflammatory processes of the lung. Am J Roentgenl 104:829–837

Botenga ASJ (1970) Selective bronchial and intercostal arteriography. Stenfort Kroese, Leiden, Holland

Bruun S, Engeset A (1956) Lymphadenography a new method for the visualization of enlarged lymphnodes and lymphatic vessels. Acta Radiol 45:389

Cauldwell E, Siekert R, Linninger R, Axson B (1948) The bronchial arteries: An anatomic study of 150 human cadavers. Surg Gynecol Obstet 86:395–412

Cliffton E, Dhanraj Mahajan (1963) Technic for visualization and perfusion of bronchial arteries: suggested clinical and diagnostical applications. Cancer 16:444–452

Cockett F, Vass C (1951) A comparison of the role of the bronchial arteries in bronchiectasis and in experimental ligation of the pulmonary arteries. Thorax 6:268–275

Cronemiller PD, Byron RL, Bierman HR (1959) The visualization of the thoracic duct. Surg Gynecol Obstet 109:355

Cudkowitz L, Armstrong J (1951) Observations on the normal anatomy of the bronchial arteries. Thorax 6:343–358

Cudkowitz L, Armstrong J (1953) The blood supply of malignant pulmonary neoplasms. Thorax 8:152–156

Domenicis R de (1957) Il Dotto Toracico. Anatcmia radiologica e sua importanza nella diffusione dei processi metastatici. Nunt Radiol (Firenze) 12:1248

Dotter CT, Steinberg I, Holman CW (1950) Lung Cancer Operability. Angiographic Study of fifty-three consecutive proved cases of lung cancer. Am J Roentgenol 64:222–238

Düx A, Felix R, Bücheler E, Sobbe A, Paquet KJ (1969) Die angiographische Diagnostik beim Bronchial-Carcinom: Bronchialarteriographie, Azygographie, Cavographie, Pulmonalisangiographie vor und während einseitiger Lungenausschaltung. Fortschr Roentgenstr 731–749

Feigelson H, Ravin H (1965) Transverse myelitis following selective bronchial arteriography. Radiol 85:663–665

Felix R, Geisler P, Düx A (1967) Die Pulmonalisarteriographie bei „funktioneller Pneumonektomie" als präoperative Testmethode. Langenbecks Arch Chir 318:266–280

Flemming F, Warnke H (1963) Die retrograde Rcntgenkontrastdarstellung des Ductus thoracicus bei thoraxchirurgischen Kranken. Chirurg 34:157–160

Florange W (1960) Anatomie und Pathologie der Arteria bronchialis Ergebn Allg Path Anat 39:151–213

Frischbier HG (1968) Grenzen der Metastasendiagnostik bei Lymphographie und Kavographie. 49. Tagg der Dtsch Röntgenges Hamburg

Haller J, Bron K, Wholey M, Poller S, Enersak D (1966) Selective bronchial artery catheterisation for diagnostic und physiologic studies and chemctherapy for bronchogenic carcinoma. J Thorac Surg 52:143–152

Harley J, Killien CH, Peck A (1977) Massive hemoptysis controlled by transcatheter embolisation of the bronchial arteries. Am J Roentgenol 128:302–304

Hellekant C (1979) Bronchialangiographie und intraarterielle Chemotherapie bei Bronchuscarcinom. Radiologe 12:521 ff

Hellekant C, Boijsen E, Svanberg L (1978) Preoperative infusion of mitomycin C in the bronchial artery in squamous cell carcinoma of the lung. Acta Radiol 19:1045

Ikeda M, Neyazaki T, Laiba CH, Yineti M, Suzuki CH (1968) Bronchial vascular pattern of various pulmonary diseases with particular emphasis on its diagnostic value in pulmonary cancer. J Thorac Cardiovasc Surg 55:642–652

Kärcher KH, Müller H, Georgi M (1966) Angiographie der Vena cava superior und der Pulmonalarterien bei Hilus- und Mediastinaltumoren, Jahrg Nr. 2. Fortschr Med 84/13:55

Kahn P, Paul R, Rheinlander H (1965) Selective bronchial arteriography an intraarterial chemotherapy in carcinoma of the lung. J Thorac Surg 50:640–645

Kaindl F, Mannheimer E, Pfleger-Schwarz L, Thurnher B (1960) Lymphangiographie und Lymphadenographie der Extremitäten. Thieme, Stuttgart

Keil PG, Voelker CA, Schissel DJ (1950) Diagnostic Value of Pulmonary Arteriography in Bronchial Carcinoma. Am J Sci 219:301–306

Krall J (1955) Die thorakale Angiographie beim Bronchialcarcinom. Thoraxchirurgie 3:121–138

Lamarque und Senac J (1979) Die therapeutische Angiographie bei Hämoptysen. Radiologe 12:514 ff

Liebow A (1949) Enlargement of the bronchial arteries and their anastomoses with the pulmonary arteries in bronchiectasis. Am J Pathol 25:211–233

Löhr HH, Grill W (1970) Die Lungenangiographie. In: Rink H (Hrsg) Lungenzirkulation. Schattauer, Stuttgart New York

Maruyama Y, Wilkins EW, Wyman TM (1962) An evaluation of angiocardiography in pulmonary carcinoma with particular emphasis on prognosis. Radiology 79:617–624

Mathes M, Holman E, Reichert F (1932) A study of the bronchial, pulmonary and lymphatic circulations of the lung under various pathologic conditions experimentally produced. J Thorac Surg 4:339–362

Menville LJ, Ané SN (1934) A Roentgen Study of the absorption by the lymphatics of the thorax and diaphragm of thorium dioxide injected intrapleuraly. Am J Roentgenol 31:166

Milne E (1967) Circulation of primary and metastatic pulmonary neoplasms. Am J Roentgenol 100:603–619

Miyazawa K, Katori R, Ishikawa K, Yamaki M, Kabayashi S, Tsuiki K, Matsunaga A, Nakamura

T (1970) Selective bronchial arteriography and bronchial bloodflow; correlative study. Chest 57:416–422

Newton T, Preger L (1965) Selective bronchial arteriography. Radiol 84:1043–1051

Nordenström B (1954) Temporary unilateral occlusion of the pulmonary artery. A method of roentgen examination of the pulmonary vessels. Acta Radiol [Suppl] (Stockh) 108

Nordenström B (1967) Selective catheterisation and angiography of bronchial and mediastinal arteries. Acta Radiol 6:13–25

North B, Boushy SF, Honk V (1969) Bronchial and intercostal arteriography in non-neoplastic pulmonary disease. Am J Roentgenol 107:328–342

Olin T, Saldeen T (1969) The lymphatic pathways from the peritoneal cavity. A lymphographic study in the rat. Cancer Res 24:1700–1711

Reuter S, Olin T, Abrams H (1965) Selective bronchial arteriography. Radiol 84:87–95

Rocca-Rossetti S, Marrocu F, Coscu F (1963) Aspetti limfografici dei limfatici mediastinici. Rass Med Sarda 65:423

Rosenberger A, Abrams H (1971) Radiology of the thoracic duct. Am J Roentgenol 111:807–820

Rüttimann A (Hrsg) (1967) Progress in lymphology. Proc Internat Symposium on Lymphology, Zürich, 19.–23.7.1966. Thieme, Stuttgart

Rüttimann A (1968) Das Lymphsystem des retroperitonealen Raumes. Radiol Austriaca 17:263

Rüttimann A (1969) Lymphographische Diagnostik retroperitonealer maligner Lymphome. 49 Dtsch Röntgenkongreß, Hamburg (1968). Thieme, Stuttgart

Rüttimann A, Wirth W (1968) Möglichkeiten und Grenzen der Lymphographie mit öligem Kontrastmittel. Radiologe 8:140–149

Schober R (1964) Selektive Bronchialisangiographie. ROFO 101:337–348

Schober R (1966) Selektive Angiographie der Bronchialarterien. Dtsch Röntgenkongreß 1965, Fortschr Röntgenstr Beiheft

Schober R (1970) Der Bronchialkreislauf in der Lungenpathologie. In: Rink H (Hrsg) Lungenzirkulation. Schattauer, Stuttgart New York

Schuster S, Fellows K (1977) Management of major hemoptysis in patients with cystic fibrosis. J Pediatr Surg 12:889–896

Steinberg K, Finby N (1959) Great vessel involvement in lung cancer: Angiocardiographic report on 250 consecutive proved cases. Am J Roentgenol 81:807–818

Viamonte M (1964) Selective bronchial arteriography in man. Preliminary report. Radiol 83:830–839

Viamonte M (1965) Guided catheterisation of the bronchial arteries. Radiol 85:205–230

Votava V (1964) Die direkte Lymphadenographie der intrathorakalen Lymphknoten. Sborn Lek 66:338

Weissleder H (1964) Das pathologische Lymphangiogramm des Ductus thoracicus. Fortschr Röntgenstr 101:573–582

Wirtanen G, Ansfield F (1968) Bronchial artery infusion in bronchogenic carcinoma. Cancer Chemother Rep 52:263–269

Wood D, Miller M (1938) The role of the dual pulmonary circulation in various pathologic conditions of the lung. J Thorac Surg 7:649–670

Wyman SM, Wilkins EW (1958) Angiocardiography – an aid to identification of nonresectable pulmonary carcinomas. J Thorac Surg 35:458–460

V. Nuklearmedizinische Diagnostik

P. GEORGI und H. OSTERTAG

Mit 3 Abbildungen

A. Einleitung

Das Grundprinzip der nuklearmedizinischen Diagnostik ist die Anreicherung spezieller, meist organspezifischer Radiopharmaka infolge des Blutflusses bzw. spezifischer Stoffwechselvorgänge. Durch den Einsatz einer Großfeld-Gammakamera mit angeschlossenem Computersystem kann in gezielten Arealen („regions of interest", ROI) anhand der An- bzw. Abreicherung der Radioaktivität durch Anfertigung von Histogrammen die Kinetik der radioaktiven Substanz untersucht werden (Funktionsszintigraphie).

B. Lungenfunktionsszintigraphie

Während die Perfusionsszintigraphie heute in der Regel mit ^{99m}Technetium-markierten Albumin-Partikeln durchgeführt wird, werden für die Ventilationsuntersuchungen entweder radioaktive Edelgase oder radioaktiv markierte Aerosole (Inhalationsszintigraphie) verwendet. Die wichtigste Indikation zur Lungenszintigraphie ist die Suche nach Lungenembolien, wobei regionale Perfusionsausfälle bei erhaltener Ventilation – unter Berücksichtigung der weiteren entsprechenden klinischen und radiologischen Befunde – als beweisend für eine Lungenembolie angesehen werden können (SECKER-WALKER u. SIEGEL 1973; WILLIAMS et al. 1974; LÜTGEMEIER et al. 1977; HENNIG u. WOLLER 1978; ALDERSON u. GOTTSCHALK 1979; MCNEIL 1980; EUDINGER et al. 1982). Zunehmende Bedeutung gewinnt die Lungenszintigraphie bei der Beurteilung der regionalen Funktion vor operativen Eingriffen (RAMOS u. RÖSLER 1978; GEORGI 1981).

I. Methodische Grundlagen

Perfusionsszintigraphie. 2 bis 4 mCi (75 bis 150 MBq) ^{99m}Tc-markierte Humanserumalbumin-Aggregate (MAA) bzw. Microsphären (AMS) mit einem

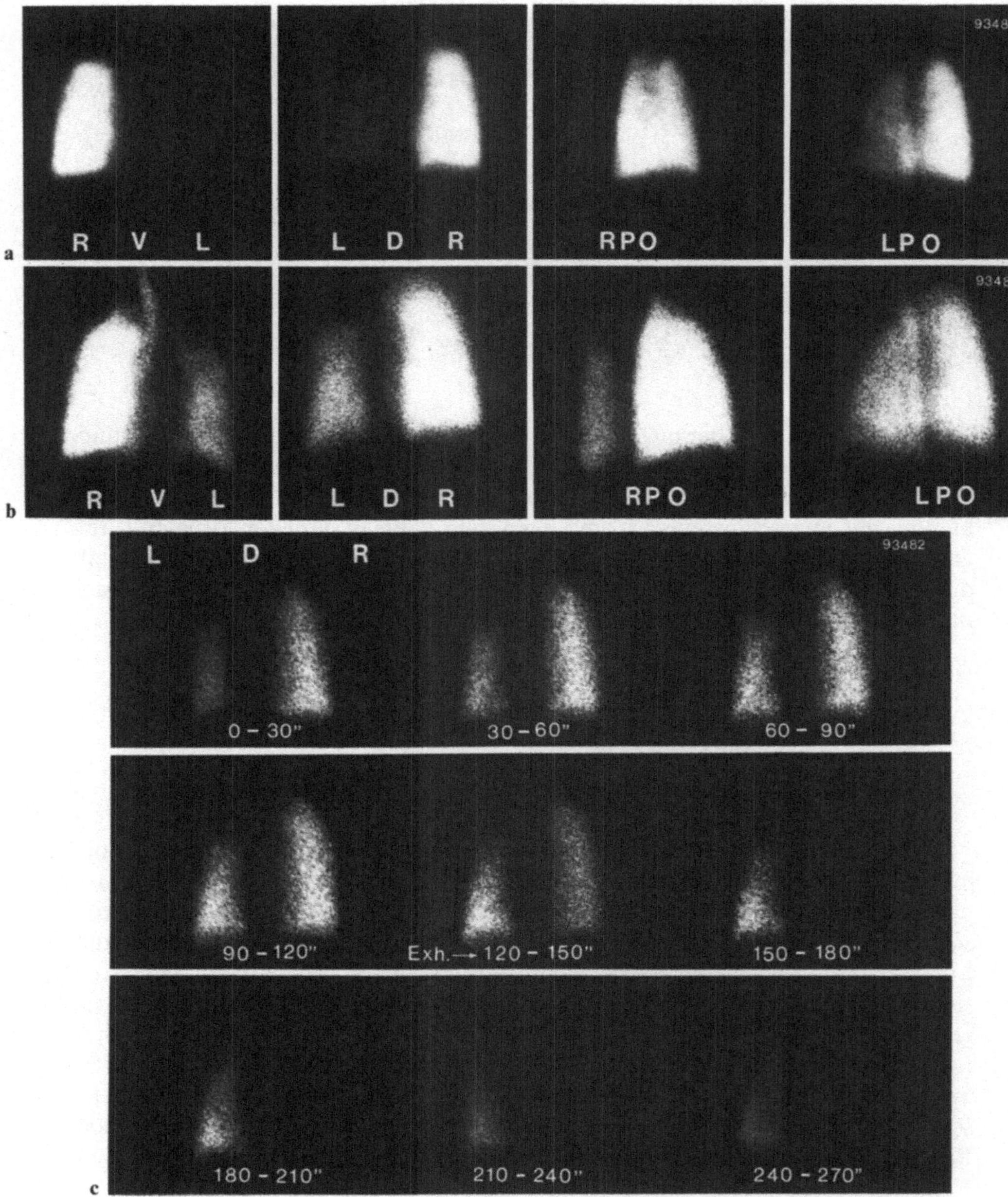

Abb. 1a–c. Lungenfunktionsszintigraphie bei 69jährigem Patienten mit kleinzelligem Bronchialkarzinom linkszentral; prätherapeutisches Tumorstadium $T_2N_1M_0$. **a** *Perfusionsuntersuchung* in ventraler, dorsaler sowie rechts und links schräg dorsaler Projektion: nahezu kompletter Ausfall der linken Lunge und geringe apikale Reduktion rechts; Seitenverhältnis: rechts 91%, links 9%. **b** *Ventilationsuntersuchung mit Krypton-81m* in ventraler, dorsaler sowie rechts und links schräg dorsaler Projektion: bei geringer Minderventilation rechts apikal zeigt sich links ein kompletter Ausfall des Oberlappens bei diffuser Ventilationsreduzierung des Unterlappens; Seitenverhältnis: rechts 81%, links 19%. **c** *Ventilationsuntersuchung mit Xenon-133* in dorsaler Projektion: in der Äquilibriumsphase (90–120 sec) zeigt sich im Obergeschoß kein Gasvolumen. In der Exhalationsphase (120–270 sec) stellt sich im Untergeschoß basal eine eingeschränkte Ventilation durch das „Trapping-Phänomen" dar. Geschwindigkeit der Abatmung rechts: 72%/min, links 39%/min

Durchmesser zwischen 10 und 50 µm werden so dosiert, daß pro Untersuchung 100000 bis 250000 Partikel intravenös appliziert werden (DAVIS u. TAUBE 1978). Die hierbei verabreichte Energiedosis (Strahlenbelastung) beträgt für die Lunge 210 und für den Ganzkörper 6 mrd/mCi. Die durch die markierten Partikel verursachten Mikroembolisationen werden von proteolytischen Fermenten der Lunge innerhalb weniger Stunden abgebaut. Es ist daher zu empfehlen, die Schilddrüse vor Untersuchungsbeginn mit Perchlorat zu blockieren. So kann eine Anreicherung des freigesetzten ^{99m}Tc-Pertechnetats in der Schilddrüse auf ein Minimum beschränkt werden. Die szintigraphischen Aufnahmen werden mit einer Großfeldgammakamera praktisch unmittelbar nach der Applikation in verschiedenen Projektionen angefertigt, da aufgrund der relativ kurzen Reichweite der Gammastrahlung vorwiegend die dem Detektor anliegenden Lungenpartien abgebildet werden.

Aus den im Rechner gespeicherten anterioren und posterioren Aufnahmen werden die Perfusionsanteile von Ober-, Mittel- und Untergeschoß jeweils der rechten und linken Lunge berechnet. Durch die „Single-Photonen-Emissions-Computer-Tomographie" (SPECT)-Technik ist es möglich, transversale, frontale und sagittale Schnittbilder der Lungen anzufertigen (KHAN et al. 1981).

Ventilationsszintigraphie. Nach der Inhalation bzw. i.v.-Injektion von ^{133}Xenon können mit Hilfe der Radiospirometrie der regionale Ventilationsindex bzw. Perfusionsindex und der Ventilations-/Perfusions-Quotient durch externe Messung der radioaktiven Strahlung bestimmt werden (HUGHES 1979).

Bei der Inhalation des ^{133}Xe im geschlossenen System wird nach forcierter Inspiration in der folgenden Atempause die erste Atemzug-(single-breath)-Aufnahme angefertigt. Die hierbei gemessene Radioaktivitätsverteilung stellt die regionale Verteilung der Ventilation dar. Bei weiterer Atmung im geschlossenen System kommt es nach einigen Minuten zu einem Gleichgewicht (Äquilibriumsphase). Hierbei entspricht die Radioaktivitätsverteilung dem regionalen Lungenvolumen. Nach Öffnen des Systems und Einatmen von Raumluft wird in den folgenden 5 Minuten die Abatmung untersucht. Für die einzelnen Lungenregionen lassen sich aus der Geschwindigkeit der Radioaktivitätsabatmung die Halbwertszeit oder damit korrelierte Größen wie z.B. die regionale Minutenexhalation berechnen (RAMOS u. RÖSLER 1978). Wird das radioaktive Xenon in gelöster Form injiziert, wird – ebenfalls bei Atmung im geschlossenen System – nach Erreichen des Äquilibriums die Exhalation in gleicher Weise untersucht.

Bei der Verwendung des ^{81m}Kryptons, das wegen seiner Halbwertszeit von nur 13 Sekunden durch einen Luftstrom kontinuierlich aus einem Rubidium-Generator (^{81}Rb) eluiert werden muß, ist aufgrund des schnellen Zerfalls die Verteilung des radioaktiven Edelgases im Äquilibrium nicht nur vom Lungenvolumen, sondern auch von der Ventilation abhängig (FAZIO et al. 1978; AMIS u. JONES 1980). Da jedoch kein linearer Zusammenhang zwischen dem Ausmaß einer Ventilationseinschränkung und der über der Lunge gemessenen Radioaktivität besteht, sind quantitative Aussagen zur Ventilation bei ^{81m}Krypton-Untersuchungen nicht möglich: während eine Einschränkung der Ventilation von 100% auf 90% nur zu einer Zählratenminderung um 5% führt, wird dagegen mit zunehmender Verschlechterung der Ventilation der Einfluß des Volumens auf die szintigraphische Darstellung zu Gunsten der Ventilation immer geringer (Georgi et al. 1983).

Bedingt durch die kurze Halbwertszeit des ^{81m}Kryptons und seine Gammaenergie von 190 keV können Aufnahmen mit ausreichend hoher Zählstatistik unmittelbar nach den ^{99m}Tc-MAA-Perfusionsszintigrammen in den gleichen Projektionen angefertigt werden, so daß ein optimaler Vergleich zwischen Ventilations- und Perfusionsbildern möglich ist. ^{81m}Kr ermöglicht es auch, Emissions-Computertomogramme (SPECT) anzufertigen (Strauss et al. 1982).

II. Klinik

1965 wurden erstmals von Ernst et al. und Wagner et al. Perfusionsausfälle bei Patienten mit Bronchial-Karzinomen beschrieben, die weitaus größer waren, als sie anhand der Röntgenbefunde zu erwarten gewesen wären. Da diese überregionalen Minderperfusionen nur bei zentralen Bronchial-Karzinomen zu beobachten sind, wird als mögliche Ursache hierfür eine Vasokonstriktion angesehen, die durch die regionale Hypoventilation über den Euler-Liljestrand-Reflex ausgelöst wird (Secker-Walker u. Siegel 1973; Ramos u. Rösler 1977). Da bei vergleichenden Ventilations- und Perfusionsuntersuchungen das Ausmaß der Ventilationseinschränkung in der Regel deutlich geringer ist als das der Perfusionsminderung (Gupta et al. 1980; Georgi 1981), liegt jedoch der Schluß nahe, daß eine Reduzierung des Gefäßlumens durch den Tumor die laminare Blutströmung stärker beeinflußt als die turbulente Luftströmung in den Bronchien (Katz et al. 1981).

Periphere Bronchial-Karzinome zeigen in der Regel keinen überregionalen Funktionsausfall. Sowohl im Perfusions- als auch im Ventilationsszintigramm sind sie meistens nur darzustellen, wenn ihr Durchmesser größer als 3 cm ist (Ramos et al. 1976).

Der frühzeitige Nachweis funktioneller Störungen beim zentralen Bronchial-Karzinom führt dazu, daß die Lungenszintigraphie gegenüber der konventionellen Röntgendiagnostik einen hohen diagnostischen Aussagewert hat. Anhand einer Sammelstatistik konnten Ramos und Rösler (1978) zeigen, daß im frühen Stadium des zentralen Bronchial-Karzinoms bei normalen Röntgenaufnahmen der Lunge 11% und im Perfusionsszintigramm nur 2% falsch-negative Befunde vorlagen. Die Aussagefähigkeit des Szintigramms wird jedoch stark eingeschränkt, wenn zusätzlich restriktive und obstruktive Lungenerkrankungen vorliegen (Ramos u. Rösler 1977).

Obwohl das Ausmaß der Funktionsausfälle vom Tumorstadium abhängig ist, sind mit Hilfe der Perfusions- oder auch Ventilationsszintigraphie Aussagen zur Tumorausdehnung wegen der geringen Detailerkennbarkeit und der fehlenden Zuordnung zu den einzelnen Lungensegmenten in der Regel nicht möglich. Ferner können kleine, aber ungünstig gelegene Tumoren überregionale große Funktionsausfälle verursachen.

Von verschiedener Seite wurde versucht anhand der Lungenfunktionsszinti-graphie die Operabilität im Hinblick auf den mediastinalen bzw. hilären Befall zu beurteilen (PISTELLI et al. 1977; RAMOS et al. 1977). So fanden MACUMBER u. CALVIN (1976) bei 84% aller Patienten mit einem über den Röntgenbefund hinausgehenden Perfusionsdefekt einen Befall der regionalen Lymphknoten. Wurde dagegen ein lokaler Perfusionsausfall beobachtet, konnten nur in 23% der Fälle intraoperativ Lymphknotenmetastasen nachgewiesen werden.

III. Abschätzung der postoperativen Lungenfunktion

Die nuklearmedizinische Bestimmung der regionalen Verteilung von Perfu-sion und Ventilation bietet die Möglichkeit, totale Lungenfunktionsgrößen wie Sekundenkapazität (FEV_1) oder Atemgrenzwert (AGW) regional anteilig zu-zuordnen. Voraussetzung hierfür ist ein eindeutiger Zusammenhang zwischen dem Grad des Ausfalls im quantitativen Perfusions- bzw. Ventilationsszinti-gramm einerseits und dem ventilatorischen Funktionsausfall andererseits.

ARBORELIUS et al. (1971) haben diese Frage bei 23 Patienten mit Bronchial-Karzinom untersucht. Sie verglichen die bronchographisch bestimmte Ausdeh-nung des Tumors mit den radiospirometrisch gemessenen Ausfällen und fanden eine sehr gute Korrelation zwischen der Anzahl der bronchographisch funktions-losen Segmente und dem nuklearmedizinisch funktionslosen Lungenanteil.

Auf dieser Basis leiteten KRISTERSSON et al. (1972) eine Formel zur Abschät-zung der postoperativen Lungenfunktion nach Pneumektomie ab, die später auch auf Lobektomien ausgedehnt wurde (KRISTERSSON et al. 1973). Dabei be-stimmt man im Funktionsszintigramm die Zählraten (N) über dem zu resezieren-den Lungengewebe (N_r), dem verbleibenden Lungenanteil (N_b) und der Gesamt-lunge (N_g). Der Quotient N_b/N_g ist der Faktor, der den postoperativen Anteil der totalen Lungenfunktionsgröße ($F = FEV_1$ oder AGW) bestimmt. Es gilt folgende Beziehung:

$$F_{post} = \frac{N_b}{N_g} \cdot F_{prä}$$

$F_{prä}$ ist z.B. die präoperativ gemessene Sekundenkapazität, F_{post} ist der zu erwar-tende postoperative Wert dieser Größe.

Bei vorgesehener Pneumektomie ist die Abschätzung besonders einfach. Der Faktor N_b/N_g ist das Verhältnis der Zählrate über der kontralateralen (verblei-benden) Lunge zur Zählrate über der Gesamtlunge.

Für Lobektomien gilt:

$$F_{post} = \frac{A - (B - C)}{A} \cdot F_{prä}$$

In dieser Formel ist

A = Anzahl der präoperativ funktionsfähigen Segmente beider Lungen
B = Anzahl der zu resezierenden Segmente
C = Anzahl der präoperativ funktionslosen Segmente, die mit reseziert werden.

Die Problematik dieser Abschätzung liegt in der Bestimmung der Anzahl und der regionalen Zuordnung der involvierten Segmente (Kristersson et al. 1973).

Die Arbeiten dieser Gruppe ergaben ferner, daß die regionale Perfusion eine genauere Abschätzung der postoperativen Lungenfunktion ermöglichte als die regionale Ventilation. Dieser Befund ist von großer Bedeutung, da die regionale Perfusion allein sehr einfach mit ^{99m}Tc-MAA zu messen ist.

Ali et al. (1980) fanden bei der Untersuchung von 91 Patienten (47 Pneumektomien, 44 Lobektomien) eine sehr gute Übereinstimmung ihrer Ergebnisse mit denen der oben genannten Autoren für die Pneumektomien, aber eine erhebliche Streuung bei der Abschätzung für Lobektomien. Über ähnlich gute Korrelationen bei Pneumektomie wird von verschiedenen Seiten berichtet (Tønnesen et al. 1978; Boysen 1977, 1981; Wernly et al. 1980).

Für die starke Streuung der Abschätzungen bei Lobektomien kann neben dem instabilen Verhalten der operierten Lunge selbst auch die angewandte Meßmethode verantwortlich sein. Die Messung nur in dorsaler Projektion, sei es mit Einzeldetektoren oder mit der Gammakamera, erlaubt keine hinreichend genaue Quantifizierung der detaillierten Radioaktivitätsverteilung in der Lunge. Erst die Summation der frontalen und dorsalen Projektionen liefert eine hinreichend tiefenunabhängige Aussage (Munkner 1975) und ist Voraussetzung für eine quantitative Auswertung.

Als Grenzwerte für die Operabilität eines Lungentumors durch Pneumektomie werden eine vorausberechnete postoperative Sekundenkapazität von mindestens 0,8 bis 1 l bzw. ein Atemgrenzwert von 30 l/min angegeben (Perruchoud et al. 1979). Das geschilderte Verfahren ist auch zur Abschätzung bei vorgesehenen Lobektomien hilfreich. Hierbei muß jedoch die große Fehlerbreite berücksichtigt werden.

Es wurde auch versucht, mittels der Lungenfunktionsszintigraphie den postoperativ zu erwartenden mittleren pulmonal-arteriellen Druck abzuschätzen (Arborelius et al. 1976; Taube u. Konietzko 1980). Die Abweichungen zwischen vorausberechnetem und tatsächlichem postoperativem Druck waren jedoch zu groß, so daß dieses Verfahren keinen Eingang in die Klinik gefunden hat.

C. Galliumszintigraphie der Lunge

1969 wurde von Edwards und Hayes erstmals die Anreicherung von ^{67}Ga-Zitrat in menschlichen Tumoren beschrieben. Obwohl der Mechanismus der Gallium-Speicherung im Tumor nicht geklärt ist, weist vieles darauf hin, daß hierbei die Bindung des radioaktiven Galliums an Transferrin eine Schlüsselrolle spielt (Hoffer 1980).

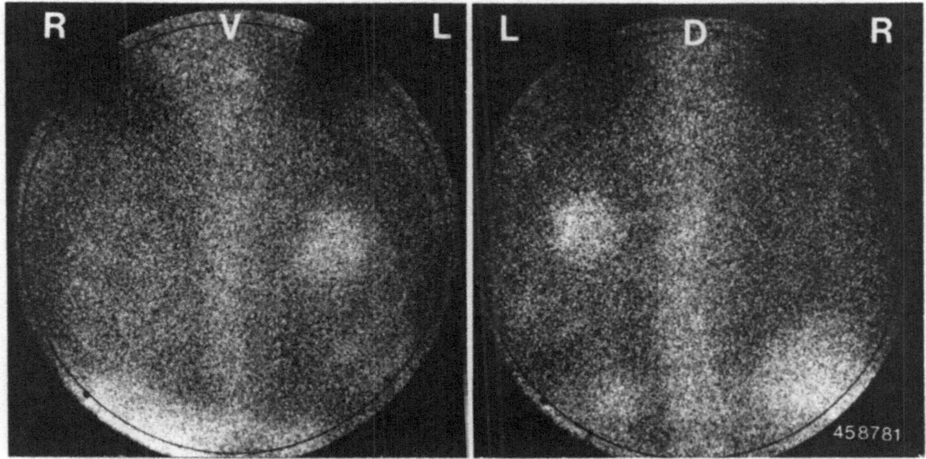

Abb. 2. 68jähriger Patient mit kleinzelligem Bronchialkarzinom im dorsalen linken Oberlappen-Segment ($T_2N_0M_0$). Szintigramm 3 Tage nach Applikation von 5 mCi (185 MBq) ^{67}Ga-Zitrat in ventraler (V) und dorsaler (D) Sicht

Da ^{67}Ga-Zitrat nicht nur in malignen Prozessen, sondern auch in entzündlichen Läsionen gespeichert wird, findet es klinisch nicht in der differentialdiagnostischen Abklärung sondern vielmehr beim Staging bekannter Tumoren, bei der Therapie-Kontrolle und bei der Suche nach okkulten Herden Anwendung.

I. Methodische Grundlagen

3–5 Tage nach der intravenösen Applikation von 3–5 mCi (100–200 MBq) ^{67}Ga-Zitrat werden die szintigraphischen Aufnahmen angefertigt. Das Gallium wird in der Leber angereichert und über den Darm ausgeschieden, so daß Untersuchungen des Abdomens erst nach 5 Tagen und nach Entleerung des Darmes durchgeführt werden können. Eine strenge Indikationsstellung ist erforderlich, da die Strahlenbelastung des kritischen Organs (unterer Dickdarm) 900 mrd/mCi und die der Gonaden 280 mrd/mCi beträgt.

II. Klinik

Unbestritten ist die klinische Bedeutung der ^{67}Ga-Szintigraphie beim Staging und bei der Therapie-Kontrolle des M. Hodgkin und von Nicht-Hodgkin-Lymphomen. Von McLaughlin et al. (1981) wird eine Sensitivität von 95% bzw. 86% und eine Spezifität von 76% bzw. 88% angegeben.

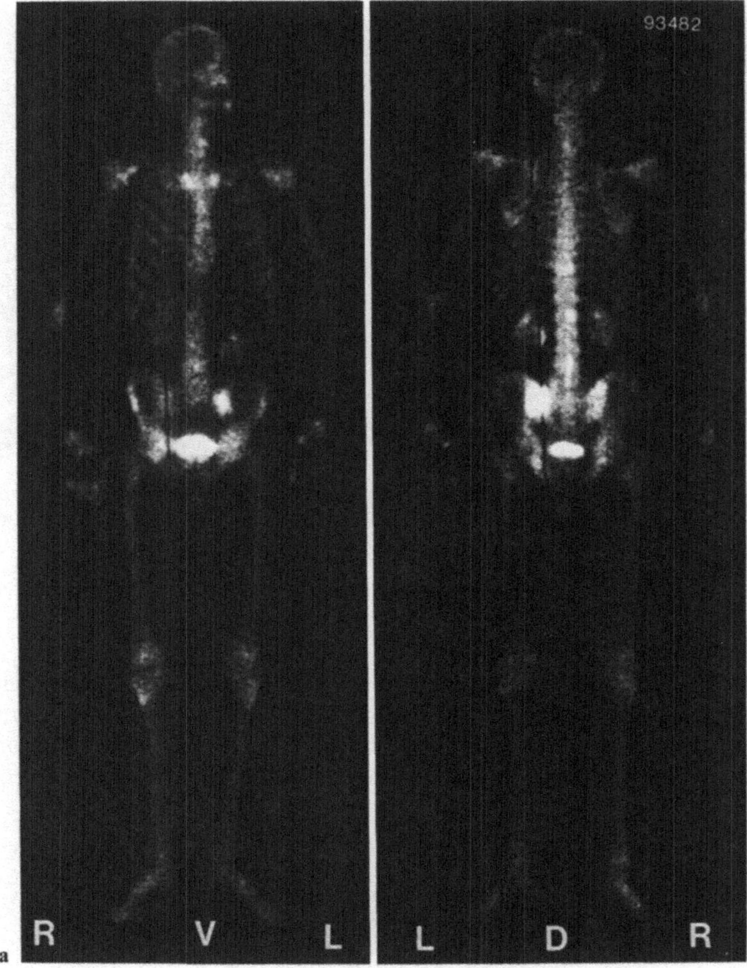

Abb. 3a, b. 69jähriger Patient mit kleinzelligem Bronchialkarzinom der linken Lunge. Restaging 3 Monate nach Diagnosestellung und systemischer Therapie: das Knochenszintigramm zeigt Metastasen in der linken Ileosacralfuge, im linken Sitzbein und im ersten Lendenwirbelkörper. **a** Ganzkörperszintigramm in ventraler und dorsaler Projektion; **b** links: Wirbelsäule in dorsaler Sicht; rechts: dorsales (oben) und ventrales (unten) Bild des Beckens

Untersuchungen von Higashi et al. (1980) und von Frediani et al. (1981) zeigen, daß die ^{67}Ga-Szintigraphie sich für Staging-Untersuchungen bei Patienten mit Bronchial-Karzinomen, insbesondere kleinzelligen, bewährt hat. Sie schätzen die Sensitivität und Spezifität der Tumorszintigraphie höher als die der Röntgendiagnostik und stellen sie der Computertomographie gleich. Sugawara et al. (1981) konnten nachweisen, daß das Ausmaß der Gallium-Speicherung mit der Wachstumsgeschwindigkeit der Bronchial-Karzinome korreliert. Anhand eigener Untersuchungen konnten wir die hohe Nachweisrate von Bron-

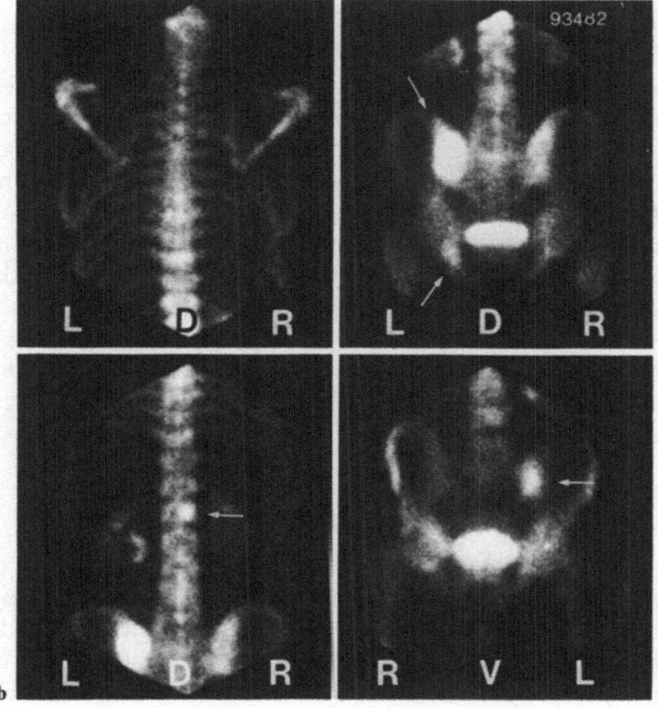

chial-Karzinomen mit der ⁶⁷Ga-Tumorszintigraphie bestätigen. Beim Vergleich mit der konventionellen Röntgenuntersuchung, der Computertomographie und der Mediastinoskopie ergaben sich jedoch keine zusätzlichen Informationen durch die Tumorszintigraphie. Als Nachteil erwies sich auch, daß danach mit ⁹⁹ᵐTc durchgeführte Untersuchungen durch die hohe Gammaenergie des noch vorhandenen längerlebigen ⁶⁷Ga gestört werden.

D. Szintigraphischer Nachweis von Fernmetastasen

Prädilektionsstellen für Fernmetastasen sind beim Bronchial-Karzinom das Skelett, die Leber, das Zentral-Nervensystem und die Nebennieren. Beim kleinzelligen Bronchial-Karzinom werden zusätzlich in einem hohen Prozentsatz abdominelle Lymphknoten, das Pankreas und die Nieren in die Metastasierung einbezogen (DRINGS 1980). Während bei der Metastasierung in die Weichteilorgane die Priorität der verschiedenen Methoden wie Computertomographie, Sonographie und Szintigraphie nach der persönlichen Erfahrung des Untersuchers variiert, konnte anhand einer Vielzahl von Studien nachgewiesen werden, daß bei der Suche nach Skelettmetastasen bei Patienten sowohl mit als auch ohne klinische Symptomatik der Knochenszintigraphie eine größere Bedeutung als den anderen Methoden zuzumessen ist (KIES et al. 1978; KELLY et al. 1979).

I. Methodische Grundlagen

Die Skelettszintigraphie beruht auf der unspezifischen Anreicherung osteotroper Radiopharmaka infolge eines vermehrten Knochenumbaus durch neoplastische, entzündliche, degenerative oder auch traumatische Läsionen. Das am häufigsten verwendete Radiopharmakon ist ^{99m}Tc-Methylen-Diphosphonat. 2–4 Stunden nach Applikation von 10–20 mCi (350–700 MBq) werden Aufnahmen mit der Gammakamera nach Entleerung der über die Nieren und Blase ausgeschiedenen Radioaktivität angefertigt. Für die Suche nach okkulten Knochenmetastasen ist neben Einzelaufnahmen des Skeletts die Anfertigung von Ganzkörperszintigrammen vorteilhaft. Die mit dieser Untersuchung verbundene Strahlenbelastung beträgt für das Skelett 54 mrd/mCi und für die Gonaden 13 mrd/mCi.

II. Klinik

Die Angaben über die Häufigkeit von Skelettmetastasen bei Patienten mit Bronchial-Karzinomen schwanken sehr. Sie liegen zwischen 14 und 45% (Langhammer et al. 1981; Kelly et al. 1979; Operchal et al. 1976). Diese große Streuung ist nicht nur auf das unterschiedliche Krankengut im Hinblick auf die Histologie und das Tumorstadium zurückzuführen, sondern auch auf die unterschiedlichen Nachweisverfahren wie z.B. alleinige röntgen- bzw. szintigraphische Untersuchungen oder Autopsie.

Die hohe Sensitivität der Knochenszintigraphie führt dazu, daß ein ossärer Befall vielfach nachgewiesen werden kann, bevor klinische Beschwerden auftreten und die Läsionen röntgenologisch zu verifizieren sind (Biersack et al. 1980; Kelly et al. 1979; Langhammer et al. 1981; McNeil 1978). Falsch negative szintigraphische Befunde bei positivem Röntgenbefund wurden in etwa 10% der Fälle beobachtet (Biersack et al. 1980). Sie werden vorwiegend bei Knochenmarkmetastasierung gefunden, die bei kleinzellig-anaplastischen Karzinomen auftritt. Nach einer Studie von Wilson und Calhoun (1981) liegen die Skelettmetastasen zu über 80% im Bereich des Thorax. Als weitere Prädilektionsorte folgen mit abnehmender Häufigkeit Wirbelsäule (65%), Becken (52%), Extremitäten (52%) und Schädel (34%). Ordnet man die Häufigkeit des Auftretens von Skelettmetastasen nach dem histologischen Typ des Bronchial-Karzinoms, so zeigen die kleinzellig-anaplastischen und die großzelligen Tumoren mit über 30% die größte Wahrscheinlichkeit der Skelettmetastasierung (Langhammer et al. 1981).

Literatur

Alderson PO, Gottschalk A (1979) Ventilation-perfusion studies for pulmonary embolism: a rebuttal to Dr Eugene Robin (Letter to the editors). Semin Nucl Med 9:145–146

Ali MK, Mountain CF, Ewer MS, Johnston D, Haynie TP (1980) Predicting loss of pulmonary function after pulmonary resection for bronchogenic carcinoma. Chest 77:337–342

Amis TC, Jones T (1980) Krypton-81m as a flow tracer in the lung: theory and quantitation. Bull Eur Physiopathol Respir 16:245–259

Arborelius M Jr, Kristersson S, Lindell SE, Miörner G, Svanberg L (1971) ^{133}Xe-radiospirometry and extension of lung cancer. Scand J Respir Dis 52:145–152

Arborelius M Jr, Kristersson S, Lindell SE (1976) Regional function (^{133}Xe-radiospirometry) in bronchial cancer. In: Höfer R (Hrsg) Radioaktive Isotope in Klinik und Forschung, Bd 12. Egermann, Wien, S 31–40

Biersack HJ, Potthoff P, Frommhold H, Winkler C (1980) Ossäre Metastasierung des Bronchialcarcinoms. NucCompact 11:64–66

Boysen PG, Block AJ, Olsen GN, Moulder PV, Harris JO, Rawitscher RE (1977) Prospective evaluation for pneumonectomy using the [99m]Technetium quantitative perfusion lung scan. Chest 72:422–425

Boysen PG, Harris JO, Block AJ, Olsen GN (1981) Prospective evaluation for pneumonectomy using perfusion scanning. Follow-up beyond one year. Chest 80:163–166

Budinger TF, McNeil BJ, Alderson PO (1982) Perspectives in nuclear medicine: pulmonary studies. J Nucl Med 23:60–65

Davis MA, Taube RA (1978) Pulmonary perfusion imaging: acute toxicity and safety factors as a function of particle size. J Nucl Med 19:1209–1213

Drings P (1980) Durchführung und Problematik des Staging bei Bronchialkarzinomen. Onkologie 3:104–111

Edwards CL, Hayes RL (1969) Tumor scanning with ^{67}Ga citrate. J Nucl Med 10:103–105

Ernst H, Bräuer H, Meissner G (1965) Szintigraphische Untersuchungen bei Lungentumoren. Fortschr Rontgenstr 102:545

Fazio F, Lavender JP, Steiner RE (1978) [81m]Kr ventilation and ^{99m}Tc perfusion scans in chest disease: comparison with standard radiographs. Am J Roentgenol 130:421–428

Frediani M, Solfanelli S, Pistelli G, Angeletti CA, Mussi A, Giuntini C (1981) Gallium scan in the evaluation of mediastinal spread of lung cancer: a controlled study. Eur J Nucl Med 6:A13

Georgi P (1981) Operabilitätsabklärung beim Bronchialkarzinom: Ergebnisse der Ventilations- und Perfusionsszintigraphie der Lunge. In: Schmidt HAE, Rösler H (Hrsg) Nuklearmedizin, Computer assisted functional analysis. Schattauer, Stuttgart New York, S 614–619

Georgi P, Ostertag H, Clorius JH (1983) Ventilationsszintigraphie mit Krypton-81m? Ein Vergleich mit Krypton 85m. Der Nuklearmediziner 6:473–478

Gupta R, Ryo UY, Szidon J, Pinsky SM (1980) Correlation between quantitative radionuclide lung studies and spirometry before and after a surgical removal of lung carcinoma. J Nucl Med 21:P12

Hennig K, Woller P (1978) Perfusions- und Inhalationsszintigraphie mit Partikeln. In: Hundeshagen H (Hrsg) Nuklearmedizin, Teil 2, Diagnostik, Therapie, klinische Forschung. Springer, Berlin Heidelberg New York (Handbuch der medizinischen Radiologie, Bd XV/2, S 223–264)

Higashi T, Wakao H, Nakamura K, Shimura A, Yokoyama T, Suzuki S, Watanabe K, Kruglik GD (1980) Quantitative Gallium-67 scanning for predictive value in primary lung carcinoma. J Nucl Med 21:628–632

Hoffer P (1980) Gallium: mechanisms. J Nucl Med 21:282–285

Hughes JMB (1979) Short-life radionuclides and regional lung function. Br J Radiol 52:353–370

Katz RD, Alderson PO, Tockman MS, Stitik FP, Buchanan J, Rosenberg N, Wagner HN Jr (1981) Ventilation-perfusion lung scanning in patients detected by a screening program for early lung carcinoma. Radiology 141:171–178

Kelly RJ, Cowan RJ, Ferree CB, Raben M, Maynard CD (1979) Efficacy of radionuclide scanning in patients with lung cancer. JAMA 242:2855–2857

Khan O, Ell PJ, Jarritt PH, Cullum I, Williams ES (1981) Radionuclide section scanning of the lungs in pulmonary embolism. Br J Radiol 54:586–591

Kies MS, Baker AW, Kennedy PS (1978) Radionuclide scans in staging of carcinoma of the lung. Surg Gynecol Obstet 147:175–176

Kristersson S, Lindell SE, Svanberg L (1972) Prediction of pulmonary function loss due to pneumonectomy using ^{133}Xe-radiospirometry. Chest 62:694–698

Kristersson S, Arborelius M Jr, Jungquist G, Lilja B, Svanberg L (1973) Prediction of ventilatory capacity after lobectomy. Scand J Respir Dis 54:315–325

Langhammer H, Füessl HS, Mack D, Steuer G, Harlacher A, Pabst HW, Pfeilschifter J (1981) Die prätherapeutische Metastasendiagnostik beim Bronchialkarzinom unter besonderer Berücksichtigung nuklearmedizinischer Verfahren. Schweiz Med Wochenschr 111:935–942

Lütgemeier J, Kampmann H, Konietzko N, Adam WE (1977) Lungendiagnostik mit Radionukliden. Fischer, Stuttgart New York

Macumber HH, Calvin JW (1976) Perfusion lung scan patterns in 100 patients with bronchogenic carcinoma. J Thorac Cardiovasc Surg 72:299–302

McLaughlin AF, Chu J, Howman-Gills R (1981) Whole body Gallium scanning in malignant lymphoma – its role in 1980. Aust NZ J Med 11:436

McNeil BJ (1978) Rationale for the Use of Bone Scans in Selected Metastatic and Primary Bone Tumors. Semin Nucl Med 8:336–345

McNeil BJ (1980) Ventilation-perfusion studies and the diagnosis of pulmonary embolism: concise communication. J Nucl Med 21:319–323

Munkner T (1975) Pulmonary function studies with radioisotopes. In: Dynamic studies with radioisotopes in medicine 1974, vol II. IAEA, Wien, pp 319–343

Operchal JA, Bowen RD, Grove RB (1976) Efficacy of radionuclide procedures in staging of bronchogenic carcinoma. J Nucl Med 17:530

Perruchoud A, Meili U, Kopp C, Graedel E, Hasse J, Herzog H (1979) Präoperative Abklärung der Lungenfunktion bei Patienten mit Bronchialkarzinom. Schweiz Med Wochenschr 109:832–835

Pistelli G, Angeletti CA, Janni A, Mussi A, Paoletti P, Perissinotto A, Giuntini C (1977) Perfusion lung scan in the preoperative assessment of pulmonary function in bronchial carcinoma. J Nucl Med Allied Sci 21:173–182

Ramos M, Rösler H (1977) Die Lungenszintigraphie. Therapiewoche 27:8228–8238

Ramos M, Rösler H (1978) Untersuchungen zu Lungen-Perfusion und -Ventilation mit radioaktiven Edelgasen. In: Hundeshagen H (Hrsg) Nuklearmedizin, Teil 2. Diagnostik, Therapie, klinische Forschung. Springer, Berlin Heidelberg New York (Handbuch der medizinischen Radiologie, Bd XV/2, S 265–334)

Ramos M, Buri P, Rösler H (1976) Die Leistungsfähigkeit der Lungenszintigraphie in der Abklärung des Bronchialkarzinoms. Schweiz Med Wochenschr 106:134–141

Ramos M, Zurbriggen S, Vock P, Buri P (1977) Bedeutung und Stellenwert der Thorax-Übersichtsaufnahme und der Lungenszintigraphie für die Diagnosestellung und Stadieneinteilung des Bronchialkarzinoms. Schweiz Med Wochenschr 107:915–923

Secker-Walker RH, Siegel BA (1973) The use of nuclear medicine in the diagnosis of lung disease. Radiol Clin North Am 11:215–241

Strauss L, Georgi P, Vogt-Moykopf I (1982) Lungenperfusions- und Ventilationsuntersuchungen mit der Single-Photon-Emissionstomographie (SPECT). In: Höfer R, Bergmann H (Hrsg) Radioaktive Isotope in Klinik und Forschung, Bd 15/1. Egermann, Wien, S 59–62

Sugawara T, Tanaka O, Iguchi H (1981) Clinical usefulness of ^{67}Ga uptake ratio measurement in lung cancer. Nippon Igaku Hoshasen Gakkai Zasshi 41:539–543

Taube K, Konietzko N (1980) Prediction of postoperative cardiopulmonary function in patients undergoing pneumonectomy. Thorac Cardiovasc Surg 28:348–351

Tønnesen KH, Dige-Petersen H, Lund JO, Nielsen SL, Lauridson F (1978) Lung split function test and pneumonectomy. Scand J Thorac Cardiovasc Surg 12:133–136

Wagner HN Jr, Lopez-Majano V, Tow DE, Langan JK (1965) Radioisotope scanning of lungs in early diagnosis of bronchogenic carcinoma. Lancet I:344

Wernly JA, DeMeester TR, Kirchner PT, Myerowitz PD, Oxford DE, Golomb HM (1980) Clinical value of quantitative ventilation-perfusion lung scans in the surgical management of bronchogenic carcinoma. J Thorac Cardiovasc Surg 80:535–543

Williams O, Lyall J, Vernon M, Croft DN (1974) Ventilation-perfusion lung scanning for pulmonary emboli. Br Med J:1, 600–602

Wilson MA, Calhoun FW (1981) The distribution of skeletal metastases in breast and pulmonary cancer: concise communication. J Nucl Med 22:594–597

VI. Sonographische Diagnostik

P. SCHLIMMER

Mit 1 Abbildung und 2 Tabellen

Die thorakale Sonographie gewinnt seit wenigen Jahren als Ergänzung zur Röntgendiagnostik bei primär nicht eindeutigen thoraxwandständigen Prozessen an Bedeutung. Das nichtinvasive und beliebig oft wiederholbare Verfahren dient in erster Linie der strahlenunabhängigen Konsistenzdiagnose bzw. der gezielten Punktion einer lokalisierten Raumforderung und sollte vor aufwendigeren diagnostischen Maßnahmen wie z.B. der axialen Computertomographie Anwendung finden.

A. Methode

Technische Voraussetzungen und Beurteilungskriterien gleichen denen der abdominellen Ultraschalluntersuchung. Ohne besondere Patientenvorbereitung läßt sich die Routinediagnostik problemlos mit dem handelsüblichen zweidimensionalen schnellen B-Bild-Verfahren (Real-Time-Scanner) im Longitudinal- oder Intercostalschnitt durchführen. Da knöchernes Thoraxgerüst und lufthaltiges Lungengewebe die Schallimmission durch Absorption bzw. Reflexion behindern, kommen nur von ossären Strukturen nicht bedeckte und direkt mit der Thoraxwand in Verbindung stehende pleurale, subpleurale oder mediastinale Prozesse zur Darstellung.

Schalleitende Medien, sog. „akustische Fenster" wie Leber, Milz, Jugulum und Herz machen darüber hinaus auch epi- oder subdiaphragmale bzw. mediastinale Veränderungen ohne Thoraxwandkontakt der Ultraschalldiagnostik zugänglich. Auch der rechte dorsale Rezessus kostodiaphragmatikus kann subkostal transdiaphragmal durch die Leber von ventral her exploriert werden. Links verbietet die luftgefüllte Magenblase oder die Kolonflexur häufiger ein abdominelles Vorgehen.

Die einwandfreie Darstellung des Diaphragmas als eine eindeutige echogene Struktur entscheidet letztlich über eine epi- und/oder subphrenische Raumforderung und sollte bei der sonographischen Beurteilung basaler Verschattungen immer angestrebt werden.

Zur bildlichen Dokumentation der Ultraschallphänomene eignet sich entweder die bisher bewährte Polaroid-Filmtechnik oder ein Videosystem, das noch zusätzlich diaphragmale Bewegungsabläufe reproduzierbar macht.

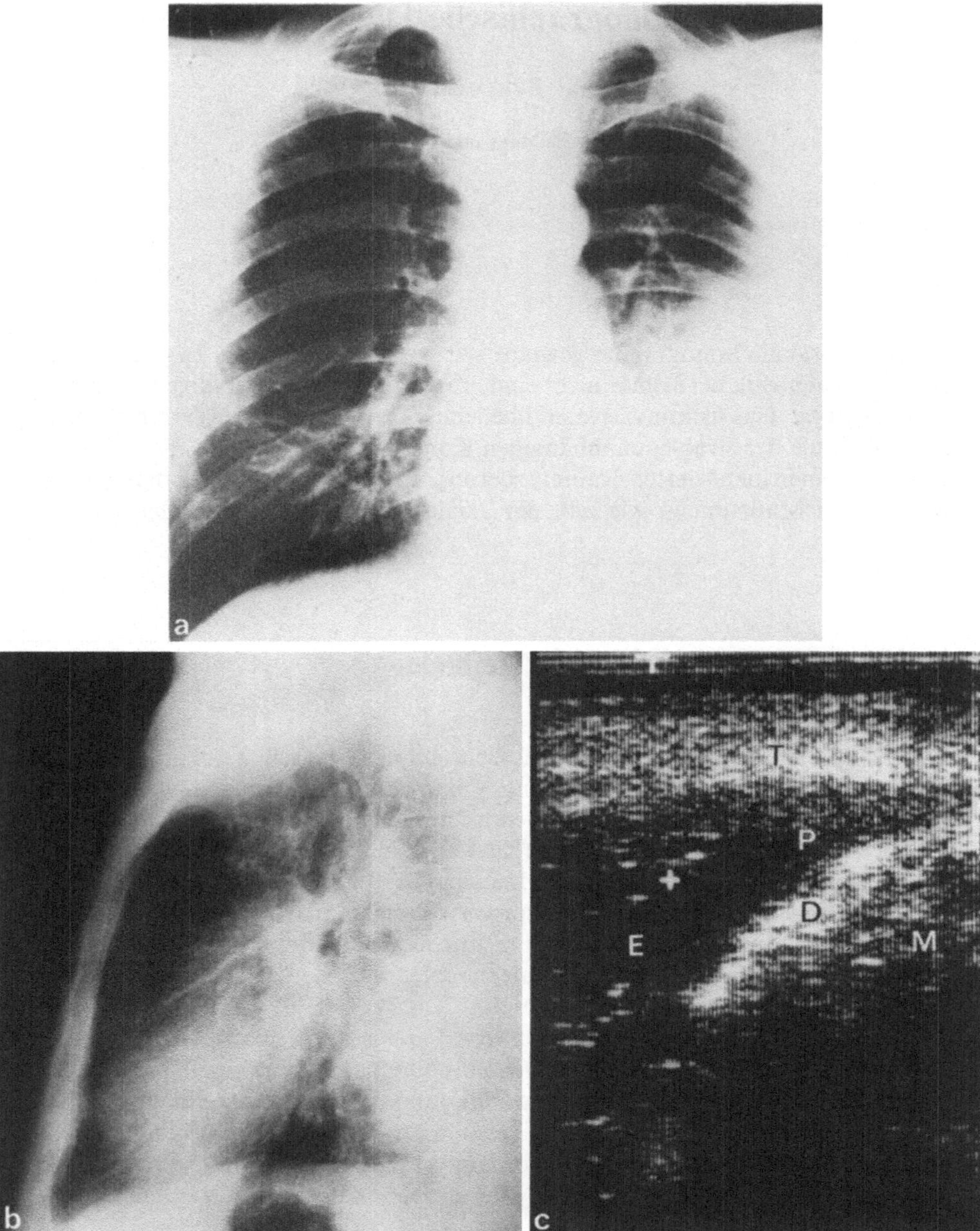

Abb. 1 a–c. S.G. (m) 45 J. Linksseitige dorsalgelegene thoraxwandständige Verschattung. Interkostalschnitt links: Teilliquider in Organisation befindlicher Prozeß (Pleuraempyem). T=Thoraxwand mit Pleuraschwarte, D=Diaphragma, M=Milz, E=Erguß, P=teilliquider Prozeß

B. Interpretation der Ultraschallphänomene

Es gelingt mit dem Ultraschall liquide, solide oder teilliquide Veränderungen zu unterscheiden. Flüssigkeitsgefüllte Hohlräume sind durch eine echofreie Innenstruktur mit meist glatter Begrenzung und dorsaler Schallverstärkung charakterisiert, wohingegen solide Gewebe Binnenechos und Schallabsorptionen unterschiedlichen Ausmaßes aufweisen. Manche Tumoren oder Metastasen sind ausgesprochen echoarm und lassen sich nur sehr schwer von rein liquiden Formationen unterscheiden. Ein in Organisation befindliches Hämatom oder Exsudat entspricht nach Ausbildung einer echogenen Fibrose dem sonographischen Bild einer teilliquiden Veränderung (Abb. 1).

In Tabelle 1 werden die Ultraschallphänomene und die daraus resultierenden Konsistenzdiagnosen den möglichen verursachenden Prozessen zugeordnet, wobei hervorzuheben ist, daß häufig fließende Übergänge existieren und niemals eine Artdiagnose aus dem Schallbild möglich ist. Dies bleibt gezielten Punktionen oder Stanzen unter sonographischer Kontrolle mit Materialgewinnung zur zytologischen bzw. histologischen Beurteilung vorbehalten.

Tabelle 1. Ultraschallphänomene, Konsistenzdiagnose und mögliches pathologisches Substrat

Ultraschallphänomen	Konsistenz	Pathologisches Substrat
Reflexfreier Bezirk	liquide	Tumor/Metastase, Zyste, Abszeß, Hämatothorax (frisch), Pleuratranssudat/-exsudat, Aortenaneurysma
Reflexarmer Bezirk	teilliquide	Tumor/Metastase, Hämatom in Organisation, Erguß in Organisation
Reflexreicher Bezirk	solide	Tumor/Metastase, Pleuraschwarte, Atelektase (leberähnlich), Infiltrat (leberähnlich)

C. Artefakte

Artefakte sind bei sehr empfindlichen B-Scannern in Form falscher Echos möglich, wenn die Geräte-Eichung nicht auf Leber- oder Nierengewebe abgestimmt ist. Aber auch infolge hoher akustischer Impedanzsprünge entstehen Wiederholungsechos an den Grenzflächen zweier Medien, die den Nachweis minimaler Ergußstreifen von etwa 1 cm Breite nicht mehr zulassen. Sogenannte „ghost-lesions" entstehen z.B. in der Lunge durch reflektierende Eigenschaften der rechten Zwerchfellhälfte, vor allem bei diaphragmanahen intrahepatischen Veränderungen unabhängig von deren Densität (COSGROVE et al. 1978).

D. Sensitivität und Grenzen der Methode

Während die röntgenologische Nachweisgrenze freier Pleuraergüsse im Stehen mit 300 bis 500 ml und in der sehr selten angewandten Seitenlage im horizontalen Strahlengang mit 50 ml angegeben wird, sind freie Flüssigkeitsmengen schon zwischen 100 und 300 ml sonographisch sicher erfaßbar. Kleinere gekammerte Ergußmengen lassen sich vor allem rechtsseitig manchmal noch bis zu einem Volumen von etwa 5 ml verifizieren (Gryminski et al. 1976).

Die bisher erzielbare Sensitivität einer sonographischen Differenzierung von soliden und liquiden Pleuraverschattungen liegt bei 90–95%, wohingegen die Unterscheidung mit radiologischen Methoden in 80% der Fälle gelingt. Deutlicher wird die Überlegenheit des Ultraschallverfahrens gegenüber der konventionellen Röntgentechnik beim Ausschluß eines Ergusses, der sonographisch zu etwa 90% und röntgenologisch lediglich zu 60% möglich ist (Gryminski et al. 1976; Schwerk et al. 1980).

Die pleurale Ultraschalldiagnostik hat ihre Grenzen bei der Differenzierung von sehr dünnen Flüssigkeitsschichten und Pleuraschwarten sowie bei der Unterscheidung einer lokalisierten pleuralen Flüssigkeit von flüssigkeitsgefüllten pulmonalen Zysten oder homogenen Tumoren. Computertomographische Verfahren erlauben in diesen Fällen ebenfalls nicht immer eine verläßliche Konsistenzdiagnose und sind zudem, abgesehen von der hohen Strahlenbelastung zeitraubender, aufwendiger und wesentlich teurer.

E. Indikationen

Bei den Indikationen zur Ultraschalluntersuchung des Thorax dominiert die mit hoher Sensitivität und geringer Spezifität mögliche Konsistenzermittlung thoraxwandständiger Prozesse und deren gezielte Punktion (Tabelle 2). Darüber hinaus sind Untersuchungen bei Schwangeren und Jugendlichen ohne ein Strahlenrisiko durchführbar und Erstuntersuchungen sowie Verlaufskontrollen auch bei Schwerstkranken jederzeit bettseitig möglich.

Tabelle 2. Indikationen zur ultrasonographischen Thoraxdiagnostik bei Tumorverdacht

Konsistenzermittlung thoraxwandständiger und retrokardialer Prozesse
Topographische Differenzierung supra- und infradiaphragmaler Prozesse
Gezielte Punktion mit Materialgewinnung
Immobile Schwerstkranke
Gravidität
Adoleszens
Verlaufsbeobachtungen

Literatur

Cosgrove DO, Garbutt P, Hill CR (1978) Echoes across the diaphragm. Ultrasound Med Biol 3:385–392

Doust BD, Baum JK, Maklad NF, Doust VL (1975) Ultrasonic evaluation of pleural opacities. Radiology 114:135–140

Fuchs HD, Schlehe H, Gulotta U (1981) Ultraschalldiagnostik im Thoraxbereich. In: Matthys H, Nolte D (Hrsg) Pneumologische Diagnostik. Dustri, München-Deisenhofen, S 218–231

Gladisch R (1981) Praxis der abdominellen Ultraschalldiagnostik. Schattauer, Stuttgart New York

Gryminski J, Krakowka P, Lypacewicz G (1975) The diagnosis of pleural effusion by ultrasonic and radiologic techniques. Chest 70:33–37

Pernice H, Braun B (1979) Sonographische Differenzierung pulmonaler Verschattungen. Prax Klin Pneumol 33:1132–1137

Ponhold W, Czembirek H (1979) Sonographische Differentialdiagnose supra- und infradiaphragmaler Prozesse. Fortschr Roentgenstr 130:319–322

Schwerk WB, Riester KP, Hess F (1980) Real-Time-Ultraschalltomographie von Pleuraergüssen und pleuranahen intrathorakalen Raumforderungen. Respiration 39:219–228

VII. Immundiagnostik

U. DOLD

Mit 4 Tabellen

A. Begriffsbestimmung und Entwicklung

Die Immundiagnostik maligner Tumoren orientiert sich an der Serodiagnostik immunogener Infektionskrankheiten. Diese erlaubt die ätiopathogenetische Diagnose in einem frühen Krankheitsstadium und unabhängig vom klinischen Erscheinungsbild, sogar bei subklinischer Erkrankung. Obwohl die Ätiologie maligner Tumoren vielfältig ist, finden sich immunologisch malignitätstypische Veränderungen.

Wir haben heute noch keine der Infektionsdiagnostik vergleichbare Immundiagnostik maligner Tumore, aber genügend Befunde, die eine solche Diagnostik in erreichbare Nähe rücken. Voraussetzung war eine Steigerung der Empfindlichkeit der Testsysteme, wie sie u.a. durch die Radioimmuntechnik erreicht wurde.

Immunologische Krebsteste gibt es seit den Anfängen der wissenschaftlichen Immunologie. Ihr Mangel war die geringe Spezifität. Erwähnt werden sollen nur die Haemolysin-Teste (ASCOLI 1901; 1935; KAHN u. POTTHOF 1923), der von Dungern-Test 1912, eine Komplementablenkungsreaktion, der Kutan-Test und die Präzipitations-Reaktion nach FREUND und KAMINER (1910) und die Abwehr-Ferment-Reaktion nach ABDERHALDEN (1941).

B. Tumor-Marker

Tumorspezifische Proteine, die eine maligne Transformation anzeigen, werden heute kurz Tumor-Marker genannt. Solche Proteine kommen entweder direkt von Tumorzellen oder vom Nachbargewebe des Tumors. Oft läßt sich die Herkunft nicht genau bestimmen, man spricht daher auch von tumorassoziierten Proteinen. Diese Proteine, Polypeptide oder auch Lipide finden sich im Blutplasma, in Sekreten, Ergüssen oder auch im Urin. Wirken sie antigen, können sie auch indirekt über ihre sensibilisierende Wirkung auf kompetente Zellen nachgewiesen werden.

Nur wenn der Tumor-Marker von der Zelloberfläche abgelöst oder von der Zelle sezerniert wird, kann er in Körperflüssigkeiten erscheinen. An der

Oberfläche der Tumorzellmembran fest-haftende Marker können nur durch immunkompetente Zellen erkannt werden. Allein im Zellinnern vorkommende Marker bleiben verborgen, es sei denn, die ganze Zelle wird aufgelöst.

Die meisten heute bekannten Tumor-Marker sind nicht eindeutig tumorzellspezifisch, sondern eher proliferationsspezifisch. Sie werden auch bei entzündlichen Organerkrankungen oder in der Schwangerschaft gebildet. Mit zunehmender Konzentration nimmt die Wahrscheinlichkeit ihrer neoplastischen Herkunft zu. Tumor-Marker sind daher in der Diagnostik als Suchtest nur mit Einschränkung brauchbar, unverzichtbar sind sie in der Verlaufsbeobachtung und in der Früherkennung eines Rezidivtumors.

I. Proteine aus Tumorzellen (tumorassoziierte Antigene, TAA)

1. Membranantigene von Tumorzellen

a) Bronchialkarzinomgewebe

Lungentumorspezifische Antigene wurden erstmals von der Arbeitsgruppe WADA et al. (1966) und YACHI et al. (1968) näher beschrieben. Seither wurden zahlreiche Antigene aus Lungentumorgewebe extrahiert, isoliert und genauer charakterisiert. Es sind meist Glykoproteine mit einem Molekulargewicht zwischen 32000 und 150000 Dalton. Gegen diese Antigene ließen sich Antikörper erzeugen und zum Teil wurden auch RIA- und ELISA-Teste entwickelt. Einige Antigene zeigen eine Spezifität für bestimmte Histologietypen, andere sind organspezifisch für Lungengewebe ohne Unterschied der Histologie. Es gibt jedoch häufiger Kreuzreaktionen mit fetalem Lungengewebe, fetalem Ferritin, Laktoferrin, Alpha-1-Antitrypsin und Alpha-1-Chymotrypsin. Die bekanntesten Lungentumor-Antigene sind in Tabelle 1 zusammengestellt. Ein Vergleich der von verschiedenen Arbeitsgruppen beschriebenen Antigene steht noch aus. Möglicherweise sind einige identisch. Einige scheinen onkofetale Antigene zu sein, andere individualspezifische Histokompatibilitäts-Antigene. Mit einem RIA-Test für LTA-I (BRAATZ et al. 1982) ließen sich bei Patienten mit Bronchialkarzinom in 20% bis 60% – abhängig vom Histologietyp – positive Reaktionen nachweisen.

b) Tissue-Polypeptid-Antigen (TPA)

BJÖRKLUND und BJÖRKLUND haben 1957 ein Antigen beschrieben, das in der Membranstruktur zahlreicher Organtumoren vorkommt. Es ist ein Oligomer einer gleichartigen Eiweißkette mit 20000 bis 25000 D. Es findet sich bei Tumoren verschiedenster Organlokalisation und unterschiedlichen Histologietyps. Es gilt daher als universelles, tumorassoziiertes Antigen. Sein Vorkommen scheint abhängig von der Proliferation des Tumors zu sein. Es ist damit geeignet, die Wachstumstendenz anzuzeigen. Positive Reaktionen wurden bei 74% aller Tu-

Tabelle 1. Antigene von Lungentumorzellen

Herkunft	Spezifisch für	Test	Autor
A. Histologie-spezifisch			
Alveolarzell-Karzinom	Alveolarzell-Ca^{++} Adeno-Ca$^+$ M. Hodgkin$^{(+)}$	Antiserum	MOHR et al. (1974)
Kleinzelliges Karzinom	kleinzelliges Ca^{++} andere Histologie $\emptyset$	Antiserum	BELL u. SEETHARAM (1976)

Kleinzelliges Karzinom (oat cell)	kleinzelliges Ca^{++} (12/17)
	Plattenepithel-Ca$^{(+)}$ (1/10)
	andere Gewebe $\emptyset$
	   assoziert zu neuro-
	   sekretorischen Granula
		RIA	DE SCHRYVER-KECSKEMETI et al. (1979)

Plattenepithel-Karzinom	Plattenepithel-Ca^{++} Adeno-Ca$^{(+)}$ Kleinz.-Ca$^{(+)}$ fetale Lunge$^{(+)}$ andere Gewebe $\emptyset$	ELISA	KELLY u. LEVY (1979)
Plattenepithel-Karzinom	Plattenepithel-Ca^{++} CEA u.a.$^{(+)}$ Lungengewebe$^{(+)}$	RIA	WOLF et al. (1981)
B. Organ-spezifisch			
Adenokarzinom	Adeno-Ca^{++} Plattenepithel-Ca^{++} Lungengewebe$^{(+)}$ CEA $\emptyset$	Antiserum	FROST et al. (1975)
Plattenepithel-Karzinom	Plattenepithel-Ca^{++} anaplastisches Ca$^+$ andere Gewebe $\emptyset$	RIA	VIZA et al. (1975)
Plattenepithel-Karzinom Lung TAA 1, 2 und 3	Adeno-Ca^{++} Plattenepithel-Ca^{++} kleinzelliges Ca^{++} fetale Lunge^{++} LuTAA-1: andere Ca$^+$ LuTAA-2: Ferritin$^+$ LuTAA-3: Lactoferrin$^+$	Antiserum	VELTRY et al. (1977)
Plattenepithel-Karzinom	alle Histologie-Typen^{++} (13/13) andere Organ-Ca$^+$ fetales Gewebe^{++}	Antiserum RIA	KEMPNER et al. (1979)
Bronchial-Karzinome (Lung Tumor Fetal Antigen, LTFA)	alle Histologietypen^{++} andere Organ-Ca $\emptyset$ fetales Lungengewebe^{++} fetales Lebergewebe^{++} Lungengewebe $\emptyset$	Antiserum RIA	SEGA et al. (1979)
Adeno-Karzinom (Human Lung Tumor Antigen, HLTA-1)	alle Histologietypen^{++} andere Organ-Ca $\emptyset$ CEA u.a. $\emptyset$	Antiserum	BRAATZ et al. (1978)
Adeno-Karzinom HLTA-2a, 2b	alle Histologietypen^{++} andere Organ-Ca $\emptyset$ CEA u.a. $\emptyset$	Antiserum	GAFFAR et al. (1979)
Kleinzelliges Karzinom (LTA I, II)	alle Histologietypen^{++} andere Organ-Ca $\emptyset$ andere Gewebe $\emptyset$	RIA	BRAATZ et al. (1982)

morpatienten gefunden, aber auch in 36% bei Patienten mit benignen Tumoren (BJÖRKLUND 1980; SCHLEGEL et al. 1981).

c) T-Antigen-Springer

SPRINGER et al. (1982) haben ein Tumor-Antigen beschrieben, das in über 90% aller Tumorgewebe nachweisbar sein soll. Eine positive Kutan-Reaktion war bei 90% aller Patienten mit einem Adenokarzinom oder kleinzelligem Karzinom der Bronchien nachzuweisen. In ähnlicher Höhe reagieren auch Patienten mit anderen Organkarzinomen. Bei Gesunden soll es keine positive Reaktion geben. Mit verschiedenen in-vitro-Testen (Leukozyten-Migrations-Inhibition, Anti-T-Haemagglutinations-Test und Festphasen-Immuno-Assay) ließen sich ebenfalls über 80% der Patienten mit Lungentumor, unabhängig vom Histologietyp, ebenso wie andere Tumoren erfassen. Die Häufigkeit falsch positiver Reaktionen wird mit 7% angegeben.

2. Onkofetale Proteine

Während der fetalen Entwicklungsphase gebildete Glykoproteine, die im reifen Organismus normalerweise nicht vorkommen, in neoplastischen Zellen aber wieder gebildet werden, bezeichnet man als onkofetale Proteine.

a) Alpha-1-Fetoprotein (AFP)

AFP ist ein Glykoprotein mit einem Molekulargewicht von 61000 bis 75000 D. Es hat einen Kohlenhydratanteil von 3% bis 4% und wandert elektrophoretisch als Alpha-1-Globulin. AFP ist relativ hitzestabil und haltbar. HWZ 5 bis 6 Tage. Der Normalwert liegt unter 20 ng/ml.

AFP ist ein sehr spezifischer Tumor-Marker für primäre Leberzellkarzinome und Keimzellentumoren des Hodens und des Ovars. Es gibt nur eine Mitteilung über einen erhöhten AFP-Wert bei einem Adenokarzinom der Lunge (YASUNAMIE et al. 1981).

b) Karzino-embryonales Antigen (CEA)

CEA ist ein Glykoprotein mit einem Molekulargewicht von 200000 D und einem Kohlenhydratanteil von 50% bis 75%. Es wandert elektrophoretisch als Betaglobulin. Das Molekül besteht aus etwa 800 Aminosäuren; die Sequenz 1 bis 30 ist aufgeklärt. CEA ist heterogen und hat antigene Varianten. Bestimmte Varianten haben möglicherweise eine höhere Organspezifität. CEA läßt sich zytochemisch lokalisieren. Es findet sich besonders im Glykokalix, einer der Zellmembran anliegenden Schleimschicht, aber ebenso im Zytoplasma der Zelle. Eine apokrine und ebenso eine holokrine Sekretion wurde beobachtet. Es kann aber auch vollständig innerhalb der Zelle bleiben.

Der hohe Gehalt an Sialinsäuren (N-Acetyl-Neuraminsäure) bewirkt zahlreiche Kreuzreaktionen u.a mit Blutgruppensubstanzen. Der Normwert liegt bei

Tabelle 2. Sammelstatistik über die Häufigkeit von CEA-Werten >2,5 ng/ml
(Nach LAMERZ u. FATEH-MOGHADAM 1975)

Diagnose	Anzahl	erhöht (%)	Diagnose	Anzahl	erhöht (%)
Pankreas-Ca	225	80	Leberzirrhose	300	61
Lungen-Ca	654	74	Magen/Duodenal-Ulkus	311	30
Colon/Rektum-Ca	3285	71	Pankreatitis	214	43
Hepatom	32	69	M. Crohn	364	27
Hals-Kopf-Tumoren	55	60	Divertikulitis	409	23
Mamma-Ca	667	54	Colitis ulcerosa	655	18
malignes Melonom	46	50	akute Virushepatitis	341	17
Magen-Ca	338	45			
Cervix/Uterus-Ca	53	43	Raucher	620	19
Prostata-Ca	125	34	Nichtraucher	892	3

2,5 ng/ml. Werte über 20 ng/ml werden überwiegend bei neoplastischen Prozessen, Werte über 100 ng/ml ausschließlich bei Metastasierung gefunden. Erhöhte Werte kommen bei zahlreichen Organtumoren vor in unterschiedlicher Häufigkeit (Tabelle 2).

Leicht bis mäßig erhöhte Werte von 5 ng/ml bis 15 ng/ml werden aber auch oft bei Divertikulitis, Colitis, Pankreatitis und Leberzirrhose, in etwas geringerer Höhe auch bei Lungenemphysem, chronischer Lungenentzündung und gutartigen Lungentumoren gefunden. Bei Adenokarzinomen sind die Werte häufiger (in ca. 68%) erhöht gegenüber Plattenepithel- und kleinzelligen Karzinomen (ca. 45%) bei vergleichbarer Ausdehnung.

Sind die CEA-Werte bei Diagnosestellung über 5,0 ng/ml erhöht, ist die Überlebenszeit kürzer (VINCENT et al. 1979). Der Verlauf der CEA-Werte ist zur Therapiekontrolle nützlich (WAALKES et al. 1980), wenn auch die Werte trotz Tumorprogression abfallen können (LOKICH 1982a, b).

Für Screening-Untersuchungen von Risikogruppen war der CEA-Wert nicht ausreichend empfindlich (VINCENT et al. 1978).

Im Pleuraexsudat durch malignen Prozeß ist CEA häufiger (in 59%) erhöht gegenüber dem Blutserum (in 46%). Bei nicht-malignen Pleuraergüssen (z.B. bei Tuberkulose) sind die CEA-Werte nur selten und dann geringer erhöht. Bei Empyemen wurden allerdings auch hohe Werte gefunden (EIMERMACHER et al. 1979; KLOCKARS et al. 1980).

Im Bronchialsekret, durch standardisierte Lavage gewonnen, ist der CEA-Wert im tumortragenden Bronchus ebenfalls häufiger als im Serum erhöht (SCHICK et al. 1983).

Von monoklonalen Antikörpern erhofft man sich eine höhere Malignom- und Organspezifität. Die Ergebnisse sind noch widersprüchlich (ROGERS et al. 1981; STAAB et al. 1982).

Antigen-Varianten des CEA, so das MTA (Membrane Associated Tissular Autoantigen) (v. KLEIST 1979) und das aus Bronchialkarzinomgewebe stammende PCA-AS-TU (SCHLIPKÖTER et al. 1973) werden ebenfalls bei Bronchialkarzinom-Patienten nachgewiesen.

c) Alpha-2-H-Fetoprotein (a-2-HF),
Synonym: fetales Isoferritin

Alpha-2-HF ist ein Glykoprotein mit einem Molekulargewicht von 600000 D, das 15% bis 25% Eisen enthält. Elektrophoretisch wandert es als Alpha-2-Globulin. Es ist hitzestabil. Mit dem Ferritin ist es immunologisch identisch, aber physikochemisch unterscheidbar.

Beim Neugeborenen findet es sich reichlich in Leber und Serum und verschwindet erst 2 Monate nach der Geburt. Es soll Wachstum und Zellteilung stimulieren und leukozytäre Reaktionen blockieren (BUFFE et al. 1968). Der Normwert des Erwachsenen liegt bei 1,5 ng/ml.

Es wird erhöht gefunden in etwa 80% aller kindlichen Tumoren, aber auch zu 38% bei Lungentumoren und in ähnlicher Häufigkeit bei enteralen und hepatischen Tumoren, bei Brustkrebs und bei Kopf-Hals-Tumoren. Zu etwa 50% findet man es erhöht bei nichtmalignen Erkrankungen.

a) Beta-S-Fetoprotein (BSF)

BSF ist ein Glykoprotein mit einem Molekulargewicht von 200000 D. Es ist relativ hitzestabil und wandert elektrophoretisch als Beta-Globulin (TAKAHASHIE et al. 1967). Es findet sich erhöht bei enteralen Tumoren und bei Bronchialkarzinomen. Möglicherweise ist es nicht fetalen Ursprungs, sondern dem C-reaktiven Protein verwandt (BUFFE 1973).

e) Beta-onkofetales Protein (BOFA)

BOFA ist ein Protein ohne Kohlenhydrat- oder Lipidanteil mit einem Molekulargewicht von 70000 bis 90000 D. Es findet sich reichlich in enteralen Tumoren und ebenso im Bronchialkarzinomgewebe, es tritt jedoch kaum ins Serum über. Es hat dann offenbar eine sehr lange Halbwertszeit, so daß nach Tumorentfernung der Serumwert erst innerhalb von 1 bis 3 Monaten abfällt (FRITSCHE u. MACH 1975).

3. Onko-plazentare Proteine

Diese Proteine werden von der Plazenta gebildet und sind normalerweise nur während einer Schwangerschaft im Serum vorhanden. Bei Tumorwachstum trophoblastischer Herkunft (Chorionepitheliom, Ovarial- und Hodenteratome) sind sie meistens, bei anderen Tumoren bisweilen erhöht.

Es zählen dazu Proteine wie das Beta-1-Glykoprotein (SP-1), dem eine immuntolerogene Wirkung zugesprochen wird, Hormone, wie das Plazenta-Laktogen (hPL), das Choriogonadotropin (hCG), Enzyme, wie die Oxytocinase, das Regan-Isoenzym, eine Steroid-Oxydoreduktase, die Histaminase (BAYLIN et al. 1978) und ein Urokinase-Inhibitor. Diagnostisch sind sie bisher nicht von großer Bedeutung.

a) Das humane Choriogonadotropin (hCG)

Das hCG ist ein saures Glykoprotein mit einem Molekulargewicht von 30 000 D bei etwa 30% Kohlenhydratanteil. Es besteht aus einer Alpha- und einer Beta-Untereinheit, wobei nur der Beta-Teil für das Choriongonadotropin spezifisch ist.

Der Normwert von Beta-hCG liegt bei 1 ng/ml.

Bei etwa 14% der Patienten mit Plattenepithelkarzinom der Lunge fanden sich erhöhte Werte. Bei Harnblasen-, Pankreas- und Kolonkarzinomen werden häufiger erhöhte Werte gefunden (BLACKMAN et al. 1978; BRAUNSTEIN et al. 1979; CANAL et al. 1981).

b) Plazenta-typische alkalische Phosphatasen

Das sogenannte REGAN-Isoenzym wurde erstmals bei einem Patienten (PETER REGAN) mit Plattenepithelkarzinom der Lunge gefunden (FISHMAN et al. 1968). Es sind weitere Isoenzyme beschrieben, die nur selten (in 4% bis 14%) im Serum bei Lungentumorkranken erhöht sind (LEHMANN 1980).

c) Das Schwangerschafts-assoziierte Alpha-2-Glykoprotein (Alpha-2-PAG)

Alpha-2-PAG wird nicht in der Plazenta gebildet und reagiert wie ein akute-Phase-Protein auch bei entzündlichen Erkrankungen. Es nimmt daher eine Sonderstellung ein. Ihm wird eine immunsuppressive Wirkung zugeschrieben.

Es handelt sich um ein Glykoprotein mit einem Molekulargewicht von 63 000 D und einem Kohlenhydratanteil von 12%.

Beim Bronchialkarzinom jeglichen Histologietyps sind erhöhte Serumwerte häufig (89%) mit Korrelation zum Verlauf der Erkrankung (BAUER et al. 1978; BAUER 1981).

4. Ektope Hormone

Hormonwirksame Substanzen aus Geweben, die normalerweise keine Hormonproduktion zeigen, werden ektope Hormone genannt. Man findet sie bei verschiedenen Organtumoren, besonders häufig aber beim Bronchialkarzinom. Bei gezielter Suche fanden sich bei mehr als der Hälfte der Patienten im Serum Hormone oder Hormon-wirksame Polypeptide (REES u. RATCLIFFE 1974). Endokrine (paraneoplastische) Syndrome sind dagegen wesentlich seltener. KATO et al. (1969) fanden sie in 2,8%, RASSAM und ANDERSON (1975) in 12,1% und EAGAN et al. (1974) allein beim kleinzelligen Histologietyp in 21% der untersuchten Karzinomkranken. Dies findet eine Erklärung durch die oft abweichende Molekülstruktur gegenüber den physiologischen Hormonen. Es werden Bruchstücke, aber auch höher molekulare Strukturen [HMW = High Molecular Weight, Hormons, z.B. Big-ACTH (GERWITZ u. YALOW 1974)] sezerniert. Dieses sind zum Teil normale Hormonvorstufen (Pro-Hormone) oder Teile davon (z.B. Lipotrophin). Es ist noch nicht bekannt, ob Fehler in der chromosomalen

Tabelle 3. Ektope Hormone bei Bronchialkarzinom (Sammelstatistik)

Hormonartige Substanz	Histologie-Typ	Erhöht gefunden			Klinisches Syndrom (%)
		im Tumor (%)	im Serum (%)	im Funktionstest (%)	
Adrenokortikotropes	kleinzellig	90	19, 30, 69	50	2,8–7 (Cushing)
Hormon (ACTH)	Plattenepith.	41	0–80		–
mit ident. Prohormon:	großzellig	25	26		0–2
Lipotrophin (LPH)	Adeno-Ca	6	17–75		–
Endorphin					
Enkephalin					
Melanozyt.-stim. H.					
(MSH)					
Antidiuretisches	kleinzellig	10	30, 32, 33	38	8 (Schwartz-
Hormon (ADH,	großzellig	2	21		Bartter-Syndrom)
Arginin-Vasopressin)					0–2
Calcitonin	kleinzellig	90	48–64		– (Hypokalzämie)
	epidermoid	30	9		–
	großzellig	–	11		–
	adenoid	–	0		–
Choriogonadotropin	kleinzellig	20	1–32		2 (Gynäkomastie)
(β-HCG)	epidermoid	40	19		
	großzellig	40	26		0,5–0,9
	adenoid	40	17		
Wachstumshormon	kleinzellig	2	0		
(HGH)	epidermoid	10	3		
	großzellig	–	0		
	adenoid	–	0		
Schilddrüse stim. H. (TSH)		–	–	–	0–1,4 (Hyperthyreose)
Parathormon (PTH)	kleinzellig	–	27		–
	epidermoid	2	32		15 (Hyperkalzämie-
	großzellig	–	17		– Syndrom)
	adenoid	–	0		–
Prolaktin (PL)					
Follikel stim. H. (FSH)					
Luteinis. H. (LH)					
5-Hydroxytryptamin	kleinzellig	100	–	–	80 (Karzinoidsyndrom)

Transskription oder Störungen der Metabolisierung dafür verantwortlich sind. Die biologische Aktivität ist durch diese Strukturänderung jedoch meistens herabgesetzt (Tabelle 3).

Eine einzelne Tumorzelle kann sehr zahlreiche Substanzen mit Hormonwirkung sezernieren. In einer einzigen Zellkulturlinie wurden bis zu 10 bekannte Hormone nachgewiesen (SORENSEN et al. 1981). Bisher noch nicht identifizierte Substanzen dürften daher auch für andere bekannte paraneoplastische Wirkungen verantwortlich sein, wie Gewichtsverlust (in 30%), Trommelschlegelfinger (in 29%) und für die pulmonale Osteoarthropathie (in 3,9%) (RASSAM u. ANDERson 1975). Unbekannt sind auch die Auslöser für Neuropathien (z.B. die subakute cerebellare Degeneration), für Myopathien (z.B. das Eaton-Lambert-Syndrom) und für Gerinnungsstörung wie die Thrombophlebitis migrans.

Die ACTH-Bildung scheint überwiegend den APUD-Tumoren mit neuroendokriner Granula im Zytoplasma zuzukommen. Calzitonin wird dagegen häufiger von Plattenepithelkarzinomen gebildet. Die Fähigkeit zur ektopen Hormonbildung ist jedoch an keinen bestimmten Zelltyp gebunden (Odell et al. 1977). Der Nachweis von ektopen Hormonen im Serum oder im Tumorgewebe hat sich daher auch nicht zu einer verbesserten Klassifizierung verwenden lassen. Für Screening-Untersuchung und Frühdiagnostik hat sich die Bestimmung ektoper Hormone nach anfänglichem Optimismus (Wolfsen u. Odell 1979) doch wenig geeignet gezeigt (Ratcliffe et al. 1982; Torstensson et al. 1980).

Eine Bestimmung der Tumorausdehnung ist aufgrund der erhöhten Hormonwerte nicht möglich (Hansen et al. 1980a). Nach Tumorentfernung oder Tumorrückbildung sind auch die Hormonwerte rückläufig, obwohl es auch dafür Ausnahmen gibt. Auch bei einem Rezidiv steigen die Hormonwerte nicht in jedem Fall an (Hansen et al. 1980b; Gropp et al. 1980, 1982).

Bei dem Nachweis ektoper Hormone wurde beim kleinzelligen Karzinom eine ungünstigere Prognose und eine häufigere Hirnmetastasierung (42% gegenüber 15%) gefunden (Bondy u. Gilby 1982; Lockich 1982a).

II. Immundiagnostik an Blutzellen

Die Blutzellen des immunkompetenten Systems, Lymphozyten und Monozyten werden durch tumorassoziierte Antigene sensibilisiert. Zum Nachweis solcher Sensibilisierung sind einige klinische Teste beschrieben worden, deren Aussagekraft umstritten ist.

1. Der Makrophagen-Elektrophorese-Mobilitäts-Test (MEM)

wurde zuerst von Caspary und Field (1971) angegeben. Es wurde dabei die Wanderung von Meerschweinchen-Makrophagen (später von stabilisierten Hammelerythrozyten) im elektrischen Feld gemessen. Deren Mobilität ist vermindert, wenn ihnen der Überstand einer Inkubation von Blutlymphozyten von Tumor-Patienten mit einem basischen Myelinprotein, dem sogenannten enzephalitogenen Faktor (oder auch Tumorextrakten) zugesetzt wird. Hemmfaktor könnte ein Lymphokin sein oder ein proteolytisches Abbauprodukt des Antigens. Trotz technischer Vereinfachung (Douwes et al. 1977; Tautz et al. 1978) ist der technische Aufwand noch immer erheblich und hat eine breitere Anwendung bisher verhindert, zumal die Ergebnisse nicht sicher reproduzierbar waren.

Beim Bronchialkarzinom wurden über 88% richtig positive und 97% richtig negative Ergebnisse erzielt (Muhrer et al. 1982a), obwohl andererseits entzündliche Erkrankungen bis zu 60% falsch positive Reaktionen ergeben sollen. Es wurde mit diesem Test auch eine Primärtumorsuche betrieben (MUHRER et al. 1982 b).

2. Der SCM-Test (Structuredness of the Cytoplasmatic Matrix)

mißt mit Fluorescein Strukturänderungen des Zytoplasmas, die nach Stimulation mit Phythämagglutinin (PHA) oder basischem Krebsprotein (CBP) auf sensibilisierte Lymphozyten eintreten. Nach Angabe der Autoren soll damit eine sichere Krebsdiagnose und sogar die Bestimmung des Organkrebses möglich sein (CERCEK u. CERCEK 1977). In einer größeren Untersuchung konnten diese Ergebnisse nicht bestätigt werden (ATKINSON et al. 1983).

3. Der LAI-Test (Leukozyten-Adhäsions-Inhibition)

wurde von HALLIDAY (1974) angegeben. Danach verlieren Leukozyten von Krebskranken in Anwesenheit von Tumorextrakt ihre Haftfähigkeit an Glasoberflächen. Eine breitere klinische Erprobung steht noch aus.

Erst mit der Bereitstellung tumorspezifischer Antigene ist zu erwarten, daß derartige Teste klinisch brauchbar werden.

III. Tumordiagnostik durch Haut-Teste

Es war naheliegend, durch einfache Haut-Teste, ähnlich der Tuberkulinreaktion, die zelluläre Immunität mit Tumorantigenen zu prüfen. Schon KAMINER (1933) hatte einen solchen Haut-Test angegeben, später HERBERMANN (1974). Die Spezifität dieser Hautreaktion war jedoch bisher nicht genügend für eine klinische Diagnostik.

SPRINGER et al. (1982) fanden mit ihrem T-Antigen positive Hautreaktionen bei 90% aller Patienten mit einem Bronchialkarzinom, sowohl beim Adenokarzinom wie beim kleinzelligen Karzinom. Ebenfalls positive Reaktionen ergaben sich bei Pankreas-, Oesophagus- und Mammakarzinomen.

Da neuerdings allgemeine, zellständige Tumor-Antigene aufgefunden wurden (EPENETOS et al. 1982; WOODS et al. 1982), liegt es durchaus im Bereich des Möglichen, in naher Zukunft Krebsdiagnosen über einfache Haut-Teste zu sichern.

C. Veränderungen physiologischer Proteine

Veränderungen normaler Serumproteine durch Tumorerkrankungen sind oft Entzündungsreaktionen und daher in der Aussage vieldeutig. Dennoch kann

Tabelle 4. Veränderungen von Serumproteinen bei Lungentumoren

Protein	Normwert	Funktion	Ursache der Veränderung	Literatur
A. Verminderung				
Präalbumin	72–286 mg/l	Retinol-Bindung	Vitamin-A-Mangel	Milano et al. (1978); Rostenberg et al. (1979)
Albumin	45 g/l	Transportprotein	Synthesestörung	
Alpha-1-Lipoprotein (ALP)	3,6 g/l			Nydegger u. Butler (1972)
Transferrin	2,9 g/l	Eisen-III-Transport	Akut-Phase-Protein	Messmer (1968); Fisher et al. (1981)
B. Vermehrung				
saures Alpha-1-Glykoprotein	0,48–1,27 g/l	Proteinaseninhibitor	u.a. in Tumorzellen gebildet	Twinning u. Brecher (1977)
Alpha-1-Antitrypsin	2,4 g/l	Proteinaseninhibitor		Harris et al. (1974); Nash et al. (1980)
Alpha-1-Antichymotrypsin	0,45 g/l	Proteinaseninhibitor		Wintzer et al. (1980)
Ferritin	23–110 μg/l 35–217 μg/l	Eisenbindung	Eisenfreisetzung aus Tumorgewebe	Gropp et al. (1978)
Coeruloplasmin	0,35 g/l	Transport-protein für Kupfer, Eisen-Oxydase		Fisher et al. (1981)
Haptoglobin	1,7–2,3 g/l	Hämoglobinbindung, Peroxydase		Schütt u. Hoffmeister (1971)
C-reaktives Protein	0,03–1,5 mg/l	u.a. Phagozytosesteigerung, Komplementaktivierung, Hemmung von Lymphokinen		Ziegenhagen u. Drahovsky (1983)
Alpha-2-Makroglobulin	2,4 (♂) – 2,9 (♀) g/l	Proteinaseninhibitor, Zellwachstumsregulator	verminderte Aufnahme in Tumorzellen	Zardi et al. (1980)
Steroidbind. Beta-Globulin (SPG)	4 (♂)–8 (♀) mg/l,	Transportprotein		Bohn (1972)
Beta-2-Mikroglobulin (B2M)	2,4 mg/l 150–250 μg/24 Std. im Urin	Strukturbestandteil von Immunglobulinen und HLA	u.a. in Tumorzellen gebildet	Mordasini et al. (1982); Nilsson et al. (1974)
IgA	2,1 g/l	Antikörper	gesteigerte Immunreaktionen	Hughes (1971)
IgG	18,0 g/l	Antikörper		Plesnicar u. Rudolf (1979)
IgM	1,2–1,6 g/l	Antikörper		Schlegel u. Lüthgens (1980)

Tabelle 4. (Fortsetzung)

Protein	Normwert	Funktion	Ursache der Veränderung	Literatur
IgE	0,24 mg/l	Antikörper		HÄLLGREN et al. (1980)
Immunkomplexe (C1q-Bindungsvermögen)	0,03–1,5 mg/l	Antigen-Antikörperkomplexe	gesteigerte Immunreaktionen	DENT et al. (1979); GROPP et al. (1979)
DNS-bindendes Protein	83 mg/l	Abbauprodukt von Komplement C 3	vermehrter Komplement-Verbrauch	PARSON (1979a, b)

z.B. die Bestimmung der Blutsenkungsgeschwindigkeit für die Verlaufsbeobachtung von Tumorerkrankungen sehr nützlich sein.

Veränderungen der wichtigsten Serumproteine bei Lungentumoren sind in Tabelle 4 aufgeführt. Dem Ferritin bzw. Isoferritin und dem DNA-bindenden Protein wird eine gewisse Spezifität für Bronchialkarzinome zugesprochen. Auch das Isoenzym-1 der Kreatinin-Phospho-Kinase (CPK-BB (sogenannter Hirntyp)) soll vor allem beim kleinzelligen Karzinom, auch wenn keine Hirnmetastasen vorliegen, erhöht sein (COOLEN et al. 1979; GRIFFITH 1982). Auch die Enolase scheint spezifisch beim Bronchialkarzinom erhöht zu sein.

Die Polyamine Putreszin, Spermidin und Spermin zeigen eine regulatorische Funktion bei der Zellproliferation. Beim Bronchialkarzinom wurde in 50% bis 90% eine vermehrte Ausscheidung gefunden (MILANO et al. 1980; KERSTEN 1983).

D. Tumor-Lokalisations-Diagnostik

Der frühzeitige Nachweis eines malignen Tumors kann therapeutisch nur genutzt werden, wenn dieser Tumor auch lokalisiert wird. Schon früh wurde durch radioaktive Markierung von Antikörpern eine Tumorlokalisation versucht (PRESSMAN 1949). Erfolgreicher waren jedoch bisher Lokalisationsversuche durch stoffspezifische Anreicherung von Bor, Gallium-Zitrat oder Bleomycin.

I. Radioaktiv markierte Antikörper

Mit Anti-CEA-Antikörpern, durch Jod-133 markiert, wurde eine Treffsicherheit von 70% bis 90% in der Lokalisierung von Metastasen von über 2 cm Durchmesser erreicht. Eine radioaktive Markierung erfolgte sowohl bei fehlendem wie bei stark erhöhtem CEA im Serum. Benigne Tumoren zeigten nur selten eine Anreicherung (GOLDENBERG et al. 1978, 1980).

Monoklonale Antikörper gegen tumorspezifische Membranantigene lassen eine höhere Spezifität erwarten. Es ist allerdings fraglich, ob eine für die Diagnostik ausreichende Dosisdichte bei noch kleinerem Tumorvolumen erreichbar ist.

II. Gallium-Zitrat

Gallium-Zitrat hat eine starke Affinität für Tumorgewebe. Zur Darstellung von Bronchialkarzinomen wurde eine Treffsicherheit von 91% gefunden (KEMPKEN et al. 1978). Durch gleichzeitige Injektion von Eisen oder Desferoxamin ließ sich die Empfindlichkeit steigern (HOFFER 1980). Allerdings reichern auch entzündliche Prozesse, Drüsengewebe und Granulomgewebe (besonders bei Sarkoidose) Gallium-Zitrat an (LANGHAMMER et al. 1972).

III. Kobalt-Bleomycin

Bleomycin zeigt eine Affinität zu Karzinomgewebe, dabei besonders für Plattenepithelkarzinome. Durch Einbau von Kobalt-160 in das Bleomycin-Molekül läßt sich eine szintigraphische Tumorlokalisierung erreichen (RASKER et al. 1975). NIEWEG et al. (1983) konnten in einer größeren Studie an Patienten mit Bronchialkarzinom in ca. 84% den Tumor und Lymphknotenmetastasen darstellen und dies differentialdiagnostisch gegen andere Prozesse abgrenzen.

Literatur

Übersichtsarbeiten

Boelsma E, Rumke P (eds) (1979) Tumor markers; Impact and prospects. Int Workshop vom Oktober 1978 in Lunteren. Elsevier, North Holland Press
Colnaghi MI, Buraggi GL, Ghione M (eds) (1982) Markers for diagnosis and monitoring of human cancer Symposion vom April 1981 in Mailand. In: Proc of the SERENO Symposia, vol 46. Academic Press, New York
Herberman RB, McIntire KR (eds) (1979) Immunodiagnosis of cancer. Dekker, New York
Nieburgs HE, Birkmayer GD, Klavins JV (eds) (1983) Human tumor markers. Biological basis and clinical relevance 1. Int Conf on human tumor markers vom Juni 1982 in München. Alan R Liss, New York
Primack A (1974) The production of markers by bronchigenic carcinoma; A review. Semin Oncol 1:235–244
Richardson RL, Greco FA, Oldham RK, Liddle GW (1978) Tumor products and potential markers in small cell lung crarcinoma. Semin Oncol 5:253–262
Uhlenþruck G, Wintzer RG (eds) (1981) CEA und andere Tumormarker. Int Symp vom Oktober 1980 in Köln. Tumor-Diagnostik-Verlag, Leonberg
Ziegenbein R (1982) Tumor-Marker; Neue Aspekte für die Labordiagnostik. Fischer, Stuttgart

Einzelarbeiten

Abderhalden E (1941) Abwehrfermente (Die Abderhaldensche Reaktion). Steinkopf, Dresden Leipzig

Ascoli M (1901) Isogglutinine und Isolysine menschlicher Blutsera. Muench Med Wochenschr 47:1239–1241

Ascoli M (1935) Störung des Lipidhaushaltes bei malignen Tumoren. Klin Wochenschr 14:1593–1597

Atkinson RJ, Lowry WS, Strain P (1983) An analysis of the SCM test in cancer diagnosis. Cancer 52:91–100

Bauer HW (1981) The pregnancy associated alpha-2-glycoprotein (α-2-PAG) – A tumormarker? Klin Wochenschr 59:149–155

Bauer HW, Gropp C, Bohn H (1978) Schwangerschaftsassoziertes alpha-2-Glykoprotein im Serum von Patienten mit Bronchialkarzinom. Prax Pneumol 32:194

Baylin SB, Weisburger WR, Eggleston JC, Mendelsohn G, Beaven MA, Abeloff MD, Ettinger DS (1978) Variable content of histaminase, L-DOPA-decarboxylase and calcitonin in small cell carcinoma of the lung. N Engl J Med 299:105–110

Bell CE, Seetharam S (1976) A plasma membrane antigen highly associated with oat-cell carcinoma of the lung and undetectable in normal adult tissue. Int J Cancer 18:605–611

Björklund B (1980) On the nature and clinical use of the tissue polypeptide antigen (TPA). Tumor Diagnostik 1:9–20

Björklund B, Björklund V (1957) Antigenicity of pooled human malignant and normal tissues by cyto-immunological technique; Presence of an insoluble, heatable tumor antigen. Int Arch Allergy 10:153–184

Blackman MR, Kouridis IA, Rosen SW, Weintraub BD (1978) Comparative utility of human placental and pituitary glycoprotein hormones and subunits as tumor markers. Clin Res 26:303A

Bohn H (1972) Charakterisierung der schwangerschaftsassoziierten Glykoproteine als akute Phasen-Proteine. Arch Gynekol 213:54–72

Bondy PK, Gilby ED (1982) Endocrine function in small cell indifferentiated carcinoma of the lung. Cancer 50:2147–2153

Braatz JA, McIntire KR, Princler GL, Kortright KH, Herberman RB (1978) Purification and characterisation of a human lung tumor associated antigen. J Natl Cancer Inst 61:1035–1046

Braatz JA, Scharfe TR, Princler GL, McIntire KR (1982) Characterisation of a human lung tumor associated antigen and development of a radioimmunoassay. Cancer Res 42:849–855

Braunstein GD, Forsythe AB, Rasor IL, Van Scoy Mosher MB, Thomson RW, Wade ME (1979) Serum glycoprotein hormone alpha-subunit levels in patients with cancer. Cancer 44:1644–1657

Buffe D (1973) Fetoproteins and children tumors. Gann Monogr Cancer Res 14:117–128

Buffe D, Rimbaut C, Burtin P (1968) Presence d'une proteine d'origine tissulaire, l'alpha-H-globuline dans le serum de sujets atteints d'affections malignes. Int J Cancer 3:850–856

Canal P, Bugat R, Soulagg, Combes PF (1981) Determination de la β-HCG circulante ectopique dans les tumeurs solides. Pathol Biol (Paris) 29:150–154

Caspary EA, Field EJ (1971) Specific lymphocyte sensititation in cancer; Is there a common antigen in human malignant neoplasia? Br Med J II:612–617

Cercek L, Cercek B (1977) Application of the phenomenon of changes in the structuredness of cytoplasmatic matrix (SCM) in the diagnosis of malignant disorders. A review. Eur J Cancer 13:903–915

Coolen RB, Pragay DA, Nosanchuk JS, Belding R (1979) Elevation of brain-type creatinine kinase in serum from patients with carcinoma. Cancer 44:1414–1418

Dent PB, Louis JA, McCulloch PB, Dunnett CN, Cerottini JC (1979) Application of tumor marker analysis to patients with lung cancer. Schweiz Med Wochenschr 109:827–830

Douwes FR, Hüttermann, Mross K (1977) Immundiagnostik maligner Erkrankungen. I. Der Elektrophorese-Mobilitätstest in der Diagnostik des Bronchialkarzinoms. Dtsch Med Wochenschr 102:419–422

Drysdale JW, Adelman TG, Arosio P (1977) Human isoferritin in normal and disease state. Semin Hematol 14:71–85

Dungern E von (1912) Serodiagnostik der Geschwülste mittels Komplementbindungsreaktion. Muench Med Wochenschr 59:65–67, 1093–1095, 2854–2856

Eagan RT, Maurer LH, Forcier RJ, Tulloh M (1974) Small cell carcinoma of the lung, staging, paraneoplastic syndromes, treatment and survival. Cancer 33:527–532

Eimermacher H, Tinnefeld W, Pressler H, Schuster P, Beyer HK (1979) CEA und CEA-ähnliche Aktivitäten in Aszites und Pleuraergüssen. Klin Wochenschr 57:575–580

Epenetos AA, Britton KE, Mather S, Granowska M, Nimmon CC, Hawkins LR, Britton KE, Shepherd J, Taylor-Papadimitriou J, Durbin H, Malpas JS, Bodmer WF (1982) Targeting of iodine-123-labelled tumor-associated monoclonal antibodies for diagnosis og malignancy in serous effusions. Lancet II:830–836, 999–1006

Fisher GL, Spittler LE, McNeil KL, Rosenblatt LS (1981) Serum copper and zinc level in melanoma patients. Cancer 47:1838–1844

Fishman WH, Inglis NR, Stolbach LL, Krant MJ (1968) A serum alkaline phosphatase isoenzyme of human neoplastic cell origine. Cancer Res 28:150–154

Freund E, Kaminer G (1910) Über die Beziehungen zwischen Tumorzellen und Blutserum. Wien Klin Wochenschr 23:1221–1223

Fritsche R, Mach JP (1975) Identification of a new oncofetal antigen associated with several types of human carcinomas. Nature 258:734–737

Frost MJ, Rogers GT, Bagshawe KD (1975) Extraction and preliminary characterisation of a human bronchogenic carcinoma antigen. Br J Cancer 31:379–386

Gaffar SA, Braatz JA, Kortright KH et al. (1979) Further studies on a human lung tumor-associated antigen; Comparation of antigens from different tumors. J Biol Chem 254:2097–2102

Gerwitz G, Yalow RS (1974) Ectopic ACTH production in carcinoma of the lung. J Clin Invest 53:1022–1032

Goldenberg DM, DeLand F, Kim E, Bennett S, Primus FJ, van Nagell JR, Estes N, Desimone P, Rayburn P (1978) Use of radiolabelled antibodies to CEA for the detection and localisation of diverse cancers by external photoscanning. N Engl J Med 299:1384–1388

Goldenberg DM, Kim E, DeLand FH, Bennett S, Primus FJ (1980) Radioimmunodetection of cancer with radioactive antibodies to carcinoembryonic antigen. Cancer Res 40:2984–2992

Griffith J (1982) Creatinine kinase isoenzyme 1 in the detection of lung neoplasia. Cancer Detect Prev 5:257

Gropp C, Havemann K, Lehmann FG (1978) CEA and ferritin in patients with lung cancer before and during therapy. Cancer 42:2802–2808

Gropp C, Havemann K, Schärfe T (1979) Zirkulierende Immunkomplexe beim Bronchialkarzinom; Beziehungen zum Ausbreitungsstadium der Erkrankung und zur Therapie. Klin Wochenschr 57:401–411

Gropp C, Havemann K, Scheuer A (1980) Ectopic hormones in lung cancer patients at diagnosis and during therapy. Cancer 46:347–354

Gropp C, Havemann K, Kalbfleisch H, Luster W, Sosstmann H (1982) Antidiuretisches Hormon bei Patienten mit Bronchialkarzinom. Dtsch Med Wochenschr 107:974–977

Hällgren R, Arrendal H, Hiesche K, Lundquist G, Nöu E, Zetterström O (1980) Elevated serum immunoglobulin E in bronchial carcinoma; Its relation to histology and prognosis of cancer. J Allergy Clin Immunol 67:398–406

Halliday WJ, Maluish A, Isbister WH (1974) Defection of cell mediated immunity and serum blocking factors in cancer patients by the leucocyte adherence inhibition test. Br J Cancer 29:31–35

Hansen M, Hansen HH, Hirsch FR, Arends J, Christensen JD, Christensen JM, Hummer L, Kühl C (1980a) Hormonal polypeptide and amino metabolites in small cell carcinoma of the lung with special reference to stage and subtypes. Cancer 45:1432–1437

Hansen M, Hammer M, Hummer L (1980b) ACTH, ADH and calcitonine concentrations as markers of response and relapse in small cell carcinoma of the lung. Cancer 45:2062–2067

Harris CC, Primack A, Cohen MH (1974) Elevated alpha-1-antitrypsin serum levels in lung cancer patients. Cancer 34:280–281

Herbermann RB (1974) Delayed hypersensitivity skin reactions to antigens of human tumors. Cancer 34:1469–1473

Hoffer P (1980) Gallium: Mechanisms. J Nucl Med 21:282–285

Hughes NR (1971) Serum concentration of gamma-G, gamma-A and gamma-M immunoglobulins in patients with carcinoma, melanoma and sarcoma. J Natl Cancer Inst 46:1015–1027

Kahn H, Potthof P (1923) Die Hemmung der Natriumoleathämolyse durch das Serum bei verschiedenen Krankheiten, insbesondere bei malignen Tumoren. Z Exp Med 29:169–189

Kaminer G (1933) Die diagnostische Verwendbarkeit der Freund-Kaminer Impfreaktion zur Erkennung von Karzinomen. Wien Klin Wochenschr 46:1576–1577

Kato Y, Fergusan TB, Bennet DE, Burford TH (1969) Oat cell carcinoma of the lung; A review of 138 cases. Cancer 23:517–524

Kelly BS, Levy JG (1979) Detection of tumor-associated antigen in human bronchogenic carcinoma by the enzyme-linked immunosorbent assay (ELISA). Br J Cancer 41:388–398

Kempken K, Langhammer H, Hör G, Pabst HW (1978) Szintigraphische und klinisch-experimentelle Untersuchungen mit 67-Gallium an 142 Bronchialkarzinompatienten. Nuklearmedizin 17:47–52

Kempner D, Jay MR, Stevens RH (1979) Human lung tumor-associated antigen of 32 000 D MG. J Natl Cancer Inst 63:1121–1127

Kersten W (1983) Tumorbehandlung: Erfolgskontrolle durch Polyaminanalyse? Dtsch Med Wochenschr 108:243–245

Kleist S v (1979) Antigens cross reacting with CEA. Evaluation of their interrelationship and clinical role. In: Lehmann FG (ed) Carcino-embryonic antigens, vol I. Biomedical Press, Elsevier, North Holland New York, p 35–39

Klockars M, Lindgren J, Petterson T, Hellström PE, Norhagen A (1980) Carcinoembryonic antigen in pleural effusions; A diagnostic and prognostic indicator. Eur J Cancer 16:1149–1152

Lamerz R, Fateh-Moghadam A (1975) Carcinofetale Antigene. Klin Wochenschr 53:147–170, 193–205, 403–418

Langhammer H, Glaubitt G, Grebe SF (1972) 67-Gallium for tumor scanning. J Nucl Med 13:25–30

Lehmann FG (1980) Preparation of monospecific antisera for immunoassay of human placental (Regan) and intestinal alkaline phosphatase. J Immunol Methods 36:137–148

Lockich JJ (1982a) Frequency and clinical biology of the ectopic hormone syndromes of small cell carcinoma. Cancer 50:2111–2114

Lockich JJ (1982b) Plasma CEA levels in small cell lung cancer; Correlation with stage, distribution of metastases and survival. Cancer 50:2154–2156

Messmer G (1968) Der Plasmaeisenumsatz vor und nach zytostatischer Therapie und seine Bedeutung als Indikator der Tumoraktivität. Klin Wochenschr 46:1278–1281

Milano G, Cooper EH, Coligher JC, Giles GR, Neville AM (1978) Serumprealbumin, retinol binding protein, transferrin and albumin levels in patients with large bowel cancer. J Natl Cancer Inst 61:678–692

Milano G, Viguier E, Cassuto JP, Schneider M, Namer M, Boublil JL, Lesbats G, Cambon P, Krebs BF, Lalanne CM (1980) Polyamides et affections malignes. Pathol Biol (Paris) 28:328–334

Mohr JA, Rhoades ER, Coalson RE, Coalson JJ (1974) Alveolar cell carcinoma like antigen and antibodies in patients with alveolar cell carcinoma and other cancers. Cancer Res 34:1904–1907

Mordasini C, Riesen W, Morell A (1982) Serum β-1-microglobulin and other tumor associated antigen in patients with bronchogenic carcinoma. Lung 160:186–194

Muhrer KH, Filler D, Schwemmle K, Gierhake FW (1982a) Klinische Relevanz zellulärer Immunität beim Bronchialkarzinom. Prax Pneumol 36:335–339

Muhrer KH, Filler D, Pasurka B (1982b) Immunologische Primärtumorlokalisation. Chirurg 53:112–116

Nash DR, McLarty JW, Fortson NG (1980) Pretreatment, prediagnosis immunoglobulin and alpha-1-antitrypsin levels in patients with bronchial carcinoma. J Natl Cancer Inst 64:721–724

Nieweg OE, Beekhuis H, Piers DA, Sluiter HJ, Van der Wal AM, Woldring MG (1983) 57-Co-Bleomycine and 67-Ga-citrate in detecting and staging lung cancer. Thorax 38:16–21

Nilsson K, Evrin PE, Welsh KI (1974) Production of β-2-microglobulin by normal and malignant human cell lines and peripheral lymphocytes. Transplant Rev 21:53–84

Nydegger KE, Butler RE (1972) Serum lipoprotein levels in patients with cancer. Cancer Res 32:1756–1760

Odell WD, Wolfsen AF, Yoshimoto Y, et al. (1977) Ectopic peptide synthesis; An universal concomitant of neoplasia. Clin Res 25:524A

Parson RG, Todd HD, Kowal R (1979a) Isolation and identification of a human serum fibronectin-like protein elevated during malignant diseases. Cancer Res 3:4341–4345

Parson RG, Aldenderfer PH, Kowal R (1979b) Detection of a human serum-DNA-binding protein associated with malignant disease. J Natl Cancer Inst 63:43–48

Plesnicar S, Rudolf Z (1979) Serum immunoglobulin levels and survival rates in bronchogenic carcinoma patients. Neoplasma 26:721–728

Pressman D (1949) The zone of activity of antibodies as determinated by the use of radioactive tracers. Ann N Y Acad Sci 11:203–206

Rasker JJ, Poll van de MAPC, Beekhuis H, Woldring MG, Nieweg HO (1975) Some experience with 57-Co-labelled bleomycine as an tumor-seeking agent. J Nucl Med 16:1058–1069

Rassam JW, Anderson G (1975) Incidence of paramalignant disorders in bronchogenic carcinoma. Thorax 30:86–90

Ratcliffe JG, Podmore J, Stack HR, Spilg WGS, Gropp C (1982) Circulating ACTH and related peptides in lung cancer. Br J Cancer 45:230–236

Rees CH, Ratcliffe JG (1974) Ectopic hormone production by non-endocrine tumours. Clin Endocrinol (Oxf) 3:263–299

Rogers GT, Rawlins GA, Bagshawe KD (1981) Somatic cell hybrides producing antibodies against CEA. Br J Cancer 43:1–4

Rostenberg I, Rico R, Penaloza R (1979) Gc-globulin and prealbumin serum levels in patients with cancer and inflammatory diseases and in asymptomatic smokers. J Natl Cancer Inst 62:299–300

Schick E, Frey HO, Holm E (1983) Bedeutung standardisierter CEA-Konzentrationen im Bronchialsekret mittels Xyloseverdünnungsmethode in der Diagnostik der Bronchialneoplasmen. Verh Dtsch Ges Inn Med 89:1016–1021

Schlegel G, Lüthgens M (1980) Klinische Bedeutung der tumorassozierten Immunglobuline dargestellt am Beispiel des IgE. Tumor Diagnostik 1:24–30

Schlegel G, Lüthgens M, Eklund G, Björklund B (1981) Correlation between activity in breast cancer and CEA, TPA and eighteen common laboratory procedures and the improvement by the combined use of CEA and TPA. Tumor Diagnostik 2:6–11

Schlipköter HW, Idel H, Barsoum AL, Vollmer UD (1973) Tumorcharakteristische Antigene im Bronchialkarzinom. Zbl Bakt Hyg I Abt B 158:109–113

Schryver-Kekcskemeti K De, Kariakos M, Bell CE, Seetharam S (1979) Pulmonary oat cell carcinomas; Expression of plasma membrane antigen correlated with presence of cytoplasmatic neurosecretory granules. Lab Invest 41:432–436

Schütt KH, Hoffmeister H (1971) Continous polyamid electrophoresis II. The diagnosis of malignant and inflammatory lung condition. Z Klin Chem 9:201–206

Sega E, Citro G, Natali PG (1979) Partial characterisation of a fetal lung antigen associated with human bronchogenic carcinoma. J Natl Cancer Inst 62:1125–1130

Sorensen GD, Pettengill OS, Brinck-Johnsen T, Cate CC, Maurer LH (1981) Hormone production by cultures of small cell carcinoma of the lung. Cancer 47:1289–1296

Springer GF, Desai PR, Fry WA, Tegtmeyer H, Scanlon EF (1982) T-Antigen and anti-T-antibodies are sensitive and specific in the detection of some categories of human carcinoma. Cancer Detect Prev 5:238A

Staab HJ, Anderer FA (1982) Growth of human colonic adenocarcinoma and development of secreted CEA in athymic mice I. A straight correlation of tumor size and mass with secreted CEA concentration during logarhythmic growth. Br J Cancer 46:841–847

Takahashi A, Yachi A, Anzai T, Wada T (1967) Presence of an unique serum protein in sera abtained from patients with neoplastic diseases and in embryonic and neonatal sera. Clin Chim Acta 17:5–13

Tautz C, Schneider W, Laier E, Brügmann G (1978) Der Elektrophorese-Mobilitäts(EM)-Test. Untersuchungsmethode zur Unterscheidung von malignen und nicht-malignen Tumoren. Klin Wochenschr 56:175–185

Torstensson S, Thoren M, Hall K (1980) Plasma ACTH in patients with bronchogenic carcinoma. Acta Med Scand 207:353–359

Twinning SS, Brecher AS (1977) Identification of alpha-1-acid-glycoprotein, alpha-2-macroglobulin and antithrombin III as components of normal and malignant human tissue. Clin Chim Acta 75:143–148

Veltry RW, Mengoli HF, Maxim PF, Westfall S, Gopo JM, Huang CW, Sprinkle PM (1977) Isolation and identification of human lung tumor-associated antigens. Cancer Res 37:1313–1322

Vincent RG, Chu TM, Lan WW (1978) CEA as a monitoring of successful surgical resection in 130 patients with carcinoma of the lung. J Thorac Cardiovasc Surg 75:734–739

Vincent RG, Chu FM, Lane WW (1979) Value of CEA in patients with carcinoma of the lung. Cancer 44:685–691

Viza D, Couvier M, Phillips J, Boucheix CL, Guerin RA (1975) Solubilisation of an antigen associated with certain bronchial tumors. Eur J Cancer 11:765

Waalkes TP, Abeloff MD, Woo KB, Ettinger DS, Ruddo RS, Aldenderfer PH (1980) Carcinoembryonic antigen for monitoring patients with small cell carcinoma of the lung during treatment. Cancer Res 40:4420–4427

Wada T, Anzai T, Sato K (1966) Immunochemical approaches to the detection of carcinoma of the lung and the stomach. Tumor Res 1:217–259

Wintzer G, Koch O, Uhlenbruck G (1980) Die Bedeutung von C-1-Inaktivator, alpha-1-Antichymotrypsin und Inter-alpha-Trypsin in der Diagnostik und Nachsorge maligner Tumoren. Lab Med 4:134–138

Wolf A, Micksche M, Bauer H (1981) An improved antigenic marker of human lung carcinomas and its use in radioimmunoassay. Br J Cancer 45:261–267

Wolfsen A, Odell WD (1979) Pro-ACTH; Early diagnosis of lung cancer. Am J Med 66:765–772

Woods JC, Springs AI, Harris H, McGee JO (1982) An new marker for human cancer cells. Lancet II:512–514

Yachi A, Matsura Y, Carpenter CM, Hyde L (1968) Immunochemical studies on human lung cancer antigens soluble in 50% saturated ammonium sulphate. J Natl Cancer Inst 40:663–683

Yasunami R, Hashimoto Z, Ogura T, Hirao F, Yamamura Y (1981) Primary lung cancer producing alpha-1-fetoprotein; A case report. Cancer 47:926–929

Zardi L, Carnemolla B, Cagnasso D, Santi L (1980) Alpha-2-macroglobulin in normal and malignant human cells. Eur J Cancer 16:35–32

Ziegenhagen G, Drahovsky D (1983) Klinische Bedeutung des C-reaktiven Proteins. Med Klin 78:21–24

XI. Diagnostik

B. Invasive Methoden

I. „Staging" des Bronchialkarzinoms

M. AUSTGEN

Mit 4 Tabellen

Obwohl die Heilungsrate des Bronchialkarzinoms in den letzten Jahren weltweit nicht wesentlich verbessert werden konnte, setzte sich in dieser Zeit doch die Erkenntnis durch, daß neben der histologischen Klassifizierung vor allem der genauen Erfassung der intra- wie auch extrathorakalen Ausbreitung des Tumors für die anzuwendende Therapie und die daraus resultierende Prognose entscheidende Bedeutung zukommt. Die Notwendigkeit zur genauen Bestimmung der anatomischen Ausbreitung des Tumors („Staging") unter Ausschöpfung aller modernen Untersuchungsmethoden bis hin zur Computertomographie und Kernspintomographie führte zur Einteilung nach dem TNM-System der UICC in der Überarbeitung von 1979 (Tabelle 1).

Bereits in einer der ersten amerikanischen Studien über 2000 Patienten mit Bronchialkarzinom konnten MOUNTAIN et al. 1974 nachweisen, daß vor allem

Tabelle 1. TNM-System nach UICC (1979)

T = Primärtumor
T_0 = kein Primärtumor nachweisbar
T_x = Tumornachweis durch maligne Zellen im Sputum
T_1 = Tumor max. 3 cm groß; intrapulmonal
T_2 = Tumor größer als 3 cm; mindestens 2 cm distal der Karina
T_3 = Tumor größer als 3 cm und weniger als 2 cm distal der Karina; oder Atelektase einer gesamten Lunge oder Pleuraerguß

N = regionale Lymphknoten
N_0 = kein regionaler Lymphknotenbefall
N_1 = Lymphknotenbefall ipsilateral
N_2 = Lymphknotenbefall des Mediastinums

M = Fernmetastasen
M_0 = kein Nachweis von Fernmetastasen
M_1 = Nachweis von Fernmetastasen

Wichtig ist weiterhin die zusätzliche Angabe über die Art der Diagnosesicherung (Vorzeichen C)

C = Sicherungsschlüssel
C_0 = Verdacht, Aussage ohne jede Sicherung
C_1 = Sicherung ohne spezielle Hilfsmittel (Anamnese, Tastbefund)
C_2 = Sicherung durch Röntgen bzw. Endoskopie ohne Histologie
C_3 = Sicherung durch Endoskopie mit Histologie
C_4 = Sicherung durch Operation und Histologie des Resektionspräparates
C_5 = Sicherung durch Sektionsbefund

Tabelle 2. Einteilung der kleinzelligen Bronchialkarzinome nach klinischer Symptomatik

---

A. *„Limited disease"*
Begrenzung auf Hemithorax mit oder ohne Mediastinalbeteiligung
Keine größere Obstruktion
Kein Vena-cava-superior-Syndrom
Keine Rekurrensparese

B. *„Extensive disease"*
Beide Thoraxhälften beteiligt und/oder Pleuraerguß und/oder Atelektase
Vena-cava-superior-Syndrom
Rekurrensparese

C. *Extrathorakale Ausbreitung*
Supraklavikuläre Lymphknoten, Leber, Gehirn, Knochenmark

Tabelle 3. Zusammenfassende Stadieneinteilung von I bis IV

Stadium I (operabel)	T_1	N_0	M_0
	T_1	N_1	M_0
	T_2	N_0	M_0
Stadium II (operabel)	T_2	N_1	M_0
Stadium III (inoperabel)	T_3	N_0, N_1	M_0
	jedes T	N_2	M_0
Stadium IV (inoperabel)	jedes T	jedes N	M_1

---

die Kenntnis über die anatomische Ausdehnung des Karzinoms eine eindeutige Aussage über die Prognose bei Plattenepithel-, Großzell- und Adenokarzinomen ermöglicht. Die Größe des Tumors, seine Lokalisation (zentraler oder peripherer Sitz) sowie der Nachweis von Lymphknoten- bzw. Fernmetastasen waren bei diesen histologischen Tumorarten weitere, die Therapie und Prognose bestimmende Faktoren; dies konnte in den letzten Jahren von vielen Autoren (KIRSH et al. 1976; FREISE et al. 1978; MARTINI u. BURTON 1981; American Thoracic Society 1983; SPIRO 1984) bestätigt werden.

Im Gegensatz hierzu ist beim kleinzelligen Bronchialkarzinom – bedingt durch seine rasche Tumorverdoppelungszeit und seine frühzeitige Metastasierungstendenz – die anatomische Ausbreitung für die Therapieplanung und Überlebenszeit des Patienten weniger wichtig (MOUNTAIN et al. 1974; SPIRO 1984). In der Literatur wird daher häufiger neben der TNM-Klassifikation für das kleinzellige Bronchialkarzinom die einfachere, sich an klinischer Erfahrung orientierende Einteilung in „limited" und „extensive disease" nach HOLOYE et al. (1977) angewandt (Tabelle 2).

Im angelsächsischen Schrifttum wird zunehmend eine zusammenfassende Stadieneinteilung in I–IV angegeben, wobei die Stadien I und II als noch operabel, die Stadien III und IV jedoch als inoperabel angesehen werden müssen. Den Vergleich dieser Einteilung mit der des TNM-Systems zeigt Tabelle 3.

Tabelle 4. Beurteilung von Allgemeinzustand und Leistungsfähigkeit eines Patienten

Skala der SAKK	Skala nach Karnofsky et al. (1948)	
0) Patient entfaltet normale Aktivität	100%	Patient ist beschwerdefrei, keine Krankheitszeichen
	90%	Patient ist fähig zur normalen Aktivität, nur geringe Krankheitszeichen
1) Patient lebt zu Hause mit tolerablen Tumorsymptomen	80%	Mit Anstrengung normale Aktivität, mäßige Krankheitszeichen
	70%	Selbstversorgung ist möglich, Patient ist jedoch unfähig zur Entfaltung einer normalen Aktivität oder aktiven Tätigkeit
2) Patient leidet unter behindernden Tumormanifestationen, ist aber weniger als die Hälfte des Tages bettlägerig	60%	Patient benötigt gelegentlich fremde Hilfe
	50%	Patient benötigt erhebliche Hilfeleistungen und häufig medizinische Pflege
3) Patient ist stark behindert und mehr als die Hälfte des Tages bettlägerig, jedoch fähig aufzustehen	40%	Patient ist behindert und pflegebedürftig
	30%	Patient ist stark behindert, Krankenhausaufnahme ist indiziert
4) Patient ist schwer krank und vollständig bettlägerig	20%	Patient ist schwer krank. Krankenhausaufnahme ist zur aktiven unterstützenden Therapie notwendig
	10%	Patient ist moribund. Rasches Fortschreiten der lebensbedrohlichen Erkrankung

Zur weiteren Beurteilung der Prognose stehen uns neben der histologischen Differenzierung und Ausbreitung des Karzinoms andere, nahezu gleichwertige Faktoren zur Verfügung. Hierzu zählen insbesondere:

1. Allgemeinzustand
2. Leistungsfähigkeit
3. Gewichtsverlust
4. Metastasierung

Nach Drings (1982) ist die Definition des Allgemeinzustandes und der Leistungsfähigkeit des Tumorpatienten jedoch wesentlich schwieriger als die Dokumentation der weitgehend objektivierbaren Tumorausbreitung. Wertvolle Hilfe hierzu vermögen sowohl die Angaben von Karnofsky et al. (1948) als auch die Empfehlungen der Schweizer Arbeitsgemeinschaft für Klinische Krebsforschung (SAKK) zu geben (Tabelle 4).

Literatur

American Thoracic Society (1983) Clinical staging of primary lung cancer. ATS official statement. Am Rev Respir Dis 127:659–664

Austgen M, Schlimmer P, Volkmer I, Dietz R (1984) Neoplasmen der Bronchien und der Lunge. In: Hornbostel H, Kaufmann W, Siegenthaler W (Hrsg) Innere Medizin in Praxis und Klinik, 3. Aufl. Bd I. Thieme, Stuttgart New York, S 3.160–3.185

Drings P (1982) Allgemeine Richtlinien zur internistischen Krebsbehandlung. In: Ott G, Kuttig H, Drings P (Hrsg) Standardisierte Krebsbehandlung, 2. Aufl. Springer, Berlin Heidelberg New York, S 43–68

Freise G, Gabler A, Liebig S (1978) Bronchial carcinoma and long term survival. Thorax 33:228–234

Holoye PY, Samuels ML, Lanzotti VJ, Smith T, Barkley HT (1977) Combination chemotherapy and radiation therapy for small cell carcinoma. JAMA 237:1221–1224

Karnofsky D, Abelman WH, Craver LF (1948) The use of nitrogen mustards in the palliative treatment of carcinoma (with particular reference to bronchogenic carcinoma). Cancer 1:634 (zit nach Drings P)

Kirsh MM, Rotman H, Arganta L (1976) Carcinoma of the lung; results of treatment over ten years. Ann Thorac Surg 21:371–377

Martini N, Burton GA (1981) Staging and surgical management of early lung cancer. Bull NY Acad Med 57:341–348

Mountain CF, Carr DT, Anderson WAD (1974) A system for the clinical staging of lung cancer. American Journal of Roentgenology, Radium Therapy and Nuclear Medicine 120:130–138

Spiro SG (1984) The staging of lung cancer. Thorax 39:401–407

II. Bronchoskopie und Biopsie

P. SCHLIMMER

Mit 3 Tabellen

Der Stellenwert einer diagnostischen Untersuchung bei Verdacht auf ein Bronchialkarzinom ergibt sich daraus, inwieweit sie der Forderung nach einer histologischen bzw. zytologischen Qualitätsdiagnostik genügt: Die Resultate der pathologisch-histologischen Begutachtung bestimmen im wesentlichen das weitere therapeutische Vorgehen wie Resektion, zytostatische Chemotherapie und/ oder Strahlentherapie. Unter diesem Aspekt ist die Bronchoskopie für die Qualitätsdiagnostik und Therapieplanung bei den Neoplasmen der Bronchien und der Lunge die führende Methode. Diese Spezialuntersuchung kann als wesentlicher Bestandteil der modernen bronchopneumologischen Diagnostik nur an entsprechend qualifizierten Untersuchungsstellen optimal durchgeführt werden.

Zur endoskopischen Materialentnahme stehen als gleichermaßen brauchbare Methoden die *Bronchoskopie in Narkose* mit Relaxation und Beatmung sowie die *Bronchoskopie in Lokalanästhesie* bei erhaltener Spontanatmung zur Verfügung. Die Untersuchung ist unter beiden Anästhesieformen sowohl mit dem starren als auch mit dem flexiblen Instrumentarium möglich.

A. Das starre Bronchoskop

Der Hauptvorteil des starren Bronchoskops liegt in seinem weiten Lumen mit den besseren Manipulationsmöglichkeiten in den zentralen Atemwegen. Tumorinduzierte Blutungen (Hämoptysen) und Blutungskomplikationen bei der Gewebeentnahme lassen sich daher sehr gut beherrschen. Die Einsatzmöglichkeit großer Zangen erlaubt darüberhinaus die Entnahme von entsprechend umfangreichem Biopsiematerial, was die pathologisch-histologische Begutachtung wesentlich erleichtert.

B. Das flexible Bronchoskop

Durch die Verbesserung seiner optischen Eigenschaften und die Erweiterung seiner bioptischen Fähigkeiten ist heute das flexible Bronchoskop dem starren

Instrumentarium nahezu ebenbürtig. Eindeutige Vorteile ergeben sich bei der Beurteilung und Biopsie pathologischer Veränderungen distal der Segmentbronchien. Nachteilig wirken sich die quantitativ bescheidenen Bioptate aus, die im Rahmen der histologischen und zytologischen Diagnostik hohe Anforderungen an den Pathologen stellen. Auf eine detaillierte Darstellung der Vor- und Nachteile beider Systeme wird hier verzichtet, zumal in der klinischen Routine der bronchologischen Tumordiagnostik ihre Einsatzbereiche nur noch geringfügig differieren. Die Bevorzugung einer Methode gegenüber der anderen muß sich am Allgemeinzustand des Patienten, an der Erfahrung des Untersuchers, den verfügbaren personellen und technischen Voraussetzungen sowie an den Möglichkeiten zur Weiterverarbeitung der entnommenen Gewebsproben orientieren.

Grundsätzlich gilt, daß trotz des derzeitigen Trends zum flexiblen Bronchoskop auch das starre Instrument beherrscht werden muß: Blutungen, Trachealstenosen und die Biopsie stark vaskularisierter Tumoren (z.B. Adenome, Karzinoide) erfordern immer den Einsatz des starren Bronchoskops. Optimale diagnostische Resultate werden risikoarm nur durch die individuell abgestimmte Anwendung eines der beiden Verfahren erreicht.

C. Indikationen

Die Indikation zur bronchologischen Untersuchung resultiert in erster Linie aus dem Röntgenbefund und/oder der klinischen Symptomatik. Seltener muß die Bronchoskopie im Rahmen der Tumortherapie eingesetzt werden: Eine Übersicht über die häufigsten Indikationen gibt Tabelle 1.

Tabelle 1. Indikationen zur Bronchoskopie

Röntgen
zentrale Verschattung (Hilus!)
Infiltrat (Rezidiv, Restinfiltrat)
Atelektase
Rundherd
seitendifferente Strahlentransparenz

Klinik
Hämoptyse
verdächtige Sputum-Zytologie
ungeklärter Husten
paraneoplastisches Syndrom
Knochen- und Hirnmetastasen

Therapie
Tumorabtragung (Rekanalisation)
Kontrolle inoperabler Bronchialkarzinome

D. Komplikationen und Kontraindikationen

Komplikationen können sowohl durch die Anästhesieform, als auch durch die Bronchoskopie selbst hervorgerufen werden. Im Vergleich zur Bronchoskopie in Allgemeinanästhesie mit dem Risiko der Narkose, ist die Bronchoskopie in Lokalanästhesie die weniger belastende Untersuchung. Strikte Einhaltung von Vorsichtsmaßnahmen und die Anpassung der Prämedikation, des Anästhesieverfahrens und der Instrumentenwahl an die jeweilige Situation halten die Komplikationsrate niedrig. Sie liegt nach Literaturstatistiken zwischen 1% und 11% mit einer Letalität von 0,01% bis 1% (Perruchoud et al. 1982).

Ernste Komplikationen sind Hypoxämie, Bronchospasmus, Blutung und Pneumothorax: Die Hypoxämie ist bei der Fiberglasbronchoskopie im Gegensatz zur Bronchoskopie mit dem starren Instrumentarium besonders ausgeprägt. Die durchschnittlichen Senkungen des arteriellen Sauerstoffpartialdruckes betragen hier etwa 20 mm Hg bzw. etwa 2–3 kPa (Albertini et al. 1974). Im Rahmen einer transbronchialen Biopsie ist bei 4% bis 5% der Patienten mit einem Pneumothorax zu rechnen, der in etwa der Hälfte der Fälle einer Drainage bedarf. Patienten, die zu diesem Eingriff anstehen, müssen entsprechende lungenfunktionelle Reserven besitzen. Bronchospasmen werden vor allem bei vorbestehendem Asthma bronchiale zu erwarten sein, was einer Vorbereitung z.B. mit Kortikoiden und/oder Bronchospasmolytika bedarf. Blutungskomplikationen sind beim Vorliegen einer Anämie, einer Urämie bzw. einer hämorrhagischen Diathese oder während einer immunsupressiven Therapie zu erwarten.

Aus diesen ernsten Komplikationen resultieren im Rahmen einer diagnostischen Bronchoskopie folgende Kontraindikationen (Tabelle 2):

Tabelle 2. Kontraindikationen

Persistierende hämorrhagische Diathese
schwere kardiale Dekompensation
frischer Myokardinfarkt (Rhythmusstörungen!)
manifeste respiratorische Dekompensation (art. Sauerstoffpartialdruck
    unter 7 kPa, art. Kohlendioxydpartialdruck über 7 kPa)

E. Diagnostische Ausbeute

Die Verbesserung des Instrumentariums und die Entwicklung zusätzlicher bronchologischer Untersuchungsmethoden führten zusammen mit den Fortschritten der Histo- und Zytodiagnostik in den letzten beiden Jahrzehnten zu einer Steigerung der diagnostischen Ausbeute: Als Maß für die Ergiebigkeit der Untersuchungstechniken dient meist der Anteil der Karzinome, die mittels Bronchoskopie aus einem Kollektiv operativ bzw. autoptisch gesicherter Fälle verifiziert werden konnten. Die Statistiken sollten allerdings mit Vorbehalt interpretiert werden, da die Aufnahme von Spätfällen die Resultate verbessert, während der Prozentsatz der gesicherten Bronchialkarzinome unter Berücksichtigung einer frühzeitigen Erfassung sinkt. Die diagnostische Treffsicherheit wird nicht zuletzt auch von der Lokalisation des Prozesses beeinflußt.

1. Sichtbare Tumoren

Endoskopisch sichtbare Tumoren zeichnen sich durch sogenannte direkte Tumorzeichen aus (IKEDA 1974): Tumormasse oder Tumornekrose mit oder ohne Lumenverlegung sind sichere Tumorzeichen, während eine Infiltration nur dann als tumorinduziert angesehen werden darf, wenn die Kriterien der Vasodilatation, der Schleimhautunregelmäßigkeit und zentral das Verstreichen der Knorpelspangenstruktur anzutreffen sind. Indirekte Tumorzeichen, wie Bronchusstenose oder -Kompression bzw. Schleimhautödem weisen auf extraluminale Prozesse hin.

Auch makroskopisch eindeutige Neoplasien lassen nur in 70% bis 90% der Fälle ein histologisch positives Ergebnis erwarten, wobei dann der operative histologische Befund nicht immer mit dem bronchoskopisch ermittelten übereinstimmt. Diese methodische Unsicherheit, hervorgerufen durch Mischtumoren oder schwierig zu beurteilende Gewebsproben sollte Veranlassung sein, das therapeutische Procedere nicht in jedem Falle von der Histologie eines Bioptats abhängig zu machen (GRESCHUCHNA et al. 1983).

Die diagnostische Sicherheit wächst mit der Größe und Zahl der Biopsien und kann für zentral gelegene Tumoren bis zu 96% betragen (POPOVICH et al. 1982). Bei Entnahmen mit dem flexiblen Instrumentarium sind allerdings 4 bis 6 Biopsien aus dem verdächtigen Bezirk zu fordern.

2. Solitäre pulmonale Rundherde

Die Klärung solitärer pulmonaler Rundherde ohne endobronchial sichtbares Tumorkorrelat bleibt auch beim Einsatz aller verfügbaren bronchopneumologischen Techniken weiterhin problematisch. Zahlreiche Publikationen versuchen Richtlinien zum systematischen Vorgehen beim solitären Lungenrundherd zu erstellen, wobei die Katheterisierung (Kathetersaugbiopsie) und der Bürstenabstrich (brushing) bei intra-, und die bronchoskopische Nadelsaugbiopsie bei extraluminalen Herden im Mittelpunkt stehen. Die bronchoalveoläre Lavage (BAL), verbunden mit zytologischer und immunologischer Aufarbeitung des gewonnenen Materials konnte sich bei dieser Fragestellung bisher noch nicht eindeutig durchsetzen.

FRIEDEL entwickelte die Katheterbiopsie peripherer Lungenrundherde im Rahmen der Narkosebronchoskopie (FRIEDEL 1961). Die Ergebnisse, weiter verbessert durch das Führungsinstrument nach MAASSEN (1974, 1976) und die Durchleuchtungskontrolle, liegen bei einer diagnostischen Trefferquote bezüglich des Bronchialkarzinoms bei 60%–70%. Die Effizienz der nachgeschalteten zytologischen Aufarbeitung beeinflußt in erheblichem Maße die tumorpositiven Resultate, so daß regional 80% erreicht werden (ATAY 1981).

Das flexible Bronchoskop etablierte sich in diesem diagnostisch schwierigen Zweig erst im letzten Jahrzehnt, nachdem über großkanalige Fiberskope die Katheterisierung mit großlumigen Kathetern möglich wurde. Die Ergebnisse der röntgenologisch kontrollierten flexiblen Bronchoskopie in Verbindung mit dem bronchialen Bürstenabstrich, der bronchoalveolären Lavage und der transbronchialen Biopsie sind mit denen der starren Bronchoskopie vergleichbar (NAKHOSTEEN u. ZAVALA 1983; MITCHELL et al. 1980). Weit peripher gelegene Rundherde, die endoskopisch nicht sichtbar sind, lassen sich in günstigen Fällen durch die transbronchiale Nadelsaugbiopsie zytologisch klären. Bei peripher extraluminal gelegenen solitären Rundherden unter 6 cm Größe sinkt die diagnostische Ausbeute auf 15–30%. Solitäre Rundherde unter zwei Zentimetern Durchmesser haben eine zytologische Sicherungswahrscheinlichkeit unter 10% (FLETCHER u. LEVIN 1982).

Selbst bei Patienten, die inoperabel sind oder eine Operation verweigern, ist die bronchologische Diagnostik sinnvoll, da auch hier durch die Zytologie/ Histologie das weitere Procedere noch beeinflußt werden kann.

3. Mediastinale Tumoren

Bie Lymphknoten oder Tumoren, die der Trachea oder den Bronchien anliegen, empfiehlt sich die direkte paratracheale bzw. perbronchiale Punktion. Die Ausbeute mit der Nadelsaugbiopsie ist jedoch bei Tumoren mit 5–20% im Gegensatz zur Sarkoidose I mit 60% (starre Nadel) gering. Bei genauer Kenntnis der lymphogenen Ausbreitungswege eines Bronchialkarzinoms (GRESCHUCHNA u. MAASSEN 1973) kann diese Methode dazu beitragen, die weitaus eingreifendere Mediastinoskopie zu ersparen.

4. Lymphangiosis carcinomatosa

Wenn maligne Tumoren zu einer ausgedehnten Metastasierung innerhalb des Lymphgefäßsystems der Lunge führen, lassen sie sich röntgenologisch nicht von einer interstitiellen Lungenkrankheit anderer Genese differenzieren. Die Sicherung der interstitiellen kanalikulären Ausbreitung von Tumorgewebe erfolgt histologisch durch multiple Schleimhautbiopsien und mittels transbronchialer Lungenbiopsie. Die Kombination beider Verfahren im Rahmen einer einzigen bronchoskopischen Untersuchung gewährleistet die höchste Treffsicherheit, sofern mindestens 3 bis 4 Gewebsproben aus dem Parenchym entnommen werden.

F. Bronchoalveoläre Lavage

Die bronchoalveoläre Lavage (BAL) wird in Kombination mit zytologischen und immunologischen Methoden nicht nur bei der Differenzierung interstitieller

Lungenkrankheiten, sondern neuerdings auch im Rahmen der Tumordiagnostik eingesetzt: Neben dem Nachweis von Tumorzellen im Lavagematerial der betreffenden Segmentbronchien scheint auch die immunologische Überprüfung der Spülflüssigkeit eine Bedeutung zu erlangen: So fanden z.B. SANDER et al. (1983) bei Patienten mit histologisch gesichertem Bronchialkarzinom die Immunglobuline IgG und IgM auf der tumortragenden Seite erhöht, wohingegen das Alpha-1-Fetoprotein (AFP 1) erniedrigt war. Sicherlich bedarf diese Mitteilung weiterer Bestätigungen, um den Stellenwert der bronchoalveolären Lavage in Bezug auf ihren immunologischen Aspekt beim Bronchialkarzinom festzulegen.

G. Präoperative „Etagendiagnostik" (Staging)

Bei Patienten, die von kardiopulmonaler Seite aus operabel sind, müssen an den prospektiven Absetzungsstellen Schleimhautbiopsien entnommen werden. Diese Gewebsentnahmen sollten unter allen Umständen tiefgreifend sein, um lymphogene Tumorausbreitungen sicher auszuschließen. Diese Forderung ist für das flexible Bronchoskop trotz eines vorhandenen speziellen Instrumentariums (Dornzange etc.) noch nicht ausreichend erfüllt, während die Entnahme repräsentativer Bioptate für die Zangen des rigiden Instrumentariums kein Problem darstellt.

Biopsiert man regelmäßig die Hauptkarina, so ergeben sich in etwa 10% der Fälle pathologische Befunde, die Inoperabilität bedeuten und damit ein weiteres Staging (z.B. Mediastinoskopie) überflüssig machen.

H. Bronchographie

Die Darstellung der Bronchien mit Kontrastmittel dient in erster Linie der Diagnostik bei Verdacht auf Bronchiektasen, deformierende Bronchitis, Bronchusanomalien und Fistelbildungen. In der Tumordiagnostik geht die Bedeutung der Bronchographie wegen der Einführung von Katheterbiopsie und flexiblem Bronchoskop zurück, da man das bronchogene Karzinom mit diesen Methoden auch distal des Subsegmentbronchus erfassen kann. Die Bronchographie kann heute als ergänzendes Verfahren zum Nachweis von tumorinduzierten Läsionen (Stenosen) in den auch mit dem flexiblen Gerät nicht mehr einsehbaren Abschnitten des Bronchialsystems eingesetzt werden. Die Untersuchung, die sofort an die Bronchoskopie angeschlossen werden kann, erhöht die Treffsicherheit beim Verdacht auf ein peripher gelegenes Neoplasma (LUNDGREN et al. 1982; WATANABE u. IKEDA 1981). Selbst Tomogramme und Computertomographie in Verbindung mit röntgengestützter transbronchialer Biopsie bzw. Punktion können in speziellen Fällen die Bronchographie nicht ersetzen.

J. Fluoreszenzbronchoskopie

Das Hauptanwendungsgebiet dieser noch nicht etablierten Methode ist die endoskopische Früherkennung eines Bronchialkarzinoms und die Abschätzung seines Invasionsgrades in der Bronchialschleimhaut. Bei diesem Verfahren macht man die periläsionale Vaskularisierung durch Inhalation bzw. intravenöse Injektion einer Fluoresceinlösung mit Hilfe einer Standardlichtquelle und einer Spezialfilterkombination sichtbar (Hürzeler 1982). Normale oder lediglich entzündlich veränderte Bronchialschleimhaut zeigt infolge der ziliären Clearance einige Stunden nach Applikation des Präparates keine Fluoreszenz mehr, wohingegen Tumor und regionale Lymphangiosis carcinomatosa der Schleimhaut dieses Phänomen beibehalten. Neben falsch negativen Resultaten sind auch falsch positive Ergebnisse zu erwarten, da eine lokale Anhäufung muköser Drüsen das Fluoreszenzphänomen ebenfalls beibehalten kann. Dennoch sollte man die Entwicklung dieser Technik weiter vorantreiben, denn es scheint möglich, Karzinome der Bronchialschleimhaut zu einem Zeitpunkt zu markieren und zu biopsieren, wo sie für das bloße Auge noch nicht erkennbar sind. Bei Risikogruppen (z.B. Inhalationsraucher über 40 Jahre) könnte dann die diagnostische Aussage zuverlässiger werden.

K. Lasertherapie

Die Lasertechnik (light amplification by stimulated emission of radiation) bietet eine Vielfalt medizinischer Anwendungsmöglichkeiten. In der Bronchoskopie läßt sich diese Technik der punktuell freigesetzten großen Energiemenge sowohl mit dem starren als auch mit dem flexiblen Instrumentarium kombinieren. Erstbeschreibungen einer intrabronchialen Tumorabtragung gehen auf Toty et al. (1981), Dumon et al. (1982) sowie Dierkesmann und Huzly (1982/83) zurück. Neben dem Kohlendioxyd- und Argon-Laser wird in zunehmendem Maße der Neodynium-YAG-Laser eingesetzt, mit dem vor allem größere Koagulationstiefen erreicht werden können.

Die Indikationen zur Laserkoagulation sind der Tabelle 3 zu entnehmen: Die endobronchiale Blutung ist im Gegensatz zur Blutung im Gastrointestinaltrakt nur in Ausnahmefällen zur Laserkoagulation geeignet, da sie am häufigsten einer peripheren Lokalisation entstammt, die der Blutstillung nicht direkt zugänglich ist. Hier gilt die gezielte Bronchustamponade als das effektivere Verfahren.

Die Domäne der Lasertherapie ist die palliative Behandlung präokklusiver Stenosen der Trachea und der Hauptbronchien. Mit der Rekanalisation dieser hochgradigen Stenosen werden Atelektasen partiell bzw. komplett beseitigt und dem Patienten die vital bedrohliche Ventilationsminderung genommen. Voraussetzung für den, wenn auch nur vorübergehenden Erfolg dieser Maßnahme ist eine möglichst kurzsegmentige Stenose eines polypös wachsenden Tumors bei sonst intakter Bronchialschleimhaut und kurzer Okklusionszeit. Die Abtragung kleiner intraluminaler Tumoren (Polypen, Granulome) ist vergleichsweise selten erforderlich.

Tabelle 3. Indikationen zur Lasertherapie

Stenosen der Trachea und der zentralen Bronchien
Abtragung von Tumoren, Polypen und Granulomen
Blutstillung in den zentralen Atemwegen
Blutstillung nach Biopsie gefäßreicher Tumoren

Literatur

Albertini R, Harell JH, Moser KM (1974) Hypoxemia during fiberoptic bronchoscopy. Chest 65:117–118

Atay Z (1981) The reliability of cytodiagnosis in determining malignancy and histogenetic tumour type. In: Nakhosteen JA, Maassen W (eds) Bronchology. Nijhoff, Den Haag, p 37

Dierkesmann R, Huzly A (1983) Die Anwendung des Nd-YAG-Lasers bei der Bronchoskopie. Prax Klin Pneumol 37:989–990

Dumon JF, Reboud E, Garbe L, Aucomte F, Meric B (1982) Treatment of tracheobronchial lesions by laser photoresection. Chest 81:278–284

Fletcher EC, Levin DC (1982) Flexible fiberoptic bronchoscopy and fluoroscopically guided transbronchial biopsy in the management of solitary pulmonary nodules. West J Med 136:477–483

Friedel H (1961) Die Katheterbiopsie des peripheren Lungenrundherdes. Tuberkulosebibliothek Nr 99. Barth, Leipzig

Greschuchna D, Maassen W (1973) Die lymphogenen Absiedlungswege des Bronchialkarzinoms. Thieme, Stuttgart

Greschuchna D, Kasparek R, Kappes R (1983) Ein Vergleich der Histologien präoperativer Bronchusbiopsien und Mediastinalbiopsien mit Lungenresektaten von Bronchialkarzinomen. Prax Klin Pneumol 37:862–865

Haponik EF, Summer WR, Terry PB, Wang KP (1982) Clinical decision making with transbronchial lung biopsies. Am Rev Respir Dis 125:524–529

Hürzeler D (1982) Fluorescence bronchoscopy, a new technique and further results. Ann Otol 91:57–60

Ikeda S (1974) Atlas of flexible bronchofiberscopy. Thieme, Stuttgart

Kronenberger H, Schmidts HL, Schneider M, Tuengerthal S, Nerger K, Rust M, Schultze-Werninghaus G, Meier-Sydow J (1983) Bronchologische Verfahren zur Diagnostik der Lymphangiosis carcinomatosa der Lunge. Prax Klin Pneumol 37:1016–1019

Lundgreen R, Hietala S-O, Ädelroth E (1982) Diagnosis of bronchial lesions by fiberoptic bronchoscopy combined with bronchography. Acta Radiol [Diagn] (Stockh) 23:231–234

Maassen W (1974) Diagnostische Maßnahme in der Thoraxchirurgie. In: Zenker R, Deuscher F, Schink W (Hrsg) Chirurgie der Gegenwart, Bd 3. Urban & Schwarzenberg, München

Maassen W (1976) Indikationen, Techniken und Erfordernisse zur Bronchoskopie. In: Ferlinz R, Frey R, Gerbenshagen HU, Rommel K-H (Hrsg) Bronchologische Eingriffe. Thieme, Stuttgart, S 27

McElvein RB (1981) Laser endoscopy. Ann Thorac Surg 32:463–467

Mitchell DM, Emerson CJ, Collyer J, Collins JV (1980) Fibreoptic bronchoscopy: Ten years on. Br Med J [Clin Res] 281:360–363

Nakhosteen JA, Zavala DC (1983) Atlas und Lehrbuch der flexiblen Bronchoskopie. Springer, Berlin Heidelberg New York Tokyo

Niederle N, Nakhosteen JA, Maassen W, Seeber S (1983) Zur Bedeutung bronchofiberskopischer Therapiekontrollen beim inoperablen kleinzelligen Bronchialkarzinom. Prax Klin Pneumol 37:859–861

Perruchoud A, Tschan M, Heitz M, Anderes u. Henchoz L, Herzog H (1982) Komplikationen der Bronchoskopie. Schweiz Med Wochenschr 112:784–789

Popovich J, Kvale PA, Eichenhorn MS, Radke JR, Ohorodnik JM, Fine G (1982) Diagnostic accuracy of multiple biopsies from flexible fiberoptic bronchoscopy. Am Rev Respir Dis 125:521–523

Primer G (1978) Einführung in die Bronchoskopie. Urban & Scharzenberg, München Wien Baltimore

Sander u. Bänkler HW, Bölcskei P, Bartels O (1983) Humorale Parameter in der Bronchiallavage – vorläufige Ergebnisse einer Bronchialkarzinomstudie. Prax Klin Pneumol 37:1001–1003

Toty L, Personne C, Colchen A, Vour' HG (1981) Bronchoscopic management of tracheal lesions using the neodynium yttrium aluminium garnet laser. Thorax 36:175–178

Wallace JM, Deutsch AL (1982) Flexible fiberoptic bronchoscopy and percutaneous needle lung aspiration for evaluating the solitary pulmonary nodule. Chest 81:665–671

Watanabe K, Ikeda S (1981) Bronchography in pulmonary diseases. In: Nakhosteen JA, Maassen W (eds) Bronchology. Nijhoff, Den Haag, p 147

Webb J, Clarke SW (1980) A comparison of biopsy results using rigid and fiberoptic bronchoscopes. Br J Dis Chest 74:81–83

III. Nadelbiopsien

M. AUSTGEN

Mit 4 Tabellen

A. Einleitung

Bereits 1883 – also noch vor der Entdeckung der Röntgenstrahlen – führten LEYDEN und GÜNTHER die ersten Lungenpunktionen bei Patienten mit Pneumonien zur Gewinnung von Bakterien durch. KRÖNIG berichtete 4 Jahre später über ein primäres Lungensarkom, das er 1884 mittels Lungenpunktion diagnostiziert hatte. MÉNÉTRIER beschrieb 1886 erstmalig den Nachweis eines Bronchialkarzinoms mit diesem Verfahren. Gegen Ende des 19. und Beginn des 20. Jahrhunderts wurde diese diagnostische Methode vielfach angewandt. Da jedoch zu dieser Zeit eine visuelle Kontrolle nicht möglich war, kam es hierbei zu vielen und auch schwerwiegenden Komplikationen. Außerdem warnten andere Autoren wie z.B. OCHSNER und DEBAKAY (1939) aus Furcht vor Luftembolie und Tumorzellverschleppung vor diesem Eingriff. Daher fand diese Methode trotz erheblicher technischer Verbesserungen (SILVERMAN 1928; HAUSSER 1965) und günstigen Ergebnissen (SCHIESSLE u. GERMERSHAUSEN 1962; LAUBY et al. 1965; CASTELAIN et al. 1971) keine allgemeine Anwendung.

Heute dagegen hat die transthorakale Nadelbiopsie in der Diagnostik von Lungenveränderungen unklarer Genese weite Verbreitung gefunden. Während bei zentralen, hilusnahen Prozessen die Bronchoskopie und/oder Mediastinoskopie in der Regel differentialdiagnostische Klärung erbringen, versagen diese Verfahren häufig in der Diagnostik peripherer, extrabronchialer Tumoren. In eben diesen Fällen vermag die transthorakale Lungenbiopsie die zytologisch/histologische Diagnose zu sichern.

B. Indikationen

Die Indikationen zur transthorakalen Lungenpunktion bei einem Patienten mit solitärem Lungenherd sind folgende (STITIK et al. 1982):

a) Inoperabler Patient mit Verdacht auf Bronchialkarzinom
b) Solitärer Lungenherd mit extrathorakalen Metastasen
c) Solitärer Lungenherd mit bekanntem extrapulmonalem Primärtumor

d) Solitärer Lungenherd bei verweigerter Thorakotomie
e) Solitärer Lungenherd unklarer Genese
f) Pancoast-Tumor

Verdacht auf Bronchialkarzinom bei inoperablen Patienten. Liegt nach dem Röntgenbefund der Verdacht auf ein Bronchialkarzinom nahe, ist der Patient jedoch von seiten seiner kardiopulmonalen Leistungsbreite als inoperabel anzusehen, so ist die genaue histologische Klassifizierung für die weitere Therapieplanung (Bestrahlung und/oder zytostatische Therapie) unabdingbare Voraussetzung.

Wie auch andere Autoren (DUTRA u. GERÁSI 1954; FONTANA et al. 1970; BERGER et al. 1972; STITIK et al. 1982) sehen wir jedoch die Lungenpunktion nicht nur bei inoperablen Patienten als indiziert an.

Solitärer Lungenherd bei extrathorakalen Metastasen. Liegt neben dem Lungenbefund zusätzlich klinisch der Verdacht auf Hirn-, Knochen- oder anderweitige Organmetastasen vor, so vermag auch hier die perkutane Lungenpunktion den Primärtumor in der Lunge zytologisch/histologisch zu sichern. Je nach histologischer Klassifizierung des Primärtumors kann dann der Patient der adäquaten Radio- oder/und zytostatischen Therapie zugeführt werden.

Solitärer Lungenherd bei bekanntem extrapulmonalem Primärtumor. Häufig sind Tomogramme des gesamten Thorax bzw. Computertomogramme notwendig, um kleinere Metastasen neben dem offenkundigen Solitärherd auszuschließen. Diese können hinter dem Herzschatten, im Zwerchfell oder seitlich hinter den Rippen versteckt liegen. Auch kann die Annahme, der oft scharf begrenzte Lungenherd sei eine Metastase, falsch sein. So konnten CAHAN et al. (1978) in einer Studie über 800 Patienten mit bekanntem extrathorakalem Tumor, bei denen zum Zeitpunkt der Diagnosestellung oder im späteren Verlauf Lungenherde auftraten, zeigen, daß bei 500 dieser Patienten doch ein primäres Bronchialkarzinom vorlag, während es sich bei nur 196 Patienten um Lungenmetastasen und bei 11 Patienten sogar um benigne Lungenerkrankungen handelte. Die gleichen Autoren konnten bei 54 Patienten mit Colonkarzinom – bei denen ebenfalls gleichzeitig oder später Lungenherde auftraten – durch Lungenpunktion in 54% der Fälle ein primäres Bronchialkarzinom und nur in 46% eine Metastase des Colonkarzinoms nachweisen.

Da jedoch die postoperative Überlebenszeit bei Patienten mit solitären Lungenmetastasen ähnlich oder gar länger ist als bei Patienten mit primärem Bronchialkarzinom, halten einige Autoren (THOMFORD et al. 1965; CAHAN et al. 1974; NEIFELD et al. 1977) hier die exakte Diagnosestellung durch Lungenpunktion vor dem operativen Eingriff für nicht notwendig. Wie auch STITIK et al. (1982) können wir uns dieser Meinung nicht anschließen und bevorzugen die histologische Klärung durch die transthorakale Nadelbiopsie vor der geplanten Operation.

Solitärer Lungenherd bei verweigerter Thorakotomie. Auch hier ist die genaue zytologische/histologische Klärung vor Einleitung der Strahlen- und/oder zytostatischen Therapie unabdingbar. Ist die Diagnose erst einmal via Lungenpunktion gestellt, und wird der Patient mit dieser gesicherten Diagnose konfrontiert, so ist es gar nicht so selten, daß der Patient letztlich dann doch dem operativen Eingriff zustimmt.

Solitärer Lungenherd unklarer Genese. Während einige Autoren die perkutane Lungenbiopsie nur bei Patienten mit inoperablem Bronchialkarzinom als indiziert ansehen, fordert PEARSON (1977) am Vormittag der stationären Aufnahme die Durchführung der Lungenpunktion, um am Nachmittag des gleichen Tages die histologische Klassifizierung zu erhalten und so möglichst schnell das Staging und damit die Operabilität bestimmen zu können.

Unsere eigene Position wie auch die anderer Autoren (KELLER u. HERZOG 1974; PAULIN et al. 1978; SINNER 1980; LEONHARDT et al. 1982; STITIK et al. 1982) liegt zwischen diesen Extremen. In allen Fällen steht die transthorakale Nadelbiopsie am Ende einer Serie von diagnostischen Maßnahmen wie: ausführliche Anamnese mit klinischer Untersuchung, subtilster Forschung nach Röntgenthoraxvoraufnahmen, neue Röntgenaufnahmen in 2 Ebenen evtl. mit Tomographien und nachfolgender Sputumzytologie und Bronchoskopie. Erst wenn alle diese Untersuchungen einschließlich des evtl. anzufertigenden Computertomogramms keine sichere Klärung erbracht haben, folgt die transthorakale Lungenpunktion bei entsprechender Lage des Lungenherdes als letzte diagnostische Maßnahme vor der Thorakotomie.

Pancoast-Tumor. Da der Pancoast-Tumor häufig weder durch Sputumzytologie noch durch Katheterbiopsie bei Bronchoskopie zu diagnostizieren ist, andererseits Komplikationen wie Pneumothorax und Blutung nur sehr selten auftreten, ist hier die transthorakale Lungenpunktion stets indiziert. Bisweilen kann auch eine Tuberkulose der Lungenspitze röntgenologisch einen Pancoast-Tumor vortäuschen, so daß in diesen Fällen weder eine Strahlen- noch eine zytostatische Therapie ohne histologische Klärung eingeleitet werden sollte (PANCOAST 1932). Nach STITIK et al. (1982) steht sogar die Lungenpunktion beim Pancoast-Tumor an erster Stelle der invasiven diagnostischen Maßnahmen.

C. Kontraindikationen

Zu den strikten Kontraindikationen zählen Lungenverschattungen mit Verdacht auf vaskuläre Tumoren (Angiome, Aneurysma) oder Echinokokkuszysten, Patienten mit Gerinnungsstörungen oder Antikoagulantien-Therapie. Patienten, bei denen eine Komplikation (Pneumothorax, Hämatothorax) wegen ihrer bereits bestehenden respiratorischen Insuffizienz eine unmittelbare vitale Bedrohung bedeuten bzw. solche, die völlig unkooperativ oder debil sind, sollten ebenfalls nicht punktiert werden. Auch bei kontralateralem Pneumothorax oder nach Pneumonektomie ist eine Lungenpunktion streng kontraindiziert. Selbstverständlich dürfen bei Patienten mit beidseitigen Lungenveränderungen nicht beide Lungen im gleichen Untersuchungsgang punktiert werden (SINNER 1975).

Als relative Kontraindikationen gelten therapieresistenter Hustenreiz, pulmonale Hypertonie sowie zentral gelegene Prozesse, die eher durch Mediastino-

Tabelle 1. Kontraindikationen

---

1. Vaskuläre Tumoren und Echinokokkuszysten
2. Gerinnungsstörungen und Antikoagulantien
3. Respiratorische Insuffizienz, die durch Komplikation zur vitalen Bedrohung führen kann
4. Pneumonektomie oder Pneumothorax contralateral
5. Unkooperative oder debile Patienten
6. Therapieresistenter Hustenreiz
7. Pulmonale Hypertonie
8. Zentral liegende Prozesse
9. Diagnose ohne jegliche therapeutische Konsequenz

---

skopie bzw. transbronchiale Biopsien diagnostizierbar sind. Auch in all jenen Fällen, in denen eine histologische Klärung ohne jegliche therapeutische Konsequenz bleibt, halten wir die Lungenpunktion für relativ kontraindiziert (s. auch Tabelle 1).

D. Voraussetzungen

Zunächst muß der Lungenherd durch Röntgenthoraxaufnahmen in 2 Ebenen, durch konventionelle Tomographien bzw. Computertomographie oder auch Sonographie genau zu lokalisieren sein. Von größter Bedeutung ist hier der Abstand des Befundes zu den ventralen bzw. dorsalen Rippenanteilen, um eine möglichst genaue Orientierung über die Tiefenlokalisation des Herdes im Thorax zu erhalten.

Nach Abwägung von Indikationen und Kontraindikationen wird vor Durchführung der transthorakalen Lungenpunktion bei jedem Patienten ein möglichst vollständiger Gerinnungsstatus (Blutungszeit, partielle Thromboplastinzeit, Quickwert und Thrombozytenzahl) erhoben. Die Blutungszeit soll unter 5 Minuten, die PTT unter 40 Sekunden liegen. Der Quickwert soll über 50%, die Thrombozytenzahl über 100000 betragen.

Nach gewissenhafter Aufklärung über Technik und Gefahren des Eingriffes und schriftliche Einverständniserklärung des Patienten möglichst am Vortag, kann der Eingriff durchgeführt werden. Eine Prämedikation ist generell nicht nötig. Zur Unterdrückung des Hustenreizes kann am Morgen der geplanten Punktion 0,5–1,0 ml Hydrocodon-HCl (Dicodid) s.c. gegeben werden.

Die Möglichkeit der Schockbehandlung, Reanimation, Pleuradrainage und sofortiger Bronchoskopie bei intrabronchialer Blutung muß stets gewährleistet sein.

E. Technik

Es bieten sich heute seitens der Technik 2 in ihrer Art unterschiedliche Methoden der transthorakalen Lungenpunktion an:

a) Nadelbiopsie mit *Aspiration von Gewebe,* wie sie z.B. von FRANSEEN (1941); NORDENSTRÖM (1975); RÜTTIMANN (1967) und SINNER (1982) entwickelt und beschrieben wurden. Die so gewonnenen Gewebsproben ermöglichen jedoch lediglich eine zytologische Klassifizierung.

b) Nadelbiopsie mit *Exzision von Gewebe,* wie sie mit unterschiedlichem Instrumentarium von HAUSSER (1965); KRUMHOLZ et al. (1966); ZAVALA et al. (1972) und anderen Autoren empfohlen wurde. Größe und Qualität dieser Gewebszylinder erlauben eine sichere histologische Beurteilung der Biopsie.

Bei soliden Tumoren ergibt die Tru-Cut-Nadel, die von BRANDT et al. (1968) und ZAVALA et al. (1972) empfohlen wird, die sichersten Ergebnisse. Mit diesem Instrument können auch kleinere Herde bis zu 2 cm Durchmesser ohne Schwierigkeiten biopsiert werden (KELLER u. HERZOG 1974). Zusätzlich wurden verschiedene Haltegriffe bzw. Dreh- und Schraubnadeln zur perkutanen Lungenpunktion beschrieben.

Technische Durchführung. Zur Vermeidung von Luftembolien wird die Lungenpunktion stets am liegenden Patienten durchgeführt. Unter Durchleuchtung wird am Thorax des Patienten der Punkt markiert, der den geringsten Abstand zum Lungenherd aufweist. Nach Lokalanästhesie der Haut und der Pleura parietalis mit 1–2%iger Procainlösung wird die durch einen Mandrin verschlossene Biopsienadel unter Durchleuchtungskontrolle möglichst am Oberrand der Rippe vorbei bis unmittelbar vor den Tumor eingeführt. Eine simultane Durchleuchtung in 2 Ebenen oder eine zumindest schwenkbare Röntgenröhre erleichtert die Zentrierung der Nadel auf den Lungenherd. Oft verspürt der Untersucher bereits bei der Lokalanästhesie oder aber bei Rückzug des Mandrins einen Konsistenzwechsel und erkennt somit die richtige Lage der Nadel. Durch Einführen der Spreiznadel in Exspiration des Patienten und schnelles Vorschieben des äußeren Hohlzylinders wird die Gewebeprobe geschnitten bzw. bei Punktion mit der Feinnadel die Probe aspiriert. Das Punktat wird vorsichtig aus der Nadel entfernt bzw. mit physiologischer NaCl-Lösung ausgespült.

Nach erfolgter Punktion wird der Patient zum Ausschluß eines Pneumothorax erneut durchleuchtet. Bis 24 Stunden nach Punktion hält der Patient unter Kontrolle von Puls und Blutdruck Bettruhe ein, sodann wird eine Röntgenthoraxaufnahme angefertigt. Zeigt diese gegenüber der Voraufnahme keine Veränderungen bzw. ein nur kleines intrapulmonales Hämatom, so darf der Patient das Bett verlassen; die Überwachung gilt damit als beendet.

F. Ergebnisse

Die Zuverlässigkeit und Treffsicherheit der transthorakalen Lungenpunktion wird durch eine Vielzahl von Publikationen gestützt (s. auch Tabelle 3). Sowohl bei den Indikationen als auch bei den Ergebnissen führt mit weitem Abstand das primäre Bronchialkarzinom (s. Tabelle 2), das in vielen Fällen unverzüglich einer chirurgischen Therapie zugeführt werden konnte.

Vor allem bei Patienten mit nachgewiesenem Adenokarzinom handelt es sich – im eigenen Patientengut wie auch bei den meisten Autoren – vielfach um Fernmetastasen. hierbei wird durch die mittels Lungenpunktion erreichte histologische Klassifizierung eine umfangreiche Suche nach dem Primärtumor veranlaßt und somit häufig den Patienten eine unnötige Probethorakotomie erspart.

Der Befund einer „Sarkoidose-ähnlichen Reaktion" muß stets zur weiteren intensiven Tumorsuche Anlaß geben, da diese Reaktion sehr häufig im Abfluß-

Tabelle 2. Endgültige Diagnosen nach Lungenpunktion

Autor	Jahr	Zahl	Maligne Tumoren %	Benigne Tumoren %	TBC %	Andere EK %
Tukiainen et al.	1972	308	78,0	–	22	22
Keller u. Herzog	1974	66	71,2	–	15,2	13,6
Brandt u. Atay	1975	374	70,0	12,0	18	18
Landman et al.	1975	80	89,0	–	11	11
Leonhardt et al.	1982	918	58,8	–	12,3	28,9
eigene Ergebnisse	1977–1979	297	62,6	0,7	7,4	29,3

Tabelle 3. Literaturübersicht der Ergebnisse

Autoren/Technik	Jahr	Zahl der Punktionen	Positive Resultate %
Lauby et al. (Franseen)	1965	648	50
Krumholz et al. (Silverman)	1966	126	66
Adamson u. Bates (Silverman)	1967	71	63
Rüttimann (versch. Nadeln)	1967	97	80
Brandt et al. (Franseen)	1968	493	82
Youmans et al. (Silverman)	1970	220	92
Vollhaber (Hausser)	1972	250	91
Zavala u. Bedell (Travenol)	1972	48	80
Paulin et al. (Aspirations-N.)	1978	547	75
Paulin et al. (Hausser)	1978	312	87
Sinner (Schraub-N.)	1979	5300	90,7
Jereb u. US-Krasovec (Aspirations-N.)	1980	182	93
Eigene Ergebnisse	1977–1979	297	91,6

gebiet eines Neoplasmas gefunden wird. Auch die Diagnose „chronische Pneumonie" und „Atelektase" ist mit größter Vorsicht zu werten, da hier ebenfalls oft nur die Begleitreaktion des Malignoms getroffen, der Tumor selbst jedoch bei der Punktion verfehlt wurde. Werden diese Kautelen berücksichtigt, so erbringt die Lungenpunktion praktisch keine falsch positiven Befunde. Die falsch negativen Ergebnisse dagegen sind stets auf fehlerhafte Lokalisation bzw. falsche Biopsietechnik zurückzuführen.

G. Komplikationen

Die perkutane Lungenbiopsie weist auch bei vorsichtiger Indikationsstellung ein gewisses Risiko unangenehmer und teils schwerwiegender Komplikationen auf (Keller u. Herzog 1974). Die Anzahl der Komplikationen hängt ab vom Patientengut, der angewandten Technik (z.B. Anzahl der durchgeführten Punk-

Tabelle 4. Literaturübersicht der Komplikationen

Autoren/Jahr	Zahl der Punktionen	Pneumothorax %	Pneumothorax Drain erf.	Hämo-ptoe	Hä-mato-thorax	Luft-embolie	ver-stor-ben
Lauby et al. (1965)	626	5,7	4,0	3,2	0,6	–	0,6
Nordenström u. Sinner (1978)	2726	27,2	7,7	4,5	1,0	–	–
Tukiainen et al. (1972)	308	34	6,1	3,2		0,3	–
Lalli et al. (1978)	1223	24,2	4,4	22,0	1,0	0,1	0,1
Paulin et al. (1978) (Aspiration)	547	8,4		4,0	0,3	0,36	–
Paulin et al. (1978) (Hausser)	312	12,8		8,6	0,3	–	–
Baker (1980)	300	27	6	20	–	–	–
Gibney et al. (1981)	146	30,1	14,8	3,4	0,7	–	–
Palmer et al. (1980)	39	31	8	8,0		3	5
Sinner (1980)	5300	27,2	2,6	5,0	1,2	–	–
Stitik et al. (1982)	250	26	5	20	–	–	–
Eigene Untersuchungen (1977–1979)	297	2,7	1,0	5,4	0,7	–	–

tionen), von der Erfahrung des Untersuchers und nicht zuletzt von der Intensität der Patientenüberwachung nach der Untersuchung. Hierdurch lassen sich auch die teilweise sehr unterschiedlichen Ergebnisse der Literatur erklären.

Die häufigsten und wichtigsten Komplikationen sind Pneumothorax, Hämoptoe, Hämatothorax, lokale Blutung und Luftembolie (s. Tabelle 4). Die Häufigkeit des Pneumothorax wird zwischen 4,5–40% (Leonhardt et al. 1982) angegeben. Hierbei spielt offenbar weniger die Art oder der Durchmesser der verwendeten Nadel eine Rolle als vielmehr die Herdgröße und vor allem die Punktionstiefe. Hämoptysen und Todesfälle dagegen sollen bei Verwendung dünner Nadeln seltener auftreten. Meist tritt bei der Punktion nur ein kleiner Mantelpneumothorax auf, der außer Beobachtung und Kontrolle keiner weiteren Therapie bedarf. Während geringe Hämoptysen unter 20 ml relativ häufig sind, treten massive Hämoptysen wie auch der Hämatothorax relativ selten auf, fordern jedoch schnellstens die endoskopische Absaugung bzw. die Thoraxdrainage.

Luftembolien treten nur selten auf. Es handelt sich hierbei um Hirn- oder Koronarembolien. Nach Brandt et al. (1968) tritt bei dieser Embolie die Luft nur selten aus der Punktionskanüle, sondern meist aus den Alveolen in die Blutbahn über.

Die gefürchtetste und gleichzeitig in der Literatur umstrittenste Komplikation der Lungenpunktion stellt die Verschleppung von Tumorzellen in den Stichkanal dar. Zwar treten diese Implantationsmetastasen nur selten auf, dennoch wird immer wieder über Einzelfälle berichtet (Ochsner et al. 1939; Berger et al. 1972; Nordenström u. Sinner 1978; Baker 1980). Bei 1264 transthorakalen Lungenpunktionen fanden Sinner et al. (1976) nur eimal eine Tumorzellverschleppung von einem mäßig differenzierten Plattenepithelkarzinom in die Pleura.

In Übereinstimmung mit der Mehrzahl aller Autoren kann daher die Gefahr der Implantationsmetastasen durch die Lungenpunktion vernachlässigt werden.

H. Zusammenfassung

Die transthorakale Lungenpunktion ist eine relativ einfache und zuverlässige Methode und hat heute in der Diagnostik von Lungenprozessen unklarer Genese weite Verbreitung gefunden. Während bei zentralen, hilusnahen Herden meist Bronchoskopie oder Mediastinoskopie differentialdiagnostische Klärung erbringen, versagen diese Verfahren häufig in der Diagnostik peripherer, extrabronchialer Tumoren. Hier liegt die Indikation zur transthorakalen Lungenpunktion. Bei erfahrenem Untersucher und Beachtung der Kontraindikationen ist die Komplikationsrate als relativ gering anzusehen.

Literatur

Adamson JS, Bates HH (1967) Percutaneous needle biopsy of the lung. Arch Intern Med 119:164–169

Baker RR (1980) The role of percutaneous needle biopsy in the management of patients with peripheral pulmonary nodules. J Thorac Cardiovasc Surg 79:161–162

Berger RL, Dargan EL, Huang BL (1972) Dissemination of cancer cells by needle biopsy of the lung. J Thorac Cardiovasc Surg 63:430–432

Brandt H-J, Atay Z (1975) Die Feinnadel-Punktion der Lunge. DÄB 45:3113–3118

Brandt HJ, Atay Z, Gabler A (1968) Gefahren bioptischer Untersuchungen bei Verdacht auf Lungenkrebs. GBK-Mitteilungsdienst 5:157–184

Cahan WG, Castro EB, Hajdu SJ (1974) The significance of a solitary lung shadow in patients with colon carcinoma. Cancer 33:414–421

Cahan WG, Shah JP, Castro EB (1978) Benign solitary lung lesions in patients with cancer. Ann Surg 187:241–244

Castelain G, Castelain C, Prétet S (1971) La ponction transpariétale en pneumologie. J franc Med Chir thorac 25:591–594

Dutra FR, Geraci CL (1954) Needle biopsy of the lung. JAMA 155:21–24

Fontana RS, Miller EW, Beabout JW et al. (1970) Transthoracic needle aspiration of discrete pulmonary lesions: Experience in 100 cases. Med Clin North Am 54:961–971

Franseen CC (1941) Aspiration biopsy with a description of a new type needle. N Engl J Med 224:1054–1058

Gibney RTN, Man GCW, Kind EG, Riche J le (1981) Aspiration Biopsy in the Diagnosis of Pulmonary Disease. Chest 80:300–303

Günther R (1883) Contribution to Leyden's lecture About infectious pneumonitis at the session of the Society for Internal Medicine in Berlin, on 20.11.1882. Dtsch Med Wochenschr 9:52

Hausser R (1965) Über die diagnostische gezielte Gewebspunktion bei unklaren Lungen-, Pleura- und Mediastinalprozessen. Dtsch Med Wochenschr 90:1809–1819

Jereb M, Us-Krasovec M (1980) Thin needle biopsy of chest lesions, time-saving potential. Chest 78/2:288–290

Keller R, Herzog H (1974) Diagnostik von Lungentumoren durch perkutane Biopsie. Schweiz Med Wochenschr 104:508–511

Krönig B (1887) Diagnostischer Beitrag zur Herz- und Lungenpathologie. Berl Klin Wochenschr 24:964–966

Krumholz R, Manfredi F, Weg JG, Rosenbaum D (1966) Needle biopsy of the lung: Report on its use in 112 patients and review of the literature. Ann Intern Med 65:293–307

Lalli AF, McCormack LJ, Zelch M, Reich NE, Belovich D (1978) Aspiration biopsies of chest lesions. Radiology 127:35–40

Landman S, Burgener FA, Lim GHK (1975) Comparison of bronchial brushing and percutaneous needle aspiration biopsy in the diagnosis of malignant lung lesions. Radiology 115:275–278

Lauby VW, Burnett WE, Rosemond GP, Tyson RR (1965) Value and risk of biopsy of pulmonary lesions by needle aspiration. J Thorac Cardiovasc Surg 49:159–172

Leonhardt P, Grosse H, Ballin A (1982) Ergebnisse der transthorakalen Feinnadelbiopsie. Z Erkr Atmungsorgane 159:95–102

Leyden H (1883) Über infectiöse Pneumonie. Dtsch Med Wochenschr 9:52–54

Ménétrier P (1886) Cancer primitive du poumon. Bull Soc anat Paris 11:643

Neifeld JP, Michaels LL, Doppman JL (1977) Suspected pulmonary metastases correlation of chest x-ray, whole lung tomograms, and operative findings. Cancer 39:383–387

Nordenström B (1975) A new instrument for biopsy. Radiology 117:474–475

Nordenström B, Sinner WN (1978) Needle biopsies of pulmonary lesions. Fortschr Röntgenstr 129(4):414–418

Ochsner A, Debakay M (1939) Primary pulmonary malignancy. Analysis of 79 collected cases and presentation of 7 personal cases. Surg Gynecol Obstet 68:435–451

Palmer DL, Davidson M, Lusk R (1980) Needle aspiration of the lung in complex pneumonias. Chest 78:16–21

Pancoast H (1932) Superior pulmonary sulcus tumor; tumor characterized by pain, Horner's syndrome, destruction of bone, and atrophy of hand muscles. JAMA 99:1391–1396 (Zit nach Stitik)

Paulin A, Ferluga D, Habic-Paulin A (1978) Perthorakale Lungenpunktion in der Diagnostik der Lungentumoren. Prax Pneumol 32:480–483

Pearson FG (1977) Cancer of the lung: Assessment of operability and resectability. Surgical grand rounds, Johns Hopkins Medical Institutions April 16, 1977 (Zit nach Stitik)

Rüttimann A (1967) Die transthorakale Nadelbiopsie der Lunge. Praxis 56:1454–1455

Schiessle W, Germershausen H (1962) Interne bioptische Methoden zur Diagnose von Lungen-, Pleura- und Mediastinalkrankheiten. Med Klin 57:913–918

Silverman I (1928) A new biopsy needle. Am J Surg 40:671–675

Sinner WN (1975) Wert und Bedeutung der perkutanen transthorakalen Nadelbiopsie für die Diagnose intrathorakaler Krankheitsprozesse. Fortschr Roentgenstr 123/3:197–202

Sinner WN (1979) Pulmonary neoplasms diagnosed with transthoracic needle biopsy. Cancer 43:1533–1540

Sinner WN (1980) Risk factors in percutaneous transthoracic needle biopsy. Fortschr Roentgenstr 132/4:363–368

Sinner WN (ed) (1982) Needle biopsy and transbronchial biopsy with special reference to carcinoma of the lung. Thieme, Stuttgart New York

Sinner WN, Zajicek J (1976) Implantation metastasis after percutaneous transthoracic needle aspiration biopsy. Acta Radiol [Diagn] (Stockh) 17:473–479

Stitik FP, Khouri NF, Eggleston JC, Erozan YS (1982) Transthoracic needle aspiration biopsy. In: Band PR (ed) Early detection and localization of lung tumors in high risk groups. Springer, Berlin Heidelberg New York

Thomfort NR, Woolner LB, Clagett OT (1965) The surgical treatment of metastatic tumors in the lung. J Thorac Cardiovasc Surg 49:357–363

Tukiainen P, Korhola O, Valle M, Viljanen A, Wilhasalo M (1972) Transthoracic needle aspiration biopsy. Scand J resp Dis [Suppl] 80:107–113

Vollhaber HH (1972) Lungenbiopsie. Schweiz Med Wochenschr 102:1440–1442

Youmans CR, Groot WJ de, Marshall R, Derrick JR (1970) Needle biopsy of the lung in diffuse parenchymal disease. Am J Surg 120:637–643

Zavala DC, Bedell GN (1972) Percutaneous lung biopsy with a cutting needle. Amer Rev Respir Dis 106:186–193

IV. Thorakoskopie und Pleurabiopsie

H.-J. BRANDT und R. LODDENKEMPER

Mit 12 Abbildungen und 5 Tabellen

A. Einleitung

Die Pleurabiopsie betrifft nicht nur den Pleuraraum mit Pleura parietalis und visceralis, sondern auch die unter der Pleura liegenden Gewebsschichten der Lunge, der Brustwand, des Zwerchfells und des Mediastinums, welche die Pleura sekundär beteiligen oder über einen transpleuralen Zugang zu erreichen sind.

Die internistischen Biopsietechniken wie Feinnadelpunktion, Stanzenbiopsie oder thorakoskopische Biopsie sind heute in ihrer Indikation und Technik systematisch entwickelt und erlauben fast immer die bioptische Differenzierung oder den Ausschluß pleuraler oder pleuranaher Tumoren. Chirurgische Maßnahmen wie die offene Pleurabiopsie oder die explorative Thorakotomie sind daher nur noch selten aus diagnostischen Gründen notwendig (LODDENKEMPER et al. 1982).

Der Verdacht, daß ein pleuranaher Tumor vorliegt und mithin eine Biopsie zur Klärung notwendig ist, ergibt sich aus der Anamnese sowie dem Ergebnis der klinischen und radiologischen Untersuchungen. Maligne Tumoren sind bei älteren Patienten häufiger, jedoch auch bei jüngeren möglich. Nach extrapulmonalen Primärtumoren muß ebenso gefahndet werden wie nach Systemkrankheiten und malignen Lymphomen. Die Symptome der pleuralen Beteiligung, wie atemabhängiger Schmerz, Atemnot durch Restriktion bei Erguß oder Schwarte, erhöhte Temperaturen und Nachtschweiße sind ebenso bei entzündlichen Pleurakrankheiten vorhanden. Für Tumoren typisch ist der bohrende, länger anhaltende, wohl interkostal ausgelöste Schmerz (s. Kapitel IV, Neoplasmen der Pleura, Teilband B).

Für die Lokalisation des Tumorwachstums und damit die Wahl des Eingangs für den aggressiven diagnostischen Eingriff spielt neben der Auskultation und Perkussion die Röntgenuntersuchung die wesentliche Rolle. Röntgenaufnahmen in 2 Ebenen, ergänzt durch Schichtuntersuchungen, eventuell ebenfalls in 2 Ebenen, und Durchleuchtung sind vorbereitend für die Untersuchung notwendig. Zunehmend gewinnen die Computer-Tomographie, aber auch die Sonographie für Lokalisation und Differenzierung von Erguß und Gewebe an Bedeutung (s. Kapitel XI.A.VI., Sonographische Diagnostik, S. 309, dieser Teilband). Indikation und Technik der Biopsie richten sich nach den Ergebnissen dieser Untersuchungen.

B. Technische Voraussetzungen

I. Feinnadelbiopsie (Probepunktion)

Für die Feinnadelpunktion werden Nadeln mit einem äußeren Durchmesser von 0,9 bis 1,1 mm verwendet (z.B. Einwegkanüle Nr. 1), durch die auch Eiter und Nekrosen zu gewinnen sind. Eine Lokalanästhesie ist für die alleinige Probepunktion entbehrlich. Um beim Absetzen der Spritze ein Einströmen von Luft zu vermeiden, sollte beim Pleuraerguß die Punktionsnadel mit einem Hahnkonus oder Drei-Wege-Hahn versehen werden, der mit einem Katheter oder einer Rotandaspritze verbunden wird, wenn größere Ergußmengen abpunktiert werden sollen (Abb. 1).

Die Punktiontiefe der Nadel sollte man sich bei der Entlastungspunktion mit einer Klemme über der Haut sichern, um Verletzungen der Lunge mit nachfolgendem Seropneumothorax zu vermeiden. Soll der Probepunktion eine Stanzenbiopsie oder Thorakoskopie folgen, greift man die erforderliche Punktionstiefe mit dem Finger an der Haut ab. Wegen der Implantationsgefahr sind Nadel und Spritze nach der Probepunktion für die Anaesthesie zu wechseln.

Freie Ergüsse folgen der Schwerkraft und sind am besten an den abhängigen Partien zu punktieren. Die Punktion im Sitzen sollte am besten auf einem Bett (Tisch, Trage) erfolgen, um bei eventuellen vegetativ bedingten Kollapserscheinungen den Patienten rasch in die Liegeposition bringen zu können. Falls nicht Erguß, sondern pleurales oder pleuranahes Gewebe punktiert wird, sollte dies vorzugsweise wegen der möglichen Luftemboliegefahr von vornherein im Liegen erfolgen. Bei lokalisierten Pleuraherden oder abgekapseltem Erguß ist die Röntgendurchleuchtung in 2 Ebenen mit einer chirurgischen Bildverstärker-Fernseh-

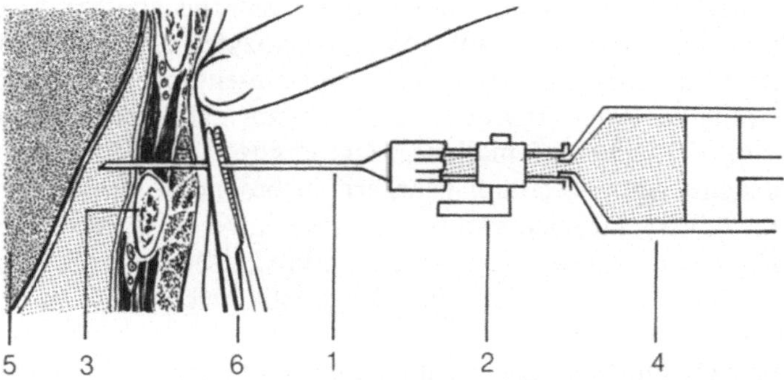

Abb. 1. Probepunktion beim Pleuraerguß (*1*). Bei Verwendung einer Einwegkanüle Nr. 1 (lang) ist keine Lokalanästhesie nötig. Die Nadel (*1*) ist zur Vermeidung einer Luftaspiration beim Spritzenwechsel mit einem Luer-Lock Hahnkonus (*2*) zu versehen. Es wird an der Oberkante einer Rippe (*3*) tastend eingegangen und unter ständigem Sog mit der Spritze (*4*) bis zur Flüssigkeitaspiration in die Tiefe gedrungen. Die Nadel kann zur Vermeidung der Verletzung der Lunge (*5*) bei weiteren Manipulationen mit einer Klemme (*6*) fixiert werden

kette notwendig (alternativ Lokalisation mit Sonographie oder Computer-Tomographie). Wenn durch Röntgenaufnahmen die Markierung der Lokalisation vor der Punktion erfolgen soll, müssen die Aufnahmen in der Punktionsposition vorgenommen werden, da sich sonst erhebliche Lageveränderungen einstellen können. Als Eingangsstelle sollte die Parasternallinie wegen der möglichen Verletzung der Arteria thoracica interna und die Gegend der ersten Vorderrippe wegen Verletzungsgefahr der Arteria subclavia vermieden werden. In Zwerchfellnähe sind Fehlpunktionen von Leber und Milz möglich. Eine Röntgenkontrolluntersuchung zum Ausschluß eines Pneumothorax ist spätestens am nächsten Tag notwendig. Das gewonnene Material wird zytologisch und je nach Verdacht auch bakteriologisch untersucht. Nährböden für eine Allgemeinkultur, für die Untersuchung auf TB und Pilze sowie Transportmedien für die anaerobe Kultur sollten bereitstehen.

Beim Pleuraerguß wird zwischen serös (hell, dunkel, klar, trüb), serosanguinös (blutig tingiert), hämorrhagisch, purulent (ggf. fötide) und chylös (milchig) unterschieden (Loddenkemper et al. 1982). Die Bestimmung des Protein-Gehaltes ist der des spezifischen Gewichtes vorzuziehen. Die Trennung zwischen Exsudat und Transsudat liegt bei 30 g/l, wobei ältere Transsudate bei Herzinsuffizienz auch einen höheren Eiweißgehalt haben können (Pillay 1965) ebenso wie entzündliche und auch tumoröse Pleuraergüsse weniger als 30 g/l enthalten können (Carr u. Power 1958). Bei Hypoproteinämien ist der Vergleich mit dem Serumeiweiß-Wert nützlich, empfohlen wird auch die LDH-Bestimmung in Erguß und Serum zur Unterscheidung zwischen Transsudaten und Exsudaten (Light et al. 1972). Eine hohe Sensitivität soll auch der radioimmunologischen Bestimmung von Prostaglandin E zukommen (Jenkinson u. Banschbach 1982). Die Bestimmung der Pleuraglukose im Vergleich zur Blutglukose hat bei Tumoren weniger Bedeutung. Erniedrigungen finden sich häufiger bei der Tuberkulose, regelmäßig aber beim rheumatischen Pleuraerguß. Bei der Untersuchung auf zelluläre Bestandteile steht die Fahndung nach Tumorzellen im Vordergrund. Voraussetzung ist wegen der Gefahr falsch positiver Resultate ein in der Pleuraergußdiagnostik erfahrener Zytologe. Dem Nachweis von Erythrozyten sowie der absoluten und relativen Zahl von Lymphozyten sowie neutrophilen und eosinophilen Granulozyten kommt selten eine wesentliche differentialdiagnostische Bedeutung zu. Alternativ oder zusätzlich zur zytologischen Untersuchung können beim Verdacht auf maligne Pleuraergüsse die Chromosomenanalyse oder Untersuchungen von Tumor-Markern, insbesondere des karzinoembryonalen Antigens (CEA), hilfreich sein (s. Kapitel IV., Neoplasmen der Pleura, Teilband B). Da Tumorergüsse leicht gelieren können, setzt man zur Ungerinnbarmachung EDTA-Lösung hinzu. Zur Diagnostik reichen in der Regel 20 bis 50 ml Erguß.

Die Feinnadelpunktion zur zytologischen Differenzierung solider pleuranaher Tumoren ohne Erguß erfolgt unter ähnlichen Bedingungen wie die perthorakale Lungenpunktion. Nach röntgenologischer Lokalisation am besten mittels Röntgendurchleuchtung kann die Tiefenbestimmung der Nadel durch Orientierung an der Rippe erfolgen. Bei diesen brustwandnahen Herden wird die Feinnadelpunktion oft durch die Stanzenbiopsie mit der Möglichkeit der histologischen Differenzierung ergänzt (s. Kapitel XI.B.III., Nadelbiopsie, S. 347, dieser Teilband).

II. Pleurastanzenbiopsie

Die Stanzenbiopsie der Pleura parietalis der Brustwand sollte vorzugsweise im Liegen in Lokalanästhesie vorgenommen werden. Das Prinzip der gängigen Nadeln zeigen Abb. 2 und 3. Die Nadeln nach ABRAMS (1958) bzw. nach RAMEL (s. KUNTZ 1968) sowie nach COPE u. BERNHARDT (1963) wurden speziell für

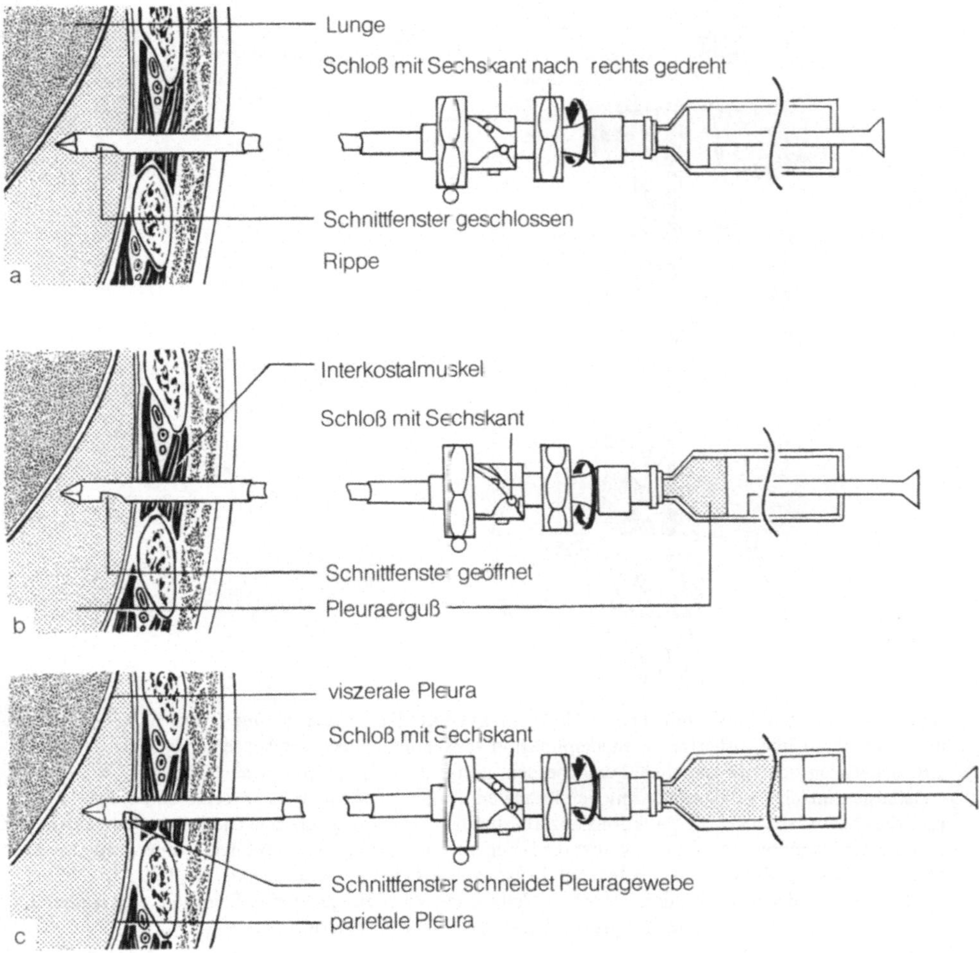

Abb. 2a–c. Pleurastanzenbiopsie mit der Biopsiestanze nach ABRAMS. **a** Einführung der Abrams-Stanze nach erfolgreicher Probepunktion, Lokalanästhesie und Hautschnitt. Der Sechskantknopf am Schloß des Instrumentes ist nach rechts gedreht; dadurch ist das seitliche Schnittfenster geschlossen. **b** In Tiefe des interkostalen Gewebes wird der Sechskantknopf nach links gedreht, wodurch sich das seitliche Fenster öffnet, sodaß Pleuraerguß aspiriert werden kann. Die Biopsiestanze wird so lange zurückgezogen, bis keine Flüssigkeit mehr aspiriert werden kann. Dann liegt das Biopsiefenster in der Pleura. Es ist streng darauf zu achten, daß das Fenster nach caudal gerichtet ist, um Läsionen der im Sulcus inf. der Rippen liegenden Gefäße zu vermeiden. **c** Durch erneute Drehung des Sechskantknopfes nach rechts wird durch die innenliegende schneidende Kanüle das in das Fenster eingedrungene Gewebe scharf abgeschnitten. Es wird nach Entfernen des Instrumentes mit der Pinzette entnommen oder ausgespült

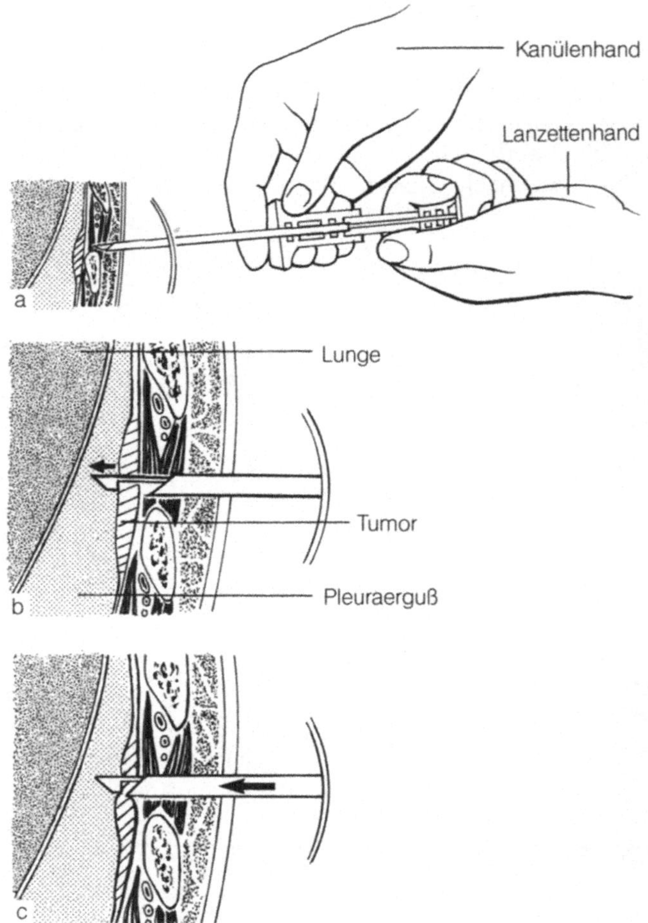

Abb. 3a–c. Stanzenbiopsie mit Trucut-Nadel (Travenol). Die Nadel ist nur 2 mm dick und wird im Anschluß an eine vorherige Feinnadelpunktion verwendet. Sie ist auch bei fehlendem Pleuraerguß, z.B. Schwarten oder pleuranahen Tumorherden, geeignet. **a** Die geschlossene Nadel wird in Lokalanästhesie zunächst in Kontakt mit der kaudalen Rippe gebracht, **b** dann senkrecht aufgerichtet und die innere, ausgekehrte Punktionslanzette durch die Pleura geführt. **c** Die äußere schneidende Kanüle wird dann bis zum Anschlag über die Innenlanzette geschoben und schneidet einen zusammenhängenden Stanzzylinder von der tieferen Brustwand bis in die Pleura scharf ab. Die Auskehlung der Lanzette muß stets nach caudal gerichtet bleiben, um Verletzungen der im Sulcus inf. der cranialen Rippe gelegenen Gefäße und Nerven zu vermeiden

die Stanzenbiopsie beim Pleuraerguß entwickelt. Nach Aspiration von Flüssigkeit wird die Nadel geöffnet und mit dem Haken bis zur Brustwand zurückgezogen. Durch Vorschieben einer scharfrandigen Außen- oder Innenkanüle wird das in die seitliche Öffnung eingedrungene Pleuragewebe abgeschnitten. Die seitliche Öffnung bzw. der Haken müssen streng nach kaudal gerichtet werden, da sonst die oben verlaufende Arteria intercostalis verletzt werden kann. Bei der Verwendung anderer Stanzen z.B. Trucut-Nadel (Zavala u. Bedell 1972)

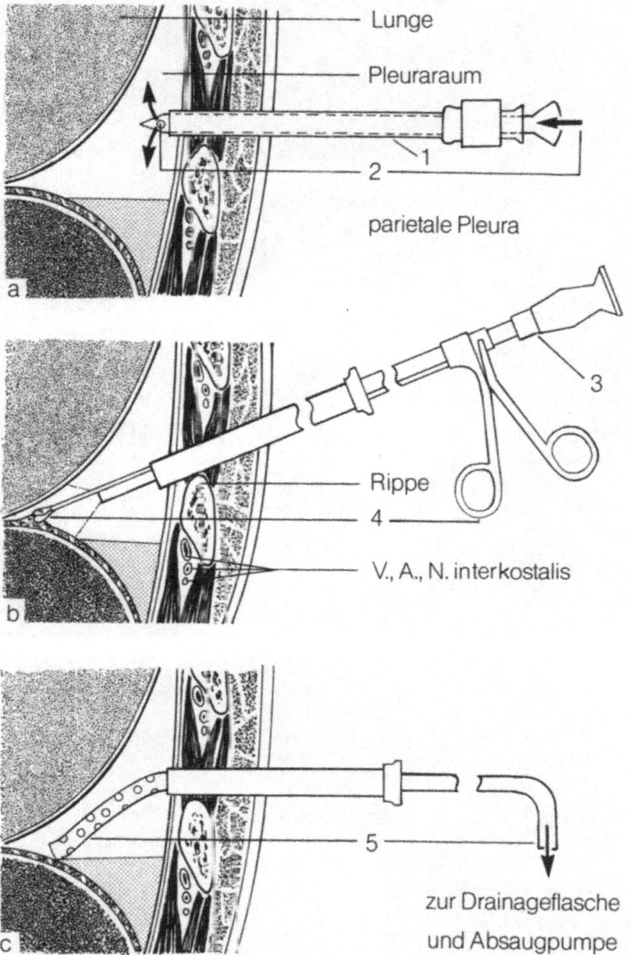

Abb. 4a–c. Einzeitige thorakoskopische Biopsie und Pleuradrainage. Im Zuge der Probepunktion eines Pleuraergusses oder bei kapillärem Pleuraspalt mittels der Pneumothoraxnadel (z.B. DENECKE) wird ein Pneumothorax angelegt. **a** Ein Trokar von 6–9 mm (*1*) Durchmesser wird in Lokalanästhesie nach einem kleinen Hautschnitt senkrecht in den ICR eingeführt. Das Trokarstilett sollte einen Luftkanal (*2*) haben, der bei Erreichen des Pleuraraumes das hörbare Ein- und Ausschlürfen der Luft signalisiert. **b** Nach Entfernung des Stiletts, Einführung der Thorakoskopieoptik (*3*), optischer Zangen (*4*) oder sonstiger Instrumente. Thorakoskopisch kann das Fremdgewebe gezielt, aus Lunge, Brustwand, Zwerchfell oder Mediastinum entnommen werden. (Spezielle Lagerungen s. Abb. 5). **c** Durch den gleichen Trokar kann anschließend ein ausreichend dimensioniertes Pleuradrain (*5*) mit Querlöchern eingelegt werden; es wird mittels Hautnaht gesichert. Im Anschluß an eine Dauersaugdrainageeinrichtung kann die Wahl des angemessenen Unterdrucks durch Unterdruckregeler oder Wasserschlösser geregelt werden

sollte die Feinnadelpunktion zur Tiefenbestimmung des Ergusses bzw. der Pleura parietalis vorangehen (Abb. 1). Aber auch ohne Erguß bei Pleuraschwarten oder im Tumorgewebe ergeben die Stanzenbiopsien zusammenhängende Zylinder, die oft Querschnitte durch die Schichten der Brustwand darstellen. Vor

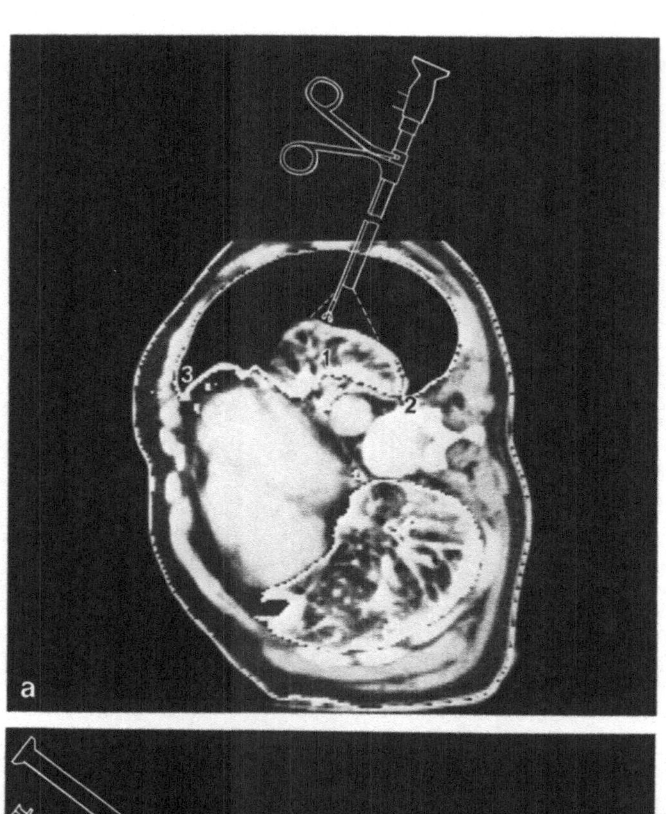
3
1
2
a

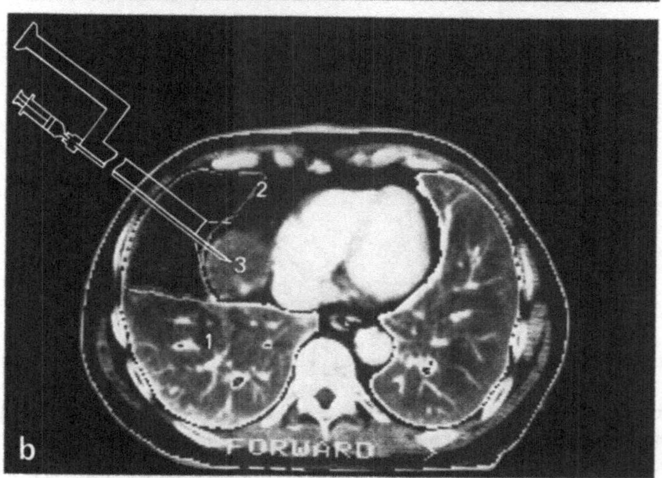
2
3
1
FORWARD
b

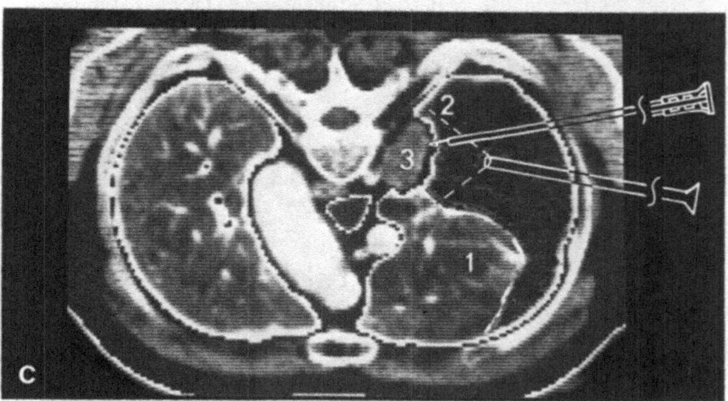
2
3
1
c

Überführung des Stanzzylinders in Formalinlösung lohnt ein Tupfpräparat für die zytologische Untersuchung. Zur Abgrenzung gegenüber der Tuberkulose werden gesonderte Stanzzylinder direkt auf das Löwenstein-Jensen'sche Nährmedium gegeben. Die Züchtung der Tuberkelbakterien ist im Bioptat oft besser als im Pleuraerguß (LODDENKEMPER et al. 1978). Die Trucut-Nadeln sind wegen des häufig derben Bindegewebes besser geeignet als die Spreitznadel nach HAUSSER.

III. Thorakoskopie

Die Thorakoskopie – 1910 von JACOBAEUS für die Diagnostik entwickelt, später vorwiegend in der Therapie zur Komplettierung des therapeutischen Pneumothorax bei der Tuberkulose eingesetzt – ist ein diagnostisches Verfahren, das in den letzten Jahren zunehmend an Bedeutung gewonnen hat (BRANDT et al. 1983). Als Voraussetzung gilt, daß ein Pneumothorax von mindestens 100 ml angelegt werden kann. Dies erfolgt beim Pleuraerguß oft schon durch die offene Pleurapunktion, bei der Luft in den Pleuraraum eindringen kann, oder den Trokar (Abb. 4). Wenn kein Pleuraerguß vorhanden ist, muß vorher eine Pneumothorax mittels einer Pneumothoraxnadel mit seitlichem Loch oder Schlitz (z.B. DENECKE) und einem Pneumothoraxapparat angelegt werden. Wegen der Luftemboliegefahr empfiehlt sich die Verwendung von CO_2- oder N_2O-Gas. Die Untersuchung wird komplikationsfreier im Liegen durchgeführt.

Nach Anlage des Pneumothorax fällt die Lunge der Schwerkraft entsprechend nach unten. Durch Lagerung des Patienten (Abb. 5) und Wahl der Eingangsstelle, können neben der Lunge auch spezielle Bezirke wie vorderes oder hinteres Mediastinum und Zwerchfell für die thorakoskopische Biopsie einsehbar gelagert werden.

Bei der Ein-Loch-Technik werden die Biopsieinstrumente mit oder neben der Optik eingeführt, bei der Zwei-Loch-Technik durch einen zweiten Zugang. Abbildung 6 zeigt eine Auswahl von Instrumenten, die denen der Laparoskopie ähneln. Die Biopsien können unter optischer Kontrolle gezielt vorgenommen werden. Die Lichtverhältnisse sind infolge Kaltlicht und Glasfiber-Einstrahlung

Abb. 5a–c. Lagerung und Ausnutzung der Schwerkraft der im Pneumothorax beweglichen Lunge für die thorakoskopische Inspektion und Biopsie spezieller Pleuraregionen. Schematische Einzeichnung der thorakoskopischen Instrumente in CT-Körperschnitte. **a** *Links-Seitenlage,* für die Thorakoskopie von diffusen, subpleuralen Lungenherden. Thorakoskop mit Biopsiezange im 5. ICR links. *1* Lunge im Kollaps auf dem Mediastinum., *2* paravertebrale Pleura, *3* Pleura über Herzbeutel und vorderer Brustwand. **b** *Rückenlage* für die Inspektion und Biopsie des vorderen Mediastinums. Thorakoskopische Bajonettoptik mit Punktionskanüle im 4. vorderen ICR.CT in Höhe des 9. BWK. *1* nach dorsal gefallene Lunge, *2* paravertebrale Pleura, *3* solide Karzinommetastase im vorderen Mediastinum. **c** *Bauchlage* für die Thorakoskopie des hinteren Mediastinum. Eingezeichnet Thorakoskop im 3. ICR lateral und die Biopsiestanze von einem zweiten Zugang. (Zweilochtechnik). CT-Schnitt in Höhe des 5. BWK. *1* nach ventral gefallene Lunge, *2* paravertebrale Pleura, *3* Neurofibrom

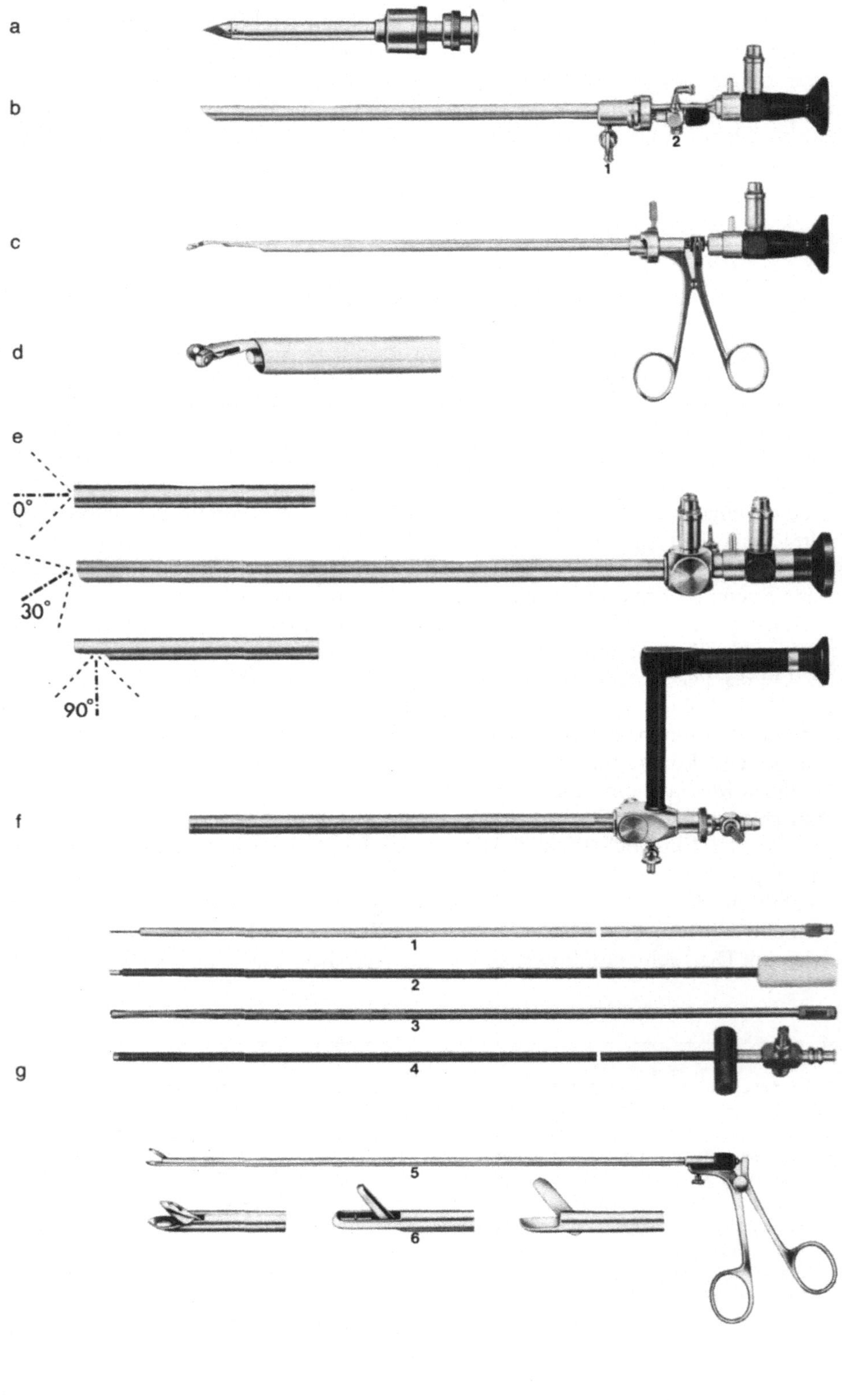

a

b

1

2

c

d

e

0°

30°

90°

f

g

1

2

3

4

5

6

ausgezeichnet. Winkeloptiken erlauben die Betrachtung des gesamten Pleuraraums von einem Zugang. Die Zangenbiopsien können durch gezielte Feinnadelpunktionen, Stanzenbiopsien und Abstriche ergänzt werden. Der Versuch, Fiberbronchoskope zur Thorakoskopie zu verwenden, hat allein wegen der ungenügenderen Sterilisationsmöglichkeiten keine Bedeutung gewonnen. Entscheidend ist aber, daß ein wesentlich schlechterer Überblick zu erreichen ist und damit die diagnostische Treffsicherheit stark abnimmt (MILLER u. HATCHER 1978; OLDENBURG u. NEWHOUSE 1979).

Bei jeder Pleuradrainage, auch wenn sie notfallmäßig wegen Atemnot vorgenommen wird, sollte durch denselben Trokar ohne zusätzliche Belastung des Patienten die Thorakoskopie vorgenommen werden, da hiermit wesentliche diagnostische Zusatzinformationen gewonnen werden können.

Die schrittweise Anlage eines Pneumothorax ist nicht notwendig. Bei Verwendung leicht resorbierbarer Gase wie CO_2 oder N_2O sollte die Entwicklung des Pneumothorax unmittelbar vor dem Eingriff durchleuchtungsmäßig kontrolliert werden. Während der Durchleuchtung kann die endgültige Unterscheidung zwischen Herden an der Pleura parietalis bzw. Pleura visceralis erfolgen. Die Lagerung und der Eingang für den Trokar können dann individuell angepaßt werden. Die Lunge mit der Pleura visceralis ist bei fehlenden Adhärenzen sehr gut übersehbar. Verdächtige Herde können mit der Zange bioptisch erfaßt werden. Anschließend kann eine Kauterisierung der Biopsiestelle von Vorteil sein, um die entstandene Fistel zu schließen.

Im Anschluß an die Thorakoskopie wird in der Regel eine pleurale Saugdrainage durchgeführt. Dabei schließen durch Lungenbiopsie entstandene Fisteln bei Wiederausdehnung der Lunge und Berührung mit der Brustwand. Für die Drainage verwenden wir eine Saugpumpe mit einer Förderleistung von mindestens 3,5 l/min besser aber 7 l/min und einem maximalen Unterdruck von −100 mbar. Dieser Unterdruck liegt bei ausdehnungsfähiger Lunge nur an den Löchern des Drainageschlauches und wirkt nicht intrathorakal. Beim Pleuraerguß ohne innere Fistel kann die Förderleistung geringer sein. Ist die Lunge beim chronischen Pleuraerguß mangelhaft reexpansionsfähig, muß der Unterdruck auf physiologische Werte von −10 mbar oder weniger begrenzt werden.

Abb. 6 a–g. *Auswahl von Thorakoskopieinstrumenten.* **a** Trokarhülse mit Ventil und hohlem Trokardorn mit einem Luftkanal an der kegelförmigen Spitze von 5,5–11 mm ⌀ je nachdem, ob für 1- oder 2-Einstichtechnik, Kinder, Erwachsene oder Photographie. **b** 1-Einstich-Thorakoskop für Erwachsene und Kinder für Trokare von 5,5–9 mm ⌀ und Vorausblick-Optik im Thorakoskopschaft mit Hahn (*1*) sowie Schafteinsatz für flexible Instrumente (*2*) (Koagulationssonden, Punktionsnadel oder Saugkatheter). **c** Starre Biopsiezange mit Geradeaus-Optik, passend in den Biopsieschaft. **d** Optik und Zange im Thorakoskopschaft für die starre Biopsie. **e** Optiken mit verschiedenen Blickrichtungen, besonders für die Einlochthorakoskopie, hier mit Lichtschaft für die Photographie. **f** Einlochoperationsthorakoskop für den 9- oder 11-mm-⌀-Trokar mit Geradeaus-Optik, Bajonetteinblick und Kanal für Zusatzinstrumente oder den Quarzlichtstab zur Photographie. **g** Zusatzgeräte für das Operationsthorakoskop oder für den 2. Einstich: Punktions- oder Anästhesienadel (*1*), Koagulationselektrode (*2*), Taststab (*3*), Koagulationssaugrohr mit Hahn (*4*), Zange für Probeexzision (*5*), verschiedene Maulteile wie Zangen, Stanzen, Scheren (*6*). (Abbildungen der Fa. Storz, vergleichbare Instrumente bei der Fa. R. Wolff). (Aus BRANDT et al. 1983)

Entsprechende Regulierungsmöglichkeiten sind durch Wasserschlösser oder Unterdruckbegrenzer vorzusehen. Wenn nach 12-stündigem Abklemmen des Drainageschlauches die Lunge anliegt bzw. die Exsudatproduktion innerhalb von 24 Stunden geringer als 50 ml beträgt, kann die Drainage entfernt werden. Bei nicht operablen malignen Ergüssen sollten regelmäßig bis zur Pleurodese Medikamenten-Instillationen während der intrapleuralen Dauersaugdrainage erfolgen (s. Kapitel IV. Neoplasmen der Pleura, Teilband B). Die meisten Autoren geben eine Drainagezeit von 0 bis maximal 21 Tagen, im Mittel von 5 Tagen an (Brandt et al. 1983).

Nur selten ist die Thorakoskopie wegen starker Verwachsungen nicht möglich, so daß auf die chirurgische Methode der offenen Pleurabiopsie zurückgegriffen werden muß (Maassen 1972; Ryan et al. 1981).

Häufig sehen wir, daß vorausgegangene mehrmalige Punktionen großer Ergußmengen zwar nicht zur Diagnose aber zur teilweisen Verklebung des Pleuraraumes geführt haben. Nicht nur wegen der Verzögerung der endgültigen Diagnosestellung, sondern auch wegen der Erschwerung der Thorakoskopie-Diagnostik sollte auf dieses Vorgehen verzichtet werden.

C. Komplikationen

Die Komplikationen bei der *Pleurapunktion* liegen in einer *Verletzung der Gefäße,* der Lunge sowie von zwerchfellnahen Organen wie Leber und Milz (Huzly 1967). Bei der Feinnadelpunktion dürften – unter Vermeidung der gefährlichen Eingangsstellen (Brandt et al. 1983) in der Nähe großer Gefäße – Blutungen keine große Bedeutung zukommen, wenn nicht schwerere Gerinnungsstörungen (TPZ $<40\%$, Thrombozyten <40000) vorliegen oder eine Antikoagulantientherapie durchgeführt wird. Schwere Blutungen können nach unsachgemäßer Stanzenbiopsie durch Verletzung der Interkostalarterie mit Hämatothorax und letalem Ausgang auftreten (Lowell 1977; Ball 1981).

Durch Verletzung der Lunge kann ein *Pneumothorax* entstehen, extrem selten ist das Auftreten einer *Luftembolie.* Jedoch sollten Reanimationsmöglichkeiten bei allen diagnostischen Maßnahmen, die mit einer Verletzung der Lunge einhergeben können, zur Verfügung stehen. – Zum Ausschluß eines Pneumothorax sollte sowohl nach Feinnadelpunktion als auch nach Stanzenbiopsien eine Röntgenthoraxkontrolle, spätestens am folgenden Tag erfolgen. Eine Infizierung der Pleurahöhle durch die diagnostischen Maßnahmen ist praktisch immer durch steriles Arbeiten und sorgfätige Versorgung der Drainage vermeidbar.

Implantationsmetastasen in der Haut und in der Brustwand im Bereich des Stichkanals sind besonders beim Pleuramesotheliom schon seit über 100 Jahren bekannt (Unverricht 1882). Beim Versuch der chirurgischen Sanierung mittels Pleuropneumonektomie sollte der Drainage- bzw. Biopsiekanal umschnitten werden. Bei Bestrahlung maligner Pleuratumoren empfiehlt es sich, das Drainagegebiet in die Bestrahlung mit einzuschließen (Boutin et al. 1979).

Gefahren bestehen bei der *Fehlbeurteilung des zytologisch gewonnenen Materials,* ebenso bei der Fehleinschätzung des makroskopischen Befundes. Histologisch normale oder unspezifische Befunde bei der Pleurastanzenbiopsie schließen einen pathologischen Befund nicht aus. Nicht repräsentatives Gewebe wird in ca. 17% gewonnen (LODDENKEMPER et al. 1978; MÜRTZ u. BEGENAT 1970). Mit der Eskalation von der Feinnadelpunktion über die Stanzenbiopsie zur Thorakoskopie steigen die Komplikationen gering, die Belastung des Patienten etwas, die diagnostische Aussage jedoch deutlich. Daraus resultieren Richtlinien für das diagnostische Verhalten mittels Pleurabiopsie beim Pleuraerguß und bei nicht vorhandenem Pleuraerguß (LODDENKEMPER et al. 1982 sowie Kapitel IV., Neoplasmen der Pleura, Teilband B).

D. Indikation und Ergebnisse

I. Pleuraerguß

Der wohl häufigste Pleuraerguß in der inneren Medizin, der kardial bedingte Stauungserguß, bedarf einer Probepunktion nur dann, wenn Zweifel an der Diagnose, z.B. durch mangelnden Therapieerfolg bestehen. Bei den nicht kardial bedingten Pleuraergüssen entfallen etwa ein Drittel auf maligne Ergüsse, ein Drittel auf entzündliche Ergüsse inclusive Tuberkulose und ein weiteres Drittel auf sonstige Ursachen (LODDENKEMPER et al. 1982). Bei einer Tumorgrundkrankheit ist von besonderer Bedeutung die Abgrenzung zwischen Ergüssen mit Tumorbefall der Pleura und Begleitergüssen (siehe Kapitel IV. Neoplasmen der Pleura, Teilband B).

Ein maligner Pleuraerguß kann entweder durch die Pleurapunktion mit zytologischer Exsudatuntersuchung, die blinde Stanzenbiopsie der Pleura und der Brustwand oder am zuverlässigsten durch die Thorakoskopie (Abb. 7) festgestellt werden. Diese Eingriffe sind entweder im Sinne der stufenweisen Eskalation vorzunehmen, oder die Ergußpunktion wird direkt mit der blinden Pleurastanzenbiopsie oder mit der Thorakoskopie verbunden. Für das letztere Vorgehen spricht die zusätzliche Möglichkeit der anschließenden Einlage einer pleuralen Drainage durch die Thorakoskopiehülse, was die komplette Beseitigung des Pleuraergusses und die Pleurodesebehandlung ermöglicht. Pneumologische Zentren werden die Thorakoskopie eher häufiger, allgemeine innere Kliniken ohne diese technischen Möglichkeiten eher seltener einsetzen.

1. Feinnadelpunktion (Probepunktion)

Hier steht beim malignen Erguß im Vordergrund die Suche nach Tumorzellen. Die Sensitivität der Untersuchung beträgt nach Ergebnissen bei über 4000 Fällen 58%, wobei die Untersuchung jedoch bei einer Reihe von Autoren

Tabelle 1. Sensitivität der zytologischen Untersuchung bei malignen Pleuraergüssen

Autoren	n	positive Ergebnisse	
		n	%
Graham et al. (1953)	226	112	50[a]
Rome (1964)	226	127	56[a]
Bronzini u. Carli (1967)	69	32	53
Chrétien u. André-Bougaran (1967)	178	93	52
Macquet et al. (1968)	53	31	62
Spriggs u. Boddington (1968)	640	349	55
Järvi et al. (1972)	103	43	42[a]
Light et al. (1973)	43	33	77[a]
Loire et al. (1974)	293	119	41
Lopes Cardozo (1974)	989	671	68[a]
Swierenga et al. (1974)	60	41	68
Dines et al. (1975)	40	24	60
van Hoff u. Livolsi (1975)	60	26	43
Salyer et al. (1975)	95	69	73
Dewald et al. (1976)	82	53	65
Storey et al. (1976)	44	20	45
Mouriquand et al. (1977)	276	200	68
Frist et al. (1979)	44	43	98
Hirsch et al. (1979)	117	63	54
Atay (1980)	41	34	83
Lamy et al. (1980)	58	24	41
Migueres et al. (1981)	237	100	42
Loddenkemper et al. (1983)	208	129	62
Gesamt	4193	2436	58

[a] mehrmalige Untersuchungen

wiederholt vorgenommen wurde (Tabelle 1). Die Standardabweichung bei diesen Ergebnissen beträgt ±15%. Unterschiedliche Ergebnisse werden für die einzelnen Tumortypen angegeben (Migueres et al. 1981; Loddenkemper et al. 1983). Die Möglichkeiten zur zytogenetischen Untersuchung und zur Bestimmung von Tumor-Markern aus dem Pleuraerguß wurden bereits erwähnt (Einzelheiten s. Kapitel IV. Neoplasmen der Pleura, Teilband B).

2. Pleurastanzenbiopsie

Die Literaturzusammenstellung der Ergebnisse bei Pleurastanzenbiopsien mit verschiedenen Nadeln (Tabelle 2) ergibt einen positiven Nachweis von 58% bei fast 2000 Fällen (Standardabweichung ±12%). Auch hier wurden z.T. die Biopsien mehrmals wiederholt, die Ergebnisse verschiedener Autoren sind deshalb nicht unbedingt vergleichbar. Unterschiedliche Ergebnisse werden auch je nach Tumortyp berichtet (Migueres et al. 1981; Loddenkemper et al. 1983).

Tabelle 2. Sensitivität der Pleurastanzenbiopsie („blinde Nadelbiopsie") bei malignen Pleuraergüssen

Autoren	n	positive Ergebnisse		Nadel
		n	%	
Donohoe et al. (1958)	19	8	42	Vim-Silverman
Mestitz et al. (1958)	33	20	60	Abrams
Samuels et al. (1958)	52	25	48	Vim-Silverman
Leggat (1959)	20	12	60	Vim-Silv./Abrams
Hampson u. Karlish (1961)	40	25	62,5	Abrams
Hanson u. Phillips (1962)	35	25	69	Abrams
Levine u. Cugell (1962)	28	21	75[a]	Cope/Abrams
Sison u. Weiss (1962)	37	22	59	Silverman
Rao et al. (1965)	29	14	48	Vim-Silverman
Bronzini u. Carli (1967)	60	39	65	Cope u.a.
Chrétien u. André-Bougaran (1967)	178	138	77,5[a]	Abrams
Macquet et al. (1968)	53	22	41,5	Abrams
Scerbo et al. (1971)	66	26	39[a]	Abrams
Loire et al. (1974)	293	234	80[a]	Abrams
Swierenga et al. (1974)	60	39	65	Abrams
Boutin et al. (1975)	22	13	59	Abrams
Salyer et al. (1975)	95	53	56[a]	Abrams
von Hoff u. Livolsi (1975)	90	43	48[a]	Cope
Storey et al. (1976)	15	8	53	(Keine Angabe)
Frist et al. (1978)	44	16	36	Abrams/Cope
Hirsch et al. (1979)	92	37	40	Abrams
Lamy et al. (1980)	20	10	50	Abrams
Mungall et al. (1980)	36	17	47[a]	Abrams
Huguenin-Dumittan u. Dotteens (1981)	113	63	56[a]	Abrams
Migueres et al. (1981)	174	80	46[a]	Abrams/Castelain
Loddenkemper et al. (1983)	208	92	44	Vim Trucut
Gesamt	1912	1102	58	

[a] mehrmalige Untersuchungen

3. Thorakoskopie

Die Thorakoskopie hat die höchste Erfolgsrate bei der Diagnostizierung der malignen – aber auch der tuberkulösen (Loddenkemper 1981) – Ergüsse. Bei über 1000 malignen Pleuraergüssen wurde bioptisch die Ätiologie in 89% (S.D. ±8%) gesichert (Tabelle 3). Hinzu kommen die zytologischen Ergebnisse aus dem Pleuraerguß sowie aus der Pleurastanzenbiopsie, so daß sich simultaner Ausführung eine diagnostische Ausbeute von 97% ergibt (Tabelle 5). Zusätzliche Vorteile neben dieser hohen Sensitivität und Spezifität sind die bessere histologische Klassifikation, das exaktere lokale „Staging" beim Bronchialkarzinom und beim diffusen Pleuramesotheliom (Abb. 8), beim Mammakarzinom ggf. die Gewinnung von Material für eine Hormonrezeptoren-Bestimmung sowie die günstigen Voraussetzungen für die Pleurodese-Behandlung bei nicht operablen malignen Ergüssen mit kompletter Ergußentfernung, Beurteilung der Reexpansions-

Tabelle 3. Sensitivität der thorakoskopischen Biopsie bei malignen Pleuraergüssen

Autoren	n	positive Ergebnisse	
		n	%
Brandt u. Kund (1964)	58	51	91
Bergquist u. Nordenstam (1966)	46	41	90
Brandt u. Mai (1971)	66	60	91
Decamp et al. (1973)	50	47	94
Swierenga et al. (1974)	61	58	95
Artvinli et al. (1981)	38	36	95
Boutin et al. (1981)	150	131	87
Canto (1981)	183	176	96
Enk u. Viskum (1981)	137	95	69
Martensson (1981)	22	19	86
Palojoki (1981)	33	24	73
Voellmy (1981)	31	27	87
Loddenkemper et al. (1983)	208	198	95
Gesamt	1083	963	89

Tabelle 4. Sensitivität bei Kombination der Ergebnisse der Ergußzytologie und der Pleurastanzenbiopsie bei malignen Ergüssen

Autoren	n	positive Ergebnisse (%)		
		Erguß	Stanze	Kombiniert
Samuels et al. (1958)	52	54	48	79
Bronzini u. Carli (1967)	60	53	65	73
Maquet et al. (1968)	53	62	41,5	74
Karlish et al. (1970)	182	42	58	69
Loire et al. (1974)	293	42	80	86[a]
Salyer et al. (1975)	95	73	56	90[a]
Chernow u. Sahn (1977)	28	46	36	61
Frist et al. (1978)	44	98	36	100
Migueres et al. (1981)	237	42	34	56[a]
Loddenkemper et al. (1983)	208	62	44	74
Gesamt	1252	51	57	75

[a] mehrmalige Untersuchungen

fähigkeit der Lunge und leichter Wiederholbarkeit der Medikamenten-Instillation (Brandt et al. 1983).

Durch Kombination der zytologischen Untersuchung des Pleuraergusses und der Pleurastanzenbioptate ließen sich im kontrollierten Vergleich 74% der malignen Pleuraergüsse nachweisen (Tabelle 5). Dies steht in guter Übereinstimmung zu den Angaben in der Literatur, wo sich in 75% bei allerdings zum Teil wiederholten Untersuchungen die Diagnose klären ließ (Spannweite 56 bis 100%, Standardabweichung ±13%) (Tabelle 4).

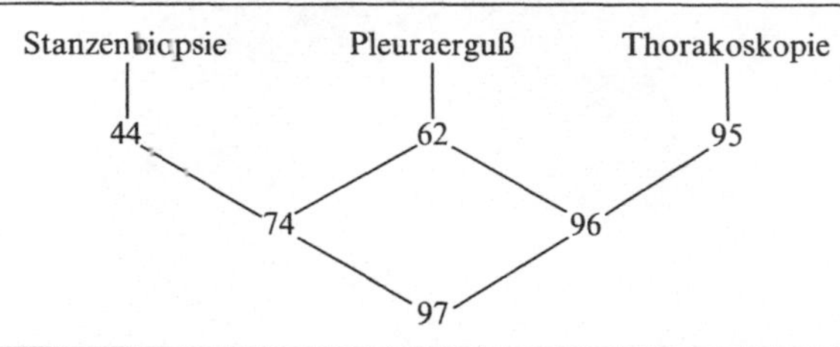

Tabelle 5. Sensitivität (%) der verschiedenen Biopsieverfahren beim malignen Pleuraerguß im intraindividuellen Vergleich (zytologische und histologische Ergebnisse kombiniert, n = 208). (Modifiziert nach LODDENKEMPER et al. 1983)

Die Indikation sowohl zur Stanzenbiopsie als auch besonders zur Thorakoskopie sollte zeitig gestellt werden. Der Wert der Thorakoskopie liegt nicht nur in der hohen Sensitivität bei tumorösen oder tuberkulösen Pleuraergüssen sondern vor allem in dem weitgehend sicheren Ausschluß eines Tumors oder einer Tuberkulose. Die frühzeitige Überweisung an pneumologische Schwerpunktkliniken mit der Möglichkeit der Thorakoskopie ist deshalb bei unklaren Pleuraergüssen anzustreben.

II. Fehlender Pleuraerguß

Pleurale oder pleuranahe Tumoren ohne Pleuraerguß bedürfen, da eine operative Therapie möglich ist, ebenfalls der aggressiven Diagnostik. Die Feinnadelpunktion, in der Regel unter Röntgenkontrolle, mit zytologischer Untersuchung ergibt bei malignen Tumoren gleich gute Ergebnisse wie die Punktion von Rundherden in der Lunge (BRANDT 1977). Die Untersuchung muß ggf. bis zu drei Mal wiederholt werden. Die Pneumothoraxgefahr ist gering, da die Tumoren der Brustwand anliegen. Semimaligne oder gutartige Tumoren entziehen sich häufig der zytologischen Differenzierung. Daher wird die Stanzenbiopsie mit der Möglichkeit der histologischen Differenzierung oft notwendig werden (s. Kapitel IV. Neoplasmen der Pleura, V. Neoplasmen des Mediastinums, VI. Gewächse des Zwerchfells, VII. Neoplasmen der Brustwand, Teilband B).

Die thorakoskopische Klärung ist immer dann möglich, wenn der Pleuraspalt frei und somit ein Pneumothorax anlegbar ist (Abb. 8, 10, 11, 12). Vergleichende Statistiken im individuellen Vergleich der Methoden Feinnadelpunktion, Stanzenbiopsie und Thorakoskopie fehlen. Die Überlegenheit der Thorakoskopie besteht aber in der Möglichkeit der makroskopischen Inspektion und der gezielten Biopsie durch Punktion oder Zange. Liegen keine Verwachsungen vor, ist die thorakoskopische Diagnose makroskopisch und morphologisch mit großer Sicherheit möglich (BRANDT et al. 1983).

Wenn der Pleuraspalt durch Verschwartungen verlötet und die Anlage eines Pneumothorax nicht möglich ist, ist nach der Feinnadelpunktion die Stanzen-

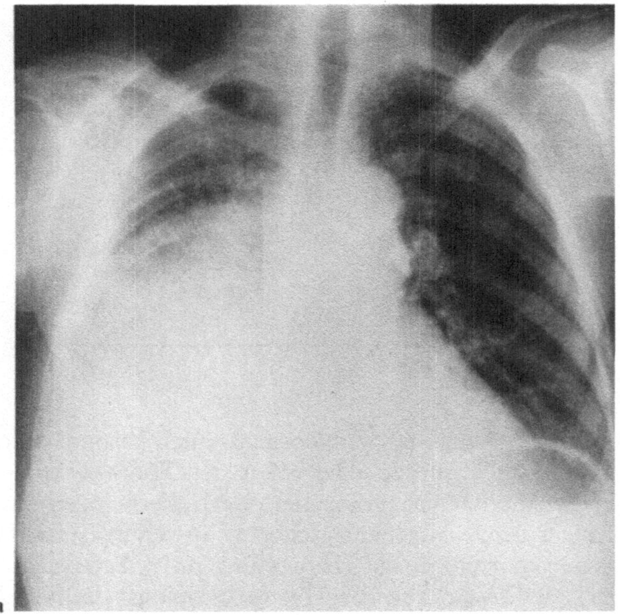

Abb. 7a, b. *In die Pleura parielis metastasiertes Adeno-Karzinom mit Pleuraerguß.* Im Pleuraerguß
keine Tumorzellen nachweisbar. Sicherung durch thorakoskopische Biopsie. Anschließende Pleurodese. *1* Brustwand, *2* Lunge, → noduläre Metastasen, ↱ pleuraler Lymphknoten. (A.Nr. 2016/81,
Frau, 77 J.)

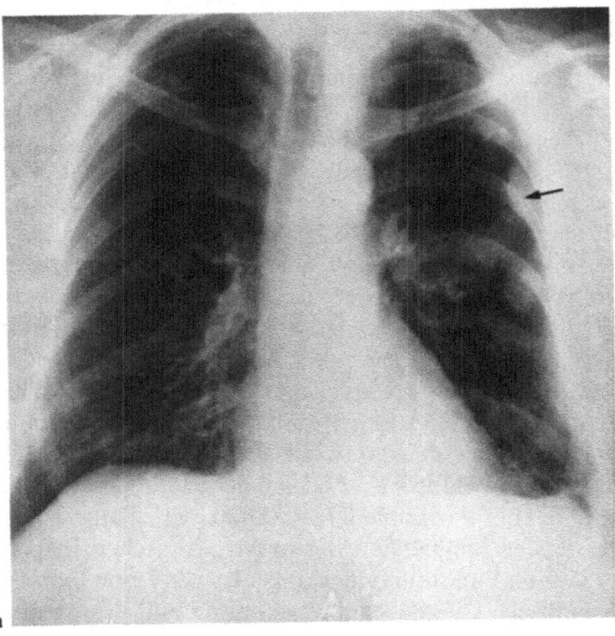

Abb. 8a, b. *Papillär-adenoides Pleuramesotheliom ohne Pleuraerguß.* Sicherung durch thorakoskopische Pleurabiopsie. Stellung der Indikation zur Operation. *1* Brustwand, → Tumorknoten.
(A.Nr. 747/72, Mann, 60 J.)

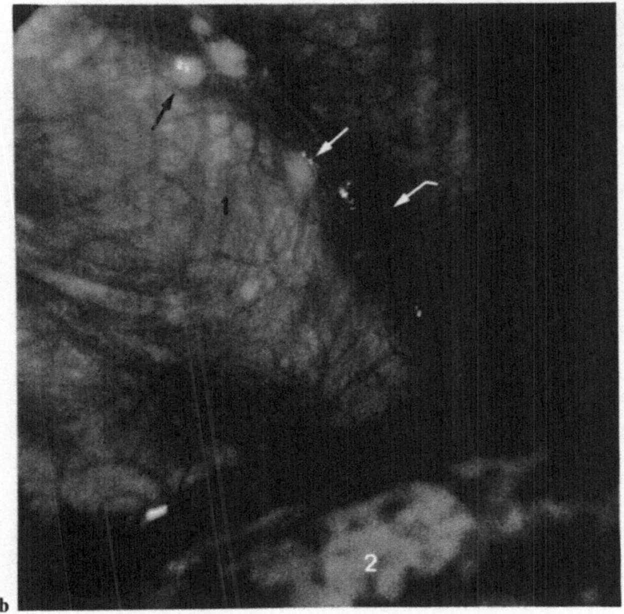

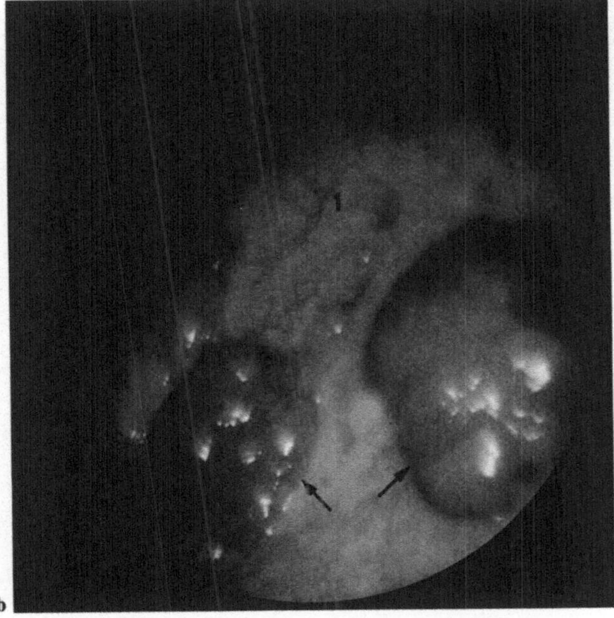

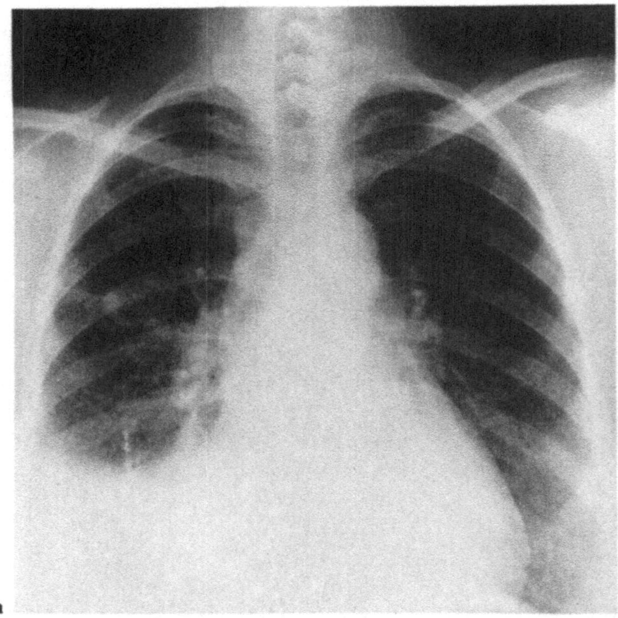

Abb. 9a, b. *Noduläre Lungenmetastasen eines azinös-papillären Adenokarzinoms mit Pleuraerguß.* Sicherung nur durch thorakoskopische Lungenbiopsie. *1* Brustwand (tumorfrei), *2* Oberlappen, *3* Unterlappenspitze, *4* Mittellappen, → Metastasen z.T. mit hämorrhagischem Randwall (A.Nr. 1688/81, Frau, 37 J.)

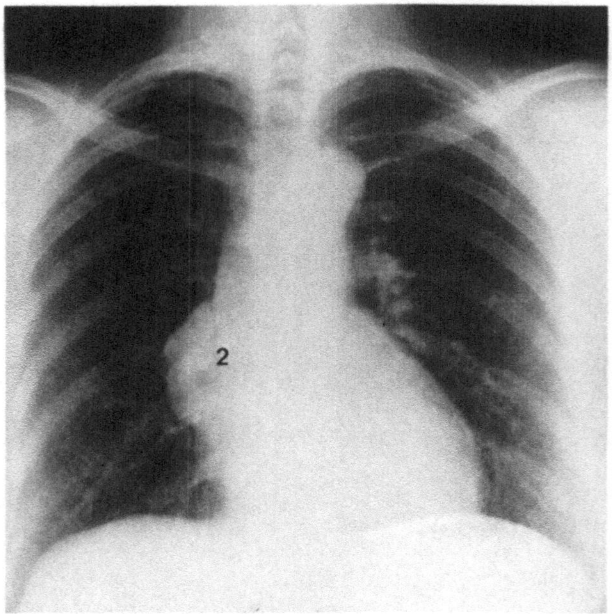

Abb. 10a, b. *Thymom im rechten vorderen Mediastinum.* Die thorakoskopische Feinnadelpunktion ergab zytologisch einen lymphoiden Tumor. Im Operationspräparat Thymom mit angedeutet maligner Potenz. *1* vorderes Mediastinum, *2* gekapseltes Thymom, *3* zurückgefallene Lunge. (A.Nr. 2778/78, Frau, 47.J.)

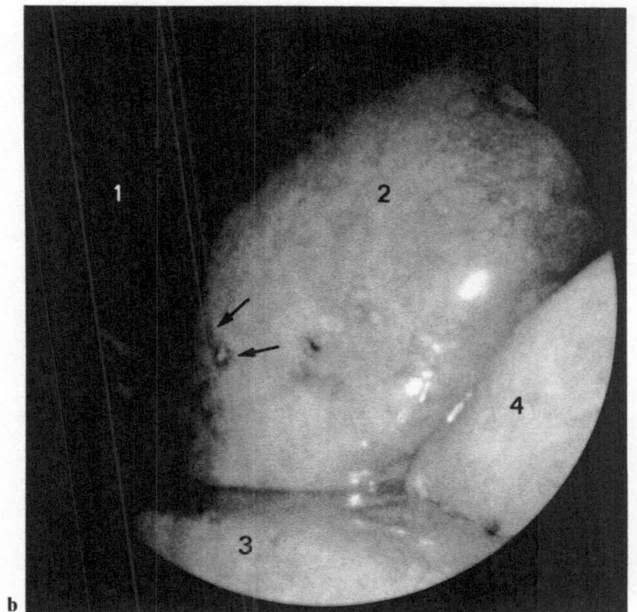

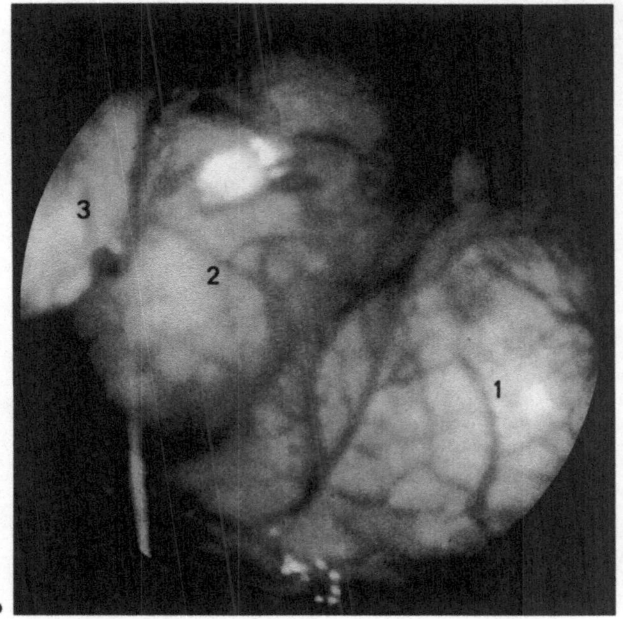

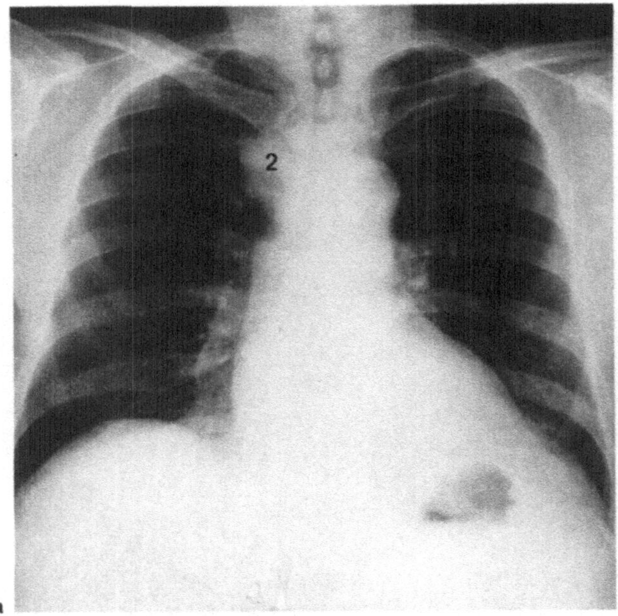

Abb. 11a, b. *Neurolemnofibrom im rechten vorderen Mediastinum.* Thorakoskopische Klärung nach Anlage eines diagnostischen Pneumothorax durch Stanzenbiopsie. *1* Brustwand, *2* Mediastinaltumor, *3* Lunge. (A.Nr. 2678/80, Mann, 58 J.)

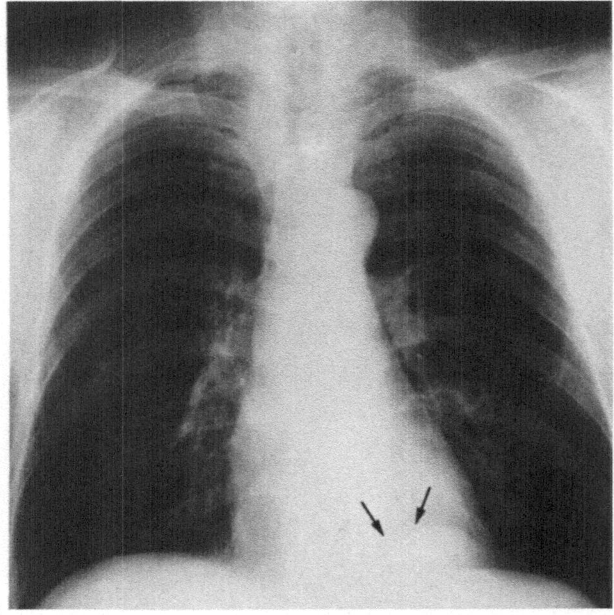

Abb. 12a, b. *Lipom im Zwerchfell links.* Nach Anlage eines diagnostischen Pneumothorax gezielte Zangenbiopsie. Keine Indikation zur Thorakotomie. *1* Zwerchfell, *2* Lipom, *3* hinteres Mediastinum. (A.Nr. 325/68, Mann, 61 J.)

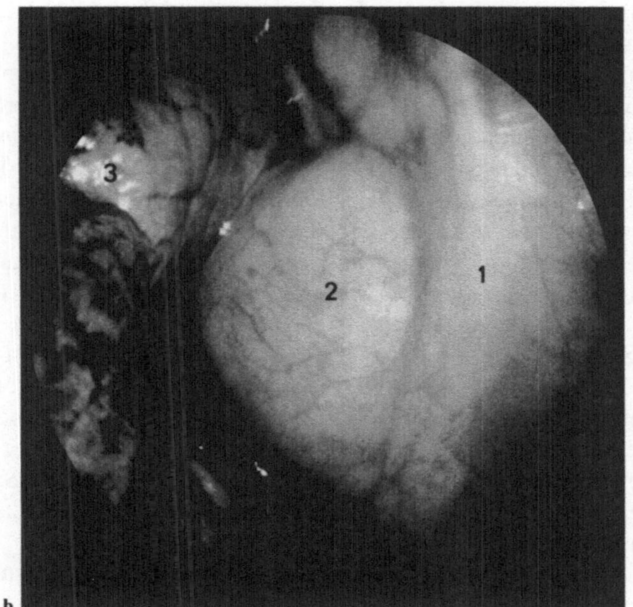
3
2
1
b

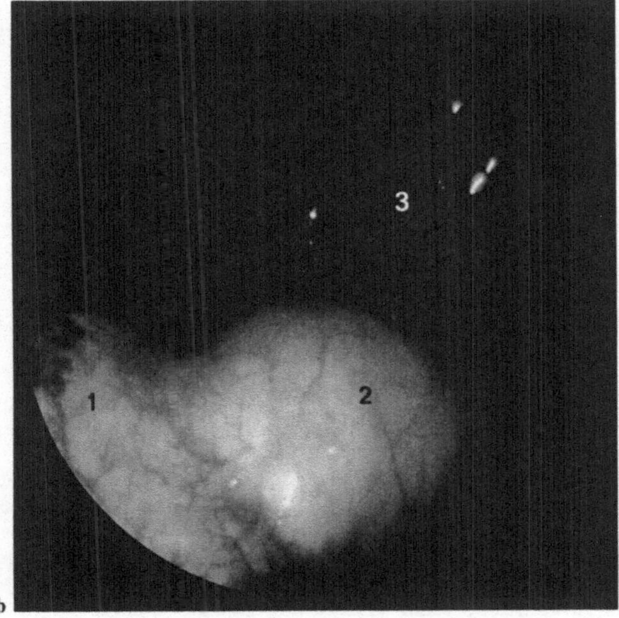
3
1
2
b

biopsie anzustreben. Bei dem derben Bindegewebe sind Trucut-Nadeln vorzuziehen (Zavala u. Bedell 1972).

Eine besondere Indikation besteht bei Verdacht auf disseminierte Lungenherde ohne Pleuraerguß. Dies betrifft das Bronchioloalveolarzellkarzinom ebenso wie die Lungenmetastasen organferner Tumoren, seltener isolierte subpleural gelegene Metastasen (Brandt et al. 1983). Die Thorakoskopie sollte hier bei negativem bronchoskopischem Befund vorgenommen werden. Sie bietet sich besonders dann an, wenn ein Pneumothorax entstanden ist als Folge der peripheren transbronchialen Lungenbiopsie oder auch nach transkutaner Feinnadelpunktion. Auch wenn der überwiegende Teil einer pulmonalen disseminierten Streuung nicht subpleural liegt, finden sich thorakoskopisch fast immer an einzelnen Stellen erkennbare Herde (Abb. 9) oder Einziehungen im Interlobium, die der Biopsie zugänglich sind. Sicherlich besteht bei der Biopsie solcher Herde die Gefahr der Implantation von Zellen in die Pleura, jedoch erscheint die aggressive thorakoskopische Diagnostik bei Versagen anderer Methoden gerechtfertigt. Andere Ausschlußdiagnosen wie Lungenfibrosen, Sarkoidosen, Alveolarproteinosen und andere Krankheiten lassen sich so gut erkennen (Einzelheiten s. Brandt et al. 1983).

Die Diagnostik pleuranaher Tumoren bei fehlendem Pleuraerguß wird also eher schrittweise von der Feinnadelpunktion über die Stanzenbiopsie gehen. Bei Lungenherden dürfte in der Regel die Thorakoskopie erst bei Versagen der transbronchialen peripheren Biopsie indiziert sein (Loddenkemper 1982), bei Herden am Mediastinum (Abb. 10 und 11) oder im Bereich des Zwerchfells (Abb. 12) bietet sich die Thorakoskopie als primäre diagnostische Maßnahme an (Brandt et al. 1983). Die thorakoskopische Klärung von mediastinalen und hilären Lymphomen (Auersbach et al. 1953) ist hingegen heute die Domäne der Mediastinoskopie.

Literatur

Abrams LD (1958) A pleural-biopsy punch. Lancet I:30–31

Artvinli M, Sahin AA, Altinörs M, Baris YI (1981) Thoracoscopy in the diagnosis of environmental natural mineral fiber-induced pleural diseases. Poumon-Coeur 37:245–247

Atay Z (1980) Die cytologische Untersuchung des Pleurapunktates. Kongr Ber Wiss Tag Norddtsch Ges Lungen- und Bronchialheilk 16:165–174

Auersbach K, Grunze H, Trautmann F (1953) Zytologische Diagnostik unklarer isolierter Hilusveränderungen durch gezielte Punktion. Tbk arzt 7:123–128

Ball WC Jr (1981) Thoracentesis and pleural biopsy. In: Sackner MA (ed) Diagnostic techniques in pulmonary disease, part II (Lung biology in health and disease, vol 16). Dekker, New York, pp 541–566

Bergquist S, Nordenstam H (1966) Thoracoscopy and pleural biopsy in the diagnosis of pleurisy. Scand J resp Dis 47:64–74

Boutin C, Arnaud A, Farisse P, Viallat J, Choux R, Aimard A, Belnet M (1975) Les biopsies pleurales: Incidents et rentabilité actuelle de la biopsie à l'aiguille d'Abrams. A propos de 1000 prélèvements. Intérêt de la biopsie pleuroscopique. Poumon-Coeur 31:317–321

Boutin C, Farisse P, Viallat JR, Cargnino P, Choux R (1979) La thoracoscopie dans le mésothéliome pleural. Intérêt diagnostique, pronostique et thérapeutique. Rev Fr Mal Respir 7:680–686

Boutin C, Viallat JR, Cargnino P, Farisse P (1981) Thoracoscopy in malignant pleural effusions. Am Rev Respir Dis 124:588–592

Brandt H-J (1963) Technik der Hilus und Mediastinalpunktion während der Thorakoskopie. In: Grunze H (Hrsg) Zytologie der Thoraxkrankheiten. Enke, Stuttgart

Brandt H-J (1977) Endoskopie und Biopsie in der Diagnostik pneumologischer Krankheiten. Prax Pneumol 31:384–401

Brandt H-J, Kund H (1964) Die Leistungsfähigkeit der diagnostischen Thorakoskopie. Prax Pneumol 18:304–322

Brandt H-J, Loddenkemper R (1981) Voraussetzungen für die operative, radiologische und zytostatische Behandlung intrathorakaler Tumoren. Prax Pneumol 35:851–864

Brandt H-J, Mai J (1971) Differentialdiagnose des Pleuraergusses durch Thorakoskopie. Pneumonologie 145:192–203

Brandt H-J, Loddenkemper R, Mai J (1983) Atlas der diagnostischen Thorakoskopie. Thieme, Stuttgart

Bronzini E, Carli C (1967) Confronto fra risultati dell'esame citologico del versamento e dell'esame istologico dell'agobiopsia nella patologia pleurica. Arch De Vecchi Anat Pathol 50:389–403

Canto A (1981) Thoracoscopie: résultats dans les cancers de la plèvre. Poumon-Coeur 37:235–239

Carr DT, Power MH (1958) Clinical value of measurements of concentration of protein in pleural fluid. N Engl J Med 259:926–927

Chernow B, Sahn SA (1977) Carcinomatous involvement of the pleura. An analysis of 96 patients. Am J Med 63:695–702

Chrétien J, André-Bougaran J (1967) La ponction-biopsie de la plèvre pariétale à l'aiguille dans le diagnostic étiologique des épanchements pleuraux. Etude des 847 préparations. Bull Soc Méd Paris 118:1143–1154

Cope C, Bernhardt H (1963) Hook-needle biopsy of pleura, pericardium and synovium. Am J Med 35:189–195

DeCamp PT, Moseley PW, Scott ML, Hatch HB Jr (1973) Diagnostic thoracoscopy. Ann Thorac Surg 16:79–84

Dewald G, Dines DE, Weiland LH, Gordon H (1976) Usefulness of chromosome examination in the diagnosis of malignant pleural effusions. N Engl J Med 295:1494–1500

Dines DE, Pierre RV, Franzen SJ (1975) The value of cells in the pleural fluid in the differential diagnosis. Mayo Clin Proc 50:571–572

Donohoe RF, Katz S, Matthews MJ (1958) Pleural biopsy as an aid in the etiologic diagnosis of pleural effusion: Review of the literature and report of 132 biopsies. Ann Intern Med 48:344–362

Enk B, Viskum K (1981) Diagnostic thoracoscopy. Eur J Respir Dis 62:344–351

Frist B, Kahan AV, Koss LG (1979) Comparison of the diagnostic values of biopsies of the pleura and cytologic evaluation of pleural fluids. Am J Clin Pathol 72:48–51

Graham GG, McDonald JR, Clagett OT, Schmidt HW (1953) Examination of pleural fluid for carcinoma cells. J Thorac Surg 25:366–370

Hampson F, Karlish AJ (1961) Needle biopsy of the pleura in the diagnosis of pleural effusion. A report of 118 cases. Q J Med 30:249–255

Hanson G, Phillips T (1962) Pleural biopsy in diagnosis of thoracic disease. Br Med J II:300–303

Haußer R (1965) Über die diagnostische gezielte Gewebspunktion bei unklaren Lungen-, Pleura- und Mediastinalprozessen. Dtsch Med Wochenschr 90:1809–1819

Hirsch A, Ruffie P, Nebut M, Bignon J, Chrétien J (1979) Pleural effusion: laboratory test in 300 cases. Thorax 34:106–112

Hoff DD von, Livolsi V (1975) Diagnostic reliability of needle biopsy of the parietal pleura. A review of 272 biopsies. Am J Clin Pathol 64:200–203

Huguenin-Dumittan S, Dottrens A (1981) Résultats de la biopsie pleurale à l'aiguille. Poumon-Coeur 37:35–50

Huzly A (1967) Pleurapunktion, Thorakoskopie und interkostale Pleuradrainage. In: Brandt G, Kunz H, Nissen R (Hrsg) Intra- und postoperative Zwischenfälle, Bd I. Thieme, Stuttgart, S 128–132

Jacobaeus HC (1910) Über die Möglichkeit, die Zystoskopie bei Untersuchung seröser Höhlen anzuwenden. Münch med Wochenschr 57:2090–2092

Järvi OH, Kunnas RJ, Laitio MT, Tyrkkö JES (1972) The accuracy and significance of cytologic cancer diagnosis of pleural effusion. Acta Cytol (Baltimore) 18:152–158

Jenkinson St G, Banschbach MW (1982) Radioimmunoassay determinations of prostaglandin E in pleural effusions of varying causes. Am Rev Respir Dis 126:21–24

Karlish AJ, Hampson F, Hemsted EH (1970) Etiological factors in pleural effusion. Bronches 20:28–40

Kuntz E (1968) Die Pleuraergüsse. Differentialdiagnose, Klinik und Therapie. Urban & Schwarzenberg, München Berlin Wien

Lamy B, Canet B, Martinet Y, Lamaze R (1980) Evaluation des moyens diagnostiques dans les épanchements pleuraux. Poumon-Coeur 36:83–94

Leggat PO (1959) Needle biopsy of the parietal pleura in malignant disease. Br Med J II:478–479

Levine H, Cugell DW (1962) Blunt-end needle biopsy of pleura and rib. Arch Intern Med 109:516–525

Light RW, MacGregor MJ, Luchsinger PC, Ball WC Jr (1972) Pleural effusions: The diagnostic separation of transudates and exudates. Ann Intern Med 77:507–513

Light RW, Erozan YS, Ball WC Jr (1973) Cells in pleural fluid. Arch Intern Med 132:854–860

Loddenkemper R (1981) Thoracoscopy: results in non cancerous and idiopathic pleural effusions. Poumon-Coeur 37:261–264

Loddenkemper R (1982) Indications for thoracoscopy in diffuse pulmonary diseases (abstr). Eur J Respir Dis [Suppl] 63:125, 73

Loddenkemper R, Mai J, Scheffler N, Brandt H-J (1978) Wertigkeit bioptischer Verfahren beim Pleuraerguß: Individueller Vergleich zwischen Exsudatuntersuchung, Stanzenbiopsie und Thorakoskopie. Prax Pneumol 32:334–343

Loddenkemper R, Engel J, Fabel H, Konietzko N, Magnussen H (1982) Diagnostisches Vorgehen beim Pleuraerguß. Prax Klin Pneumol 36:447–449

Loddenkemper R, Grosser H, Gabler A, Mai J, Preussler H, Brandt H-J (1983) Prospective evaluation of biopsy methods in the diagnosis of malignant pleural effusions. Intrapatient comparison between pleural fluid cytology, blind needle biopsy and thoracoscopy. Am Rev Respir Dis [Suppl 4] 127:114

Loire R, Brune J, Vitrey D, Galy P (1974) La ponction-biopsie pleurale à l'aiguille d'Abrams. Confrontation entre histopathologie et évolution clinique chez 1078 sujets. Lyon Méd 231:235–242

Lopes Cardozo P (1974) Leistungsfähigkeit der Zytologie bei Pleuraergüssen. Thoraxchirurgie 22:381–386

Lowell JR (1977) Pleural effusions. A comprehensive review. University Park Press, Baltimore London Tokyo

Maaßen W (1972) Direkte Thorakoskopie ohne vorherige oder mögliche Pneumothoraxanlage. Endoskopie 4:95–98

Macquet TV, Leduc M, Lafitte P (1968) Valeur de la biopsie pleurale à l'aiguille dans le diagnostic des épanchements pleuraux. Lille Méd 13:151–157

Martensson G (1981) Thoracoscopy in the diagnosis of malignant mesothelioma. Poumon-Coeur 37:249–251

Mestitz P, Purves J, Pollard AC (1958) Pleural biopsy in diagnosis of pleural effusion: Report of 200 cases. Lancet II:1349–1353

Migueres J, Jover A, Bouissou H, Rumeau JL, Armisen R, Escamilla E (1981) Place de la ponction-biopsie à l'aiguille et du cyto-diagnostic dans le diagnostic des pleurésies malignes. Poumon-Coeur 37:29–34

Miller JI, Hatcher CR (1978) Thoracoscopy: a useful tool in the diagnosis of thoracic disease. Ann Thorac Surg 26:68–72

Mouriquand C, Augusseau S, Moriquand J, Breyton M, Paramelle B (1977) Quelques aperçus sur les méthodes d'études actuelles de la cytologie pleurale. Rev Fr Mal Respir [Suppl 2] 5:113–120

Mürtz R, Begenat H (1970) Die Lungenbiopsie und ihre diagnostische Wertigkeit. Internist 11:392–401

Mungall IPF, Cowen PN, Cooke NT, Roach TC, Cooke NJ (1980) Multiple pleural biopsy with the Abrams needle. Thorax 35:600–602

Oldenburg FA Jr, Newhouse MT (1979) Thoracoscopy. A safe, accurate diagnostic procedure using the rigid thoracoscope and local anesthesia. Chest 75:45–50

Otto W, Schiessle W, Könn G (1971) Bioptische Diagnostik endothorakaler Erkrankungen. In: Hein J, Uehlinger E (Hrsg) Erg ges Lungen- u Tuberk-Forschung, Bd 20. Thieme, Stuttgart

Palojoki A (1981) Thoracoscopy in the diagnosis of pleural diseases. Poumon-Coeur 37:63–65

Pillay VKG (1965) Total proteins in serous fluids in cardiac failure. S Afr Med J 39:142–143
Prakash UBS, Dines EE (1981) Thoracentesis, pleural biopsy and pleuroscopy. Semin Respir Med 3:42–53
Rao NV, Jones PO, Greenberg SD, Bahar D, Daysog AO Jr, Schweppe HI, Jenkins DE (1965) Needle biopsy of parietal pleura in 124 cases. Arch Intern Med 115:34–41
Rome DS (1964) Diskussion zu: Grunze H: The comparative diagnostic accuracy, efficiency and specificity of cytologic technics used in the diagnosis of malignant neoplasm in serous effusions of the pleural and pericardial cavities. Acty Cytol 8:150–163
Ryan CJ, Rodgers RF, Unni KK, Hepper NGG (1981) The outcome of patients with pleural effusion of indeterminate cause at thoracotomy. Mayo Clin Proc 56:145–149
Salyer WR, Eggleston JC, Erozan YS (1975) Efficacy of pleural needle biopsy and pleural fluid cytopathology in the diagnosis of malignant neoplasm involving the pleura. Chest 67:536–539
Samuels ML, Old JW, Howe CD (1958) Needle biopsy of pleura. An evaluation in patients with pleural effusion of neoplastic origin. Cancer 11:980–983
Scerbo J, Keltz H, Stone DJ (1971) A prospective study of closed pleural biopsies. J Amer med Ass 218:377–380
Sison BS, Weiss W (1962) Needle biopsy of the parietal pleura in patients with pleural effusion. Br Med J II:298–300
Spriggs AI, Boddington MM (1968) The cytology of effusions, 2nd edn. Heinemann, Medical books LTD, London
Storey DD, Dines DE, Coles DT (1976) Pleural effusion. A diagnostic dilemma. JAMA 236:2183–2186
Swierenga J, Wagenaar JPM, Bergstein PGM (1974) The value of thoracoscopy in the diagnosis and treatment of diseases affecting the pleura and lung. Pneumonologie 151:11–18
Unverricht (1882) Beiträge zur klinischen Geschichte der krebsigen Pleuraergüsse. Z klin Med 4:79–100
Voellmy W (1981) Résultats diagnostiques de la thoracoscopie dans les affections du poumon et de la plèvre. Poumon-Coeur 37:67–73
Zavala DC, Bedell GN (1972) Percutaneous lung biopsy with a cutting needle. Am Rev Respir Dis 106:186–193

V. Supraklavikuläre Lymphknotenbiopsie, Mediastinoskopie

W. Maassen

Mit 1 Abbildung und 7 Tabellen

A. Supraklavikuläre Lymphknotenbiopsie nach Daniels

Obwohl seit langer Zeit (Virchow 1848; Stevens 1907; Most 1908) sowohl der metastatische Befall der supraklavikulären Lymphknoten wie auch Verbindungen zu den mediastinalen Lymphknoten bekannt waren, erweckte erst Daniels 1949 daran das klinische Interesse.

Neu bei der nach ihm benannten Lymphknotenbiopsie war, daß er den *präskalenischen Fettkörper bei nichtpalpablen Lymphknoten* entnahm und darin Veränderungen nachweisbar waren, die Aufschluß über thorakale Erkrankungen gaben.

I. Technik des Eingriffs

Von einer kleinen supraklavikulären Inzision aus wird lateral von der Vena jugularis externa der *präskalenische Fettkörper* aufgesucht und in toto exstirpiert. In geübter Hand muß anschließend der Nervus phrenicus vor dem Scalenusmuskel zu sehen sein, außerdem wird der erfahrene Untersucher palpatorisch die retroklavikularen Lymphknoten überprüfen und ggf. auch die sogenannten Angulus venosus-Lymphknoten einbeziehen.

Bei thorakalen Prozessen wird der Eingriff in der Regel rechtsseitig vorgenommen.

Synonyme. Daniels'sche Biopsie, retro- oder supraklavikuläre Lymphknotenbiopsie, präskalenische Lymphknotenbiopsie, Skalenus-Lymphknotenbiopsie, deep-fat-pad-biopsy

Die Ergebnisse unterscheiden sich deutlich, wenn zwischen der *Exstirpation palpabler und nichtpalpabler Lymphknoten* differenziert wird.

II. Ergebnisse bei bösartigen Erkrankungen

Postmortale Untersuchungen (Klingenberg 1964; Toremalm 1971) weisen lediglich auf die Beteiligung der supraklavikulären Lymphknoten hin, für die klinische Diagnostik spielen diese Ergebnisse nur eine geringe Rolle. Nach einer eigenen Zusammenstellung (1967) ergab sich bei 1217 Sektionen und 2434 Untersuchungen, die also alle doppelseitig vorgenommen wurden, bei wenigen Bronchialkarzinomen ein Positiv/Negativverhältnis von 28:33, bei Lymphogranulomatose von 18:16, bei anderen malignen Erkrankungen allerdings 152:206, in 29 Fällen wurden keine Lymphknoten gefunden.

Klinische Studien. Eine Sammelstatistik über die Veröffentlichungen von 1951 bis 1965 (MAASSEN 1967) ergab für 6868 Untersuchungen ein diagnostisches Ergebnis in 31%, wobei allerdings die Zahlen zwischen 10,5% und 59,5% schwankten, da beinahe die Hälfte der Untersucher auch bei palpablen Lymphknoten die Resultate verwerteten. Schlüsselte man die Ergebnisse nach den Grundkrankheiten auf, so fanden sich die meisten positiven Befunde bei malignen Erkrankungen.

Tabelle 1. Ergebnisse der Daniels'schen Lymphknotenbiopsie (MAASSEN 1967)

	Gesamtzahl	positiv
Bronchialkarzinom	1592	399 = 25,1%
Andere metastasierende Neubildungen	171	63 = 36,9%
Maligne Mediastinalerkrankungen	52	16 = 30,8%
M. Hodgkin	87	66 = 75,9%
Sarkoidose	818	510 = 62,3%
Tuberkulose	272	72 = 26,5%
Silikose	43	12 = 27,9%
Sonstiges	717	39 = 5,4%
Keine Lymphknoten	23	
	3775	1177 = 31,2%

Bei 14 Autoren (1987 Untersuchungen) mit Einbeziehung palpabler Lymphknoten bestand ein positives Ergebnis in 34,5%, bei 12 Autoren (1627 Untersuchungen) ohne palpable Lymphknoten nur in 26,9% (MAASSEN 1967).

Routinemäßige Biopsien nach Daniels bei Bronchialkarzinom (MAASSEN 1967) ergaben für 1230 Patienten 150mal den Nachweis von Metastasen (= 12,2%).

Eigene Untersuchungen bei 575 Patienten mit simultanen Untersuchungen mittels supraklavikulärer Lymphknotenbiopsie und Mediastinoskopie zeigten, daß die Mediastinalbiopsie in 54% allein positiv war, beide in 46% (bei Bronchialkarzinom 74 bzw. 26%, bei anderen malignen Erkrankungen 57 bzw. 43%). Gerade maligne systemische Erkrankungen sind auch bei supraklavikulärer Lymphknotenbiopsie oft zu diagnostizieren (MAASSEN 1967).

Da die Daniels'sche Biopsie gegenüber der Mediastinoskopie deutlich geringere Ergebnisse aufwies, die Probethorakotomiequote nach negativem Ausfall bei Bronchialkarzinomen noch sehr hoch war (AKOVBIANTZ 1977; MAASSEN 1962, 1964, 1967, 1974; MAASSEN u. GRESCHUCHNA 1971, 1975; OTTE et al. 1971), wird diese Methode nur noch an wenigen Stellen geübt.

III. Komplikationen

Nach HABICHT (1961) ergeben sich *Komplikationsmöglichkeiten* aus der Verletzung großer Gefäße (Vena jugularis interna, Vena subclavia, Arteria transversa scapulae), auch kann bei zu tiefer Präparation der Nervus phrenicus geschädigt werden wie auch der Ductus thoracicus, rechts der Truncus lymphaticus dexter. Die Nähe der Pleura kann zum iatrogenen Pneumothorax führen. Nachblutungen aus kleineren Gefäßen, Serombildungen und sekundäre Wundheilungen sind von geringerem Interesse.

OTTE et al. (1971) errechneten aus 3476 Eingriffen 9mal Verletzungen großer Venen (1 tödlich infolge Luftembolie), 1mal eine Verletzung der in diesem Bereich verlaufenden Arterien, 18mal Verletzung der großen Lymphgefäße, teilweise mit nachfolgendem Chylothorax, 5mal eine Phrenicusläsion mit Zwerchfellparese, 4mal eine Sympathicusschädigung mit Auftreten eines Horner-Syndroms, 1mal eine Rekurrensschädigung und 4mal Nervenschädigungen mit peripheren sensiblen Ausfällen. 4mal trat ein Pneumothorax auf, 2mal mit tödlichem Ausgang, sonst fanden sich 5 Luftembolien, 27 Nachblutungen und 15 andere Folgen. Insgesamt waren 8 Todesfälle zu verzeichnen ($=0,2\%$), Summe der Komplikationen überhaupt $98 = 3\%$.

IV. Erweiternde Untersuchungen

DENCK und WURNIG (1956/57) empfahlen die doppelseitige Exploration, HARKEN et al. (1954) legten mit einem Laryngoskop retroklavikulär die paratrachealen oberen Lymphknoten frei.

Wichen die übrigen Ergebnisse bei diesem Vorgehen nicht ab, konnten die Autoren allerdings bei fast 40% der Patienten mit Bronchialkarzinom Metastasen nachweisen. RADNER (1955) zeigte erstmals die Möglichkeit auf, von einer Schnittführung in der Fossa jugularis die oberen paratrachealen Lymphknoten erreichen zu können. 1960 gewannen LUI et al. von der jugularen Inzision aus sowohl bilateral eine Biopsie nach DANIELS als auch nach Spaltung der tiefen Halsfaszie Lymphknotenexzisionen beiderseits der Trachea.

B. Mediastinoskopie

Die Bedeutung der präskalenischen Lymphknotenbiopsie erklärt sich daraus, daß in der supraklavikulären Region nicht nur die Lymphe aus den entsprechenden Bereichen des Kopfes und des Halses bzw. der Schultern und Arme zusammenfließen, sondern die großen Sammelgefäße des Brustkorbes rechts neben dem Abfluß der gleichseitigen Brustorgane und des Brustwandbereiches auch noch die Lymphe von Teilen der linken Lunge zuführen, wogegen links die restlichen Anteile der linken Lunge, insbesondere aber die Lymphabflußwege der Abdominalorgane und beider unterer Extremitäten verlaufen. Viele Autoren (BRUNNER 1960; LUDWIG 1961; STRÄULI 1960; ZSCHIESCHE 1962) sahen deshalb in der supraklavikulären Region ein *Zentrum der lymphogenen Krebsmetastasierung*.

Für die thorakalen Erkrankungen war der Zugang, den CARLENS 1959 durch die von ihm entwickelte Mediastinoskopie zu den *mediastinalen Lymphknoten* eröffnete, verständlicherweise deshalb von größter Bedeutung. Einmal war eine doppelseitige Gewebsentnahme vom Jugulum aus möglich, zum zweiten wurde der Untersuchungsbereich bis zu den Bifurkationslymphknoten ausgedehnt. Neben der *Bronchoskopie und vor der chirurgischen Lungenbiopsie stellt sie die wichtigste bioptische Methode zur Differentialdiagnose ätiologisch unklarer Lungenerkrankungen und insbesondere zur prognostischen Beurteilung des Bronchialkarzinoms dar*.

I. Technik der kollaren Mediastinoskopie nach Carlens

Bei der Mediastinoskopie handelt es sich nicht um eine Untersuchung bestehender Körperhöhlen oder Rohrsysteme, vielmehr um einen chirurgisch zu gewinnenden Zugangsweg in der Weise, daß man von einer kleinen collaren Inzision oberhalb des Jugulums in der Mittellinie auf die Trachea vordringt unter Spreizung der geraden Halsmuskeln. Unmittelbar der Trachea liegt die tiefe Halsfaszie auf, die gespalten werden muß. Störende Venen, insbesondere bei oberer Einflußstauung (nur bei extremem Ausmaß eine Kontraindikation zur Untersuchung), können unterbunden und durchtrennt werden. Im Prinzip gleicht das Vorgehen dem bei einer inferioren Tracheotomie. Nach Spaltung der tiefen Halsfaszie kann man mit dem Finger entlang der Trachea einen Tunnel schaffen, der durch die anschließende instrumentelle Präparation bis zur Bifurkation unter Freilegung beider Hauptbronchien erweitert wird. Auf diese Weise kann man die prätrachealen, die beiderseits paratrachealen, die tracheobronchialen Lymphknoten und die in der Bifurkation entnehmen, wobei man sich hier auf die anteriore Gruppe beschränkt, die hintere Gruppe ist prognostisch nicht von gleicher Bedeutung. Nach Abschluß der Untersuchung werden lediglich die geraden Halsmuskeln durch Naht wieder vereinigt, nach subkutaner Naht die Wundränder wieder adaptiert.

Die Untersuchung stellt eine *Kombination von Biopsie und Endoskopie* dar, da der endoskopische Aspekt (MAASSEN 1967) auch zur Differentialdiagnose beizutragen vermag (Sarkoidose/Tuberkulose).

Unterscheidet man drei Mediastinalbereiche, nämlich das vordere Mediastinum vor dem Herzen und den großen Gefäßen, das mittlere mit diesen Organen, so erstreckt sich der *Untersuchungsbereich auf das hintere Mediastinum*. Die vorderen weniger bedeutenden Lymphabflußwege sind der Untersuchung nicht zugänglich.

In der Regel wird die Untersuchung in Endotrachealnarkose vorgenommen, um die Psyche des Patienten zu schonen und das Operationsfeld ruhigzustellen.

Durch die passive Beatmung kann man bei Verletzung der Pleura auch eine Pneumothoraxentstehung verhindern, ebenfalls eine Luftembolie bei der Verletzung venöser Gefäße sowie Irritationen der Pressorezeptoren am Aortenbogen und Sinus caroticus.

Re-Mediastinoskopien sind ebenfalls möglich. Schwierigkeiten bestehen eigentlich nur an der Eingangsstelle, da zwischen der linken Vena brachiocephalica und der Vorderwand der Trachea Verwachsungen bestehen können. Hat man diese vorsichtig gelöst, ergeben sich keine weiteren technischen Schwierigkeiten.

II. Ergebnisse

1. Allgemeine Ergebnisse (kurze Übersicht)

In den drei Indikationsgruppen fanden wir (Maassen u. Greschuchna 1975) folgende Ergebnisse (1961 bis 1974):

		positiv
Gruppe I	1076 mediastinale und/oder hiläre Prozesse	887 = 82,4%
Gruppe II	1456 Lungenveränderungen unklarer Ätiologie	634 = 43,5%
Gruppe III	1487 routinemäßig bei Bronchuskarzinom	540 = 36,3%
	4019	2061 = 51,3%

Zu I.: Grundsätzlich läßt die Mediastinoskopie eine *Sarkoidose* praktisch immer bestätigen, bei unklaren Veränderungen umgekehrt auch ausschließen. *Mediastinale Lymphknotentuberkulosen* sind in gleicher Weise erkennbar, was auch für die *Silikose* gilt, mit geringen Ausnahmen auch für die *Lymphogranulomatose. Mediastinaltumoren* sind nur dann nachweisbar, wenn sie im Untersuchungsbereich liegen. Etwa die Hälfte dieser Tumoren entzieht sich im vorderen Mediastinum dem Nachweis. Handelt es sich allerdings um *Metastasen* extrapulmonaler Tumoren unbekannter Lokalisation, werden diese praktisch immer nachgewiesen, so daß man damit auch andere maligne Prozesse ausschließen kann. Nicht selten finden sich auch unerwartete Nachweise von Bronchuskarzinomen.

Zu II.: Hier gilt gleiches für die *Sarkoidose,* allerdings nicht für die *Lungentuberkulose,* die nur etwa in einem Viertel der Fälle eine Mediastinalbeteiligung zeigt. *Silikose* und *Siliko-Tuberkulose* lassen sich in einem hohen Prozentsatz nachweisen. Die negativen Biopsien beziehen sich vorwiegend auf unspezifische entzündliche Lungen- und Pleuraerkrankungen sowie benigne Lungentumoren.

2. Maligne Erkrankungen

a) Bronchialkarzinom

Bei routinemäßiger präoperativer Mediastinalexploration bei Verdacht auf oder Nachweis eines Bronchuskarzinoms fanden wir bei 1487 Patienten 540mal, also 36%, den Befall mediastinaler Lymphknoten (Maassen 1974; Maassen u. Greschuchna 1975).

Diese Ergebnisse entsprechen auch einer von Akovbiantz 1977 veröffentlichten Sammelstatistik, über 8228 Mediastinoskopien bei Bronchuskarzinom mit einem Metastasierungsnachweis in 35%. *Karzinome der rechten Lunge setzen häufiger mediastinale Metastasen als solche der linken Lunge,* auch bestehen Abhängigkeiten von der *Lappenlokalisation.* Die eigenen Ergebnisse werden durch andere Untersucher bestätigt.

Tabelle 2. Abhängigkeit der positiven Mediastinalbiopsie von der Seitenlokalisation des Primärtumors (AKOVBIANTZ 1977)

Autor	Mediastinoskopien					
	Rechte Lunge			Linke Lunge		
	Anzahl	positive	%	Anzahl	positive	%
JEPSEN (1966)	163	67	40	162	49	30
MAASSEN u. GRESCHUCHNA (1967)	366	142	39	309	99	30
SARRAZIN u. VOOG (1977)	93	43	46	99	38	38
GOLDBERG et al. (1974)	108	57	53	71	29	40
GUNSTENSEN u. WADE (1972)	95	29	30	82	14	17
PALVA et al. (1973)	168	83	49	170	76	45
AKOVBIANTZ (1977)	243	95	39	143	49	34

Tabelle 3. Häufigkeit der positiven Mediastinalbiopsie beim rechtsseitigen Oberlappenkarzinom (AKCVBIANTZ 1977)

Autor	Mediastinoskopien		
	Anzahl	positive	%
GOLDBERG et al. (1974)	75	46	60
JEPSEN (1966)	73	31	44
MAASSEN u. GRESCHUCHNA (1971)	376	137	36
PALVA et al. (1973)	89	47	53
SARRAZIN u. VOOG (1971)	53	20	38
AKOVBIANTZ (1977)	124	57	46

Tabelle 4. Häufigkeit der positiven Mediastinalbiopsie beim linksseitigen Oberlappenkarzinom (AKOVEIANTZ 1977)

Autor	Mediastinoskopien		
	Anzahl	positive	%
GOLDBERG et al. (1974)	48	20	40
JEPSEN (1966)	97	26	27
MAASSEN u. GRESCHUCHNA (1971)	381	103	27
PALVA et al. (1973)	96	43	49
SARRAZIN u. VOOG (1971)	61	22	36
AKOVBIANTZ (1977)	79	26	33

Dabei überwiegen nach eigenen Erfahrungen (Greschuchna u. Maassen 1971, 1973; Maassen 1967, 1974; Maassen u. Greschuchna 1971, 1975) die *zentralen* Bronchuskarzinome gegenüber den *peripheren* in ihrer mediastinalen Absiedlungsquote (917 zentrale/42% positiv, 1004 periphere/30% positiv).

Gleichzeitig besteht eine Abhängigkeit der Metastasierungsquote vom *Geschwulsttyp,* wobei die Zahlen für die verschiedenen Tumorformen bei allen Autoren überraschend gleichmäßig sind.

Tabelle 5. Häufigkeit der positiven Mediastinoskopie in Beziehung zum histologischen Geschwulsttyp (Akovbiantz 1977)

Autor	Mediastinoskopien					
	Pflasterzellkarzinom		anaplastisches und kleinzelliges Karzinom		Adenokarzinom	
	Anzahl	positive	Anzahl	positive	Anzahl	positive
Jepsen (1966)	190	47 (25%)	85	51 (60%)	26	11 (42%)
Maassen (1967)	439	142 (32%)	154	93 (60%)	–	–
Sarin u. Nohl (1969)	144	54 (37%)	103	70 (68%)	29	15 (50%)
Doctor (1974)	95	20 (22%)	57	28 (49%)	13	5 (40%)
Preciado (1973)	82	23 (28%)	92	54 (59%)	26 .	7 (27%)
Palva (1973)	119	39 (33%)	168	102 (61%)	25	13 (52%)
Goldberg (1974)	64	10 (16%)	97	64 (66%)	18	12 (66%)
Akovbiantz (1977)	274	83 (30%)	78	51 (65%)	34	10 (30%)

Die routinemäßige Anwendung der präoperativen Mediastinoskopie hat die *Zahl der Probethorakotomien und unvollständigen Resektionen drastisch einge-schränkt,* wobei deren Häufigkeit natürlich von der Erfahrung des Endoskopikers und des Operateurs abhängt. Die von Akovbiantz bis 1972 zusammengestellten Ergebnisse belegen dies eindrucksvoll (Tabellen 6 u. 7).

Von Interesse erscheint uns auch, daß *bei routinemäßiger präoperativer Mediastinoskopie für die einzelnen Tumorstadien sich in gleicher Weise ein Metasta-sennachweis ergab, gleichgültig, ob die Tumoren peripher oder zentral lagen* (Stadium I 11/11%, Stadium II 25/24%, Stadium III 70/71%) (Maassen u. Greschuchna 1975). Wie wir mehrfach nachgewiesen haben, werden bei der *lymphogenen Ausbreitung* des Bronchialkarzinoms auch die früher angenommenen typischen Metastasierungswege nicht eingehalten (Greschuchna 1981; Greschuchna u. Maassen 1971, 1973; Maassen 1967; Maassen u. Greschuchna 1971, 1975). Nach den früheren Vorstellungen (Cordier et al. 1958; Klingenberg 1964; Nohl 1962; Rouvière 1932) sollten die Karzinome der rechten Lunge ausschließlich ipsilateral (unter Einbeziehung der Bifurkationslymphknoten) metastasieren, die drei oberen Oberlappensegmente links ebenfalls, die basale Segmentgruppe des linken Unterlappens ausschließlich kontralateral, Karzinomen der Lingula und des linken apikalen Unterlappensegmentes wurde eine beiderseitige Metastasierungsmöglichkeit zugesprochen. Wie Abb. 1 darstellt (Greschuchna u. Maassen 1973), treffen diese Verhältnisse für klinische Unter-

Tabelle 6. Häufigkeit der Probethorakotomie beim Bronchuskarzinom nach negativer Mediastinoskopie (AKOVBIANTZ 1977)

Autor (Jahr)	Anzahl Fälle	Probethorakotomien	
		Anzahl	%
PALVA (1964)	56	13	29
REYNDERS (1964)	77	7	9
BERGH et al. (1965)	97	13	13
MAASSEN (1965)	395	36	9
VAN DER SCHAAR u. VAN LANTEN (1965)	72	5	7
DELARUE u. SRASBERG (1966)	94	6	6
JEPSEN (1966)	179	31	17
LINDER u. VOGT-MOYKOPF (1967)	131	14	11
NACHBUR (1968)	64	6	9
SARRAZIN u. VOOG (1968)	41	5	12
SARIN u. NOHL-OSER (1969)	120	7	6
MAASSEN u. GRESCHUCHNA (1971)	138	6	4
INBERG et al. (1972)	204	20	10
PEARSON et al. (1972)	356	15	4
AKOVBIANTZ (1977)	201	25	12

Tabelle 7. Probethorakotomierate beim Bronchuskarzinom nach negativen Daniels- und Mediastinalbiopsien (AKOVBIANTZ 1977)

Daniels-Biopsie Autor (Jahr)	bei Operation nicht resezierbar (%)	Mediastinoskopie Autor (Jahr)	bei Operation nicht resezierbar (%)
SKINNER (1955)	44	BERGH et al. (1964)	13
OTTOSEN (1956)	42	REYNDERS (1964)	9
DENCK u. WURNIG (1957)	20	MAASSEN (1965)	9
SCOTT (1957)	35	JEPSEN (1966)	17
CASSINELLI (1958)	47	LINDER u. VOGT-MOYKOPF (1967)	11
SHIELDS u. SHOCKET (1958)	35	SARIN u. NOHL-OSER (1969)	6
BOEREMA (1961)	45	INBERG et al. (1972)	10
MORGAN u. SCOTT (1962)	57	PEARSON et al. (1972)	4
REYNDERS (1963)	47	AKOVBIANTZ (1977)	12

suchungen nicht zu, wobei hier nicht nur Wege beschritten werden, die den früheren anatomischen Vorstellungen widersprechen, sondern auch Blockierungen der Lymphwege durch entzündliche Prozesse wie etwa abgelaufene Tuberkulosen und anderes eine Rolle spielen können.

b) Andere maligne Thoraxerkrankungen

Auf die Bedeutung der Mediastinalexploration nach CARLENS bei *malignen Mediastinalerkrankungen* wurde im Bereich der Krankheitsgruppe I bereits ein-

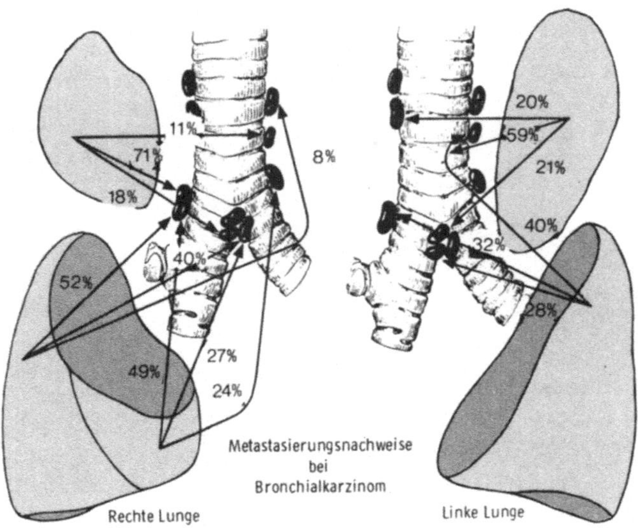

Abb. 1. Lymphogene Ausbreitung des Bronchialkarzinoms in Abhängigkeit von der Lappenlokalisation. (Nach GRESCHUCHNA u. MAASSEN 1973).

gegangen. Bei *malignen Pleuraprozessen* ergibt die Mediastinoskopie manchmal ein diagnostisches Ergebnis, die Stanzbiopsie bzw. chirurgische Pleurabiopsie ist hier natürlich vorzuziehen.

Beim *Ösophaguskarzinom und -sarkom* richtet sich nach AKOVBIANTZ (1977) die lymphogene Metastasierung nach der Lokalisation. Im oberen Drittel werden die paratrachealen und die unteren zervikalen Lymphknoten betroffen entlang der Vena jugularis interna.

Neoplasmen des mittleren Speiseröhrenabschnitts metastasieren meist in die Lymphknoten beider Tracheobronchialwinkel sowie paratracheal. Die Bifurkationslymphknoten sind weniger befallen, häufig erst über die Primärbeteiligung der hinteren mediastinalen Lymphknoten in das subdiaphragmale Gebiet.

Auch hier spielt die Mediastinoskopie bei der Entscheidung zur operativen Behandlung eine große Rolle. Bei 48 Fällen fand AKOVBIANTZ (1977) 12mal einen Lymphknotenbefall mittels der Mediastinoskopie, und zwar 10mal bei 34 Prozessen des mittleren und 2mal bei Prozessen des unteren Drittels des Ösophagus. Gleichzeitig kann die Ausdehnung dieser Malignome auf die Umgebung beurteilt und ggf. bioptisch nachgewiesen werden.

III. Bedeutung der Mediastinoskopiebefunde
für die Operabilitätsbeurteilung des Bronchuskarzinoms

Die Bedeutung der Mediastinoskopie für die *Operabilitätsbeurteilung* bei Bronchuskarzinomen blieb immer umstritten. Nach einer Umfrage von PARIS et al. (1972) nahmen nur 14 Chirurgen diese routinemäßig präoperativ vor, 17 allein bei Verdacht auf mediastinale Beteiligung und 12 sehr selten. Da jeder positive Mediastinalbefund das *Lymphknotenstadium N2* bedeutet, wird die Diskussion dadurch erschwert, daß zahlreiche Knoten außerhalb des mediastinoskopisch erreichbaren Gebietes ebenfalls N2-Lymphknoten darstellen mit prognostisch anderer Bedeutung (etwa im Ligamentum pulmonale, paraösophageal, an den Hauptbronchien und im vorderen Lymphtruncus präaortal).

Mit anderen (BERGH u. LARSSON 1971; BOSSHARD 1974; CARLENS 1959; KNOCHE u. RINK 1964; NOU u. ÅBERG 1980; PEARSON et al. 1982; RINK u. KNOCHE 1970; SPECHT 1970; WEISS u. BOUCOT 1977; LARSSON 1981; NOHL-OSER 1980) haben wir uns immer dafür ausgesprochen, eine positive Lymphknotenbiopsie im Bereich des Mediastinums in der Regel als Kontraindikation zu einer Operation anzusehen, ohne dies hier erschöpfend diskutieren zu können. Wie 1981 (MAASSEN u. GRESCHUCHNA) nachgewiesen, reduziert sich dadurch der Anteil der Resektionen am Gesamtkrankengut nicht, wohl drastisch die Probethorakotomiequote von früher 38% bis 40% auf jetzt 3% bis 5%. Auch werden bei dieser Selektion die von JOSS et al. (1980) veröffentlichten Erwartungszahlen der 5-Jahresquote nach Resektion mindestens erreicht, oft übertroffen.

Überlebensangaben bei Resektionen im N2-Stadium leiden einmal an der genannten fehlenden Unterscheidung (GABLER u. FREISE 1971), zum zweiten ähneln sie dem Spontanverlauf des Bronchialkarzinoms, welches nach PAULSON und URSCHEL (1971) für die Jahre 1960 bis 1969 eine Fünfjahresüberlebensquote bei Probethorakotomie von 3% und bei primär Inoperablen von 1% beträgt, also insgesamt mindestens 4%. Weiterhin scheiden andere Autoren wie MARTINI et al. (1980) von vornherein das kleinzellige Karzinom von der Operation oder aus der Statistik aus. Meist fehlen auch Angaben über die Thorakotomiequote überhaupt.

GRESCHUCHNA hat 1981 nachgewiesen, daß präoperative Mediastinoskopien bei primären differenzierten peripheren Karzinomen der Lunge von Sinn sind. Selbst im Stadium I des Plattenepithelkarzinoms betrug die Metastasierungsquote 18% (für rechte wie linke Lunge gleich), wobei sich in 10% bei Prozessen der linken Lunge kontralaterale Metastasierungen fanden, bei rechtsseitigen keine. Bei Adenokarzinomen betrug die Metastasierungsquote im Stadium I bei Befall der rechten Lunge 26%, davon 9% kontralateral, bei linksseitigen Tumoren 16%, davon 8% kontralateral.

NARUKE et al. (1978) berichteten über angeblich 19% Überlebende bei Befall der mediastinalen Lymphknoten und ihrer operativen Ausräumung. Auf die Gesamtzahl bezogen, überlebten 5 Jahre 2,6%, was innerhalb der von PAULSON und URSCHEL (1971) angegebenen Relation bleibt. Gleiches gilt für RUBINSTEIN et al. (1979) mit einer 5-Jahresquote von 2,5% der Thorakotomierten und 3% der Resezierten. Besonders unverständlich ist, daß bei NARUKE Patienten mit mediastinalen Lymphknotenmetastasen eine bessere Prognose aufwiesen als diejenigen ohne.

MARTINI et al. (1980) berichteten bei einem erstaunlich hohen Anteil von 76% von Stadium III-Fällen (von 998 Patienten) über 545 N2-Fälle. 46% wurden nicht operiert, thorakotomiert 54% (241 Patienten). Von diesen bleiben 67 nichtreseziert oder nur unvollständig bzw. palliativ, 80 Patienten (=33%)

„kurativ". Von Letztgenannten wurden 87% nachbestrahlt. Insgesamt machten diese 80 Patienten 8% der 998 Fälle aus.

Die kalkulierte 3-Jahresüberlebensquote von 49% bedeutet also 4% 3-Jahres-Überlebende aller operierten Karzinome, auch hier keine statistischen Unterschiede zur natürlichen Absterbequote.

Pearson et al. (1982) haben sich mit dieser Frage noch einmal ausführlich auseinandergesetzt, wobei sie feststellten, daß in der Literatur bei operierten N2-Fällen Überlebende nur gefunden wurden, wenn *präoperativ bestrahlt* worden war. Sie machen darauf aufmerksam, daß es sich bei allen Literaturangaben um *hochselektierte Patientengruppen* handelt und man davon nicht auf die Bedeutung der Mediastinoskopiebefunde generell schließen könne.

Zum zweiten würden sich die N2-Fälle danach unterscheiden, ob sie *bei der Mediastinoskopie oder nur bei der Thorakotomie bei vorher negativer Mediastinoskopie* gefunden wurden.

Schon die postoperative *Letalität* war sehr unterschiedlich (16 gegen 8% gegenüber 5% bei den anderen Stadien), ebenso die Resektionsquote mit 85% zu 92%. Die 5-Jahresquote betrug 5 von 79 (6,3%) in der ersten und 8 von 62 (12,9%) in der zweiten Gruppe. Die hochgradige Selektion erweist sich ihnen daran, daß 1700 Thorakotomien nötig seien, um 100 Patienten mit mediastinoskopisch erreichbaren N2-Lymphknoten zu finden, die vollständig exstirpierbar seien. Nach den Erfahrungen dieser Autoren sollte man deshalb die Mediastinoskopie als präoperative Untersuchung zur Entscheidungshilfe bei der Operabilitätsbeurteilung weiter zuziehen, wie dies auch Larsson (1981), Nohl-Oser (1980), Nou und Åberg (1980) sowie Weiss und Boucot (1977) kürzlich noch deutlich betont haben. Änderungen könnten sich für die Zukunft in der Hinsicht ergeben, daß bei vollständiger Mediastinalausräumung und gleichzeitiger Ausnutzung der heutigen Möglichkeiten einer Vor- und Nachbestrahlung mit gleichfalls kurativen Dosen, ggf. auch bei Weiterentwicklung der Chemotherapie, andere Ergebnisse gefunden werden könnten.

IV. Komplikationen

In Zusammenstellungen von Specht (1980) und Ashbough (1970) ist als bedeutendste Komplikation die linksseitige Rekurrensparese zu erwähnen (unter 1%). Als zweites Gefäß- und Ösophagusverletzungen sowie Pneumothoraxbildungen. Tödliche Ausgänge wurden in 0,14% angetroffen, gleichniedrig wie bei der Daniels'schen Biopsie. Die Möglichkeit der sofortigen Versorgung durch Mediastinotomie oder Thorakotomie muß gegeben sein.

V. Andere Methoden

Specht (1967) hat den Untersuchungsbereich ausgedehnt einmal auf das vordere Mediastinum durch retrosternale Fingerpräparation, dann bis weit kaudal von der Bifurkation mit einem längeren Instrument, insbesondere zur Operabilitätsbeurteilung des Ösophagus- und Magenkarzinoms. STEMMER et al. (1965), später MIHALJEWIC (1965) haben eine sogenannte laterale Mediastinoskopie angegeben. Dabei wird nach Resektion der 2. oder 3. Rippenknorpel die Pleura nach lateral abgeschoben und so das Mediastinum eröffnet. Grundsätzlich bietet diese Untersuchung keine Vorteile gegenüber der collaren Mediastinoskopie außer der Möglichkeit, die präaortalen Lymphknoten gleichzeitig zu beurteilen. Im Bereich des Mediastinums selbst kann es aber zu unvollständigen Lymphknotenbiopsien kommen.

Bei der sogenannten Hiloskopie nach WEBER (1968) wird die Pleura geschlitzt und der Hilus der Endoskopie zugänglich gemacht.

Auch hier können falsche, auf Inoperabilität schließende Befunde erhoben werden, da bei Übergreifen auf die großen Gefäße die Überprüfung der intraperikardialen Gefäßversorgung nicht möglich ist.

VI. Vergleich mit nichtinvasiven Untersuchungen des Mediastinums

Seit Einführung der *Computertomographie* (CT) bestand Hoffnung, durch diese nichtinvasive Untersuchungsmethode die invasivere Mediastinoskopie zu ersetzen. 1982 fanden MODINI et al. bei einem Vergleich zwischen den CT-Befunden und den Befunden bei der Thorakotomie eine Sensitivität von 50% und eine Spezifität von 97% für diese Untersuchungsmethode, woraus hervorgeht, daß nur 50% der mediastinalen Metastasen durch das Thorax-CT gefunden werden konnten. Sie geben weiter an, daß neoplastische Zellen auch in normal großen Lymphknoten gefunden wurden, als Kriterium für den karzinomatösen Befund in mediastinalen Lymphknoten sehen sie eine Grenze größer als 1,5 cm an oder bei der Vergrößerung von mehreren Lymphknoten auf mehr als 1 cm.

GOLDSTRAW et al. (1983) fanden ähnliche Verhältnisse bei 45 Patienten mit einer Sensitivität und Spezifität der beiden Untersuchungen von 57% bzw. 85% beim CT und 71% bzw. 100% bei der Mediastinoskopie. Eine direkte mediastinale Tumorinvasion war allerdings im CT mit 77% besser auszumachen als mit 46% bei der Mediastinoskopie.

MÜLLER et al. (1981) sowie KÖNIG et al. (1983) stellten die Ergebnisse der Heidelberger Arbeitsgruppe vor, nach diesen sind grundsätzlich im Thorax-CT entzündliche und neoplastische Lymphknoten nicht zu unterscheiden. Dies entspricht den Erfahrungen bei der Mediastinoskopie, bei der oft 4–5 cm große Lymphknoten insbesondere bei zentralen Bronchuskarzinomen mit poststenotischer Pneumonie gefunden werden, ohne daß Absiedlungen eines Bronchuskarzinoms in diesen Lymphknoten nachweisbar sind. Man kann also grundsätzlich aus der Größe eines Lymphknotens nicht auf seinen metastatischen Befall schließen. Natürlich ist ein vergrößerter Lymphknoten eher metastatisch besetzt als ein normal großer Lymphknoten. Die Ergebnisse der Heidelberger Arbeitsgruppe zeigen aber, daß nichtneoplastisch befallene Lymphknoten in der Regel zwischen 0,2 und 2,9 cm im Durchmesser ausmachen, metastatische Lymphknoten 0,3–4,2 cm Durchmesser mit einem Überlappungsbereich zwischen 0,3 und

2,9 cm Durchmesser. Auch daraus geht die mangelnde Spezifität des Thorax-CT bei vergrößerten Lymphknoten hervor. 87% der metastatisch befallenen Lymphknoten waren größer als 1,4 cm. Unterhalb von 1,5 cm ist nach diesen Autoren die Wahrscheinlichkeit sehr gering, Lymphknotenmetastasen nachzuweisen, der sehr schwierig zu beurteilende Grenzbereich liegt mindestens zwischen 1,3 und 1,6%.

WOUTERS et al. (1982) stimmen mit OSBORNE et al. (1982) überein, daß der Wert eines positiven Thorax-CT begrenzt ist durch einen hohen Anteil von falschpositiven Befunden, auch fanden UNDERWOOD et al. (1979) falschnegative Befunde in 28% der erkennbaren Lymphknoten.

Auch die *Gallium-Szintigraphie* ist in diese Überlegungen einbezogen worden. DE MEESTER et al. (1979) aus der Arbeitsgruppe in Chicago fanden, daß bei Anfärbung der Lungenherde und negativen Befunden im Mediastinum in 67% der Fälle wahrscheinlich das Mediastinum überhaupt von metastatischen Lymphknoten frei sei. Seien beide Bezirke befallen, würden sich in 90% Lymphknotenmetastasen nachweisen lassen. Eine Begrenzung des Wertes der Gallium-Szintigraphie ergibt sich wohl in erster Linie dadurch, daß auch nichtmaligne Lymphknotenveränderungen eine Anfärbung zeigen. ALAZRAKI et al. (1978) ziehen aus ihren Untersuchungen die Schlüsse (31 Patienten mit nichtkleinzelligen Bronchuskarzinomen), daß beim röntgenologischen Nachweis einer mediastinalen Ausbreitung eine Mediastinoskopie angezeigt sei, um die histologische Bestätigung zu gewinnen. Bei negativem Mediastinalbefund und Anreicherung des Primärtumors sei eine primäre Thorakotomie möglich unter Aussparung einer Mediastinoskopie. Sobald aber der Primärherd und das Mediastinum Gallium nachweisen ließen, sollte eine Mediastinoskopie für das exakte Staging vorgenommen werden.

Grundsätzlich ist zu beiden Untersuchungen zu sagen, daß sie nicht die intra- und extranoduläre Ausbreitung des mediastinalen Tumorbefalls nachweisen lassen, was für manche chirurgische Entscheidungen von Bedeutung ist.

Literatur

Akovbiantz A (1977) Die Mediastinoskopie. Aktuelle Probleme in Chirurgie und Orthopädie, Bd 3. Huber, Bern Stuttgart Wien

Alazraki NP, Ramsdell RW, Taylor A, Friedman PJ, Peters RM, Tisi GM (1978) Reliability of gallium scan chest radiography compared to mediastinoscopy for evaluating mediastinal spread in lung cancer. Am Rev Respir Dis 117:415–420

Ashbough DG (1970) Mediastinoscopy. Arch Surg 100:568

Bergh NP, Larsson S (1971) The significance of various types of mediastinal lymph-node metastases in lung cancer. Mediastinoscopy. University Press, Odense

Boßhard Ch (1974) Einfluß der Mediastinoskopie auf die Rezidivhäufigkeit des Bronchuskarzinoms. Inaug Diss Zürich

Brunner U (1960) Die Bedeutung des Ductus thoracicus als Metastasierungsweg abdominaler Geschwülste. Schweiz Med Wochenschr. 90:554–561

Carlens E (1959) Mediastinoscopy: A method for inspection and tissue biopsy in the superior mediastinum. Dis Chest 36:343

Cordier G, Cédard C, Papamiltiadès M (1958) Les lymphatiques des bronches et des segments pulmonaires. Bronches 8:8–52

Daniels AC (1949) A method of biopsy useful in diagnosing certain intrathoracic diseases. Dis Chest 16:360–367

Denck H, Wurnig P (1956/57) Die supraklavikuläre Probeexzision der Lymphdrüsen der oberen Thoraxapertur zur Feststellung der Operabilität des Bronchuskarzinoms. Thoraxchir 4:504–508

Gabler A, Freise G (1971) Resektionsergebnisse beim Bronchialkarzinom mit mediastinalen Lymphknotenmetastasen. Thoraxchir 19:129

Goldstraw P, Kurzer M, Edwards D (1983) Preoperative staging of lung cancer: accuracy of computed tomography versus mediastinoscopy. Thorax 38:10–15

Greschuchna D (1981) Ist eine präoperative Mediastinoskopie beim peripheren bronchialen Plattenepithel- oder Adenokarzinom sinnvoll? Prax Pneumol 35:747–749

Greschuchna D, Maassen W (1971) New observations of lymphatic spread of bronchogenic carcinoma. Mediastinoscopy. University Press, Odense

Greschuchna D, Maassen W (1973) Die lymphogenen Absiedlungswege des Bronchialkarzinoms. Thieme, Stuttgart

Habicht B (1961) Diskussionsbemerkung 25.3.1961. Tuberk-Arzt 15:643

Harken DE, Black H, Clauss R, Farrand RE (1954) A simple cervicomediastinal exploration for tissue diagnosis of intrathoracic disease. N Engl J Med 251:1041–1044

Joss R, Goldkirsch A, Brunner KW (1980) Das nicht-kleinzellige Bronchuskarzinom. Dtsch Med Wochenschr 105:766–770

Klingenberg I (1964) Histopathologic findings in the prescalene tissue from 1,000 post-mortem cases. Acta Chir Scand 127:57–66

Knoche E, Rink H (1964) Die Mediastinoskopie. Schattauer, Stuttgart

König R, Kaick G von, Lüllig G, Vogt-Moykopf I (1983) Computertomographische Beurteilung mediastinaler Lymphknoten beim Bronchialkarzinom. Fortschr Roentgenstr 138:682–688

Larsson S (1981) Mediastinoskopie – notwendig oder überflüssig? In: Behandlung des Bronchialkarzinoms. Resignation oder neue Ansätze? Symposium Kiel. Thieme, Stuttgart New York

Ludwig J (1961) Die Lymphgefäßverbindungen zwischen Ductus thoracicus und supraklavikulären Lymphknoten und ihre Bedeutung für die Krebsmetastasierung. Frankf Z Path 71:436–442

Lui AHF, Glas WW, Lansing EH (1960) Bilateral inferior deep cervical (scalene fat pad) and paratracheal lymph node biopsies. J Thorac Cardiovasc Surg 40:90–92

Maassen W (1962) Die Mediastinoskopie (Biopsie nach Carlens), eine neue diagnostische Methode bei Thoraxerkrankungen. Dtsch Med Wochenschr 87:2004

Maassen W (1964) Die Bedeutung der Mediastinoskopie nach Carlens für die Operabilitätsbeurteilung des Bronchialkarzinoms. Thoraxchir 11:65

Maassen W (1967) Ergebnisse und Bedeutung der Mediastinoskopie und anderer thoraxbioptischer Verfahren. Springer, Berlin Heidelberg New York

Maassen W (1974) Diagnostische Maßnahmen in der Thoraxchirurgie. Chirurgie der Gegenwart, Bd III (Thorax). Urban & Schwarzenberg, München Berlin Wien

Maassen W, Greschuchna D (1971) Allgemeine und spezielle Ergebnisse der Mediastinoskopie (2500) unter besonderer Berücksichtigung des Bronchialkarzinoms. Thoraxchir 19:289

Maassen W, Greschuchna D (1975) Die endoskopische und bioptische Untersuchung des Mediastinums. Atemwegs- und Lungenkrankheiten 3:161–166

Maassen W, Greschuchna D (1981) Die operative Behandlung und deren Fortschritte bei intrathorakalen Tumoren. Prax Pneumol 35:869–876

Martini N, Flehinger BJ, Zaman MB, Beattie EJ (1980) Prospective study of 445 lung carcinomas with mediastinal lymph node metastases. J Thorac Cardiovasc Surg 80:390–399

Meester TR de, Golomb HM, Rezai-Zadeh K, Kirchner P, Streeter DL, Hoffmann PC, Cooper M (1979) The role of gallium-67 scanning in the clinical staging and preoperative evaluation of patients with carcinoma of the lung. Ann Thorac Surg 28:451–464

Mihaljevic C (1965) Médiastinoscopie latérale. Bronches XV:519

Modini C, Passariello R, Iascone C, Cicconetti F, Simonetti G, Zerilli M, Tirindelli-Danesi D, Stipa S (1982) TNM-staging in lung cancer: Role of computed tomography. J Thorac Cardiovasc Surg 84:569–574

Most A (1908) Die Topographie des Lymphgefäßapparates des menschlichen Körpers und ihre Beziehungen zu den Infektionswegen der Tuberkulose. In: Ponfick E, Bibliotheca medica, Abt C, Pathologie und Pathologische Anatomie, Heft 21 (Hrsg). Stuttgart

Müller HA, Kaick G van, Lüllig H, Schaaf J, Vogt-Moykopf I (1981) Indikationen zur Computertomographie der Lunge und des Mediastinums. Prax Pneumol 35:213–219

Naruke T, Suemasu K, Ishikawa S (1978) Lymph node mapping and curability at various levels of metastasis in resected lung cancer. J Thorac Cardiovasc Surg 76:832–839

Nohl HC (1962) The spread of carcinoma of the bronchus. Lloyd-Luke, London

Nohl-Oser HC (1980) The long-term survival of patients with lung cancer treated surgically after selection by mediastinoscopy. Thorac Cardiovasc Surg 28:158–161

Nou E, Åberg T (1980) Quality of survival in patients with surgically treated bronchial carcinoma. Thorax 35:255–263

Osborne DR, Korobkin M, Ravin CE, Putman CE, Wolfe WG, Sealy EC (1982) Comparison of plain radiography, conventional tomography, and computed tomography in detecting intrathoracic lymph node metastasis from lung carcinoma. Radiology 142:157–161

Otte W, Schießle W, Könn G (1971) Bioptische Diagnostik endothorakaler Erkrankungen. Thieme, Stuttgart

Paris F, Tarazona V, Blasco E, Canto A, Casillas M, Pastor J (1972) Mediastinoscopy in the surgical management of lung carcinoma. Thorax 30:146–151

Paulson DL, Urschel HC (1971) Selectivity in the surgical treatment of bronchogenic carcinoma. J Thorac Cardiovasc Surg 62:554–562

Pearson FG, DeLarue NC, Ilves R, Todd TRJ, Cooper JD (1982) Significance of positive superior mediastinal nodes identified at mediastinoscopy in patients with resectable cancer of the lung. J Thorac Cardiovasc Surg 83:1–11

Radner S (1955) Suprasternal node biopsy in lymphspreading intrathoracic disease. Acta Med Scand 152:413–415

Rink H, Knoche E (1970) Mediastinoskopie. Chirurg 41:1

Rouvière H (1932) Anatomie des lymphatiques de l'homme. Masson, Paris

Rubinstein I, Baum GL, Kalter Y, Pauzner Y, Lieberman Y, Bubis JJ (1979) The influence of cell type and lymph node metastases on survival of patients with carcinoma of the lung undergoing thoracotomy. Am Rev Respir Dis 119:253–262

Specht G (1967) Erweiterte Mediastinoskopie. Dtsch Med Wochenschr 92:2358

Specht G (1970) Aktuelle Fragen der chirurgischen Diagnostik und chirurgischen Behandlung des Bronchialkarzinoms. Internist (Berlin) 11:331

Stemmer EA, Calvin JW, Chandor SB, Conally JE (1965) Mediastinal biopsy for indeterminate pulmonary and mediastinal lesions. J Thorac Cardiovasc Surg 49:405

Stevens WM (1907) The dissemination of intra-abdominal malignant disease by means of the lymphatics and thoracic duct. Br Med J 1:306–310

Sträuli P (1960) Die supraklavikulären Lymphknoten als Zentrum der lymphogenen Krebsmetastasierung. Schweiz Med Wochenschr 90:529–534

Toremalm NG (1971) The origin of supraclavicular and mediastinal metastases. Mediastinoscopy. University Press, Odense

Underwood GH, Hooper RG, Axelbaum SP, Goodwin DW (1979) CT scanning of the thorax in staging of bronchogenic carcinoma. N Engl J Med 14:777–778

Virchow R (1848) Zur Diagnose des Krebses im Unterleib. Med Reform 45:248

Weber W (1968) Hiloskopie – eine Methode der thorakalen Differentialdiagnostik. Prax Pneumol 22:79

Weiss W, Boucot KR (1977) The prognosis of lung cancer originating as a round lesion. Am Rev Respir Dis 166:827–836

Wouters EFM, Oei TK, Engelshoven JMA van, Lemmens HAJ (1982) Evaluation of the contribution of computed tomography to the staging of non-oat-cell primary bronchogenic carcinoma. Fortschr Roentgenstr 137:540–543

Zschiesche W (1962) Morphologische Untersuchungen zur metastatischen Carcinose des Ductus thoracicus. Z Krebsforsch 65:5–10

VI. Diagnostische Thorakotomie

W. WOLFART

Mit 1 Abbildung und 2 Tabellen

A. Einführung

Die diagnostische Thorakotomie dient der Gewinnung von Lungengewebe. An diesem soll mittels verschiedener Untersuchungsverfahren Aufschluß gewonnen werden über unklare Erkrankungen der Lunge, deren Ätiologie und Ablauf, soweit dies mit weniger invasiven Methoden nicht möglich ist. In erster Linie erwartet man von ihr Grundlagen für die weitere Therapie und für prophylaktische Maßnahmen. Als Synonyme für die diagnostische Thorakotomie finden sich in der Literatur verschiedene Bezeichnungen: chirurgische Lungenbiopsie, Lungenbiopsie durch begrenzte Thorakotomie, kleine Thorakotomie, Kleinstthorakotomie, Minimalthorakotomie, Mikrothorakotomie, pulmonary biopsy, lungbiopsy by limited thoracotomie, biopsie pulmonaire chirurgical, explorative Thorakotomie, Lingulabiopsie. Diese termini technici stehen alle für den gleichen Eingriff, wie er von KLASSEN et al. (1949) zum ersten Mal beschrieben wurde. Lediglich der Begriff „Lingulabiopsie" bedeutet ein etwas spezielleres Verfahren, das auf gleichmäßig diffus verteilte Veränderungen der Lunge beschränkt werden sollte.

Die Probethorakotomie sollte man dagegen von der diagnostischen Thorakotomie abgrenzen. Bei ihr handelt es sich um einen Eingriff mit therapeutischer Zielsetzung, der wegen Inoperabilität des Befundes beendet werden mußte, wobei meist schon vor dem Eingriff die Diagnose bekannt war, anderenfalls die Diagnose durch unmittelbare Biopsie gesichert wird.

B. Zur Geschichte

1949 beschrieben KLASSEN et al. ein chirurgisches Verfahren unter dem Titel: "Biopsy of diffuse pulmonary lesions". Eingangs umreißen sie die Problematik, welche sie zur Entwicklung des Verfahrens veranlaßte: "Diffuse, extensive, bilateral pulmonary lesions producing minimal Symptoms and frequently found on routine roentgen examination present a challenging diagnostic problem". Sie berichten über 50 Fälle, bei denen ein derartiger Eingriff, überwiegend in

Lokalanästhesie, durchgeführt wurde. Die keilförmige Excision aus einem ausgewählten Lungenparenchymbezirk wurde von den Patienten gut toleriert. Es gab keine ernsteren Komplikationen.

1957 veröffentlichten Andrews u. Klassen dann einen Erfahrungsbericht über 118 Fälle in acht Jahren. Vier Patienten starben innerhalb eines Zeitraumes von 2 bis 16 Tagen nach dem Eingriff. Diese Todesfälle mußten in die Kategorie der „operativen Mortalität" eingereiht werden, waren jedoch eigentlich auf die Grundkrankheit zurückzuführen. In allen Fällen lag ein ausgedehnter maligner Prozeß vor.

1967 wurde von Klassen u. Andrews aufgrund einer nunmehr siebzehnjährigen Erfahrung über 270 Eingriffe zur Diagnostik diffuser, bilateraler Lungenerkrankungen berichtet. Dabei ereigneten sich insgesamt 7 Todesfälle, wobei zwei als direkte Folge des Eingriffs angesehen werden müssen.

Schon nach der Erstveröffentlichung von Klassen et al. erschienen im amerikanischen Schrifttum eine größere Anzahl von Erfahrungsberichten anderer Autoren, welche die Methode, z.T. modifiziert, verwendeten. So Storey u. Reynolds (1953), Close (1955), O'Donnell (1955), Effler et al. (1955), Theodos et al. (1955), Breckler et al. (1957), Longstreth et al. (1957).

Chambers setzte sich 1962 für eine häufigere Verwendung der Methode ein. In seinem Bericht über 13 Fälle stellte er fest, daß hierdurch das Krankheitsbild des Hamann-Rich-Syndroms durch die Methode der "lungbiopsy by limited thoracotomie" erstmals am Lebenden gesichert werden konnte. 1960 erschienen die ersten europäischen Berichte von Gernezrieux aus Frankreich und Grant u. Trivedi aus Großbritannien.

Im deutschen Schrifttum berichteten erstmals Pfeffer et al. (1966) über die Methode. Ihre Arbeit stützt sich jedoch auf Erfahrungen aus den Kliniken der Boston University.

1967 erschien von Schuster ein kurzer Bericht über 13 Patienten mit disseminierten Lungenerkrankungen, wobei in 12 Fällen eine definitive Diagnose gestellt werden konnte.

Freise u. Gabler veröffentlichten 1968 einen Erfahrungsbericht über die „offene Lungenbiopsie". Sie berichteten über 29 Patienten mit disseminierten oder diffusen Lungenveränderungen. Das gewonnene Material reichte in 28 Fällen für eine pathologisch-anatomische Diagnose des Lungenprozesses aus. Im gleichen Jahr berichtete Eule über die „Indikation und Methode der Lungenbiopsie durch Kleinstthorakotomie bei Pneumokoniosen". Dabei wurde in 95% der Fälle eine definitive Diagnose gestellt. Der Anteil der Pneumokoniosen lag bei 63%.

In einer Übersichtsarbeit über „Bioptische Diagnostik endothorakaler Erkrankungen" haben Otte et al. (1971) die Ergebnisse der chirurgischen Lungenbiopsie in 953 Fällen von 24 Autoren zusammengestellt. Inzwischen liegen zahlreiche weitere Erfahrungsberichte vor: Bassermann (1972) 26 Fälle, Blaha (1971) 38 Fälle, Denck et al. (1976) 114 Fälle, Eule (1971) 220 Fälle, Gabler (1975) 165 Fälle, Hau et al. (1976) 36 Fälle, Leight u. Michaelis (1973) 42 Fälle, Marin u. Franciskovic (1970) 28 Fälle, Ray III et al. (1976) 105 Fälle, Rickler u. Bariffi (1977) 85 Fälle, Rossiter et al. (1979) 83 Fälle unter Immunsuppression, Scadding (1970) 23 Fälle, Serban et al. (1974)

72 Fälle, SZYMANSKA u. KAMINSKI (1970) 23 Fälle, THOMPSON (1978) 100 Fälle in Lokalanästhesie, TOYAMA et al. (1971) 11 Fälle (Kinder), UZZAN et al. (1971) 53 Fälle, WERDERMANN et al. (1974) 173 Fälle nach der Methode nach MAASSEN (1972) und 129 Fälle mit anderer Entnahmetechnik: 87 Thorakoskopien, 42 Mikrothorakotomien, WOLFART (1980) 100 Fälle.

C. Abgrenzung der diagnostischen Thorakotomie gegen Pleuroskopie mit Biopsie, und gegen konventionelle Thorakoskopie mit dem Instrumentarium zur Mediastinoskopie nach Maassen

Der Gewinnung von Gewebsmaterial zu diagnostischen Zwecken durch die diagnostische Thorakotomie stehen einige, z.T. weniger invasive Methoden gegenüber. Sicher bringt die transthorakale Nadelbiopsie in ihren verschiedenen Varianten in manchen Fällen die Antwort auf die diagnostische Fragestellung. Bei der Beurteilung miteinander konkurrierender Methoden sind aber zwei Dinge gegeneinander aufzurechnen: Das Risiko der Methode und ihre Aussagekraft. Die Feinnadelbiopsie scheint auf den ersten Blick das einfachere und daher praktikablere Verfahren. Das dabei gewonnene Material ist jedoch äußerst spärlich und nur für eine cytologische Untersuchung geeignet. Dies gilt auch für die transbronchiale Biopsie. Eine cytologische Untersuchung reicht aber für eine erschöpfende Beantwortung der Fragestellung oft nicht aus. Mit Nadeln anderer Konstruktion, z.B. der nach HAUSSER, kann man zwar mehr Gewebe gewinnen, das dann für eine histologische Untersuchung geeignet ist. Aber gerade, wenn schon eine gewisse Lungenstarre infolge eines diffusen, fibrosierenden Prozesses vorliegt, steigen die Komplikationsmöglichkeiten, wie Luftembolie, Blutung oder Pneumothorax, erheblich an, weil an der Entnahmestelle ein starrer Kanal im Parenchym vorübergehend offen bleiben kann. Das in begrenzter Menge und unkontrolliert entnommene Material gestattet auch nicht immer eine umfassende Aussage.

Nur wenn das gewonnene Gewebsstück das ganze Spektrum von unverändertem Lungengewebe bis hin zu den stärksten Veränderungen enthält, ist es dem Pathologen möglich, eine hinreichend erschöpfende Aussage zu machen über die gesamte Dynamik des Prozesses. Die Forderung des Pathologen nach möglichst viel Untersuchungsmaterial ist daher durchaus gerechtfertigt. Es geht oft auch nicht nur um die histologische Beurteilung. Bei Verdacht auf die Einlagerung exogener Stäube muß z.B. vom Präparat Material abgezweigt werden für die energiedispersive Röntgenmikroanalyse am histologischen Schnitt und für eine Veraschungsanalyse. Bei Verdacht auf immunologisch verursachte Reaktionen kann der Nachweis von Antikörpern mit der Methode der Immunfluoreszenz von Bedeutung sein. Bei freiem Pleuraspalt ergibt sich die Möglichkeit, mittels einer Thorakoskopie Untersuchungsmaterial zu gewinnen, sowohl aus dem Bereich der inneren Brustwand (Pleura parietalis) als auch aus oberflächlichen Lungengebieten. Die Thorakoskopie mit dem konventionellen Instrumentarium nach JACOBAEUS gestattet unter optischer Kontrolle des Thorakoskops mittels Zange von der Lungenoberfläche gezielt Biopsien zu entnehmen. Je tiefgreifender die Biopsie, desto größer ist dabei auch die Gefahr des persistierenden Pneumothorax.

Geht man aber mit einem Mediastinoskop in den Pleuraraum ein, so läßt sich im Bereich der Eingangsstelle die dort vorliegende Lunge mit der Zange fassen und unter Rückzug des Mediastinoskops ein kleiner Lungenanteil durch die Zugangslücke vorlagern und exakt über einer Naht abtragen (MAASSEN 1972). Das dabei gewonnene Gewebsstück ist größer als bei der Zangenbiopsie der konventionellen Thorakoskopie und das Untersuchungsmaterial weniger traumatisiert. Ferner ist die Entnahmestelle exakt durch Naht versorgt. WERDERMANN et al. (1974) haben die Ergebnisse der konventionellen Thorakoskopie, der modifizierten Thorakoskopie nach Maassen und der chirurgischen Lungen- und Pleurabiopsie, der sog. „Mikrothorakotomie", einander gegenübergestellt. Dabei wurden mit der konventionellen Thorakoskopie in 63% positive Ergebnisse erziehlt, mit der Mikrothorakotomie in 86% und mit der modifizierten Thorakoskopie mit dem Mediastinoskop nach Maassen bei gleicher Indikationsstellung in 87%.

Es dürfte verschiedene Gründe geben, weshalb der diagnostischen Thorakotomie von den meisten Untersuchern gegenüber der thorakoskopischen Methode unter Benutzung des Mediastinoskops nach Maassen der Vorzug gegeben wird. Ein Grund ist sicherlich, daß vielen Thoraxchirurgen die Erfahrung mit dem Mediastinoskop fehlt, zum anderen aber auch, daß die diagnostische Thorakotomie gegenüber der endoskopischen Methode praktisch keine Steigerung der Belastung für den Patienten bedeutet. Bei nur geringfügiger Ausweitung des operativen Zuganges gestattet sie eine bessere Beurteilung der Gesamtsituation und schafft damit die Möglichkeit für eine gezieltere Auswahl des pathologisch veränderten Gewebes. Auch kann man leichter an verschiedenen Stellen von Lunge und Brustwand Material entnehmen, so daß für die Beurteilung der Dynamik und damit der Prognose eines chronischen Prozesses günstigere Voraussetzungen gewonnen werden.

D. Indikation zur diagnostischen Thorakotomie
unter Berücksichtigung anderer Untersuchungsmethoden

Die diagnostische Thorakotomie ist unter den invasiven Eingriffen zweifellos der weitestgehende. Damit ist nicht gesagt, daß sie erst indiziert ist nach ergebnislosem Ablauf aller anderen Untersuchungsverfahren. Ihr Einsatz sollte vielmehr bestimmt werden von differentialdiagnostischen Überlegungen unter Berücksichtigung der vermuteten Grunderkrankung. Sie ist vorwiegend indiziert bei solchen Erkrankungen, die typische Gewebsveränderungen im Lungenparenchym entwickeln. Dies ist in erster Linie der Fall bei allergischen Erkrankungen

Tabelle 1. Manifestation verschiedener Krankheitsbilder in Lunge und Mediastinum und ihre Auswirkung auf die Lungenfunktion

	Lunge	Mediastinum	Lungenfunktion
Sarkoidose I	(+)	+ +	0
Sarkoidose II	+	+	(+)
Sarkoidose III	+	+	+
Bronchialkarzinom	+	(+)	(+)
Lymphogranulomatose	(+)	(+)	(+)
Alveolitis (Typ-III-Allergie)	+	0	+
Tuberkulose	+	(+)	(+)
Pneumokoniose	+	(+)	(+)
Mediastinaltumor	0	+	(+)

vom Typ III. Im Gegensatz zur Sarkoidose und den meisten anderen Erkrankungen von Lunge und Mediastinum weisen die mediastinalen Lymphknoten bei Typ-III-Allergien nur uncharakteristische Veränderungen auf, welche für die Diagnose nicht verwertbar sind. Außerdem stehen bei den Typ-III-Allergien die restriktiven Lungenfunktionsstörungen mit Auswirkung auf den Gaswechsel, vor allem unter Belastung, im Widerspruch zur geringen Ausdehnung der röntgenologisch sichtbaren Herde, obwohl im Lungenparenchym erhebliche pathologische Veränderungen vorhanden sind (WOLFART u. LESCH 1976). Funktionsstörungen fehlen meist bei einer Sarkoidose des Stadiums I und II oder sind nur geringfügig ausgeprägt. Bei den übrigen Erkrankungen von Lunge und Mediastinum entsprechen sie im allgemeinen dem Ausmaß der im Röntgenbild sichtbaren Veränderungen (Tabelle 1).

E. Voraussetzungen für die diagnostische Thorakotomie und Kontraindikationen

Voraussetzung für eine diagnostische Thorakotomie ist eine sorgfältige Anamnese mit Feststellung einer etwa abgelaufenen oder noch vorhandenen Schadstoffexposition, die Analyse des subjektiven Beschwerdebildes, ein exakter Allgemeinbefund, die Ausschöpfung aller infrage kommender Laboruntersuchungsverfahren und eine eingehende Röntgendokumentation, besonders unter Berücksichtigung der Röntgenverlaufsserie. Von besonderer Bedeutung ist die Funktionsanalyse mit der Ermittlung der ergometrischen Belastbarkeit.

OTTE et al. (1971) fanden in ihrer Literaturübersicht von 1 205 Fällen eine postoperative Mortalität von 1,5%. Die Todesfälle gehen meist zu Lasten einer postoperativen cardiorespiratorischen Insuffizienz. Daraus wird ersichtlich, daß die Grenzen der Indikation vor allem von der verbliebenen cardiorespiratorischen Leistung bestimmt werden. Nicht selten liegt als Folge der chronischrespiratorischen Insuffizienz ein latentes oder manifestes Cor pulmonale vor.

Daher sollte jeder Patient vor dem Eingriff sorgfältig vorbereitet werden. Die respiratorische Leistung muß durch Abbau von Atemwegswiderständen mit Hilfe von Bronchospasmolytika, Sekretolytika und intermittierende Überdruckinhalation verbessert und die vermehrte Residualluft durch gezielte Atemgymnastik abgebaut werden. Die cardiale Situation gilt es zu bessern durch Ausschwemmung von Ödemen mit Saludiuretika, Aldosteronantagonisten, Digitalisierung, und Rhythmisierung der Herztätigkeit, sowie Senkung des Pulmonalarteriendruckes durch Nitropräparate und O_2-Therapie. Dabei können sich bereits für die weitere Therapie nützliche Hinweise ergeben. Liegt der arterielle Sauerstoffpartialdruck unter 60 mm Hg und sinkt er bei einer Belastung von 25 Watt bereits unter 50 mm Hg ab, so ist postoperativ trotz des geringfügigen Eingriffs mit einer schweren respiratorischen Insuffizienz zu rechnen, welche nur durch eine Intensivtherapie mit Intubation und Langzeitbeatmung zu beherrschen ist.

Von sonstigen postoperativen Komplikationen sind vor allem der peristierende Pneumothorax (1,7%), das subcutane Emphysem (0,8%), der Hämatothorax (0,5%), die Atelektase (0,3%), der Pleuraerguß (0,4%), das Pleuraempyem (0,5%) und die pneumonische Anschoppung (0,2%) zu nennen. Vorwiegend Pneumothorax, Hämatothorax, Pleuraerguß und Empyem können eine nachfolgende Drainage oder gar Revision erforderlich machen.

F. Operationstechnik

In der Regel wird die diagnostische Thorakotomie in Intubationsnarkose vorgenommen. Dabei kann sich die Verwendung eines doppelläufigen Tubus (CARLENS) als zweckmäßig erweisen, da so die Möglichkeit besteht, die Biopsie an der nicht beatmeten Lunge vorzunehmen. Dies ist von besonderer Bedeutung, wenn nach der Technik von Maassen gearbeitet wird. THOMPSON beschreibt eine Biopsietechnik in Lokalanästhesie, bei der er ein besonders gestaltetes troikaartiges Instrument benutzt. Eine gezielte Auswahl des Bioptates ist dabei allerdings nicht möglich.

Um den Eingriff so klein wie möglich zu halten, muß der operative Zugang sorgfältig gewählt werden. Dies ist besonders wichtig, wenn kein freier Pleuraspalt mehr vorhanden ist. Hier sollte sich die Wahl des Zuganges an dem Schwerpunkt der pulmonalen oder pleuralen Veränderungen im Röntgenbild orientieren, um eine größere Mobilisierung der Lunge von der Brustwand wegen der damit verbundenen Komplikationsmöglichkeiten (Blutung, Parenchymverletzung) so gering wie möglich zu halten. Bei freiem Pleuraspalt läßt sich wegen der Beweglichkeit der Lunge auch an den dem operativen Zugang ferner gelegenen Stellen Gewebe gewinnen. Handelt es sich um gleichmäßig verteilte, disseminierte Herde, so ist aus kosmetischen Gründen, gleichgültig ob rechts oder links, ein axillärer, bei Frauen ein an der unteren Mammafalte gelegener Schnitt zu bevorzugen.

Unabhängig davon, an welcher Stelle der Schnitt geführt wird, orientiert sich seine Richtung an der Verlaufsrichtung der Rippen. Meist genügt eine

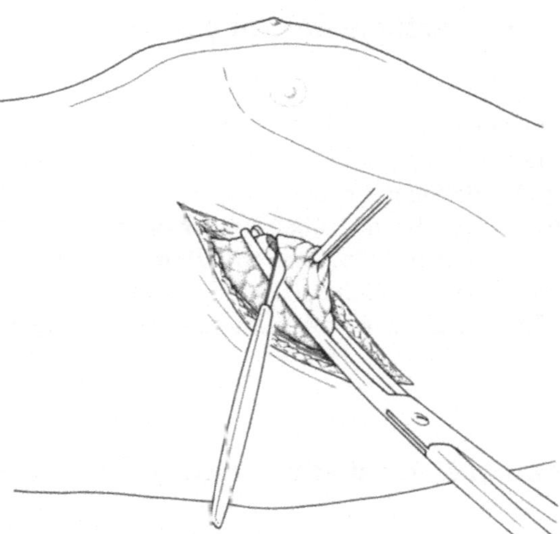

Abb. 1. Diagnostische Thorakotomie. Durch einen kleinen, lateral angelegten Interkostalschnitt wird die Kante eines Lungenlappens vorgezogen. Über einer weichen Darmklemme wird mit dem Skalpell ein Stück Lungenparenchym abgetragen. Anschließend erfolgt die fortlaufende Übernähung der Schnittfläche

Länge von 6 cm. Bei sehr dicken Weichteilen kann er zwecks besserer Übersicht auf 8–10 cm verlängert werden. Vorliegende Muskeln werden in Faserrichtung gespalten und mit Langenbeck- oder Roux'schen Haken auseinander gezogen. Danach wird zwischen zwei Rippen die Interkostalmuskulatur eingestellt und mit dem Skalpell oder der Schere bis auf die Pleura parietalis gespalten. Die Pleura wird inspiziert und bei Bedarf biopsiert. Danach wird sie durchtrennt. Bei freiem Pleuraspalt sinkt die Lunge, je nach Beatmungsdruck, ab. Der interkostale Zugang wird nun nach vorn und (oder) hinten erweitert und bei Bedarf ein Rippensperrer eingesetzt. Jetzt können der Thoraxraum und die Lungenoberfläche inspiziert und palpiert werden. Zur Biopsie wird eine Partie ausgewählt, welche die stärksten Veränderungen aufweist. In der Regel reichen diffuse Prozesse bis in die Lappenränder hinein. Daher ist es technisch am einfachsten, einen Lappenrand aus der Zugangslücke heraus zu luxieren und ihn über einer langen, weichen Klemme abzutragen. In ähnlicher Weise lassen sich auch Gewebsteile aus lappenrandferneren Teilen als Keil entnehmen. Die Trennungsfläche wird durch eine doppelte fortlaufende Naht blutstillend und luftabdichtend versorgt. Restierende Blutungen auf der Trennungsfläche müssen gesondert mit feinem atraumatischem Material umstochen werden. Der Eingriff wird abgeschlossen mit der Einlage eines Drainageschlauches in den Pleuraraum, der sofort an ein Bülau-System anzuschließen ist und dem schichtweisen Verschluß der Weichteile und einer intracutanen Hautnaht. In der Regel ist die Lunge mit Beendigung des Eingriffs bereits wieder ausgedehnt. Der Anschluß an ein Saugsystem ist überflüssig. Sobald die Drainage weniger als 100 ml Sekret in 12 Std fördert, wird sie entfernt. Dies ist meist nach 24 Std der Fall.

Für die postoperative Überwachung und Behandlung gelten die gleichen Prinzipien wie bei jeder Thorakotomie.

G. Behandlung des Biopsiematerials

Das Biopsiematerial wird, je nach vorliegender Fragestellung, aufgeteilt und entsprechend aufbereitet. Es ist sehr zu empfehlen, das Material für die histologische Untersuchung mit 10%iger Formalinlösung bald nach der Entnahme aufzufüllen. An mehreren Stellen wird über eine feine Kanüle die Lösung eingespritzt, sodaß sich die Alveolen füllen und entfalten und in dieser Stellung fixiert werden. Die Beschaffenheit der Alveolarwände läßt sich so wesentlich besser beurteilen als an Präparaten, die in kollabiertem, atelektatischem Zustand fixiert wurden.

H. Effektivität der diagnostischen Thorakotomie

Die Effektivität der diagnostischen Thorakotomie hängt ganz wesentlich ab von der Exaktheit der klinischen Fragestellung und dem gezielten Einsatz von Untersuchungsverfahren, denen das gewonnene Material unterworfen wird. Der Wert einer Antwort wird mitbestimmt von der Art, wie gefragt wurde. Infolgedessen sind die Ergebnisse einer Methode aus verschiedenen Untersu-

Tabelle 2. Diagnosen nach offenen Lungenbiopsien (n = 100)

interstitielle Fibrose	55
Malignommetastasen	
Lymphangiosis carcinomatosa	1
undifferenzierter epithelialer Tumor	1
Atelektase des Lungenparenchyms, diskrete interstielle Sklerose. Obduktion: Alveolarzellkarzinom	1
Sarkoidose	4
Epitheloidzellgranulome	2
Eosinophiles Granulom	1
herdförmige Sklerosierung	4
chronische Pneumonie	3
chronische Entzündung	3
herdförmige Karnifizierung, Desquamativkatarrh	1
Anthrakose der Lunge	3
Silikose der Lunge	2
Hartmetallunge	1
M. Hodgkin	2
lymphoplasmazelluläre und granulomatöse Zellinfiltrate	2
Lungenhämosiderose	2
M. Hand-Schüller-Christian	1
rezidivierende Lungenembolien	1
Lymphangiomyomatose	1
gut belüftetes Lungengewebe mit geringfügiger Pulmonalsklerose und Herzfehlerzellen	1
Pleurahyalinose	1
Pleurakarzinose	1
chronische rezidivierende Pleuritis	1

chungsreihen nur schwer miteinander vergleichbar und sollten nicht pauschal bewertet werden. Mit dieser Einschränkung ist z.B. auch die Zusammenstellung von KÜBLER (1974) über 1 163 „positive Diagnosen" zu betrachten. Darin entfallen auf die Sarkoidose 20,2%, auf Pneumokoniosen 16,6%, maligne Erkrankungen 15,5%, interstitielle Fibrosen 14,8%, interstitielle Pneumonien 7,1%, Tuberkulose 6%, eosinophile Infiltrate 3,8%, Alveolarproteinosen 2,1%, Pilzerkrankungen 1,9%, cystische Veränderungen 1,3%, Gefäßprozesse 0,9% und sonstige Erkrankungen 9,8%. Bei 100 eignen Fällen (1980), die unter den oben ausgeführten Indikationsprinzipien untersucht wurden, ergab sich die in Tabelle 2 wiedergegebene Verteilung der Diagnosen.

J. Schlußbetrachtung

Die diagnostische Thorakotomie ist zweifellos in der Lage, wesentliche Daten zur Diagnose unklarer, vor allem disseminierter Lungenveränderungen zu erbringen. Ihr vermehrter Einsatz in den letzten Jahren hat sicherlich auch dazu beigetragen, unsere Erkenntnisse über die Entwicklung der Typ-III-Allergien und der Lungenfibrosen zu erweitern. Wahrscheinlich werden wir sie aber in Zukunft um so weniger benötigen, je mehr es gelingt, gewisse Krankheitsbilder durch spezifische Laboratoriumsmethoden voneinander zu unterscheiden.

Literatur

Andrews NC, Klassen KP (1957) Eight years experience with pulmonary biopsy. J Amer med Ass 164:1061–1069
Bassermann FJ (1972) Die Lungenbiopsie. Pneumonologie 147:272–275
Baudrexl A (1969) Erfahrungen mit der offenen Lungenbiopsie bei der Diagnostik dissemenierter Lungenerkrankungen. Z Erkr Atmungsorgane 130:321–333
Blaha H (1969) Die kleine Thorakotomie. Beitr Klin Tuberk 140:252–254
Breckler IA, Hensler NM, Hill HE, Hoffmann MC, Hukill PM (1957) Biopsy techniques in diagnosis of intrathoracic disease. Ann Intern Med 46:706–719
Chambers WL (1962) Lung biopsy by limited thoracotomy. Am Surg 28:232–238
Close HP (1955) Lung biopsy for diagnosis of disseminated pulmonary disease. Am J Surg 89:166–169
Denck H, Neumann M, Pridum N, Zwintz E (1976) Indikation und Technik der offenen Lungenbiopsie. Aktuelle Chir 11:111–118
Effler DR, Ordstrand HS van, McCormack LJ (1955) Lung biopsy. Amer rev Tuberc 77:668–675
Eule H (1968) Indikation und Methode der Lungenbiopsie durch Kleinstthorakotomie bei Pneumokoniosen. Mschr Lungenkr Tuberk bekämpf 11:170–178
Eule H (1971) The diagnosis of disseminated lung disease with lung biopsy (in Czech). Stud pneum phtiseol csl 31:308–311
Freise G, Gabler A (1968) Offene Lungenbiopsie. Eine Erweiterung der diagnostischen Möglichkeiten in der Lungenklinik. Münch med Wschr 110:1629–1641
Gabler A (1975) Die offene Lungenbiopsie. Dtsch Ärztebl 72:1931–1936
Gaensler EA, Moister MV, Hamm J (1964) Open lung biopsy in diffuse pulmonary disease. N Engl J Med 270:1319–1331

Gernez-Rieux C (1960) Les biopsies pulmonaires. Rev Tuberc (Paris) 24:972–975

Grant LJ, Trivedi SA, Bombay MS (1960) Open lung biopsy for diffuse pulmonary lesions. Br Med J 1960/I:17–21

Hau T, Narodick BG, Pemberton AH (1972) Die offene Lungenbiopsie in der Diagnostik diffuser pulmonaler Erkrankungen. Langenbecks Arch Chir 331:79–86

Klassen KP, Andrews NC (1967) Biopsy of diffuse pulmonary lesions. A seventeen-year experience. Ann thorax Surg 4:117–124

Klassen KP, Anlyan AJ, Curtis GM (1949) Biopsy of diffuse pulmonary lesions. Arch Surg 59:694–704

Kübler J (1974) Die diagnostische Probethorakotomie. Med Inaug Diss Freiburg i Br

Leight GS, Michaelis LL (1978) Open lung biopsy for diagnosis of acute, diffuse pulmonary infiltrates in the immunosuppressed patient. Chest 73:477–482

Longstreth HP, Davila JC, Aronstam EM (1957) Diagnostic surgical procedures for pulmonary disease; review of two years experience. Dis Chest 31:575–580

Maassen W (1972) Direkte Thorakoskopie ohne vorherige oder mögliche Pneumothoraxanlage. Zugleich eine neue Methode der chirurgischen Pleura- und Lungenbiopsie. Endoscopy 4:95–98

Marin S, Franciskovic V (1970) Open lung biopsy (in Serbokroatisch) Plućne Bol Tuberk 22:315–324

O'Donnell FW (1955) Lung biopsy as a diagnostic acid. NY State J Med 55:3093–3095

Otte W, Schiessle W, Könn G (1971) Bioptische Diagnostik endothorakaler Erkrankungen. In: Hein J, Uehlinger E (Hrsg) Ergebnisse der gesamten Lungen- und Tuberkuloseforschung, Bd XX. Thieme, Stuttgart

Pfeffer SH, Hamm J, Gaensler EA (1966) Offene Lungenbiopsie bei diffusen Lungenerkrankungen. Dtsch Ärztebl 63:2021–2028

Ray III JF, Lawton BR, Myers WO, Toyama WM, Reyes CN, Emanuel DA, Burns JL, Pederson DP, Dovenbarger WV, Wenzel FJ, Sautter RD (1976) Open pulmonary biopsy. Chest 69:43–47

Rickler R, Bariffi F (1977) Indicazioni cliniche e risultati della biopsia toracotomica polmonare. Arch Monaldi 32:232–242

Rossiter SJ, Miller DC, Churg AM, Carrington CB, Mark JB (1979) Open lung biopsy in the immunosuppressed patient. J Thorac Cardiovasc Surg 77:338–345

Scadding JG (1970) Lung biopsy in the diagnosis of diffuse lung disease. Br Med J 1970/II:557–564

Schuster F (1967) Die Lingulabiopsie. Wien Med Wochenschr 117:293

Serban A, Gadeleanu V, Hica L, Olteanu L (1974) Diagnostischer Wert der Biopsie durch Thorakotomie (in Rumanian). Ftiziologia (Bucuresti) 23:81–86

Storey CF, Reynolds BM (1953) Biopsy techniques in diagnosis of interthoracic lesions. Dis Chest 23:357–382

Szymanska D, Kaminski Z (1970) Diagnosis of diffuse pulmonary lesions on the basis of lung biopsy (in Polish). Gruźlica Choroby Pluc 38:745–750

Theodos PA, Allbritten FF Jr, Breckenridge RL (1955) Lung biopsy in diffuse pulmonary disease. Dis Chest 27:637–648

Thompson DT (1978) Lung biopsy with local anesthesia. J Thorac Cardiovasc Surg 75:429–433

Toyama WM, Reyes CN, Lawton BR, Sautter RD (1971) Open lung biopsy in infants and children. Arch Surg 103:195–198

Uzzan D, Seigneur F, Personne C (1971) La biopsie pulmonaire chirurgicale. J franc Méd Chir thor 25:797–806

Werdermann K, Greschuchna D, Maassen W (1974) Ergebnisse chirurgischer Lungen- und Pleurabiopsien. Thoraxchir 22:453–456

Wolfart W (1980) Mediastinoskopie und offene Lungenbiopsie. Atemw Lungenkrkh 6:406–410

Wolfart W, Lesch R (1976) Das Röntgenbild bei dissemenierten Verschattungen der Lungen im Vergleich zum morphologisch-histologischen Befund. Prax Pneumol 30:619–623

Wolfart W, Seith U (1980) Eingriffe an den Lungen. In: Breitner B (Begr) Gschnitzer F, Kern E, Schweiberer L (Hrsg) Chirurgische Operationslehre II, Ergänzung 34, Urban & Schwarzenberg, München Wien Baltimore

VII. Sputumzytologie

H. Dürschmied

Aussagekraft, Bedeutung und kritische Einschätzung der Sputumzytologie für die Diagnostik des Bronchialkarzinoms sind belegt (GRUNZE 1962; FRENZEL u. PAPAGEORGIOU 1963; BARTELHEIMER u. FRENZEL 1965; SACCOMANNO et al. 1965; KOSS et al. 1966; LOPEZ CARDOZO et al. 1967; FULLMER u. PARRISH 1969; SASSY-DOBRAY 1970; TAKAHASHI 1971; ZIMMER u. KÜHNERT 1972; FONTANA 1976; SPRENGER 1981; WOOLNER et al. 1982).

Dabei steht fest, daß die Sputumuntersuchung für den Patienten die am wenigsten belastende Methode ist; für den Untersucher kann sie aber sehr aufwendig sein (GRUNZE 1962). Die Erfolgsquote der Sputumzytologie hängt im wesentlichen ab von der Häufigkeit der Untersuchungen pro Patient, von der sachgerechten Materialgewinnung, von der Erfahrung der Untersucher, der Lokalisation und dem Typ des Tumors. Die Exfoliationsrate beim Plattenepithelkarzinom bietet für die Sputumzytologie die günstigsten Erkennungschancen.

Um bei diesen ungezielten Verfahren eine möglichst hohe Erfolgsquote zu erzielen sind mindestens 5 Materialeinsendungen erforderlich. Nach GRUNZE (1968) ist die Verläßlichkeit einer einmaligen Sputumuntersuchung in einem unselektierten Krankengut unter 50 Prozent bei Vorhandensein eines guten Untersuchungsmaterials. Sie bessert sich jedoch bei fünfmaliger Wiederholung auf eine Trefferquote um 70% und erreicht dann bei 10 Untersuchungen rund 75%. Hinsichtlich weiterer Einzelheiten und Probleme sei auf das Kapitel I.A. Früherkennung und erste Merkmale (Teilband B) hingewiesen.

Literatur

Bartelheimer J, Frenzel H (1965) Das stumme Bronchialkarzinom. Münch med Wochenschr 107:1340
Fontana RS (1977) Early diagnosis of lung cancer. Am Rev Respir Dis 116:399–402
Frenzel H, Papageorgiou A (1963) Klinische Bedeutung der Bronchialzytologie. Med Klin 58:1–15
Fullmer CD, Parrish ChM (1969) Pulmonary cytology a diagnostic method for occult carcinoma. Acta Cytol (Baltimore) 13:645–651
Grunze H (1962) Tumoren der Thoraxorgane. In: Bartelheimer H, Maurer H-J (Hrsg) Diagnostik der Geschwulstkrankheiten. Thieme, Stuttgart, S 358
Grunze H (1968) Methoden und Indikationen bioptischer Untersuchungen bei Verdacht auf Lungenkrebs. GBK-Mitteilungsdienst 5:82
Koss LG, Saccomanno G, Koprowska J (1966) Cancer of the lung. Acta Cytol (Baltimore) 10:308
Lopez Cardozo P, Graaf S, Beer MJ de, Roesburg N de, Kopsenberg PD (1967) The results of cytology in 1000 patients with pulmonary malignancy. Acta Cytol (Baltimore) 11:120

Saccomanno G, Saunders RR, Archer VF, Auerbach O, Kuschner M, Bechler PA (1965) Cancer of the lung, the cytology of sputum prior to the development of carcinoma. Acta Cytol (Baltimore) 9:413

Sassy-Dobray (1970) The evaluation of cytology in the early diagnosis of pulmonary carcinoma. Acta Cytol (Baltimore) 14:95–103

Sprenger E (1981) Möglichkeiten und Grenzen des Zytopathologen bei der Diagnostik von Lungentumoren. In: Hamelmann H, Troidl H (Hrsg) Behandlung des Bronchialkarzinoms. Thieme, Stuttgart New York, S 34

Takahashi MD (1971) Color atlas of cancer cytology. Thieme, Stuttgart

Woolner B, Fontana RS, Sanderson DP, Miller WE, Mühm JR, Taylor WF, Uhlenkopp MA (1982) Mayo Lung Project, Evaluation of lung Cancer Screening throught. December 1979, Mayo Clin Proc 56/9:544–555

Zimmer S, Kühnert M (1972) Sputumzytologie des Lungenkrebses. Steinkopf, Dresden

XI. Diagnostik

C. Synopsis der Diagnostik

M. Austgen

Mit 3 Abbildungen und 2 Tabellen

A. Einführung

Für das Bronchialkarzinom sind im Gegensatz zu anderen Tumoren Ausdrücke wie „Früherfassung" bzw. „Frühdiagnostik" unzutreffend. Selbst früheste Entdeckungen des noch völlig symptomlosen Bronchialkarzinoms durch Röntgenreihenuntersuchung oder Exfoliativzytologie vermögen die 5- oder gar 10-Jahres-Überlebensrate der operablen Patienten nicht wesentlich zu steigern (Trendelenburg et al. 1977). Gemessen an den Resektionserfolgen und den 5-Jahres-Überlebensraten kann die Entdeckung des Bronchialkarzinoms heute nur *noch rechtzeitig* oder aber bereits *zu spät* sein. Die einzelnen Schritte zur Diagnose des Bronchialkarzinoms soll im folgenden kurz besprochen, ihre Problematik diskutiert werden.

B. Nicht-invasive Diagnostik

I. Anamnese

Hinsichtlich der rechtzeitigen Entdeckung des Bronchialkarzinoms muß der Wert der Symptome sehr kritisch betrachtet werden. Es sei hier betont, daß Symptome wie Husten, Auswurf, Dyspnoe und Fieber usw. gerade auch für die Krankheit charakteristisch sind, die dem Bronchialkarzinom nahezu immer um Jahre oder gar Jahrzehnte vorausgeht: die *chronische Bronchitis*. Die obengenannten Risikosymptome sind daher notwendig und nützlich zur Erkennung der chronischen Bronchitis, doch damit nur *indirekt* zur Erkennung des Bronchialkarzinoms. Der chronische Bronchitiker hat – teils wegen der gemeinsamen Ursachen (Inhalationsrauchen!) teils wegen der bronchialen Hyperreaktivität – sicher ein deutlich erhöhtes Risiko, an einem Bronchialkarzinom zu erkranken. Dieser Patientengruppe muß daher unser besonderes Bemühen um *rechtzeitige* Entdeckung des Tumors gelten. Keinesfalls jedoch erlauben diese Symptome auch nur annähernd den Zeitpunkt der Entstehung des Bronchialkarzinoms innerhalb der Vorgeschichte abzugrenzen und damit die eigentliche Entdeckung zu ermöglichen.

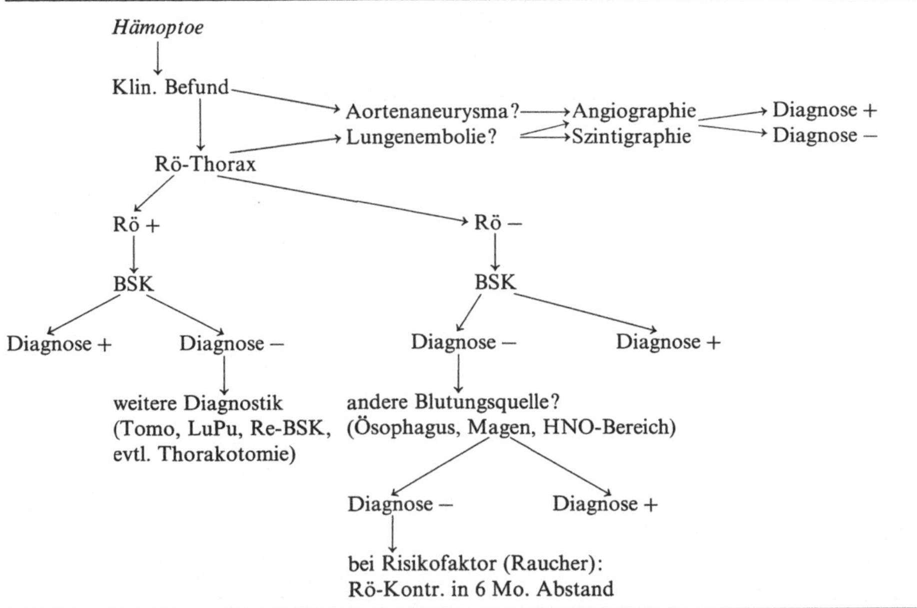

Abb. 1. Diagnostisches Vorgehen bei anamnestischer Angabe von Hämoptysen. BSK = Bronchoskopie, LuPu = Lungenpunktion, Rö = Röntgen

Als „Hinweissymptome" zur rechtzeitigen Entdeckung des Bronchialkarzinoms sind nur wenige zu nennen: charakteristischer *Husten* (trockener Reizhusten auch tagsüber, nachts oder bei Lagewechsel), wechselnd mit oder auch ohne Auswurf, *blutig tingiertes Sputum* – bei ca. 40% Leitsymptom des Bronchialkarzinoms (vgl. Abb. 1) – rezidivierende *Pneumonien* („Rippenfellerkrankungen", Schmerzen im Thorax, therapieresistente grippale Infekte) besonders bei älteren Rauchern. Die Diagnose *chronische Pneumonie* – insbesondere die einer Obstruktionspneumonitis – sollte stets nur nach Ausschluß eines stenosierenden Prozesses im Bronchialsystem gestellt werden. In Tabelle 1 sind die klinischen Symptome bei Patienten mit histologisch gesichertem Bronchialkarzinom – geordnet nach prozentualer Häufigkeit – angegeben. Gegenübergestellt wurden die anamnestischen Angaben eines chirurgischen Krankengutes denen einer pneumologisch-internistischen Abteilung.

Das Erkennen von Risikogruppen und ersten klinischen Merkmalen muß daher erstes Bestreben des Arztes sein. Die Erfassung von Risikokollektiven ist jedoch nur über kurzgefaßte, genau standardisierte Fragebögen über den Belastungsgrad durch die bekannten Risiken möglich (TRENDELENBURG 1981). Weitere Fragen nach den ersten klinischen Merkmalen müssen diese ergänzen. Diese Fragebögen sollten zumindest allen Rauchern über 40 Jahre – am günstigsten bei Früherkennungsmaßnahmen anderer Erkrankungen – vorgelegt werden. Die wichtigsten dieser Fragen sind in Tabelle 2 zusammengefaßt.

Hat der Patient über 20 Jahre lang mindestens 10 Zigaretten täglich inhaliert, oder bejaht er eine der Fragen nach frühen Merkmalen, so gehört er dem Risikokollektiv an. Er wird dann der weiteren Diagnostik zugeführt.

Tabelle 1. Symptomatik des Bronchialkarzinoms. a) Krankengut der Chirurgischen Universitätsklinik Bonn (n = 1929) (Nach
SAVIC u. BIRTEL 1977) b) Medizinische Universitätsklinik Homburg (n = 1850)

Symptom	%	
	a	b
1. Husten	69	83
2. Atemnot	31	74
3. Auswurf	48	72
4. grippaler Infekt/Pneumonie	43	53
5. Gewichtsverlust	–	48
6. Thoraxschmerzen	36	45
7. Inappetenz	23	43
8. Haemoptoe	23	43
9. Husten und chronische Bronchitis	–	40
10. Abgeschlagenheit	28	35
11. Fieber	14	24
12. Lymphknotenschwellung	1	14
13. Heiserkeit	5	11

Tabelle 2. Die wichtigsten anamnestischen Fragen zur Ermittlung von Risikopatienten und ersten
klinischen Merkmalen des Bronchialkarzinoms

1. Dauer und Intensität des Inhalationsrauchens während des ganzen Lebens?
2. Blutig tingierter Auswurf oder Blut im Auswurf, wann, wieviel, wie lange?
3. Kürzlich durchgemachte Krankheiten an Lunge und/oder Rippenfell?
4. Früher durchgemachte Krankheiten an Lunge und/oder Rippenfell?
5. Trockener Hustenreiz: tags oder nachts, bei Lagewechsel?
6. Schmerzen im Bereich des Brustkorbes?
7. Fieber in den letzten Monaten?
8. Chronische Bronchitis (während mindestens 3 Monaten pro Jahr Husten mit Auswurf seit mindestens 2 Jahren)?
9. Frühere Röntgenaufnahmen der Lunge?, wann?, wo?, weswegen?
10. Welche Berufe bisher ausgeübt?

II. Klinischer Befund

Die klinische Untersuchung ist zumindest zur rechtzeitigen Erkennung des
Bronchialkarzinoms praktisch ohne Bedeutung. Meist sind lediglich die Symptome der chronischen Bronchitis zu erheben. Lediglich in fortgeschrittenen Stadien
finden sich Vena Cava superior-Syndrom, Pancoast-Symptomatik, palpable
Lymphknoten (meist supraklavikulär, seltener axillär) sowie perkutorisch
Dämpfung mit Verminderung des Stimmfremitus und Abschwächung des Atem-
geräusches sowie der Bronchophonie bei größeren Atelektasen.

Dennoch ist die Erhebung des allgemeinen klinischen Status vor Einleitung
weiterer invasiver und teils kostenaufwendiger Diagnostik obligat. Schon man-

che einfache rektale Untersuchung mit nachfolgender Biopsie/Resektion hat als primäre Ursache einer Lungenverschattung die Metastase eines Prostata- bzw. Rektumkarzinoms ergeben. Gleiches gilt auch für die Untersuchung der Mamma.

III. Exfoliativzytologie

Die Exfoliation maligner Zellen im Bronchialsekret geht zeitlich in der Tumorentwicklung dem Auftreten gewisser Röntgenzeichen voran. Die Chance jedoch, ein Bronchialkarzinom ohne nachweisbare Röntgenveränderungen nur durch Exfoliativzytologie zu entdecken, liegt bei ca. 1% der über 40-jährigen Raucher (TRENDELENBURG et al. 1977). Hinzu kommen hier der Aufwand mit 3 bis 5 Sekretproben pro Untersuchungsfall, die damit verbundenen Kosten und der erhebliche Zeitaufwand (pro Untersucher jährlich etwa 1000 Patienten). Trotz diesen durchaus berechtigten Einwänden sollte die Sputumzytologie als Suchmethode besonders auf die hochgefährdeten Patientenkollektive ausgeweitet werden, d.h. zumindest auf alle über 40jährigen Raucher von mehr als 20 Zigaretten täglich über 20 Jahre lang.

IV. Röntgendiagnostik

Thoraxsummationsaufnahmen sind stets soweit möglich nicht nur im dorsoventralen, sondern auch im frontalen Strahlengang anzufertigen. Von Vorteil ist die Hartstrahltechnik, da durch sie neben besserer Transparenz des Skelettes vor allem kürzere Belichtungszeiten und damit verbunden geringere Bewegungsunschärfe und bessere Detailerkennbarkeit erreicht werden.

Bei der Durchleuchtung ist nicht nur auf die segmentale Zuordnung der Lungenverschattung zu achten, sondern es können bei maximaler Ein- und Ausatmung auch Mediastinalverschiebungen (Mediastinalpendeln), paradoxe Zwerchfellbewegungen sowie Verwachsungen mit der Pleura parietalis festgestellt und ein eventuelles Übergreifen des Tumors auf die Brustwand vermutet werden (FERLINZ 1974; TRENDELENBURG et al. 1977). Muß bei Durchleuchtung dieser Verdacht erhoben werden, vermag lediglich die Anlage eines Pneumothorax bzw. die Pleuroskopie differentialdiagnostisch weiterzuhelfen.

Vor einer bronchologischen Spezialuntersuchung mit Katheter- und/oder Zangenbiopsie sollten – soweit dies nicht bereits mit Durchleuchtung und seitlicher Aufnahme möglich ist – Tomographien zur genauen Segmentlokalisation angefertigt werden. Auch sind sie unabdingbare Voraussetzung zur Tiefenlokalisation vor jeder perthorakalen Lungenpunktion.

Die Bronchographie ist zwar durch die technische Weiterentwicklung der Bronchoskopie mit Katheter- und transbronchialer Biopsie usw. in der Diagnostik des Bronchialkarzinoms in den Hintergrund gedrängt worden, dennoch

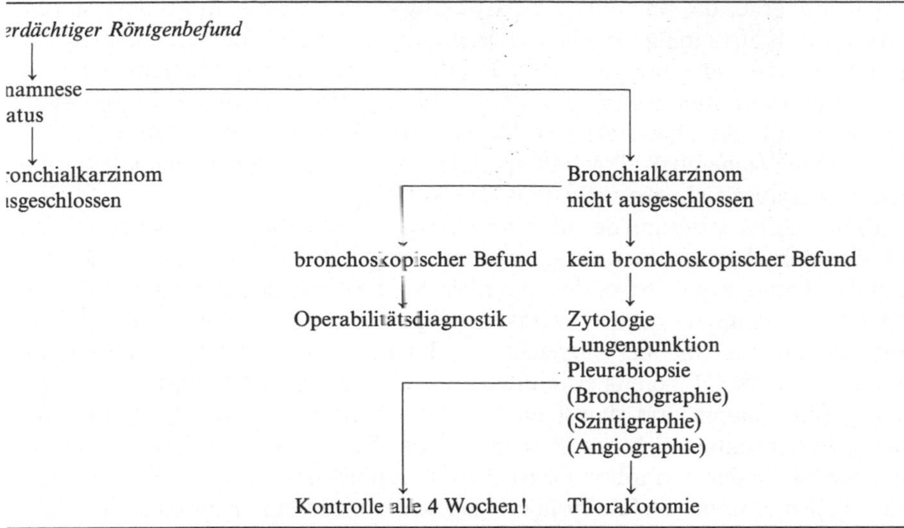

bb. 2. Diagnostisches Vorgehen bei karzinomverdächtigem Röntgenbefund (Nach TRENDELENBURG 1981)

istet sie bei z.B. plötzlichem Bronchusabbruch weiterhin hervorragendes zur okalisationsdiagnostik vor allem peripherer Tumoren (FERLINZ 1974) und vernfacht daher dem Bronchologen das Aufsuchen des betroffenen Bronchus ·heblich.

Ganz wesentlich ist jedoch vor jeder weiteren invasiven Diagnostik die Be-·haffung früherer Röntgenbilder und Schirmbildaufnahmen, die bei genauer efragung des Patienten oft in Betrieben, bei früheren Krankenhausaufenthalten der ärztlichen Untersuchungen angefertigt wurden. Unter Zugrundelegung der ekannten Tumorverdopplungszeiten kann hieraus die Wahrscheinlichkeit eines lalignoms erhöht oder vermindert werden.

Das weitere diagnostische Vorgehen bei Vorliegen eines karzinomverdächti-en Röntgenbefundes gibt Abb. 2 wieder.

V. Computertomographie

Die Computertomographie bietet gelegentlich beim Bronchialkarzinom ichtige Zusatzhinweise – z.B. Nachweis von Thoraxwandinfiltrationen – die iit der konventionellen Röntgentechnik meist nicht nachweisbar sind. Ihr lauptanwendungsgebiet liegt jedoch vorwiegend im Bereich der Metastasensu-ie bei Patienten mit nachgewiesenen malignen Tumoren. Unbestreitbar lassen ch bei diesen Patienten oft im Computertomogramm Lungenrundherde dar-ellen, die weder in konventionellen Tomogrammen noch in Übersichtsaufnah-ien nachweisbar waren (MINTZER et al. 1979; SCHANER et al. 1978). Allerdings sind Rundherde, die nur durch die Computertomographie aufgedeckt werden, in weniger als 50% maligner Genese. Weitere Differenzierung kann hier lediglich die Dichtemessung erbringen, obwohl auch sie bei kleinen Lungenrundherden mit Fehlern behaftet ist (Butler et al. 1979; Muhm et al. 1977). Selbst der Nachweis von Arealen stärkerer Densität (Dichtewerte über 150–170 HE) – die für einen sicheren Kalkgehalt sprechen – vermögen ein Bronchialkarzinom nicht sicher auszuschließen (Raptopolous 1978).

In der Differenzierung der unterschiedlichen mediastinalen Weichteilstrukturen wird die Überlegenheit der Computertomographie im Vergleich zu konventionellen Tomographie besonders deutlich. Mediastinale Raumforderungen können stets – besonders nach Kontrastmittelgabe – von Gefäßprozessen differenziert werden. Sie sind bei ausreichender Dichte zum mediastinalen Fett- und Bindegewebe im CT bereits erkennbar, bevor sie zu einer Mediastinalverbreiterung geführt haben und damit auch auf konventionellen Röntgenaufnahmen oder Tomogrammen sichtbar werden. Bei der Suche nach Mediastinaltumoren oder mediastinalen Lymphomen ist die Computertomographie daher den konventionellen Röntgenverfahren überlegen und aus diesem Grund nach den Thoraxübersichtsaufnahmen als nächster diagnostischer Schritt einzusetzen (Lackner 1981).

VI. Ultraschalldiagnostik

Die Ultraschalldiagnostik ermöglicht im Thoraxbereich zumeist eine Differenzierung in solide oder flüssigkeitshaltige pleuranahe Prozesse. Eine weitere Differentialdiagnose vermag sie nicht. Ihre genaue Lokalisationsdiagnostik ist jedoch eine große Hilfe für gezielte Punktionen, insbesondere, wenn z.B. flüssigkeitshaltige Veränderungen neben soliden bestehen (Differentialdiagnose: abgekapselte, teils organisierte Ergüsse, Empyeme). Intrapulmonale, d.h. von lufthaltiger Lunge umgebene oder unmittelbar hinter großen Skeletteilen (z.B. Sternum oder Skapula) liegende Prozesse sind jedoch meist nicht darstellbar (Doust et al. 1975; Hirsch et al. 1978; Wolson 1976).

VII. Kernspinresonanz-Tomographie

Die Kernspinresonanz-Tomographie beruht auf der Wechselwirkung von Atomkernen mit Hochfrequenzstrahlung in einem Magnetfeld. Sie ermöglicht somit die Messung von Eigenschaften der Materie, die bisher keinem abbildenden Verfahren zugängig waren (Zeitler et al. 1981). Es werden bei dieser Methode die Protonen der im körpereigenen Wasser gebundenen Wasserstoffatome zur Emission von Signalen angeregt, die gemessen und dargestellt werden können (Damadian et al. 1977). Man wird daher von der Kernspinresonanz-Tomographie nicht nur Information über Morphologie, sondern auch über Biochemie, den Stoffwechsel, das Strömungsverhalten und die Beweglichkeit von Flüssigkeiten im Körper erwarten können (HABERMEHL 1982). Darüberhinaus ist mit ihrer Anwendung keinerlei Strahlenbelastung des Patienten verbunden, was ebenfalls für ihren Einsatz in der Klinik von größter Wichtigkeit ist. Da heute die Kernspinresonanz-Tomographie jedoch erst am Beginn ihrer klinischen Anwendung steht, kann ihre Bedeutung weder in diagnostischer noch klinischer Hinsicht nicht einmal abgeschätzt, geschweige denn vollständig überblickt werden.

C. Invasive Diagnostik

I. Bronchoskopie

Bei jedem noch so geringen röntgenologischen Verdachtsbefund ist unverzüglich die Einleitung einer Spezialdiagnostik erforderlich (vgl. auch Abb. 2), die heute vor allem auf den Nachweis maligner Zellen zielt, also einer Qualitätsdiagnostik entspricht. In der diagnostischen Reihenfolge stehen somit bioptische Methoden und insbesondere die Bronchoskopie an erster Stelle (FERLINZ 1974).

In den letzten beiden Jahrzehnten haben Verbesserungen des Instrumentariums (Glasfiberlichtleitung, optische Systeme mit höherem Auflösungsvermögen bei gleichzeitig geringem Lichtverlust, flexible Fiberglasoptik) und Entwicklung zusätzlicher bronchologischer Untersuchungstechniken (Katheterbiopsie, transbronchiale Lungenbiopsie und Lymphknotenpunktion, „Brushing") in Verbindung mit dem Fortschritt der Zytodiagnostik wesentlich zur besseren diagnostischen Ausbeute beigetragen. Die Bronchoskopie ist daher stets bei klinischem und/oder röntgenologischem Verdacht auf das Vorliegen eines Bronchialkarzinoms als erste bioptische Methode selbst bei peripherer Lage des Röntgenbefundes indiziert.

Die Bronchoskopie in *Narkose* mit Relaxation und intermittierender Überdruckbeatmung wie auch die Bronchoskopie in *Lokalanaesthesie* bei erhaltener Spontanatmung stehen hier als gleichermaßen brauchbare Methoden zur Verfügung. Bei Patienten mit Einschränkung der kardiopulmonalen Leistungsbreite und stets dann, wenn eine detaillierte Beurteilung der Funktion des Bronchialsystems erforderlich ist, erscheint die Bronchoskopie in Lokalanaesthesie als Methode der Wahl. Bei großen Untersuchungszahlen und Wiederholungsuntersuchungen sehr ängstlicher Patienten sowie insbesondere bei zu erwartenden größeren endobronchialen Manipulationen (Rekanalisierung eines obturierten Bronchus durch Fremdgewebe) ist jedoch stets auch wegen der besseren Übersicht die Bronchoskopie in Narkose vorzuziehen.

Die *Indikation* zur Bronchoskopie ist bei jedem – auch noch so geringen – röntgenologischen Verdacht auf das Vorliegen eines Bronchialkarzinoms gegeben, darüberhinaus jedoch auch ohne Röntgenbefund bei Blutungen aus dem Respirationstrakt und bei entsprechend klinischem Verdacht, hier insbesondere bei Patienten mit erhöhtem Karzinomrisiko (Inhalationsraucher!). *Kontraindi-*

kationen ergeben sich bei schweren Deformierungen der Wirbelsäule, Störungen der Gerinnungsfunktion, dekompensierten Stoffwechselkrankheiten und auch bei ausgeprägter kardialer und/oder respiratorischer Insuffizienz. Bei Einsatz der Bronchoskopie in Lokalanaesthesie, insbesondere bei Verwendung des Fiberskops bestehen heute praktisch keinerlei Kontraindikationen (CHAUDHARY 1978; FERLINZ 1974; KVALE 1976; TRENDELENBURG 1977).

Sowohl für die *Qualitätsdiagnostik* (histologische Differenzierung) als auch für die *Operabilitätsdiagnostik* (Lokalisation des Tumors und seine endobronchiale Ausbreitung) sind Bronchoskopie- und Biopsiebefund von entscheidender Bedeutung.

Bei Einsatz aller bronchologischen Methoden und erfahrenem Untersucher können allein durch die Bronchoskopie ca. 70% der Bronchialkarzinome histologisch gesichert werden, bei etwa weiteren 20% ergibt sich zytologisch/histologisch der Verdacht auf das Vorliegen eines malignen Tumors, ohne daß jedoch eine histologische Klassifizierung möglich ist.

Nach jüngsten Literaturberichten gelingt es durch die sog. Fluoreszenz-Bronchoskopie mit zusätzlicher Laserquelle für monochromatisches Violettlicht Bronchialkarzinome, die eben noch im normalen Glasfiberlicht nicht erkennbar sind, selbst in kleinen Bioptaten oder gar Bürstenabstrichen zu entdecken (BALCHUM et al. 1982; KING et al. 1982). Allerdings ist diese Methode bisher lediglich zu wissenschaftlichen Untersuchungen angewandt und noch keineswegs in die klinische Diagnostik eingeführt.

Ist bei der Erstuntersuchung trotz endobronchial verdächtigem Befund keine histologische Sicherung der Diagnose gelungen, muß die Bronchoskopie ein- bzw. auch mehrmals wiederholt werden. Bei jedoch makroskopisch unauffälligem Tracheobronchialbaum und weitgehend peripher gelegenem Röntgenbefund erfolgt nach der Bronchoskopie als nächster diagnostischer Schritt die perthorakale Lungenpunktion.

II. Perthorakale Lungenpunktion

Die perthorakale Lungenpunktion wird mit der Vim-Silverman-Nadel oder mit der von HAUSSER modifizierten Nadel meist in Lokalanaesthesie und stets unter Durchleuchtungskontrolle durchgeführt. Sie ist mit diesen Nadeln zwar zytologisch/histologisch deutlich ergiebiger, jedoch ist so auch das Risiko (Pneumothorax, Blutung bis zum Hämatothorax, Luftembolie) deutlich höher als bei Punktion mit dünner Nadel mit eingeschliffenem Mandrin. Bei den häufig älteren, funktionell im Grenzbereich befindlichen Patienten muß daher die Indikation bzw. die Wahl der Methode überaus sorgfältig auf die Dringlichkeit einer qualitativen Befundabklärung abgestellt werden.

Vor Durchführung der Punktion muß die Möglichkeit zur Bronchoskopie (hier stets in Narkose) und gegebenenfalls bei unstillbarer endobronchialer Blutung zur notfallmäßigen Thorakotomie in jedem Fall gewährleistet sein.

Bei funktionell operablen Patienten und auf Grund seiner Lokalisation schwierig bzw. riskant zu punktierendem Röntgenbefund (z.B. in der Nähe größerer Gefäße wie Aorta, A. pulmonalis oder A. mammaria interna) ist im Anschluß an die Bronchoskopie sofort die diagnostische Thorakotomie indiziert, vor allem wenn der Patient dem Risikokollektiv angehört (SAGEL 1978).

Bei funktionell inoperablen Patienten dagegen, bei denen wir heute hinsichtlich der Indikation zur Bestrahlung und/oder Chemotherapie ebenfalls zunehmenden Wert auf die histologische Klärung der Diagnose legen müssen, ist die ein- bzw. auch mehrmalige perthorakale Lungenpunktion als zweiter diagnostischer Schritt bei entsprechender Lokalisation des Herdes indiziert, solange Risiko der Punktion und therapeutische Konsequenzen in vernünftiger Relation zueinander stehen.

III. Pleuroskopie und Pleurabiopsie

Diese Verfahren verdienen sicher mehr Beachtung und können bei peripheren, pleuranahe gelegenen Tumoren mit erheblich geringerem Risiko einer Thorakotomie gleichwertig sein. Indiziert ist die Untersuchung nicht nur bei Patienten, für die das Thorakotomierisiko zu hoch wäre, sondern auch präoperativ in allen Fällen, bei denen durch die Lokalisation des Röntgenbefundes der Verdacht auf Übergreifen des Tumors auf die Pleura parietalis bzw. bereits auf die Thoraxwand besteht. Ist eine Infiltration der Pleura schon erfolgt, so ist der Patient dadurch nicht zwingend inoperabel. Dennoch sollte der Chirurg bereits vor Beginn der Operation darüber aufgeklärt sein oder zumindest mit dieser Möglichkeit rechnen, da dies eine erhebliche Erweiterung des chirurgischen Eingriffes zur Folge hat.

Zwingend indiziert ist die Pleuroskopie bei jedem Röntgenverdacht auf das gleichzeitige Vorliegen von Tumoren und Pleuraerguß (DECKER et al. 1978; SALYER et al. 1975). Meist ist hier – vor allem beim peripher gelegenen, pleuranahen Malignom – der Erguß durch Übergreifen des Tumors auf die Pleura visceralis bzw. auch bereits auf die Pleura parietalis bedingt und damit der chirurgischen Therapie nicht mehr zugänglich. Aber auch Ergußbildung ohne Pleurabefall des Tumors nur durch Atelektasesog ist keine Seltenheit. Hier muß trotz nachgewiesenem Pleuraerguß schnellstmöglich die operative Therapie gefordert werden.

IV. Mediastinoskopie

Beim Bronchialkarzinom ergibt die Mediastinoskopie in ca. 50% verwertbare pathologische Befunde in den mediastinalen Lymphknoten und somit auch die histologische Sicherung der Geschwulstart. Darüberhinaus erlaubt sie auch ein Urteil über die Ausdehnung des metastatischen Befalls der bronchopulmonalen (1. Station), tracheobronchialen (2. Station) und paratrachealen (3. Station) Lymphknoten.

Die Ergebnisse der Mediastinoskopie sind bei Metastasennachweis *entscheidend für die Operationsindikation* (ACOSTA 1977; SEALY 1974; WHITCOMB 1976).

Kontra- und bilateraler Metastasennachweis der 1. und 2. Lymphknotenstation
sowie ipsilaterale Lymphknotenmetastasen in der 3. Lymphknotenstation sind
ein zuverlässiges Zeichen dafür, daß die Geschwulstausbreitung über die chirurgischen Möglichkeiten – selbst der erweiterten Lungenresektion – hinausgeht.

Hat der bisher beschriebene diagnostische Weg keine Klärung des Verdach-
tes bzw. keine genaue histologische Klassifizierung ergeben, kann dies noch
vor der diagnostischen Probethorakotomie durch die Präskalenusbiopsie erreicht werden.

V. Präskalenusbiopsie

Nach dem Vorschlag von DANIELS (1949) wird – auch bei Fehlen einer
tastbaren Vergrößerung der präskalenischen Lymphknoten – das Fettgewebe
am Trigonum omoclaviculare mit den darin enthaltenen Lymphknoten exstirpiert. Auch wenn die Lymphknoten selbst nicht befallen sind, gelingt es in
den Lymphbahnen des Fettgewebes in 15–25% der Fälle Metastasen eines Bronchialkarzinoms histologisch nachzuweisen (BRANTIGAN et al. 1973; BROSSEAU
et al. 1976; SKINNER et al. 1963).

Durch die Fortschritte der modernen Anästhesie- und Chirurgieverfahren
ist die Präskalenusbiopsie in den letzten Jahren etwas zurückgedrängt worden.
Wahrscheinlich wird sie jedoch gerade bei funktionell inoperablen Patienten
in Zukunft zur genauen histologischen Klärung und somit zur Indikation der
Zytostatika- und Strahlentherapie mehr beitragen können.

Es muß hier ausdrücklich darauf hingewiesen werden, daß bei Patienten
mit palpablen Lymphomen im Hals-, Klavikular- bzw. Axillarbereich selbstverständlich unmittelbar nach der negativ verlaufenden Bronchoskopie die Exstirpation dieser Lymphome und ihre histologische Untersuchung nicht nur zur
Diagnosesicherung sondern auch zur genauen Stadieneinteilung des Tumors
unbedingt anzustreben sind.

VI. Diagnostische Thorakotomie

Trotz Bronchoskopie mit Katheterbiopsie, perkutaner Lungenpunktion, Mediastinoskopie und Präskalenusbiopsie gelingt in etwa 10–20% der Verdachts-
fälle der morphologische Nachweis eines Tumors nicht. Zu diesen diagnostischen
Problemfällen zählen vor allem die kleinen peripheren Karzinome – die röntgenologisch meist rein zufällig entdeckt werden – deren rechtzeitige Resektion
jedoch mit größter Wahrscheinlichkeit eine weitaus höhere Zahl von Dauerhei-
lungen des Bronchialkarzinoms ergäben.

Hierin vor allem liegt neben der *Prophylaxe* (Einstellung des Inhalationsrauchens bzw. noch wichtiger Verhütung des Rauchens bei Jugendlichen, besonders
jedoch bei Schülern) die zweite Hauptproblematik des Bronchialkarzinoms:

meist erfolgt die Entdeckung zu spät (TRENDELENBURG 1977, 1981)! Wird aber – meist zufällig z.B. bei Röntgenreihenuntersuchung, Begutachtung oder Unfall – der Verdacht röntgenologisch bereits in der sogenannten Frühphase erhoben, so versagen häufig zumindest zu diesem Zeitpunkt unsere diagnostischen Möglichkeiten. Darüberhinaus wird die Diagnostik des Bronchialkarzinoms durch Verharmlosen der Symptomatik durch den Paitenten selbst, aber auch durch Verkennung des Arztes und Begrenzung der diagnostischen Möglichkeiten in oft erschreckendem Ausmaß verzögert.

Es muß daher nach der Bronchoskopie mit negativem histologischem Ergebnis bei kardial wie pulmonal operablem Patienten so schnell wie möglich die diagnostische Thorakotomie angestrebt werden, insbesondere auch wegen der ständig drohenden Gefahr der Absiedlung von Metastasen.

Die Diagnostik „ex juvantibus" ist heute bei Verdacht auf das Vorliegen eines Bronchialkarzinoms als selbständige diagnostische Methode nicht mehr vertretbar. Sie ist – z.B. als antituberkulöse Therapie – nur dann erlaubt, wenn sich die weitere bioptische Diagnostik oder die diagnostische Thorakotomie aus zwingenden Gründen verzögert, oder aber der Patient selbst – trotz vollständiger Aufklärung – jedwede weiterführende Diagnostik aus persönlichen Gründen ablehnt.

Als unabdingbare Voraussetzung zur diagnostischen Thorakotomie ist im Rahmen einer internistischen Gesamtuntersuchung neben dem Belastungs-EKG die detaillierte Atemfunktionsprüfung mit präziser Aussage über das funktionell vertretbare Ausmaß einer Lob- bzw. Bilob- oder gar Pneumonektomie zu fordern. Auch die sonstigen präoperativen Vorbereitungen entsprechen denen einer therapeutisch geplanten Lungenresektion: intensive Atemgymnastik, ergometrisches Training, obstruktive Therapie sowie Chemotherapie bei bronchialem Infekt.

D. Zusammenfassung

Der Weg zur Diagnose des Bronchialkarzinoms erfolgt über anamnestische Hinweise und klinischen Befund, vor allem über die Röntgendiagnostik und Bronchoskopie mit anschließender zytologisch/histologischer Untersuchung der hierbei gewonnenen Gewebsproben. Bei röntgenologisch peripher gelegenen Herden wird als Zusatzuntersuchung die perthorakale Lungenbiopsie, bei pleuranahen Befunden die Pleuraskopie mit Pleurabiopsie diagnostisch weiterhelfen.

Gelingt es auch mit diesen Untersuchungen nicht, die histologische Klassifizierung des Tumors zu erreichen, sind die eingreifenderen Verfahren der Mediastinoskopie und Präskalenus (Daniels-)-Biopsie bzw. die Exstirpation eventuell palpabler Lymphknoten anzustreben.

Als letzte und invasivste Methode muß schließlich – nachdem alle anderen diagnostischen Verfahren (notfalls auch wiederholt) angewandt wurden, ohne eine zytologisch/histologische Sicherung des Befundes erbracht zu haben – die diagnostische Thorakotomie angestrebt werden. Hierzu muß jedoch der Patient

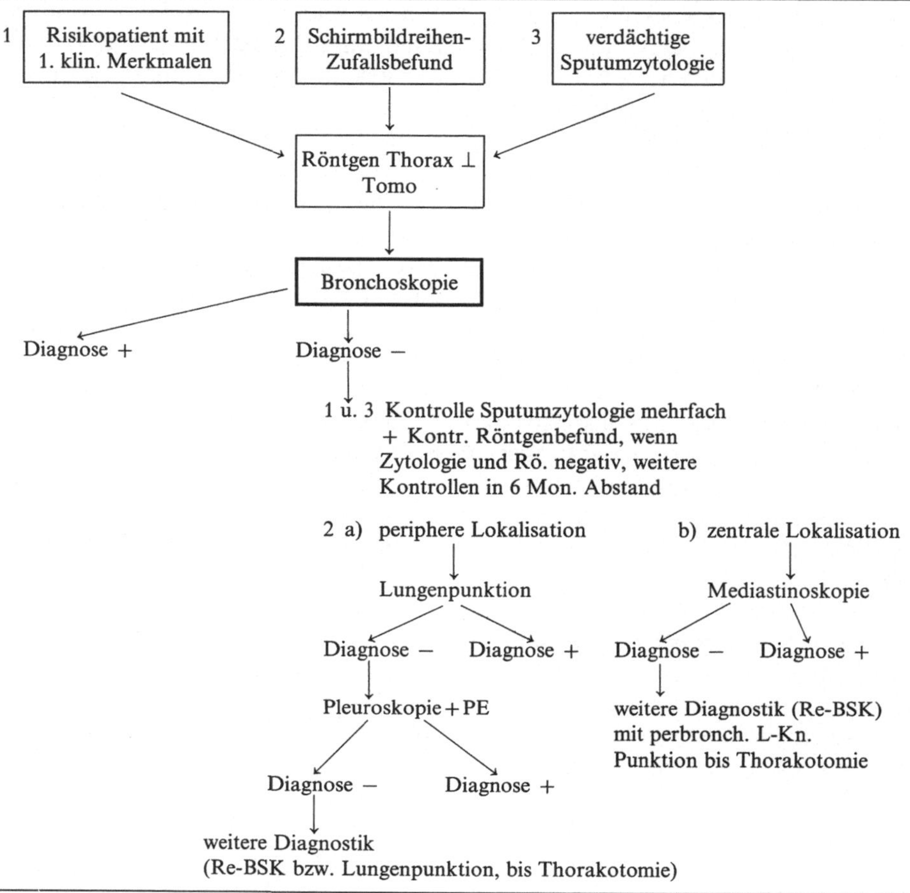

Abb. 3. Synopsis der Diagnostik. BSK = Bronchoskopie, L-Kn. Punktion = Lymphknotenpunktion

eine kardial wie auch pulmonal ausreichende Funktion und Belastbarkeit aufweisen, was verständlicherweise für eine Vielzahl der Patienten nicht mehr zutrifft.

Einen Gesamtüberblick über das diagnostische Vorgehen bei Risikopatienten mit ersten klinischen Merkmalen als auch bei Patienten mit Röntgenzufallsbefund bei Röntgenreihenuntersuchung bzw. verdächtiger Sputumzytologie gibt Abb. 3 wieder.

Literatur

Acosta JL, Manfredi F (1977) Selective mediastinoscopy. Chest 71:150–154

Balchum OJ, Doiron DR, Profio AE, Huth GG (1982) Fluorescence bronchoscopy for localization early bronchial cancer and carcinoma in situ. In: Brand PR (ed) Early detection and localization of lung tumors in high risk groups. Springer, Berlin Heidelberg New York

Brantigan JW, Brantigan CO, Brantigan OC (1973) Biopsy of nonpalpable scalene lymph nodes in carcinoma of the lung. Am Rev Respir Dis 107:962–974

Brosseau JD, Reinecke M, Banerjce TK (1976) The continuing importance of scalene node biopsy in lung cancer patients. Wis Med J 76:97–99

Butler AT, Leo JS, Lin JP (1979) The value of routine cranial computed tomography in neurologically intact patients with primary carcinoma of the lung. Radiology 131:399–401

Chaudhary B, Yoneda K, Burki NK (1978) Fiberoptic bronchoscopy: Comparison of procedures used in diagnosis of lung cancer. J Thorac Cadiovasc Surg 76:33–37

Damadian R, Goldsmith M, Minkoff L (1977) NMR-Cancer. Physiol Chem Phys 9:97–100

Decker DA, Dines DE, Payne WS (1978) The significance of a cytologically negative pleural effusion in bronchogenic carcinoma. Chest 74:640–642

Doust BD, Baum KJ, Maklad NR, Doust VL (1975) Ultrasonic evaluation of pleural opacities. Radiology 114:135

Ferlinz R (1974) Lungen- und Bronchialerkrankungen, 1. Aufl. Thieme, Stuttgart

Habermehl A, Graul EH (1982) Kernspinresonanz-Tomographie. DÄB 79:17–29

Hirsch JH, Carter SJ, Chikos PM, Colacurda C (1978) Ultrasonic evaluation of radiographic opacities of the chest. Am J Roentgenol 130:1153

King G, Man G, Leriche J, Amy R, Profio AE, Doiron DR (1982) Fluorescence bronchoscopy in the localization of bronchogenic carcinoma. Cancer 49:777–782

Kvale B, Bode LR, Kini S (1976) Diagnostic accuracy of lung cancer: Comparison of techniques used in association with flexible fiberoptic bronchoscopy. Chest 69:752–757

Lackner K (1981) Thorax. In: Friedmann G. Bücheler E, Thurn P (Hrsg) Ganzkörpercomputertomographie. Thieme, Stuttgart, S 143–217

Mintzer RA, Malave SR, Neimann HL, Michaelis LL, Vaneko RM, Sanders JH (1979) Computed versus conventional tomography in the evaluation of primary and secondary pulmonary neoplasms. Radiology 132:653–659

Muhm JR, Brown LR, Crowe JK (1977) Detection of pulmonary nodules by CT. Am J Roentgenol 128:267–270

Raptopolous V, Schellinger D, Katz S (1978) CT of solitary pulmonary nodules: Experience with scanning times longer than breath holding. JCAT 2:55–60

Sagel SS, Ferguson TB, Forrest JV (1978) Percutaneous transthoracic aspiration needle biopsy. Ann Thorac Surg 26:399–405

Salyer WR, Elleston JC, Erozan YS (1975) Efficacy of pleural needle biopsy and pleural fluid cytopathology in the diagnosis of malignant neoplasm involving the pleura. Chest 67:536–539

Savic B, Birtel FJ (1977) Bronchialkarzinom: Symptomatologie und Früherkennung. Diagnostik 17:743–745

Schaner EG, Chang AE, Doppmann JL, Conkle DM, Flye MW, Rosenberg SA (1978) Comparsion of computed and conventional whole lung tomography in detecting pulmonary nodules. Am J Roentgenolog 131:51–54

Sealy WC (1974) Mediastinoscopy: Does it have a place in the management of carcinoma of the lung? Ann Thorac Surg 18:433–436

Skinner DB (1963) Scalene lymph node biopsy. N Engl J Med 268:1324–1329

Trendelenburg F (1981) Beim Bronchialkarzinom nach wie vor wichtig: primäre und sekundäre Prävention. Monatskurse für ärztliche Fortbildung 31:180–185

Trendelenburg F, Lüdeke H, Mall W (1977) Neoplasmen der Bronchien und der Lunge. In: Hornbostel H, Kaufmann W, Siegenthaler W (Hrsg) Innere Medizin in Praxis und Klinik, Band I: Herz, Gefäße, Atmungsorgane, Endokrines System, 2. Aufl. Thieme, Stuttgart

Whitcomb ME, Barham E, Goldman EL (1976) Indications for mediastinoscopy in bronchogenic carcinoma. Am Rev Respir Dis 113:189–195

Wolson AH (1976) Ultrasonic evaluation of intrathoracic masses. J clin Ultrasound 4:269

Zeitler E, Schittenhelm R (1981) Die Kernspintomographie und ihre klinische Anwendungsmöglichkeiten. Elektromedica 49:134–143